La santé consciente

Ron Garner

La santé consciente

Guide complet de santé et de guérison naturelle

Traduit de l'anglais (Canada) par Michel Saint-Germain

Ariane

Titre original anglais :
Conscious Health
Choosing natural solutions for optimum health and lifelong vitality
by Ron Garner
Original English language edition
published by Beaufort Books © 2006

1209, av. Bernard O., bureau 110, Outremont, Qc,
Canada H2V 1V7
Téléphone : (514) 276-2949, télécopieur : (514) 276-4121
Courrier électronique : info@ariane.qc.ca
Site Internet : www.ariane.qc.ca

Traduction : Michel Saint-Germain
Révision linguistique : Monique Riendeau
Révision : Martine Vallée
Graphisme et mise en page : Carl Lemyre
Première impression : août 2008

ISBN : 978-2-89626-045-4

Dépôt légal
Bibliothèque et archives nationales du Québec, 2008
Bibliothèque et archives du Canada, 2008
Bibliothèque nationale de Paris

Diffusion
Québec : ADA Diffusion – (450) 929-0296
www.ada-inc.com
France et Belgique : D.G. Diffusion – 05.61.000.999
www.dgdiffusion.com
Suisse : Transat – 23.42.77.40

Gouvernement du Québec – Programme de crédit d'impôt
pour l'édition de livres – Gestion SODEC

Imprimé au Canada

À tous ceux qui envisagent de se donner une santé optimale ;
qui osent se détacher des conditionnements
et croire à la santé, plutôt qu'à une vie d'inévitables maladies ;
qui sont prêts à apprendre à coopérer avec leur corps
pour atteindre une santé vigoureuse ;
et qui veulent vivre d'une façon responsable
grâce à des choix conscients.

DÉCHARGE DE RESPONSABILITÉ

Bien que l'auteur ait fouillé ses sources en profondeur pour vérifier l'exactitude et l'exhaustivité de l'information contenue dans ce livre, il n'assume aucune responsabilité quant aux erreurs, aux inexactitudes, aux omissions ou aux contradictions que cet ouvrage pourrait renfermer. Tout affront à l'égard de personnes ou d'organisations est involontaire. Ni l'auteur ni l'éditeur ne s'engagent à fournir un conseil ou des services professionnels au lecteur. Ce livre ne doit pas se substituer à la consultation, au diagnostic ou au traitement d'un médecin ou d'un praticien agréé. Veuillez donc consulter votre médecin ou votre praticien personnel avant de commencer tout régime, de prendre des suppléments sans ordonnance ou de suivre tout nouveau traitement de santé. Ce livre n'a pour but que d'offrir de l'information afin de vous aider à coopérer avec votre praticien dans votre recherche mutuelle de la santé. Ni l'auteur ni l'éditeur ne seront tenus responsables d'une perte ou d'un tort potentiel pouvant découler d'une information ou d'une suggestion transmise dans ce livre.

Même si l'auteur a fait tous les efforts nécessaires pour fournir des adresses Internet exactes au moment de la publication, ni l'éditeur ni l'auteur n'assument la responsabilité d'erreurs ou de changements subséquents. De plus, l'éditeur n'a ni contrôle ni responsabilité quant aux sites Web de l'auteur ou de tierces personnes, et à leur contenu.

Remerciements

J'exprime ma profonde gratitude aux Drs Joel Robbins, Leo Roy et Michael O'Brien, car ils m'ont permis de comprendre, grâce à leur formation, que le corps humain recherche toujours la santé. Avec vénération, je remercie les nombreux pionniers et héros passés de la recherche sur la santé, tels les Drs Francis Pottenger et Weston Price, dont les travaux furent ignorés et même dénigrés par un establishment âpre au gain. De plus, l'enseignement du Dr M. T. Morter Jr m'a donné une idée claire de l'importance suprême de l'équilibre acido-basique du corps et de sa surveillance. Je remercie également une pionnière actuelle, Victoria Boutenko, pour ses études sur le régime alimentaire du chimpanzé et son importance vitale pour l'homme.

Je suis reconnaissant envers les nombreux amis, parents et praticiens de la santé qui m'ont encouragé à transmettre ce message concret. Je remercie les nombreux lecteurs qui m'ont déjà exprimé une sincère gratitude pour avoir expliqué les causes de la maladie en dissipant la confusion qui règne dans le domaine de la santé.

J'ai éprouvé un plaisir évident à travailler avec l'équipe soucieuse et professionnelle de Namaste Publishing, qui a publié l'édition originale. Je suis aussi très reconnaissant envers Pat Brand, Chris Dube et Dalyce Epp pour leur excellente révision et leur aide en vue d'améliorer ce livre tout en respectant ma vision et mon style d'écriture. J'adresse ma profonde reconnaissance à Connie Kellough, la présidente de Namaste Publishing, pour ses conseils, son appui, ses encouragements et son exemple d'amour inconditionnel. C'est elle qui a reconnu la vision globale de ce livre, canalisé les ressources éditoriales et formé les contacts nécessaires à sa distribution à l'échelle internationale.

Enfin, je suis éternellement reconnaissant envers ma conscience croissante de l'unité de toutes choses et du rôle particulier de chacun de nous au sein de la totalité.

Introduction

La santé consciente signifie choisir la santé avec discernement et conscience, avec une intention et une vision. C'est se donner, de manière active et délibérée, un corps, un esprit et une âme pleins de vitalité, ainsi que les connaissances, la compréhension et les croyances qui les accompagnent. Puisque nous créons notre vie, nous avons aussi le pouvoir de la recréer. Lorsque nous sommes pleinement conscients, nous pouvons assumer la responsabilité de notre propre santé, effectuer les choix nécessaires et prendre les décisions essentielles. Nous pouvons déterminer notre destinée dans la santé.

De nombreuses personnes vivent sur pilote automatique. Elles croient que la vie survient et qu'il en est ainsi de la maladie – que quelqu'un ou quelque chose est aux commandes. Mais ce n'est pas vraiment le cas. Il y a tant de choses qu'une personne peut faire pour influencer et façonner les conditions de sa propre santé et de son bonheur ! Et tout cela commence par la conscience et la compréhension du fonctionnement optimal du corps humain.

Pourquoi j'ai écrit ce livre

J'ai passé la plus grande partie de ma vie en proie à l'eczéma, à l'asthme et à diverses allergies. Je sentais intuitivement que des solutions menant à la santé véritable existaient. Je ne pouvais croire que la vie devait être une glissade continue vers un accroissement de la maladie, de la douleur et de la détérioration physique. Les médicaments et les onguents, qui ne traitent que des symptômes, non des causes, n'avaient plus pour moi aucun sens curatif à court ou à long terme. Je lisais tout ce que je pouvais sur les affections et la guérison. Cette recherche d'informations et de ressources m'a beaucoup appris. Cependant, ces informations étaient éparpillées comme les pièces d'un puzzle étalées sur une table. J'avais des éléments de l'image, mais j'étais incapable de trouver la forme, le plan, les pièces manquantes, et une explication globale. J'avais besoin d'une vision.

Ce livre est le résultat de dix années d'études, de réflexions et d'expériences. Il rassemble les résultats pratiques d'une recherche et d'une application personnelle de ses principes. J'ai essayé de le rendre clair et simple à comprendre, mais complet.

Mon but était de trier et de structurer la pléthore de renseignements disponibles sur la santé, et de la condenser en un seul volume d'accès facile pour le lecteur moyen. Je voulais présenter une image complète et vraie de la santé corporelle, et non seulement des théories. Une fois arrivé à mes conclusions, j'ai appliqué un simple test par la question suivante : « Est-ce que ça marche ? »

Ce livre n'emprunte pas beaucoup la terminologie de l'industrie médicale et de la santé, qui peut être déroutante. Et il ne donne pas d'explications profondes ni détaillées. Certains concepts, mentionnés à plus d'un endroit, peuvent paraître répétitifs au lecteur. Il y a deux raisons à cela. Premièrement, le fait de répéter des principes de base aide à apprendre et à comprendre. Deuxièmement, ce livre est destiné à devenir un ouvrage de référence pratique qu'on peut lire et comprendre dans une situation donnée ou en général. Il est censé être une présentation de « faits naturels » : comment et pourquoi la santé du corps dégénère, et comment ce processus peut être renversé. J'écris largement à partir de ma propre expérience.

J'aimerais encourager en particulier les gens affligés de problèmes de santé graves ou chroniques à lire cet ouvrage, ou du moins à en parcourir à plusieurs reprises les sections les plus pertinentes. En assimilant assez bien les principes de santé pour être en mesure de les expliquer aux autres, nous acquérons également la mentalité nécessaire à l'amélioration de notre propre situation.

J'espère que vous trouverez cette information éclairante et pratique. Puisse-t-elle vous apporter une nouvelle vision d'espoir tout au long de votre passionnant périple personnel vers la santé dans la conscience.

Nous créons notre propre santé

« Un voyage de mille kilomètres commence par un seul pas. » Ce vieil adage exprime une vérité importante : avant d'accomplir quoi que ce soit, il faut d'abord initier un geste. Mais pour que ce geste mène au succès, où puise-t-il sa force ? Comment savoir si le premier pas mènera au succès ?

Pour parcourir un millier de kilomètres, il faut en avoir l'intention, croire que c'est possible, en prendre la ferme décision, puis passer à l'action. C'est ainsi seulement qu'on peut obtenir le résultat désiré. Personne d'autre ne peut le faire à notre place. C'est ainsi que l'univers fonctionne.

Nous habitons dans un univers basé sur la création, un univers qui n'a rien à voir avec la religion, mais tout à voir avec l'esprit de la croyance. Et c'est ce qui le rend si passionnant. Lorsque nous croyons en notre pouvoir, nous créons la vie que nous voulons, ce qui inclut la santé du corps, de l'esprit et de l'âme. Nous sommes des minicréateurs. Nous créons notre vie. Nous créons notre corps. Les pensées qui circulent constamment dans nos têtes reflètent nos croyances, lesquelles se chargent de la création.

Bruce Lipton, biologiste cellulaire, a découvert, au cours de ses recherches sur les cellules vivantes, que nos croyances ou nos perceptions créent notre réalité. Ce que nous croyons sur le plan subconscient dicte véritablement à nos cellules comment se reproduire, et sous quelle forme[1].

Sans doute avez-vous entendu quelqu'un dire, quand il était dans une situation inconfortable de sa vie : « Comme on fait son lit on se couche. » Autrement dit, nous avons posé des gestes qui nous ont amenés là où nous nous trouvons à présent ; nous avons pris des décisions qui nous ont menés à telle situation ; nous l'avons produite nous-mêmes. Consciemment ou non, c'est ce que nous faisons ! À tout moment, nous créons notre propre réalité, y compris notre état de santé, ou la maladie. Nous créons l'un ou l'autre, selon la conscience ou le respect que nous accordons à notre corps. Celui-ci reflète nos croyances subconscientes ou essentielles. Il reflète aussi notre connaissance de la manière dont il se construit et dont nous choisissons de mettre en œuvre cette connaissance. Il reflète notre sagesse ou notre ignorance, notre attention ou notre apathie.

Le processus d'autocréation fonctionne à partir de nos croyances essentielles subconscientes. Nous sommes inconscients de ce processus dans la mesure où nous sommes inconscients de nos croyances de base. La création et l'autodétermination de notre vie deviennent magiques lorsque nous sommes conscients des croyances sous-jacentes qui génèrent notre réalité. Selon une maxime de la profession juridique, « nul n'est censé ignorer la loi » : le manque de connaissance n'est pas une excuse pour violer la loi et ne nous en épargnera pas les conséquences. Ainsi en est-il de notre corps. Il a été créé pour fonctionner selon la loi naturelle. Il a des besoins qu'il faut satisfaire pour être en santé. L'ignorance de l'un ou l'autre de ces besoins – qu'ils soient de l'ordre de la nutrition, de l'énergie ou de l'attitude de base – n'écarte pas la conséquence naturelle de la dégénérescence de la santé à mesure que nous vieillissons.

Le but de ce livre est de vous aider à prendre conscience du pouvoir de créer la santé et le bonheur. Il présente cinq outils de transformation destinés à vous redonner la responsabilité de votre santé. J'encourage les praticiens des soins de santé et les travailleurs sociaux à utiliser l'information contenue dans cet ouvrage, et qui ne fait peut-être pas partie de leur formation.

Ce livre présente un paradigme complémentaire et évolutionnaire des soins de santé. Il rassemble des connaissances et des notions communicables et applicables. Même si cette information n'est pas nouvelle, son application généralisée l'est, de même que l'approche de l'autotraitement.

Présentement, des maladies de tous genres paraissent hors de contrôle, et en hausse. Tandis que la science médicale a fait des progrès, les approches

« naturelles » entraînent la guérison de troubles qu'on croyait incurables. La médecine énergétique ou vibratoire, pratiquée en Orient depuis des centaines d'années, est maintenant adoptée en Occident et profite des découvertes de la technologie. Mais on néglige presque entièrement le potentiel de notre aspect créatif ou spirituel, qui est notre allié le plus puissant en ce qui a trait à la santé. Il est temps de combiner tout ce qui est efficace pour la santé, dans un esprit d'ouverture et d'amour. Il est temps d'incorporer consciemment le meilleur de la science, de la nature et de l'esprit afin de construire le corps et la vie que nous sommes destinés à créer depuis le tout début.

Développer une vision favorable à la santé

La vitalité. Même le mot a une belle résonance. Il signifie « le plein de vie et d'énergie » ou « l'énergie générale du corps ». La vitalité est le sentiment de la vie en nous. Ne serait-il pas merveilleux que notre corps ne connaisse pas la dégénérescence, qu'il ne soit pas affligé de douleur et ne développe pas de maladies à mesure que nous vieillissons ? C'est possible ! C'est ainsi que le corps humain est destiné à fonctionner. Et ce sera le cas, si nous faisons notre part pour l'aider.

Où est passée notre vitalité d'autrefois ? Et qu'en est-il des autres qui ont au moins notre âge et qui semblent en bonne santé ? Est-il possible de retrouver notre qualité de vie ? Lorsque nous revoyons notre vie et constatons que notre situation empire et que nous perdons de l'énergie, nous interrogeons-nous ? Nous contenterons-nous d'accepter l'affaissement ou la détérioration de notre santé comme un fait inévitable de la vie ? Est-ce bien cela, la vie : la perte d'énergie et l'augmentation de la douleur et de la souffrance à mesure que nous vieillissons ? Est-il inévitable, comme le démontrent les statistiques, de contracter le diabète, l'arthrite, la maladie cardiaque ou le cancer ? Que faire ?

Ce livre tente de démystifier la santé et la maladie. Il vous permettra de comprendre ce que beaucoup de gens, et même certains professionnels de la santé, n'ont pas saisi. Lorsque vous en terminerez la lecture, vous en saurez davantage sur ce qui suit :

- La merveilleuse création, naturellement intelligente, qu'est notre corps.
- Le but d'un rhume ou d'une grippe, et pourquoi nous les avons.
- Les maladies telles que l'arthrite, la maladie cardiaque, et même le cancer, sont en réalité un effort de notre corps pour rester plus longtemps en vie.
- Les médicaments et ce qu'ils font à notre corps.
- La véritable source d'énergie.

- La véritable nourriture du corps.
- La meilleure eau pour notre corps.
- Les « travailleurs » intérieurs de notre corps.
- La différence entre la vraie nourriture et la malbouffe.
- Les besoins du corps pour rester en santé, ou pour retrouver celle-ci.
- Le corps humain fonctionne à l'électricité, non avec des particules de matière digérée.
- Tout ce qui interfère avec la nature et les fonctions électriques de notre corps sape notre santé.
- Tout ce que nous mangeons et buvons doit être électriquement compatible avec le corps, sous peine de ne pas être utilisable pour la santé.
- Ce dont a besoin la chimie naturelle de notre corps pour nous garder en santé, et comment son déséquilibre mène à la maladie.
- Ce qu'il faut faire pour renverser la maladie et retrouver la santé.
- Les suppléments qui peuvent aider le corps et ceux qui lui imposent un fardeau supplémentaire.
- Nos attitudes et croyances sont la base essentielle de notre vie.
- Notre santé dépend de nos choix sur le plan de l'alimentation et du mode de vie.

Un manuel d'entretien

Toute voiture neuve s'accompagne du manuel d'entretien qui indique au conducteur comment en prendre soin et lui explique ses diverses caractéristiques. Pour fonctionner avec fiabilité et de manière optimale, tout véhicule exige un carburant et des lubrifiants de qualité. En outre, il doit régulièrement être nettoyé et subir une vidange d'huile. Si une voiture n'est pas bien entretenue, elle finira par développer des problèmes et cessera de fonctionner. Pour en utiliser à fond les fonctions, le propriétaire d'un nouveau véhicule doit se familiariser avec des caractéristiques techniques telles que des commandes de température intérieure et des systèmes de navigation au tableau de bord. Les soins du corps humain sont comparables à l'entretien d'une automobile. La différence, c'est que nous ne venons pas au monde équipés d'un manuel du propriétaire. Néanmoins, nos besoins sont semblables. Nous devons fournir à notre corps une large gamme d'éléments nutritifs qui favorisent la vie, et régulièrement éliminer les déchets digestifs, métaboliques et toxiques, à défaut de quoi des problèmes se développent et des maladies commencent à apparaître. Pour être à son meilleur, le corps exige que son propriétaire comprenne les caractéristiques de sa guérison énergétique, lesquelles régissent la santé physique et émotionnelle. Nous nous devons de comprendre.

Lorsqu'on m'interroge sur le contenu de ce livre, je réponds qu'il explique comment le corps est censé fonctionner et ce qu'il lui faut en ce sens, la raison pour laquelle il développe des symptômes, comment on peut renverser le processus de la maladie, et comment on peut jouir de la santé et de la vitalité même à un âge avancé. Ce livre a été écrit pour apprendre aux lecteurs à surveiller et à entretenir leurs programmes de santé. C'est le manuel du propriétaire du corps humain sur la voie de la responsabilisation.

Remettre peu à peu en question

La nourriture est à la base de la plupart de nos problèmes ou de nos maladies. On nous a appris à penser qu'il est possible de manger et de boire tout ce que nous voulons, puis d'appeler le médecin lorsque nos corps se mettent à mal aller. Mais est-ce efficace ? La maladie cardiaque, le diabète, les allergies et le cancer sont-ils moins répandus qu'auparavant ? Quelque chose cloche !

Après être allés quérir l'aide de tous les médecins pour nos maladies physiques, vers quoi nous tournons-nous si nous n'allons toujours pas mieux ? Lorsque le médecin nous dit : « Désolé, je ne peux rien faire d'autre » ou, pire encore : « Il ne vous reste que deux à six mois à vivre ; j'ai fait tout ce que je pouvais », bien sûr, on ne veut pas abandonner, mais que faire ? Y aurait-il une autre voie, mis à part celle des médecins et des médicaments habituels ? La santé est notre bien le plus précieux. Pourquoi la remettre entre les mains de quelqu'un d'autre ? Nous fier uniquement aux systèmes conventionnels de soins de santé, et laisser quelqu'un d'autre décider à notre place, ne donne pas les résultats nécessaires et désirés. Ces systèmes sont-ils vraiment orientés vers les soins de santé, ou de maladie ? Y a-t-il une solution de rechange à la médecine conventionnelle ? Un espoir dans ce qu'on appelle les « techniques de santé naturelle » ou les méthodes de mère nature ? Si ces pensées vous ont déjà traversé l'esprit, c'est que vous commencez à penser de façon autonome. Quelque chose en vous ne veut ni céder ni abandonner. Il ne faut pas. Nous sommes en mesure de nous instruire sur la manière dont le corps a été conçu pour fonctionner. Et nous avons la possibilité de choisir le traitement de nos maux. Petit à petit, nous pouvons travailler avec bienveillance avec le corps. Nous pouvons atteindre une meilleure santé et une plus grande vitalité. Le corps est fait pour cela. En vérité, la santé est un choix conscient lorsque nous prenons justement conscience de la façon dont elle est créée.

À nous de jouer

Nous devons apprendre à connaître les besoins du corps pour être en santé, et à les combler. Il y a une solution de rechange aux soins de santé conventionnels fournis par quelqu'un d'autre. L'autotraitement suppose des choix informés, en accord avec les principes naturels du corps. Plus tôt nous suivrons cette voie, meilleures seront nos chances de succès. Beaucoup de gens ont décidé d'appliquer les recommandations de ce livre, et un nombre croissant d'entre eux ont vu leur santé s'améliorer en choisissant l'approche naturelle de l'entretien du corps. La santé est une question de choix, non de hasard.

Comment recouvrer notre santé ? En revenant aux besoins de base de notre corps. Dans ce but, nous devons appliquer les cinq clés suivantes :

1. *Apprendre* – acquérir des connaissances sur la santé.
2. *Se nettoyer* – détoxiquer le corps.
3. *Se nourrir* – donner au corps l'alimentation dont il a besoin.
4. *Croire* – former des pensées positives et créatrices.
5. *Appliquer* – passer à l'action.

Amorçons le processus qui consiste à mieux comprendre le fonctionnement véritable de la santé et de la maladie, pour effectuer ensuite les bons choix et modifier notre santé et notre vie.

LA PREMIÈRE CLÉ :
APPRENDRE

1

Développer un point de vue

L'émerveillement est le début de la sagesse.

– Proverbe grec

Mon histoire, en bref

Peu après ma naissance, l'eczéma couvrait la plus grande partie de mon corps. Enfant, j'ai eu de brefs épisodes d'asthme et des crises d'eczéma tous les printemps et les étés, jusqu'à l'âge de 16 ans. De 17 à 21 ans, j'ai joui d'une bonne santé – la meilleure de toute ma vie. Cependant, dès l'âge de 22 ans, le rhume des foins apparaissait chaque printemps et durait presque tout l'été. À 25 ans, l'asthme est revenu, et j'ai dû porter sur moi un dilatateur bronchique en tout temps. Après avoir passé un an dans une ferme, je suis devenu allergique à la plupart des pollens d'herbes et d'arbres, à la poussière, aux chiens et aux chats, aux chevaux et aux vaches, de même qu'aux œufs et au pollen d'abeilles. Lorsque mon médecin m'a prescrit de la prednisone, j'ai commencé à me renseigner sur les dangers de cette forte variété de cortisone et je m'en suis sevré avec grande difficulté. Pour la plus grande part de ma vie adulte, jusqu'à ce que je décide de changer mon mode de vie, j'ai souffert de toutes ces affections, en plus d'indigestions et de diarrhées chroniques. Au cours des années suivantes, les allergies alimentaires ont également commencé à m'affliger.

Toute ma vie, j'ai senti qu'il devait y avoir des réponses à ces questions : Pourquoi devenons-nous malades, pourquoi mourons-nous, et comment revenir à la santé ? J'ai demandé à mes médecins : « Pourquoi ne traitez-vous que les symptômes ? Pourquoi ne parlez-vous pas des causes de maladies ? » Comme mes questions restaient sans réponses, je me suis demandé ce que je pouvais faire et si j'étais en mesure de modifier mon état de santé.

Au cours de ma recherche, je n'ai cessé de lire des études sur la santé naturelle, avec l'impression que les réponses devaient se trouver quelque part. Durant ce processus, j'ai perçu la sagesse des écrits de certains grands praticiens et enseignants, des gens comme les Drs Arnold Ehret, Bernard Jensen, Norman Walker et Paul

Bragg. Ces hommes appliquaient ce qu'ils prêchaient. Le Dr Walker a travaillé jusqu'à sa mort, à l'âge de 109 ans, pendant une sieste en après-midi. Le Dr Bragg, quant à lui, a ouvert la première boutique de produits naturels aux États-Unis et écrit plusieurs ouvrages sur la santé. Il est mort à 95 ans, d'une noyade, en surfant près d'une plage californienne.

Mais c'est en découvrant l'enseignement, la recherche et la pratique du Dr Joel Robbins que j'ai rassemblé le puzzle. Le Dr Robbins a clairement expliqué les vérités sur la santé et le processus de maladie. Plus tard, j'ai étudié avec lui, par l'entremise du College of Natural Health, qu'il avait fondé. J'ai reçu un doctorat, lequel permet à son détenteur d'être conseiller en nutrition aux États-Unis.

Durant ces études, on m'a introduit aux écrits du Dr Henry Bieler, auteur de *Food Is Your Best Medicine*. Pendant plus de cinquante ans, il a traité des patients sans prescrire de médicaments. J'ai également découvert le travail de pionnier du Dr Royal Lee. Dans les années 1940, il a inventé la machinerie nécessaire pour produire des suppléments alimentaires naturels qui conservent leur force vitale, en utilisant des combinaisons de divers aliments. J'ai également rencontré le Dr Leo Roy, qui, pendant la plus grande partie de sa vie, a aidé des gens à rester en santé et s'est livré à des recherches et à des écrits sur l'autoguérison. Plus récemment, j'ai découvert le travail du Dr Michael O'Brien ; ce dernier a la conviction qu'il n'est jamais trop tard pour ramener un corps à la santé. Grâce à ces mentors, j'en suis venu à comprendre le fonctionnement du corps. J'ai aussi appris que la médecine conventionnelle ne comprend pas la cause de la plupart des maladies. En général, la médecine moderne considère le symptôme comme le problème. Autrement dit, si on élimine le symptôme, on surmonte la maladie. Mais c'est faux. Je ne dis pas que la médecine moderne n'a pas sa place. Au contraire, lorsque nous sommes en crise – à cause d'une blessure traumatique, d'une crise cardiaque ou d'une grave réaction allergique –, nos soins, nos procédures, notre technologie et notre médecine sont parmi les meilleurs instruments du monde pour sauver des vies. Ma propre vie a été sauvée par la pénicilline alors que je souffrais d'un empoisonnement du sang à l'âge de 13 ans. Cependant, pour notre santé générale et pour éviter de développer des maladies, nous devons nous informer et prendre en main notre santé. Il nous faut comprendre que la maladie est un processus, non un « événement ». Ce sont nos choix de mode de vie qui déterminent le déclenchement d'un processus de santé, ou de maladie, dans notre corps.

En 1994, j'ai commencé pour de bon à changer mon programme nutritionnel, au départ selon les conseils du Dr Robbins. Il m'a fallu des efforts et de la détermination pour arriver là où j'en suis, mais cela en valait la peine. Depuis, tout cela a été corrigé – la peau sèche, l'indigestion, la diarrhée, le rhume des foins, l'asthme, le fait de me lever trois ou quatre fois par nuit, et le manque d'énergie. J'ai un fort sentiment de bien-être et des besoins réduits en sommeil la nuit. Rétrospectivement, je m'aperçois que j'ai commis beaucoup d'erreurs à défaut de comprendre pleinement le processus de reconstruction de la santé. Aujourd'hui, j'ai plus d'énergie que pendant bien des années. Quelle merveille de se réveiller avec la sensation d'avoir retrouvé ses forces après une nuit de sommeil, d'être capable de penser clairement, sans confusion mentale !

En 2000, lorsque j'ai ajouté à mon régime un assortiment de suppléments électriquement synergiques, ma santé et ma vitalité se sont améliorées encore davantage. Puis, en 2004, j'ai fourni un effort soutenu afin d'assainir mon ratio acido-basique. Enfin, j'ai constaté les résultats recherchés, et ma santé a fait de grands progrès. Mais il me restait à apprendre un autre élément d'ordre nutritionnel, soit l'importance d'augmenter significativement la proportion de légumes verts crus dans mon alimentation. Il est exaltant de voir et de sentir revenir la santé. Il faut de la discipline et de la persévérance pour changer de mode de vie et renverser les effets de nombreuses années à vivre à l'encontre des lois naturelles. Si vous êtes prêt à assumer la responsabilité de votre santé, comme le dit le Dr Joel Robbins, « dans dix ans, vous pourrez vous sentir mieux et en meilleure santé qu'il y a dix ans[1] ». J'ai le bonheur d'attester cette affirmation ! Ce processus m'a demandé douze ans d'apprentissage et d'expérimentation, mais en raison de l'information qui figure dans ce livre, vous pouvez effectuer de grands progrès en beaucoup moins de temps que moi, sans répéter mes erreurs.

J'aimerais avoir pris connaissance du contenu de ce livre plus tôt dans ma vie. Quelle différence cela aurait fait dans mon programme de santé ! Tout est là. Plus nous nous convertissons tôt à un mode de vie en santé, plus longtemps notre corps paraîtra jeune et le sera. Quand on satisfait les besoins du corps, celui-ci réagit naturellement avec vitalité. C'est une aventure intéressante et exaltante. De plus, en apprenant ces principes et en les appliquant, nous pouvons également aider nos proches et nos amis à apporter eux aussi des changements positifs dans leur vie.

Tout d'abord, parcourons quelques informations de base. Pour persister sur la voie de nos nouveaux objectifs de santé, nous devons d'abord comprendre. Lorsque nous en savons davantage sur un mode de vie sain, nous pouvons adopter les mesures nécessaires pour atteindre notre vitalité pour la vie !

Créer la santé ou identifier la maladie ?

Ce livre porte sur la façon d'élaborer la santé. Il ne traite pas de maladies. Il y est question de quelques maladies dégénératives, mais uniquement pour montrer qu'elles se développent lorsque le corps a perdu son équilibre naturel, ou homéostasie, en étant frustré de ses besoins fondamentaux. La maladie se développe lorsque l'on viole les lois naturelles de la santé. Nous avons besoin de bien saisir et apprécier ces lois.

Le corps humain sait comment être en santé. Notre tâche consiste à lui fournir le nécessaire pour faire son travail, sans lui imposer de conditions. Ce concept est contraire au point de vue occidental sur la santé, lequel se préoccupe d'essayer de guérir des maladies. La médecine occidentale conventionnelle traite des maladies ou symptômes, non des causes fondamentales de la maladie, des raisons pour lesquelles la santé commence à dégénérer au départ. Cette « chasse à la maladie » ne fonctionne pas à long terme, car c'est impossible ! Si vous n'abordez pas la cause d'un problème, ce problème refera surface. Il pourra réapparaître sous une forme différente, ou identique, mais beaucoup plus grave.

Lorsqu'on fait fi des lois naturelles du soin du corps, le vieillissement et la détérioration surviennent d'une manière qui, tôt ou tard, entraîne une grave perte de la qualité de vie. Comme me l'ont souligné des amis plus âgés, « vieillir n'est pas agréable ». Avec la montée en flèche des frais de soins de santé et la réduction des services, dans quelle mesure l'approche médicale conventionnelle est-elle efficace du point de vue des coûts ? Dans quelle mesure est-elle fiable ? Combien de temps dure l'attente pour aller en chirurgie ou même pour obtenir un rendez-vous avec un spécialiste ? Quels sont les coûts des opérations cardiaques ou des traitements du cancer ? Et à la fin, sont-ils curatifs ?

En fait, nous n'avons pas à nous concentrer sur une maladie précise. Nous devons nous focaliser sur la santé, car c'est ainsi que notre corps fonctionne naturellement.

Commençons à améliorer notre santé

Sur la voie de la reprise en main de notre santé, nous devons choisir la santé, en assumer la responsabilité. Voilà notre intention active. Nous devons acquérir la maîtrise de notre vie. Cela commence par cette première pensée déterminée. Puis, il nous faut devenir pleinement conscients de la façon dont notre santé s'acquiert et s'entretient. C'est là qu'interviennent les cinq clés de la santé consciente.

Les 5 clés

CLÉ NUMÉRO 1 : APPRENDRE – ACQUÉRIR DES CONNAISSANCES SUR LA SANTÉ

La première étape consiste à s'instruire sur la manière d'acquérir la santé et de la conserver. Il nous faut des connaissances ; c'est le début du pouvoir. La compréhension est la première clé qui permet de corriger nos erreurs et de faire ce qu'il faut avec constance. L'apprentissage apporte la compréhension qui nous permet de mettre en œuvre dans nos vies les principes appris, afin de voir des résultats positifs. Beaucoup de gens meurent d'un manque de connaissances. Recherchez toujours la vérité. Et ce n'est pas parce qu'une pratique est acceptée qu'elle représente la vérité. La fausse connaissance est plus dangereuse que l'ignorance. Le fait d'accepter un faux principe de santé et de nutrition sape les bienfaits de la sagesse acquise.

CLÉ NUMÉRO 2 : SE NETTOYER – DÉTOXIQUER LE CORPS

Vivant depuis des années éloigné de tout ce que la nature a à offrir, notre corps se charge de déchets qui ne devraient pas s'y trouver. Les toxines entraînent une réduction des fonctions et un vieillissement prématuré. Tout comme le moteur ou le radiateur de notre voiture, notre corps doit être nettoyé régulièrement, sinon il surchauffe et s'use. Avant de pouvoir revenir à une santé vigoureuse, il est donc impératif de procéder à son nettoyage, de le détoxiquer.

CLÉ NUMÉRO 3 : SE NOURRIR – DONNER AU CORPS L'ALIMENTATION DONT IL A BESOIN

Nous devons nourrir notre corps de ce qu'il peut utiliser pour se régénérer. Comme nous l'avons déjà appris, le corps est très intelligent ; si nous lui donnons les outils appropriés, il sait comment parvenir à la santé. Nous n'avons pas à essayer de « réparer » une maladie – c'est la tâche du corps. La nôtre consiste à combler les besoins du corps et à le laisser s'occuper du reste.

CLÉ NUMÉRO 4 : CROIRE – FORMER DES PENSÉES POSITIVES ET CRÉATRICES

Nos pensées proviennent de nos croyances, et celles-ci créent ce qui se produit dans nos vies. L'habitude de former des pensées négatives crée des situations de malheur ou de manque. Les pensées positives, fondées sur des croyances subconscientes positives, créent le bonheur et l'abondance. Nous devons réfléchir soigneusement à nos pensées !

CLÉ NUMÉRO 5 : APPLIQUER – PASSER À L'ACTION

Une fois que nous avons pris la décision d'être en santé et que nous avons commencé à nous instruire sur ce qui aide notre corps à se nettoyer, à guérir et à rester en santé, nous devons être déterminés à mettre en pratique les principes d'un mode de vie sain. Nous devons agir avec cohérence.

À mesure que nous acquérons de l'expérience dans l'application des principes de santé à notre régime et à notre mode de vie, nous pouvons apprendre à lire les divers signaux envoyés par notre corps lorsqu'il est stressé ou en train de guérir. Tels des détectives, nous déduisons, à partir des indices fournis par notre corps, ce que ce dernier nous demande de faire pour atteindre et garder la santé.

L'unique moyen de parvenir à la santé véritable est d'en assumer l'entière responsabilité. Chaque « corps » diffère, avec des déficiences et des points faibles différents. Personne ne vous connaît et ne connaît votre corps autant que vous. La santé de chacun est une affaire très personnelle, et aucun médecin ou thérapeute n'en sait suffisamment sur vous pour « régler » vos problèmes. Vous seul, avec votre connaissance intime de vous-même, votre conscience de plus en plus grande de ce dont le corps a besoin pour être en santé, et votre attention continue à vos signaux corporels, êtes en mesure d'effectuer les ajustements et les changements requis. C'est alors que ce corps peut vous servir avec une santé véritable et durable. C'est là une relation symbiotique : vous fournissez au corps ce dont il a besoin, et il vous accorde en retour une bonne santé.

Pour les débutants, ce livre est une première étape importante. Il fournit de l'information sur ce dont le corps a besoin pour être en santé. Les étapes suivantes, celles d'effectuer des changements positifs dans notre vie et de continuer à nous informer sur la santé, relèvent de nous. Pour moi, cette entreprise est la découverte la plus intéressante, la plus captivante et la plus gratifiante de ma vie. J'espère qu'elle le sera pour vous aussi.

Dépasser notre conditionnement

Ignorer, c'est « ne pas savoir ». Lorsque nous voulons « savoir », la première étape consiste à nous rendre compte que « nous ne savons pas que nous ne savons pas ». Pendant la majeure partie de notre vie, nos parents, notre entourage, notre culture, notre église et notre gouvernement nous ont enseigné à demander des indications aux autres et à faire ce qu'on nous disait. Autrement dit, on a conditionné chacun de nous à ne pas penser de manière autonome. Cela a eu pour effet de nous départir de notre pouvoir. Grosso modo, nous en sommes venus à croire que nous n'en savons pas assez et que les autres sont plus aptes que nous. Inévitablement, cela nous a menés à un manque de confiance en notre capacité de prendre nos propres décisions.

Je recommande au plus haut point le petit livre *Les quatre accords toltèques*, par Don Miguel Ruiz. Il présente la sagesse millénaire transmise par les Toltèques, hommes et femmes de connaissance du sud du Mexique. Il explique habilement comment, en bas âge, nous concluons des « accords » mentaux fondés sur ce que nous rencontrons dans notre environnement extérieur, parental et culturel, sur ce qui doit être « vrai » ; puis, nous les acceptons et ils deviennent nos croyances. Mais l'immense majorité de ces « accords » ne sont pas authentiques. Lorsque nous lisons et pratiquons « les quatre accords », ils révolutionnent notre façon de nous comprendre et d'agir dans nos relations, et nous acquérons une liberté personnelle.

À notre naissance, par nécessité, nous dépendions de nos parents – ils nous permettaient de survivre, nous protégeaient et nous indiquaient quoi faire. Nous acceptions leurs règles et leurs façons de penser. En grandissant, nous sommes allés à l'école et nous avons reçu les conseils de nos enseignants. Puis, lorsque nous avons trouvé un emploi, nous avons suivi les directives du patron ; nous devions le faire afin de conserver notre emploi. Pour ce qui était des questions de spiritualité et de religion, on nous enseignait à écouter le ministre, le pasteur, le prêtre, le rabbin ou le scheik. Pour les questions de santé, nous avons été conditionnés, par notre éducation, les médias et l'industrie pharmaceutique, à consulter le médecin parce que « le médecin a raison ». Mais est-ce toujours le cas ? Nous nous croyons libres, aux commandes et bien soignés, mais le sommes-nous vraiment ? La réponse, concernant la santé, ainsi que tous les autres aspects de notre vie, consiste à penser de façon autonome. L'une des vérités les plus importantes que j'ai apprises dans la vie est la suivante : « L'important n'est pas tellement qui nous connaissons, ou ce que nous croyons savoir, mais les questions que nous posons. » Pensez toujours de façon autonome et soyez ouverts à l'idée d'apprendre du neuf. Pensez à nouveau chacun comme un petit enfant et demandez toujours « pourquoi ».

Voir au-delà de l'illusion

Une illusion est une chose qui semble vraie, mais ne l'est pas. C'est une idée, une croyance ou une opinion fausse non en accord avec les faits. Tel est le cas de l'alimentation et des médicaments de notre société moderne. Dans son livre *The Hundred-Year Lie*, Randall Fitzgerald dévoile la tromperie que nous avons subie. On nous ment, déclare-t-il, en affirmant que nos aliments, nos boissons et nos médicaments chargés de produits chimiques sont tout aussi sains pour nous que les aliments naturels que consommait notre société il y a cent ans. Mais l'augmentation chronique des maladies et la réduction des critères de santé dans notre société sont directement reliées à notre éloignement des aliments et des médicaments naturels. D'après Fitzgerald, jusqu'à 1935, « un seul cas de cancer avait été rapporté chez les Inuits de l'Alaska et du Canada au cours des cinquante années précédentes ; à partir de cette date, et jusqu'aux années 1970, alors que les Inuits adoptèrent les aliments transformés, leur taux de cancer a explosé, jusqu'à rivaliser avec les autres consommateurs américains et canadiens[2] ».

Nous devons comprendre que nous avons été conditionnés à croire bien des choses, sans les remettre en question. Pour garder une santé optimale et notre vitalité tout au long de notre vie, nous devons en assumer personnellement la responsabilité et remettre en question les propos des autres avant de les tenir pour vrai. Après tout, beaucoup de ces « autorités » sont en affaires pour faire de l'argent.

La santé est un choix

Lorsque nous allons au-delà de notre ignorance des besoins du corps pour être en santé, notre état de santé devient notre choix, déterminé par notre mode de vie. Chaque jour, nous choisissons ce que nous allons manger et boire, la quantité d'exercice, de repos et d'air frais à prendre, nos soins d'hygiène personnelle, et le caractère positif ou négatif de nos attitudes. Nous créons notre propre santé : c'est notre responsabilité.

Comprendre votre corps

Le corps humain est programmé pour être en santé, non pour être malade. Lorsque ses exigences sont satisfaites, il nous accorde en retour la santé, car il a une remarquable capacité de rebondir. Cela se produit automatiquement, et c'est une bonne nouvelle. Cependant, lorsque nous assumons la responsabilité de notre santé au moyen de l'autotraitement, il est vraiment utile de bien saisir les bases du fonctionnement du corps.

Les deux prochains chapitres porteront sur la façon dont le corps a été créé pour fonctionner. Le chapitre 2 expose comment ce merveilleux corps parvient à bâtir la santé et à combattre la maladie, et comment il établit des priorités afin de toujours travailler dans notre intérêt. Le chapitre 3 fournit une explication physiologique de base des principaux systèmes d'exploitation du corps.

2

Le merveilleux corps humain

[…] cet apogée du dessein de la nature,
capable de porter et de loger un être spirituel

Sir George Trevelyan

Les besoins du corps

Dès que l'on se met à comprendre le fonctionnement du corps, on voit la merveille et la perfection de sa conception. Si on lui accorde l'alimentation, l'exercice et le repos qui lui conviennent, s'il est soutenu par des attitudes positives et qu'il est libre de tout stress émotionnel grave, le corps humain est tout à fait capable de rester en santé pendant au moins 120 ans. Il a une intelligence innée, une sagesse intrinsèque. Il est conçu de manière à s'autocorriger d'instinct. Nous n'avons qu'à collaborer avec lui au lieu de lui faire obstacle. Malgré tous les torts que nous lui infligeons, le corps s'efforce vaillamment de nous garder en santé aussi longtemps qu'il en est capable. Il se bat devant les déficiences et les difficultés. C'est véritablement un fidèle serviteur.

L'efficacité du corps ne faiblit que lorsque nous négligeons ses besoins ou ignorons les plaintes qu'il nous envoie sous forme de symptômes. Bien sûr, plus cela continue, moins il lui reste de vitalité, jusqu'à ce qu'il finisse par tomber en panne et succomber à la maladie. Peut-on s'attendre à autre chose ?

L'une des étranges caractéristiques de la nature humaine est que nous prenons habituellement un meilleur soin de nos voitures et de nos autres machines, en les entretenant au moyen des pièces et des matériaux appropriés. Nous n'oserions jamais alimenter un moteur à essence avec du diesel ou un carter avec de l'huile usée. De même, nous nous efforçons de prendre soin de nos plantes d'intérieur et de nos jardins de façon qu'ils donnent des fleurs, des fruits et des légumes en santé. Nous n'arroserions jamais nos plantes d'intérieur avec de l'eau salée, des boissons gazeuses ou de l'alcool, ni avec de l'huile de cuisson. Si nous voulons qu'elles soient en santé, nous cultivons et nourrissons le sol. Nous savons qu'elles ont besoin d'eau claire, d'air, de soleil et de températures agréables.

Cependant, lorsqu'il est question de notre corps, nous oublions généralement le bon sens. Nous le traitons comme s'il était un superdigesteur à déchets, en acier inoxydable. Nous ne nous demandons pas si la nourriture que nous ingérons aide le corps ou lui nuit. Nous nous remplissons l'estomac à coups d'aliments gras, de sucre, de sel, d'alcool, d'additifs nocifs, de médicaments, et de bien d'autres choses. Certains d'entre nous fument et privent leur corps d'un repos régulier. Certains autres se meurent sans cesse d'inquiétude. Cependant, tous s'attendent à être en santé. Lorsque nous tombons malades, nous croyons que c'est de la malchance, ou qu'un germe ou un virus nous a envahis. Mais ce germe ou ce virus ne se serait pas établi dans le corps si notre système immunitaire, avec ses cellules spécialisées, destinées à résister aux organismes pathogènes, avait conservé sa force. Le corps sera fort si nous lui donnons ce dont il a besoin pour être en santé et si nous l'exemptons le plus possible de déchets toxiques.

Le corps humain a une incroyable force intrinsèque et une immense capacité de se rétablir, mais il a des limites. Nous savons qu'il ne peut indéfiniment se priver de sommeil, mais il ne peut non plus continuer à fonctionner sans que ses autres besoins soient satisfaits. Si ses déficiences ne sont pas corrigées et que les abus se poursuivent, tôt ou tard il tombera en panne et sa santé manifestera ici ou là des perturbations. Les zones atteintes sont souvent reliées à des faiblesses génétiques transmises par les parents et les grands-parents. Soumises au stress, ces zones ont tendance à montrer, les premières, des signes de maladies telles que l'allergie, l'asthme, l'hypertension, la maladie cardiaque, l'arthrite, le diabète et les troubles émotionnels.

Nous pouvons être le meilleur ami du corps, ou son pire ennemi, selon nos choix concernant l'alimentation, le repos, l'exercice, l'air frais, l'ensoleillement et les attitudes intérieures. Nous devons savoir ce dont notre corps a besoin pour être en santé. Mais auparavant, nous devons comprendre comment fonctionne notre corps.

Le corps est électrique

Notre corps fonctionne à l'électricité. Tout, dans l'univers, est une expression de l'énergie. On nous a enseigné que l'atome est « la plus petite particule d'un élément », mais d'éminents scientifiques estiment à présent que ce n'est pas le cas. Des espaces immenses existent, même au sein de l'atome. Songez à ces deux modèles : celui du Soleil et de la Terre en orbite, et celui d'un atome avec son noyau et ses électrons. La distance entre le noyau d'un atome et ses électrons en orbite est, en proportion, quarante-sept fois plus élevée que celle qui sépare le Soleil et notre Terre en orbite[1]. Même les composantes essentielles de l'atome, le proton et le neutron, n'en sont pas les plus petits éléments. En fait, ils sont espacés. Les scientifiques ont découvert des particules encore plus petites, fort espacées elles aussi. Et cela continue. Rien n'est solide. Ce que nous appelons la « matière » est en réalité de l'énergie sous des formes diverses[2]. En disposant des grappes d'atomes selon des schémas différents, nous obtenons une matière différente. Chaque « particule » de cette matière est une matrice d'énergie configurée selon un certain modèle.

Alors, qu'est-ce que cela signifie pour notre santé ? Tous les atomes sont polarisés, avec des protons à charge positive qui attirent et des électrons à charge négative qui repoussent. L'« énergie polarisée » est de l'électricité. Chacune de nos cellules est une petite pile électrique rechargeable au moyen d'une énergie de forme appropriée. Tout comme une batterie à courant continu ne peut fonctionner avec le courant alternatif, notre corps, qui est « naturel », ne peut fonctionner avec des aliments « artificiels » ou synthétiques, car leur configuration électrique est incompatible avec ses exigences. Ces aliments ne contiennent aucune énergie vitale ; telles des batteries à plat, ils sont sans vie ni électricité. Le corps ne peut être rechargé qu'à partir de sources alimentaires électriquement vivantes.

L'énergie électrique ou la fréquence vibratoire d'un corps humain en santé est de l'ordre de 62 à 78 mégahertz (MHz[3]). Lorsqu'on abaisse la fréquence corporelle, des états de maladie s'établissent peu à peu. Les aliments morts, y compris les aliments cuits qui n'ont aucun dynamisme électrique, contribuent largement à abaisser la réserve électrique du corps. La configuration électrique de nos cellules provient de la nourriture que nous avalons, lorsque les processus corporels la décomposent en ses éléments atomiques. Les processus digestifs transforment la nourriture afin que notre corps puisse s'en servir, sous forme d'électricité[4]. La nourriture a des propriétés qui varient selon le traitement auquel on la soumet. La culture, le sol dans lequel elle a poussé, les arrosages ou produits chimiques employés, la méthode et le moment de la récolte, la transformation et la cuisson auxquelles on l'a soumise avant de la consommer, tout cela détermine la configuration énergétique des atomes des aliments. Tous ces facteurs établissent si la nourriture peut être utilisée ou non par le corps pour le garder en santé. Chaque vitamine ou minéral a une configuration électrique unique, et les cellules du corps choisissent les matrices qui conviennent à leurs exigences. Seule l'énergie dont la matrice possède une configuration convenable peut pénétrer les cellules et les charger. Par analogie, une clé doit avoir la forme ou la configuration adéquate pour entrer dans une serrure et l'ouvrir. Notre corps exige une large gamme de vitamines, de minéraux, d'acides aminés et d'enzymes vivantes et aux formes naturelles. Les matrices synthétiques ne lui conviennent tout simplement pas. Tout ce qui est artificiel comporte une matrice mal configurée, incapable de nourrir ou de recharger les cellules.

La plupart des aliments sont cultivés dans des sols vidés de leurs minéraux et traités au moyen de pesticides et d'engrais chimiques. Ils sont cueillis avant d'avoir mûri et assemblé tous leurs nutriments. Puis, ils sont transformés et vidés de leurs enzymes par diverses formes de cuisson. Une fois de plus, nous aboutissons à des matrices artificielles, déformées, incomplètes et toxiques. Tout ce qu'on fait subir aux aliments change leur matrice électrique. Lorsque le corps décompose et transforme les aliments en énergie, ces derniers n'ont pas les configurations requises par nos cellules pour produire de l'énergie et construire les tissus. Deux conséquences en découlent. D'abord, cette énergie artificielle doit être éliminée du corps parce qu'elle est toxique, faute de quoi elle restera dans les tissus. Ensuite, le corps doit dérober à ses propres tissus les vitamines, minéraux, acides aminés et enzymes dont il a besoin – il se cannibalise – pour fabriquer l'énergie qui nourrira ses cellules. Avec le temps, les réserves d'énergie du corps s'épuisent et sa composition électromagnétique se déforme, ce qui permet à la maladie de se développer. La santé revient lorsque l'équilibre électrique du corps est restauré.

Le corps est un chantier de construction

On peut comparer les soins du corps à la construction d'une maison. Une fois le lot de terrain obtenu, deux choses sont nécessaires : des matériaux de construction et des ouvriers. Pour le corps, les matériaux sont les composantes de notre nourriture. Pour construire notre maison, nous n'utiliserions pas de planches fendues, de contreplaqué brûlé, de filage qui aurait trempé dans l'acide ou l'huile, de mortier préparé à raison d'une mesure de ciment pour cinquante mesures de sable ou de gravier. Nous choisirions plutôt des matériaux de qualité pour bâtir une maison de qualité, solide, de belle apparence et utile. Et tout en construisant notre maison, nous enlèverions du chantier nos rebuts de matériaux pour les transporter au dépotoir, afin que notre site soit propre et le cadre de travail, efficace. Pour élaborer un corps vigoureux, il nous faut également des matériaux de qualité, sous forme d'aliments de qualité, en plus d'éliminer efficacement les rebuts.

Nous pouvons empiler les meilleurs matériaux de construction sur le chantier, mais si nous n'avons pas d'ouvriers pour les assembler, ils resteront là et finiront par pourrir. Il en va de même pour nos corps. Deux choses seulement font du travail de « construction » dans notre corps : les enzymes et les bactéries intestinales. Si les enzymes ne sont pas disponibles, ou s'il en manque à chaque étape du processus de digestion, le corps ne peut faire son travail : nous construire une bonne maison. Des poisons se créent alors, et des faiblesses et des problèmes se développent. Faute d'une quantité suffisante de bactéries amies dans l'intestin, le corps ne peut fabriquer certaines enzymes et vitamines, et certains antibiotiques. Il se produit alors de la putréfaction, ou de la pourriture et de la stagnation, dans le côlon. Tous les symptômes de maladie remontent à ces problèmes.

Un bref survol de la digestion et de l'élimination

L'absorption se déroule surtout dans l'intestin grêle, où les substances alimentaires décomposées sont absorbées par la paroi intestinale et envoyées au foie pour y être traitées. Le foie métabolise ces substances alimentaires en les combinant à des enzymes et en les convertissant en énergie et en composantes de nutriments. Il envoie ensuite celles-ci aux cellules du corps par le système sanguin.

L'assimilation se déroule lorsque les nutriments transportés par le sang sont incorporés dans les cellules sous forme d'énergie et transformés en tissus.

L'élimination est l'enlèvement des déchets normaux de la digestion et de la fonction cellulaire.

Pour comprendre la digestion

La digestion est le point de départ principal de la santé. Tous les matériaux destinés à la création des cellules et des tissus sont transformés en structures moléculaires par les enzymes digestives utilisables par le corps. Sans celles-ci, chaque organe, tissu et cellule de notre corps dégénère. Presque toutes les victimes de maladies dégénératives ont des problèmes de digestion, pour la plupart attribuables à un manque d'enzymes digestives.

La digestion débute dans la bouche : la nourriture est mastiquée et mélangée à la salive, qui contient des enzymes essentielles à la digestion des sucres. C'est pourquoi il est très important de bien mastiquer les aliments.

Lorsque la nourriture entre dans l'estomac, celui-ci sécrète de l'acide chlorhydrique et des enzymes, et les combine aux enzymes fournies par les aliments crus, ce qui amorce le processus de digestion. Il est très important que la digestion soit efficace dans l'estomac. L'intérieur de l'estomac est acide. Les enzymes et la pepsine de l'estomac réagissent aux protéines pour former les acides aminés, lesquels passent ensuite dans l'intestin grêle sous forme de nutriments pour le foie.

La nourriture partiellement digérée sort de l'estomac et entre dans l'intestin grêle pour le dernier stade de la digestion. La paroi intérieure de l'intestin grêle produit une sécrétion qui crée un milieu alcalin à cette étape de la digestion. Ici, les enzymes produites par le pancréas sont sécrétées par le canal pancréatique, pour se rendre dans l'intestin grêle. Ces enzymes digestives ne fonctionnent que dans un milieu alcalin. La bile, sécrétée par le foie et emmagasinée dans la vésicule biliaire, s'ajoute au mélange par la voie biliaire principale, selon les besoins, afin de décomposer les molécules de graisse en plus petites particules. Les particules de nourriture digérée, maintenant décomposées en nutriments de taille moléculaire, sont absorbées par les villosités de l'intestin grêle et renvoyées par les capillaires dans la veine porte, puis directement au foie.

Au moyen d'autres enzymes, le foie convertit les nutriments en énergie utilisable et en carburant pour toutes les cellules du corps. Purifié et régénéré au moyen de nutriments utilisables, le sang du foie est ensuite pompé par le cœur jusqu'aux poumons pour être oxygéné, puis envoyé aux cellules de toutes les parties du corps par des vaisseaux sanguins et capillaires.

Notre estomac, nos intestins, notre pancréas et notre foie sont les organes dont nous usons et abusons le plus. Si nous continuons d'absorber les mauvais aliments, médicaments et produits chimiques, notre système digestif mène une bataille perdue à essayer de nous garder en santé. Lorsque nous passons à un mode de vie sain, notre système digestif peut retrouver son efficacité.

Tout ce que nous mettons dans notre bouche doit être complètement disponible et utilisable par tous les organes et toutes les cellules de notre corps ; sinon, les avantages potentiels pour la santé nous échappent. Les exigences de notre système digestif doivent être satisfaites à chaque passage : dans la bouche, l'estomac, l'intestin grêle et le gros intestin. Il en va de même pour une chaîne d'assemblage de voitures : si les travailleurs ou les matériaux appropriés ne sont pas disponibles à chaque étape, les voitures ne seront pas bien construites.

Pour comprendre l'élimination

L'élimination est l'enlèvement des déchets du corps. En plus de traiter les déchets métaboliques au moyen du foie et des reins, le corps recourt à plusieurs autres modes d'élimination, tels que le système lymphatique, les intestins, les poumons, la peau et les muqueuses du nez, de la gorge, des oreilles et des yeux. Cependant, le portail principal de l'enlèvement des déchets, ce sont les selles, par l'entremise du côlon.

Lorsque le côlon est surchargé de déchets, il devient congestionné, et le corps se sert de canaux additionnels pour éliminer des toxines, s'il a assez d'énergie pour cela. Lorsque la vitalité du corps est élevée, l'élimination s'effectue également par les muqueuses et la peau. Cela s'accompagne donc de symptômes comme le rhume, la sinusite, les otites, la rougeole, la varicelle et l'eczéma. À mesure que la vitalité diminue, le corps ne peut se permettre la dépense d'énergie requise pour les autres formes d'élimination ; il est dès lors obligé d'emmagasiner des toxines dans ses tissus. Peu à peu, les toxines s'accumulent dans les couches profondes des tissus, où elles finissent par provoquer entre autres l'arthrite, la maladie cardiaque, la sénilité et le cancer.

Une fois que la nourriture a été traitée dans l'intestin grêle et que le corps en a extrait les nutriments qui lui serviront, le reste, les déchets, passe au gros intestin, ou côlon, avant d'être expulsé du corps sous forme de selles. La matière fécale contient des fibres et des déchets de la digestion des aliments. Elle renferme également des déchets du métabolisme cellulaire.

Nous devons éliminer des selles chaque jour, autant de fois que nous prenons des repas substantiels. Lorsque le nombre de selles est moindre, c'est un signe de stagnation. Les matières alimentaires stagnantes s'accompagnent de fermentation et de pourriture. Avec la pourriture, il se forme des toxines. Lorsque la matière fécale reste trop longtemps dans le côlon, le corps réabsorbe des toxines et s'empoisonne, ce qui mène à la maladie. Cette progression nous aide à comprendre l'expression « la maladie commence dans le côlon ». C'est pourquoi il importe d'avoir une élimination consistante et régulière. Selon V. E. Irons, pionnier de la promotion du nettoyage du côlon, 95 % des problèmes de santé débutent dans le côlon, par des états de toxémie intestinale (auto-intoxication[5]). Michael O'Brien, éminent conférencier, élaborateur de produits nutritionnels et ex-médecin, hausse ce chiffre à 99,99 %. Dans son livre *Breathe Again Naturally*, le Dr Bernard Jensen donne un exemple de ce processus de maladie :

> La cause première de l'asthme et de tous les autres troubles respiratoires se trouve dans le système d'élimination [...] La congestion chronique des poumons indique que les autres canaux d'élimination ne font pas leur travail [...] Ou bien la production des déchets dépasse la capacité normale de tous les canaux, ou bien au moins un canal n'est pas assez actif. Nous devons nous demander pourquoi les poumons et les bronches sont congestionnés. Nous devons connaître l'état des autres canaux d'élimination. Pour nettoyer les poumons et les bronches, nous devons maintenir dégagés les systèmes sanguin et lymphatique. Pour nettoyer le sang et la lymphe, nous devons prendre soin du gros intestin[6].

Une bonne élimination dépend des nombreux processus digestifs qui s'enclenchent en amont du côlon. Elle est affectée par la qualité de la nourriture, les enzymes digestives, et la mastication qui décompose et mélange ces aliments à la salive.

En travaillant à améliorer notre digestion, il est nécessaire de bien soigner nos intestins, ce qui peut exiger des lavements, une irrigation du côlon, ou même un laxatif doux à base d'herbes. Il s'agit d'éviter la réabsorption de toxines par le corps et de « rééduquer » le gros intestin à se contracter de lui-même plus régulièrement. Il faut aussi prendre des suppléments de bactéries amies pour la flore intestinale, appelées probiotiques.

À moins d'avoir des selles régulières et saines, un corps ne peut être véritablement en santé. Nous devons observer régulièrement nos selles et appliquer les principes et suggestions de ce livre, entre autres, pour atteindre l'élimination de selles normales et saines.

Le système immunitaire

Le système immunitaire, complexe et d'équilibre délicat, a pour fonction de défendre le corps contre les envahisseurs et de combattre la maladie. Ses composantes visent à éliminer les antigènes potentiels tels que les médicaments, les pollens, le venin d'insecte, les produits chimiques alimentaires, les cellules malignes, ainsi que les tissus étrangers, tels que les organes transplantés ou le sang transfusé. Ce système peut s'occuper d'une large gamme d'éléments pathogènes, dont les virus, les champignons, les bactéries et les parasites. Le système immunitaire entretient sa propre circulation au moyen des vaisseaux lymphatiques, omniprésents dans tous les organes du corps à l'exception du cerveau. Le système lymphatique renvoie parfois à l'autre système de circulation et d'élimination du corps. Ces vaisseaux véhiculent la lymphe, un fluide pâle et visqueux constitué d'un liquide gras et de globules blancs. Les nodules lymphatiques, les amygdales, la moelle osseuse, la rate, le foie, le pancréas, les poumons et les intestins font également partie du système immunitaire. Dans le cas d'une réaction immunitaire, les globules blancs sont mobilisés et déployés vers des régions du corps qui ont besoin de leur aide. Les ganglions lymphatiques, qui contiennent des filtres, gonflent parce que les vaisseaux lymphatiques drainent l'infection en la menant vers la plus proche région où peut s'organiser une réaction immunitaire. Les nodules lymphatiques les plus souvent reconnus se trouvent dans les régions du cou et de l'aine.

Notre corps possède deux types d'immunité. Chacun de nous a une immunité innée, qui lui permet de réagir à des substances étrangères. Notre corps a également une immunité apprise, qui lui permet d'apprendre, de s'adapter et de se rappeler. Voilà pourquoi on ne contracte pas plus d'une fois la varicelle ou la rougeole.

L'immunité implique la production d'une protéine spécifique appelée anticorps, conçue pour détruire un envahisseur particulier appelé antigène – une molécule de protéine étrangère et inutilisable. Le système immunitaire cherche constamment des antigènes qui n'appartiennent pas au corps. Sa stratégie fondamentale consiste à reconnaître l'ennemi, mobiliser des forces et attaquer.

Si grand soit-il, le système immunitaire ne peut fonctionner que si on en prend soin correctement. Cela veut dire absorber les bons nutriments et les bonnes enzymes, se donner un environnement convenable, et éviter ce qui a tendance à déprimer le système immunitaire – les nettoyants domestiques, l'abus d'antibiotiques et de médicaments, les pesticides, les additifs chimiques des aliments, les polluants environnementaux et le stress. Un système immunitaire à la baisse diminue la capacité de guérison et les défenses contre l'infection.

La santé du système immunitaire dépend d'une saine écologie du tractus gastro-intestinal. Ce dernier doit compter sur une nourriture adéquate, et tous les enzymes nécessaires pour bien la décomposer, en fonction des besoins du corps. Il faut aussi une saine réserve de bactéries intestinales. Lorsque le système gastro-intestinal est en santé, le corps peut fabriquer les autres enzymes, vitamines et antibiotiques dont il a besoin pour être en parfaite santé et avoir un bon système immunitaire.

Le cycle circadien naturel du corps

Ce concept est fort important, et il faut bien le comprendre, l'apprécier et l'incorporer dans notre mode de vie pour favoriser une santé optimale. Chaque jour, le corps doit avoir le temps de bien compléter la digestion, l'absorption, l'assimilation et l'élimination.

En d'autres mots, on peut diviser la journée de 24 heures en trois tranches de temps plus ou moins égales. Même si elles ne sont pas tout à fait consécutives, chacune des fonctions mentionnées plus haut doit avoir le temps de se compléter. Ce processus est obligatoire pour livrer efficacement les éléments nutritifs aux cellules et en éliminer les déchets métaboliques. Dans le mode de vie de presque tout le monde, c'est la période d'élimination qui en souffre. La plupart des gens mangent trop, trop souvent ; ils surchargent leur organisme. Lorsque les déchets métaboliques ne sont pas complètement éliminés, ils restent dans les cellules. Le stockage des déchets entraîne la congestion, laquelle prépare la voie aux maladies dégénératives.

Pour aider le corps à maintenir son efficacité, la période de consommation et de digestion d'aliments solides doit se situer entre midi et 20 heures environ. L'absorption et l'assimilation se déroulent au cours des heures suivantes. L'élimination complète des déchets cellulaires a lieu durant les heures qui suivent, jusqu'à la fin de la matinée du lendemain.

Lorsque nous prenons le petit déjeuner, nous rompons le « jeûne » de la nuit. C'est pendant ce jeûne, lorsque le corps peut se reposer de la digestion, de l'absorption et de l'assimilation des nutriments, que s'accomplissent les fonctions de nettoyage et d'élimination.

Le corps fonctionne mieux avec une charge digestive légère. La pratique courante de prendre un petit déjeuner, un déjeuner et un repas du soir importants, en plus de collations tout au long de la journée et juste avant de se mettre au lit, augmente largement la charge digestive. En plus de vite affaiblir nos réserves d'enzymes, cela limite grandement la fonction d'élimination. Nous pouvons laisser les déchets s'accumuler dans notre cuisine pendant un certain temps avant qu'ils ne causent un problème dans notre cadre de vie. Il en va de même pour notre corps.

Lorsque nous apprenons à prendre principalement un jus ou un fruit frais au petit déjeuner, avec peut-être un autre fruit au milieu de la matinée, et que nous ne mangeons rien d'autre après le repas à la fin de la journée, nous coopérons avec le cycle circadien du corps. Diminuer la quantité de nourriture absorbée et le nombre de fois que nous mangeons augmente l'efficacité et la santé du corps.

Quelles sont les priorités du corps ?

En tant que fidèle serviteur, le corps cherche toujours d'abord à survivre, puis à maintenir ou à retrouver la santé. La survie est primordiale pour lui. S'il reste de l'énergie et des réserves nutritives à la fin de la journée, c'est alors seulement que le corps peut se consacrer à la guérison. À défaut d'une nutrition adéquate et d'un repos suffisant, le corps ne pourra que survivre.

En accordant cette priorité à la survie, le corps vise à protéger les organes les plus essentiels, même aux dépens d'autres régions moins vitales. Heureusement, ces dernières peuvent fonctionner à une capacité réduite tout en nous permettant de vivre.

Le corps s'efforce de garder en fonction le système sanguin, le cœur, le foie, les reins et les poumons, en raison de leur importance pour sa survie. Sa deuxième priorité, celle de travailler à la santé du corps, devient difficile dans le contexte d'un mode de vie nocif et malsain. Ce n'est que lorsqu'il y a suffisamment de nutriments, de bonne eau, d'air frais, de repos, d'exercice, ainsi qu'une bonne élimination des déchets et une liberté relative par rapport au stress des attitudes nocives, que le corps dispose d'un surplus d'énergie qui servira à améliorer sa santé et à élever sa vitalité dans l'ensemble.

Comment le corps guérit-il ?

Le corps guérit naturellement, et par étapes définies, lorsqu'il a accumulé suffisamment de nutriments et d'énergie au-delà des exigences de base[7]. La guérison comporte une phase de repos et une phase de guérison. Pendant la phase de repos, le corps emmagasine des nutriments et de l'énergie en réaction à une amélioration du régime alimentaire et du mode de vie ; on se sent mieux, et ce changement nous encourage. La phase de guérison consiste en une détoxication, une destruction des cellules malades, et une reconstruction des cellules. Durant cette phase, la partie du corps à guérir devient une priorité et les symptômes sont réactivés.

Le début de la guérison

Lorsque le corps reçoit une nutrition de qualité, laquelle lui permet de satisfaire toutes ses exigences quotidiennes sans emprunter de nutriments à ses propres tissus pour les processus de métabolisme et d'élimination, il peut ensuite se tourner vers la guérison. Pour accumuler des réserves en vue de la guérison, le corps doit avoir un surplus nutritif. La guérison complète ne peut avoir lieu que lorsque tous les besoins en glucose, en protéines, en acides gras, en minéraux, en enzymes et en eau sont satisfaits et qu'un excédent peut être mis en réserve. À mesure que notre mode de vie s'améliore, notre énergie s'élève aussi. Quand la nutrition, l'exercice, le repos et les attitudes coopèrent avec le corps, nous accumulons des réserves de nutriments et d'énergie en préparation de la guérison et de l'action corrective. Lorsque le corps est prêt, et pas nécessairement lorsque cela nous convient, il entame une détoxication et une guérison actives et intenses. Cela s'appelle une crise de guérison. Les réactions peuvent être légères ou importantes. Il faut s'y attendre et y tendre. Le désir inhérent du corps est la santé parfaite.

Le processus de détoxication le plus couramment enclenché par le corps en vue de la guérison est un rhume. Le corps commence alors à éliminer les déchets toxiques qu'il a emmagasinés. Les toxines sont transportées vers les muqueuses, où elles sont combinées à du mucus pour être éliminées. Lorsque le corps se détoxique, il décompose et élimine des cellules malades pour les remplacer par des cellules saines.

Par ordre de priorité

Comme la priorité du corps est de survivre, ses premiers efforts de guérison seront dirigés vers ses parties les plus essentielles à la survie. Par exemple, il pourrait être atteint d'une maladie mortelle, comme le cancer ou un problème cardiaque. Dans sa sagesse, il tente d'abord de la régler pour assurer sa survie.

Il est essentiel, alors, de ne pas tenter de dicter au corps le travail à effectuer en ajoutant des stimulants, que ce soit à base d'herbes, de médicaments, ou autres. Il faut réfléchir au fait que, même si nous voulons perdre cinq ou dix kilos, la préoccupation première du corps est peut-être de guérir une maladie du pancréas, du foie ou des reins. Si un cancer en développement menace notre vie, ce désir de paraître plus mince perd rapidement son importance. Même si nous ne sommes pas conscients d'une maladie, et que les médecins ne peuvent la diagnostiquer, notre corps sait. Il a une intelligence innée, intrinsèque. Et si nous collaborons avec lui, il prendra automatiquement les mesures correctives nécessaires.

Par cycles

Le corps travaille à chaque zone prioritaire jusqu'à ce qu'elle ne soit plus la priorité la plus élevée, et passe au problème suivant. Peu à peu, la vitalité s'élève et la santé générale s'améliore. À mesure que les conditions de chaque région prennent du mieux, le corps repasse par cycles sur des zones partiellement guéries, afin d'améliorer davantage la santé par étapes. Ainsi, il se dirige graduellement vers la santé complète. Nous devons suivre ce processus avec patience et comprendre qu'il a fallu du temps pour que se développent la maladie ou un mauvais état de santé et que ceux-ci ne peuvent être renversés ni corrigés en un ou deux efforts. Mais si on coopère avec le corps, il continue de travailler à sa guérison jusqu'à ce que la santé revienne.

Cela dépend de nous

Pour ce travail d'entretien de notre santé, le corps dépend de nous. Tout comme notre voiture, si nous le maltraitons et en abusons, il tombera en panne. Si nous ne lui fournissons pas d'aliments nutritifs, comment peut-il nous procurer la santé à long terme ? Notre tâche consiste à comprendre ce dont il a besoin pour bien faire son travail. Il nous appartient de combler ses besoins. Si nous lui donnons les bons outils, il pourra travailler comme il le veut et comme il est censé le faire.

Il cherche toujours l'équilibre

La santé, c'est l'équilibre. Le corps vise toujours à entretenir un état d'homéostasie, d'équilibre biochimique et électrique. Il tente de maintenir son énergie et ses fonctions vitales aussi stables et normales que possible. Comparons cela à de l'eau à l'intérieur d'un tube en U. Lorsque nous sommes dans un état de santé optimale, les niveaux d'eau sont à égalité au sommet des deux colonnes du tube. Mais lorsque les traumatismes, la maladie ou le manque continuel de bonne nutrition stressent le corps, c'est comme si on penchait le tube en U et qu'une partie de l'eau débordait. Le corps finit par retrouver son équilibre, mais avec un peu moins de vitalité qu'avant, tout comme il reste moins d'eau dans les deux colonnes du tube.

À mesure que ce processus se répète, le corps cherche chaque fois à se stabiliser, mais il n'a plus l'énergie ni la capacité de lutter efficacement contre les processus de maladie et de susciter le retour désiré d'une bonne santé.

Comment sommes-nous censés vivre ?

Le cancer est presque inconnu chez des peuples comme les Hunzakuts du nord du Pakistan, les Géorgiens de l'Asie occidentale, et les Aymaras du lac Titicaca, dans le sud du Pérou. Ces individus n'ont pas accès aux mêmes types de soins de santé que nous ; pourtant, ils vivent fort longtemps, presque dépourvus de nos maladies débilitantes. Ils travaillent jusqu'à leur mort, ou presque, et ne souffrent pas. Les Drs Walker et Bragg, mentionnés plus haut, ont connu une semblable longévité en santé.

En quoi ces peuples agissent-ils différemment ? Les réponses se trouvent dans leur mode de vie : ils mangent des aliments crus et non transformés, ils boivent une eau saine, ils font régulièrement de l'exercice physique en travaillant, ils respirent de l'air pur, ils sont exposés à des quantités modérées de lumière solaire, ils s'accordent suffisamment de repos et gardent une attitude positive.

Qu'est-ce qu'une longue vie ?

Les humains peuvent vivre jusqu'à l'âge de 120 à 170 ans. Ce raisonnement est fondé sur le fait que tous les animaux atteignent habituellement de six à huit fois leur âge de maturation. Un cheval devient généralement adulte vers l'âge de trois ans et atteint souvent les 24 ans. Alors, si les humains atteignent la maturité à 20 ou 21 ans, ils devraient vivre beaucoup plus longtemps, sans toutes les maladies maintenant si répandues[8].

Qu'est-ce que les humains sont censés manger ?

Les humains sont-ils au départ des frugivores (mangeurs de fruits), des herbivores (mangeurs de végétaux), des carnivores (mangeurs de viande) ou des omnivores (mangeurs d'aliments d'origine tant animale que végétale) ? Il y a un fort débat à ce sujet.

À première vue, en comparant les caractéristiques physiques des carnivores, des herbivores, des omnivores et des humains, on peut assez aisément en conclure que nous sommes surtout des herbivores et que, par conséquent, nous devrions être des végétariens stricts. Cependant, un examen plus attentif montre que nous ne partageons nettement pas le système digestif des herbivores. En outre, une étude de l'histoire des nations à l'échelle mondiale montre qu'en pratique les humains sont omnivores et se nourrissent d'une combinaison d'aliments.

Nous devons nous demander quelle proportion de chaque type d'aliment nous devons prendre. Pour trouver la réponse, tournons-nous vers un autre groupe de mammifères, les singes anthropoïdes, plus précisément le chimpanzé, dont nous partageons 99,4 % de la séquence d'ADN[9]. Du point de vue anatomique, nous sommes presque identiques aux singes anthropoïdes[10]. Les chimpanzés mangent surtout des fruits, mais aussi des insectes et de petits vertébrés – surtout les singes colobes, bien que « la viande ne compose qu'environ 3 % de leur nourriture en général, moins que dans presque toutes les sociétés humaines[11] ».

Du point de vue anatomique, historique et pratique, les humains sont omnivores, même si le pourcentage de produits animaux varie d'une culture à l'autre. Mais qu'est-ce qui provoque la maladie ? Y a-t-il une relation entre le type de nourriture, la proportion de chaque type, la cuisson ou la crudité, et la présence d'additifs chimiques et pharmaceutiques dans nos aliments ? Selon ma recherche, notre corps s'efforce toujours de trouver la charge électrique et l'équilibre chimique propices à une santé optimale. Au chapitre suivant, nous explorerons ces aspects relativement à nos choix alimentaires, ainsi que l'influence des pensées et des émotions sur le bien-être physique.

Si nous voulons coopérer avec notre merveilleux corps de façon qu'il nous assure une santé optimale, nous devons au moins comprendre les rudiments de ses principaux systèmes d'exploitation physiques. Ce qui nous mène au prochain chapitre.

3

Les systèmes d'exploitation du corps

Je ne cessais de songer à quel point le corps humain est merveilleux et comment, par ignorance, nous travaillons à le détruire.

– Harvey Milstein

Ce chapitre est un bref résumé des principaux systèmes du corps humain. Il est fondé sur le principe qu'il est essentiel de se connaître un peu pour bien se soigner.

Avant de commencer un projet, mieux vaut toujours en apprendre les bases. Lorsqu'on connaît les organes internes du corps et leur emplacement, qu'on peut apprécier leurs fonctions importantes, on est mieux placé pour cocréer la santé en collaborant avec le corps. Cette connaissance nous permet de prendre conscience des raisons pour lesquelles nous devons changer notre mode de vie, et nous incite à effectuer des choix intelligents et cohérents.

Le système nerveux

Le système nerveux est le principal réseau de communication du corps. Son but est de contrôler et de coordonner tous les systèmes du corps au moyen des impulsions nerveuses du cerveau. Pour que le système nerveux fonctionne adéquatement, il est essentiel d'avoir une colonne vertébrale en santé.

Le système nerveux central

Toute l'activité motrice volontaire, tel le mouvement musculaire, est dirigée à partir du système nerveux central. Ses composantes sont le cerveau et la moelle épinière, par laquelle circulent toutes les impulsions nerveuses.

Le système nerveux périphérique

Les nerfs périphériques émergent de la moelle épinière des deux côtés de chaque vertèbre, reliant les différentes parties du corps. Des impulsions sont reçues du cerveau et envoyées à celui-ci par ces circuits.

Le système nerveux autonome

Les fonctions involontaires telles que la digestion, les contractions intestinales et les battements de cœur passent par le système nerveux autonome. Les impulsions destinées à accélérer ou à ralentir diverses fonctions du corps circulent dans ce système.

Le système digestif

Le but du système digestif est de convertir la nourriture en composantes simples et utilisables par le corps pour développer et garder la santé. En fait, l'appareil digestif est considéré comme un tube fermé qui s'étend de la bouche à l'anus, car il ne s'ouvre pas sur le reste du corps.

La bouche et les glandes salivaires

La bouche est la zone de rétention initiale de la nourriture, où débute le processus de décomposition par la mastication et l'incorporation d'enzymes digestives produites par les glandes salivaires. Les dents, avec l'aide de la langue, se chargent du processus de mastication. Les papilles gustatives, situées sur la langue, nous indiquent quels aliments sont bons et quelles substances sont toxiques ou nocives. Cela s'observe aisément chez les bébés qui n'ont pas encore été conditionnés à avaler de la nourriture malsaine. Ils la recrachent, tout simplement.

L'œsophage

L'œsophage est un tube qui relie la bouche et la gorge à l'estomac. Il y apporte de la nourriture et des liquides, au moyen de l'activité musculaire appelée péristaltisme, et non par la gravité.

L'estomac

L'estomac est un réservoir musculaire situé surtout du côté gauche du corps, juste sous le diaphragme. Les muscles de l'estomac sont formés de trois couches, chacune orientée différemment. Ils mélangent la nourriture à l'acide chlorhydrique et à diverses enzymes produites dans l'estomac, et en déversent le résultat dans l'estomac, puis le contenu de l'estomac, appelé chyme, passe dans l'intestin grêle. La paroi intérieure de l'estomac sécrète un mucus protecteur et des enzymes digestives. Les types et les quantités d'enzymes produites dépendent du type et de la quantité de nourriture que l'on met dans l'estomac. Deux valves, les sphincters, sont situées à chaque extrémité de l'estomac pour régulariser l'entrée et la sortie de la nourriture. Le milieu digestif de l'estomac est acide.

L'intestin grêle

La décomposition des aliments, qui débute dans la bouche, s'intensifie dans l'estomac et aboutit dans l'intestin grêle, où d'autres enzymes digestives et sucs pancréatiques, contenant du bicarbonate de sodium, s'ajoutent au processus digestif. La paroi interne de l'intestin grêle contient des milliers de projections semblables à des doigts, appelées villosités, qui absorbent les nutriments à même la nourriture digérée. Ces nutriments traversent la muqueuse et se rendent au foie pour y être transformés et distribués dans le corps. Le milieu digestif de l'intestin grêle est alcalin. Les déchets et la nourriture non digérée de l'intestin grêle passent dans le gros intestin.

Le gros intestin

Le gros intestin est appelé côlon. Il est d'un diamètre supérieur à celui de l'intestin grêle, et d'une longueur approximative de 2,5 à 3,75 mètres. Il accomplit deux fonctions : absorber les fluides et les minéraux, et accumuler la matière fécale jusqu'à ce que celle-ci soit évacuée du corps par le rectum et l'anus. Entre l'intestin grêle et le côlon se trouve une valvule sphinctérienne, la valvule iléo-caecale, qui régularise la sortie de la matière de l'intestin grêle et empêche un reflux. L'appendice est situé au début du côlon. C'est une saillie tubulaire d'environ un centimètre et demi qui s'ouvre sur le gros intestin et génère un mucus lubrifiant qui facilite le mouvement de la matière fécale dans l'intestin[1]. En cas de surcharge toxique à l'extrémité inférieure de l'intestin grêle et du côlon, l'appendice peut se bloquer et développer un abcès, ce qui exige des mesures de détoxication d'urgence ou une ablation.

La régularité des selles est très importante pour la santé. Lorsqu'on ignore des signaux corporels forts indiquant qu'il faut vider le côlon jusqu'à ce que le besoin passe, des cavités, les diverticules, peuvent se former dans la paroi du côlon pour faire de la place à l'accumulation de selles. Un diverticule est une saillie de la paroi intérieure d'une membrane à travers la couche musculaire extérieure d'un organe tubulaire, formant une petite poche à col étroit. Si on ne change pas ses habitudes de défécation de manière que ces sacs puissent se dégager de leur charge toxique, il peut se développer une diverticulite, soit une inflammation causée par l'irritation que provoquent des selles stagnantes. Un stockage prolongé de la matière fécale dans les diverticules peut entraîner de graves problèmes, dont le cancer du côlon. Il faut éviter la surcharge toxique.

Le foie

Le foie est une glande et un organe. Il est situé principalement du côté droit, sous le diaphragme, presque entièrement protégé par les côtes. Chez un adulte, il pèse de 1,4 à 2,3 kilos. Il sécrète de la bile pour décomposer les molécules d'huile et de graisse en plus petites particules, améliorant ainsi l'efficacité des enzymes digestives dans l'intestin grêle. La bile sert également d'antioxydant, ce qui facilite l'évacuation des toxines du foie. La circulation d'une bile alcaline et saine est essentielle à la santé générale.

Le foie fabrique des milliers de types d'enzymes. Certaines d'entre elles transforment les nutriments que sécrètent les intestins par la veine porte en substances biochimiques nécessaires au corps. Celles-ci sont injectées dans le système sanguin, vers le cœur, pour être transportées vers toutes les régions et les cellules. D'autres enzymes du foie détoxiquent et rendent inoffensifs les déchets de cellules mourantes, de polluants chimiques, et de toute autre substance ayant pu être absorbée. Ces déchets sont éliminés du système sanguin par le foie et envoyés au côlon pour être évacués. Le chlore et l'alcool nuisent particulièrement à la santé du foie.

Les composantes de base du système endocrinien, les hormones actives, sont également fabriquées dans le foie à partir d'acides aminés complets que seules des protéines crues peuvent fournir.

Le foie est un organe vraiment magnifique et définitivement l'un des organes maîtres. Il est impossible d'avoir un corps sain sans un foie sain. Recouvrer et entretenir la santé du foie doit toujours être une priorité élevée, car un flux de bile sain et dégagé est primordial à notre santé.

La vésicule biliaire

La vésicule biliaire est un sac musclé d'environ un centimètre de long, situé sous le foie. Son rôle est d'emmagasiner la bile prête à être utilisée. Lorsque la bile est nécessaire, la vésicule biliaire se contracte, poussant cette bile dans la voie biliaire principale, laquelle la transporte dans l'intestin grêle afin de faciliter la digestion. Les gens qui ont subi l'ablation de la vésicule biliaire ont un net désavantage sur le plan de la digestion.

Le pancréas

Le pancréas est un organe relativement plat d'environ 18 cm sur 4. Il traverse le milieu de l'abdomen, juste derrière l'estomac. Ses enzymes pancréatiques décomposent les glucides, les graisses et les protéines. Le suc pancréatique, contenant du bicarbonate de sodium, est transporté vers l'intestin grêle par le canal pancréatique, pour alcaliniser le chyme acide provenant de l'estomac. Le pancréas fabrique aussi de l'insuline, laquelle passe directement dans le système sanguin à

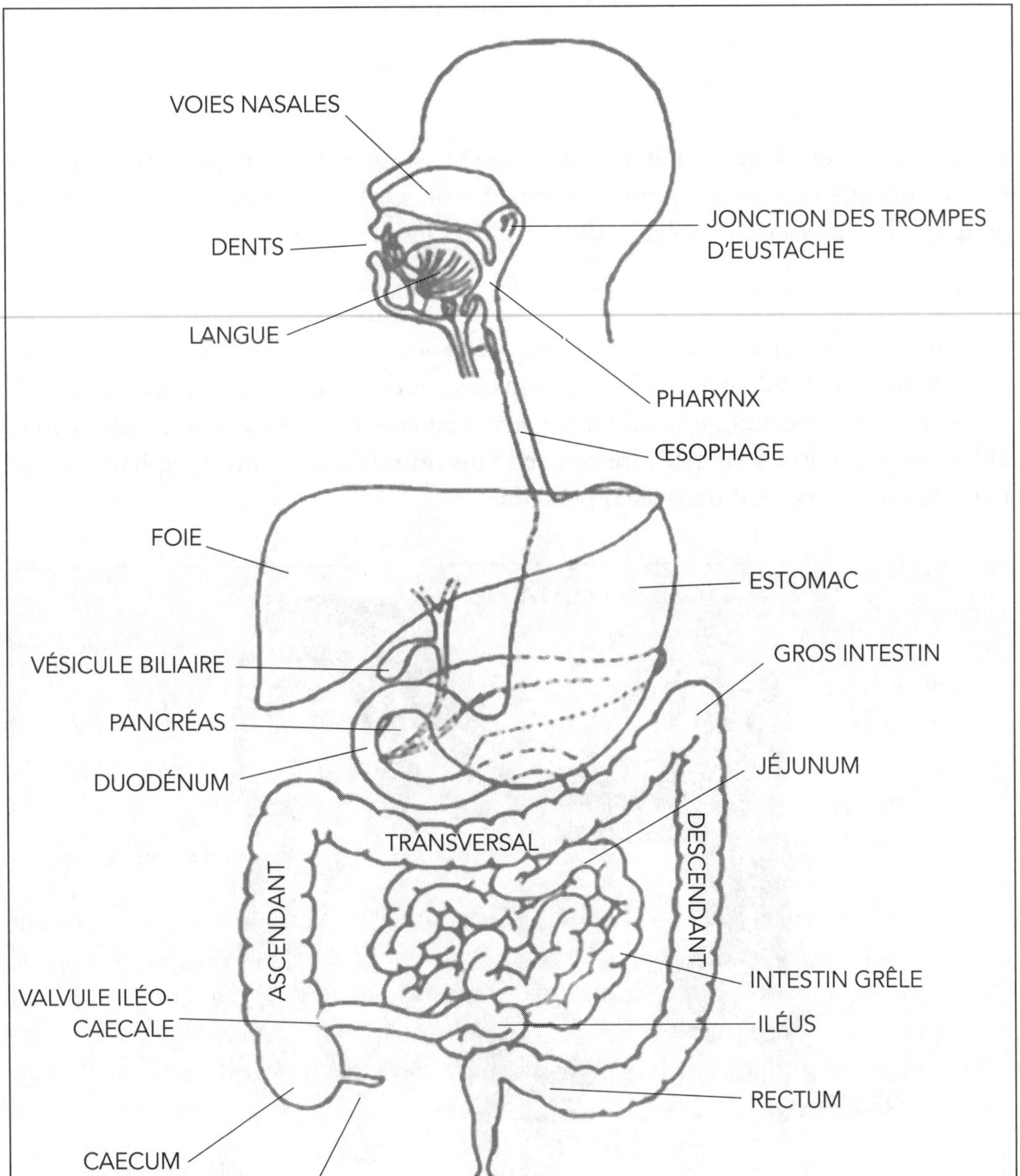

Figure 3.1 Le système digestif

partir du pancréas. L'insuline est chargée d'aider le corps à régulariser l'usage du sucre et d'autres glucides.

Le système lymphatique

La lymphe

La lymphe est un plasma sanguin qui a quitté le système sanguin pour apporter des nutriments aux cellules du corps et ramener les déchets des cellules au système sanguin, par les vaisseaux lymphatiques, afin de les expulser du corps.

Les ganglions lymphatiques

Les ganglions lymphatiques, situés à l'intérieur des vaisseaux lymphatiques, servent à débarrasser le fluide lymphatique des toxines et des bactéries, pour éviter de surcharger le système sanguin. Ils fabriquent également de nouveaux lymphocytes, aidant ainsi le corps à se défendre contre l'infection. Les ganglions lymphatiques les plus connus se trouvent dans le cou et l'aine.

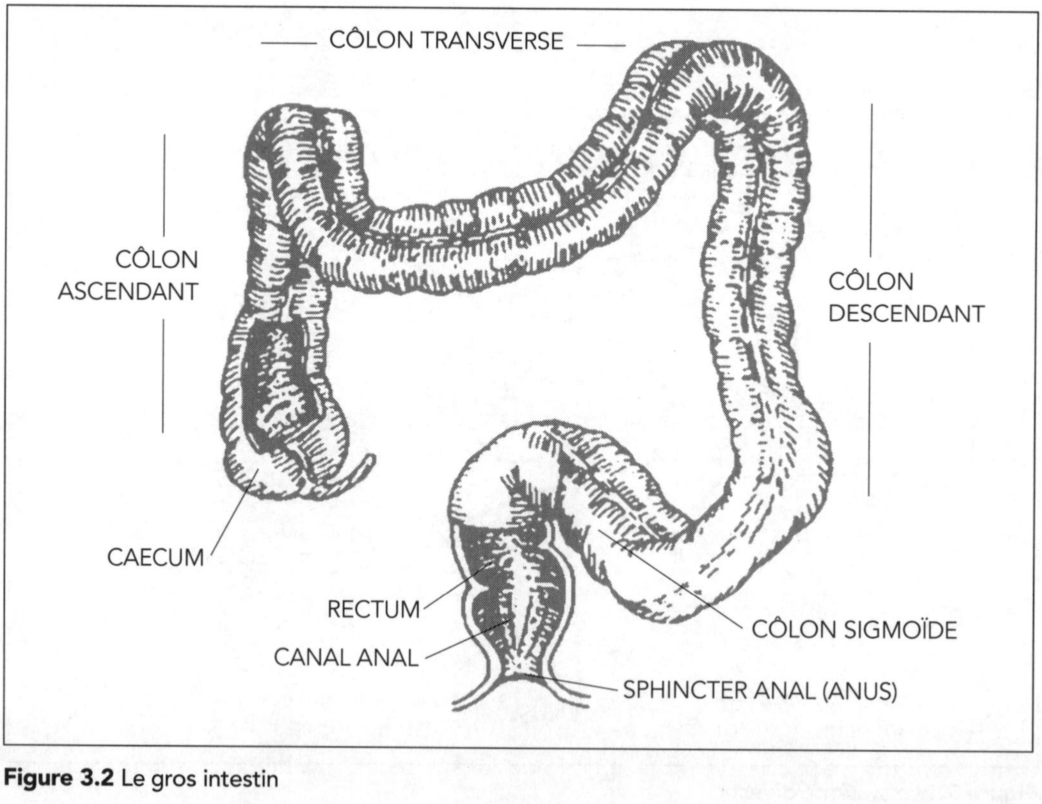

Figure 3.2 Le gros intestin

La rate

La rate est la plus grosse masse de tissus lymphatiques du corps ; elle constitue un puissant filtre pour les déchets sanguins. C'est un organe de la taille approximative du poing fermé d'une personne, situé dans la partie supérieure de la cavité abdominale, juste sous la cage thoracique, du côté gauche. La rate produit des lymphocytes (globules blancs), détruit les globules rouges défectueux, et emmagasine le sang. Elle recycle toutes les molécules que notre corps doit retenir et réutiliser. En période de grand stress ou d'hémorragie, la rate peut fournir du sang pour prévenir un choc.

Système urinaire

Les reins

Les reins sont des organes en forme de haricot d'environ 10 cm sur 5, et d'une épaisseur de 2,5 cm, situés contre la paroi arrière de l'abdomen, dans le bas de la cage thoracique. Le corps a habituellement deux reins, chargés de maintenir l'équilibre acido-basique du sang dans le corps. Lorsque le sang a circulé dans le foie et le cœur, il entre ensuite dans les reins pour y être purifié. Les reins conservent l'équilibre du pH dans le sang en éliminant l'excès d'eau, de sels et d'autres éléments, sous forme d'urine. Selon les besoins du corps à ce moment, la plupart des composantes utiles de l'urine sont réabsorbées par le système sanguin. L'urine s'égoutte des reins de manière continue, vers la vessie, où les quantités qui dépassent les besoins du corps sont gardées avant leur expulsion.

Les reins stressés et détraqués sont ainsi à cause d'un surplus de stress et d'une congestion du foie. Par conséquent, l'amélioration de la fonction rénale passe par la santé du foie.

La vessie

La vessie est un sac musculaire expansible pour l'emmagasinage temporaire de l'urine. Elle est située à l'avant et au bas du bassin, et peut contenir de 200 à 300 ml d'urine. À mesure qu'elle se remplit, un nerf réflexe initie la contraction des muscles de la vessie, provoquant le besoin d'en expulser le contenu par l'urètre.

Le système respiratoire

La fonction principale du système respiratoire est de fournir de l'oxygène au système sanguin à partir de l'air que nous respirons, et de débarrasser le sang du

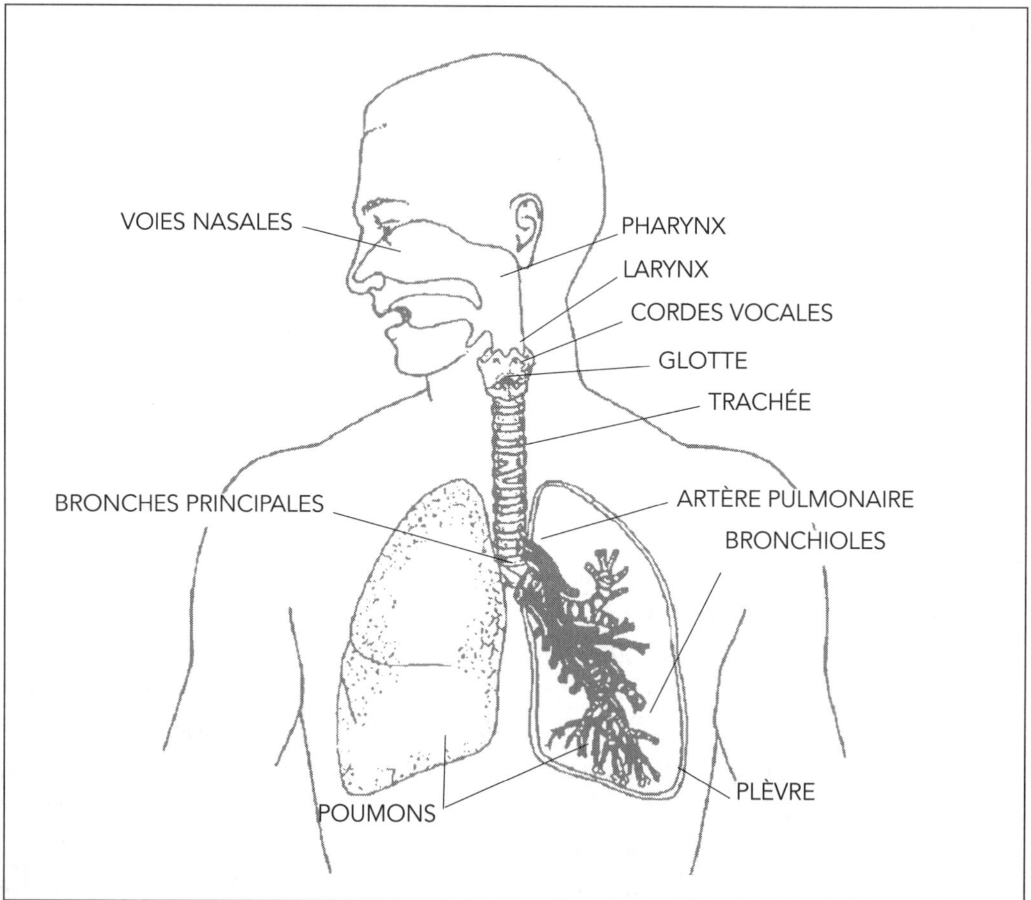

Figure 3.3 Le système respiratoire

dioxyde de carbone, de l'eau et d'autres déchets gazeux. Ses composantes principales sont les fosses nasales, la trachée et les poumons.

Les poumons sont deux organes en forme de cônes qui occupent la plus grande partie de la cavité thoracique, au-dessus du diaphragme. Le système respiratoire joue aussi un rôle majeur dans le maintien de l'équilibre acido-basique du corps.

Le système circulatoire

Le cœur

Le système circulatoire est composé du cœur et des vaisseaux sanguins. Le cœur pompe le sang dans notre corps. Il comporte quatre chambres musculaires. L'ouverture de chaque chambre comporte une valve unidirectionnelle servant à régulariser l'entrée et la sortie du sang. Ce dernier passe à la chambre supérieure droite appelée l'atrium droit. De là, il est pompé dans la chambre inférieure droite, le ventricule droit, puis vers les poumons, où le dioxyde de carbone est échangé contre de l'oxygène. Les vaisseaux sanguins oxygénés reviennent au cœur dans la chambre supérieure gauche, soit l'atrium gauche. Le sang est pompé de là vers la chambre inférieure gauche, le ventricule gauche, et de cette chambre, il retourne à la circulation générale du corps par les vaisseaux sanguins.

Les vaisseaux sanguins

Les vaisseaux sanguins se divisent en trois catégories : 1. Les artères, qui transportent le sang préalablement oxygéné par le cœur. 2. Les capillaires, les plus petits vaisseaux sanguins – d'un diamètre si ténu que les globules ne peuvent y circuler qu'à la queue leu leu. Leurs parois cellulaires sont assez minces pour saisir le dioxyde de carbone avec une certaine quantité de déchets des cellules. 3. Les veines, qui dirigent le sang désoxygéné, surtout chargé de dioxyde de carbone, vers le cœur.

Le système endocrinien

Le système endocrinien, ou hormonal, aide à régulariser diverses fonctions métaboliques du corps, telles que le contrôle du taux de réactions chimiques dans les cellules, le transport des substances par les membranes cellulaires, la régularisation du taux de croissance cellulaire, et la sécrétion de diverses glandes ou cellules. Les hormones, des substances chimiques sécrétées dans les fluides corporels par les glandes, ont un effet physiologique sur d'autres cellules du corps. On peut considérer les hormones comme des messagers chimiques qui maintiennent l'équilibre fonctionnel du corps.

L'hypophyse [glande pituitaire]

L'hypophyse, qui a la taille approximative d'un pois, est située sous le cerveau, à la hauteur des yeux, juste devant les oreilles, à la verticale. L'hypophyse est souvent appelée glande maîtresse parce qu'elle a une influence sur le reste du système hormonal et sur un grand nombre de fonctions du corps.

La glande pinéale

La glande pinéale, de la taille approximative d'un pois, est située près du centre du cerveau, entre les deux hémisphères. Elle s'harmonise à l'hypophyse et à l'hypothalamus pour contrôler les systèmes hormonaux et ses rythmes circadiens. Sensible à l'intensité de la lumière, cette glande produit la mélatonine et gouverne notre cycle de sommeil. C'est l'horloge interne du corps, et on la nomme parfois « troisième œil ». Elle dirige les signaux corporels de la soif, de la faim, du désir sexuel et du vieillissement biologique.

L'HYPOTHALAMUS

L'hypothalamus est situé juste au-dessus de l'hypophyse. On le considère comme le siège de nos émotions et le centre de commandes du système nerveux involontaire ou autonome, qui fonctionne nuit et jour, gouvernant tous les processus vitaux du corps.

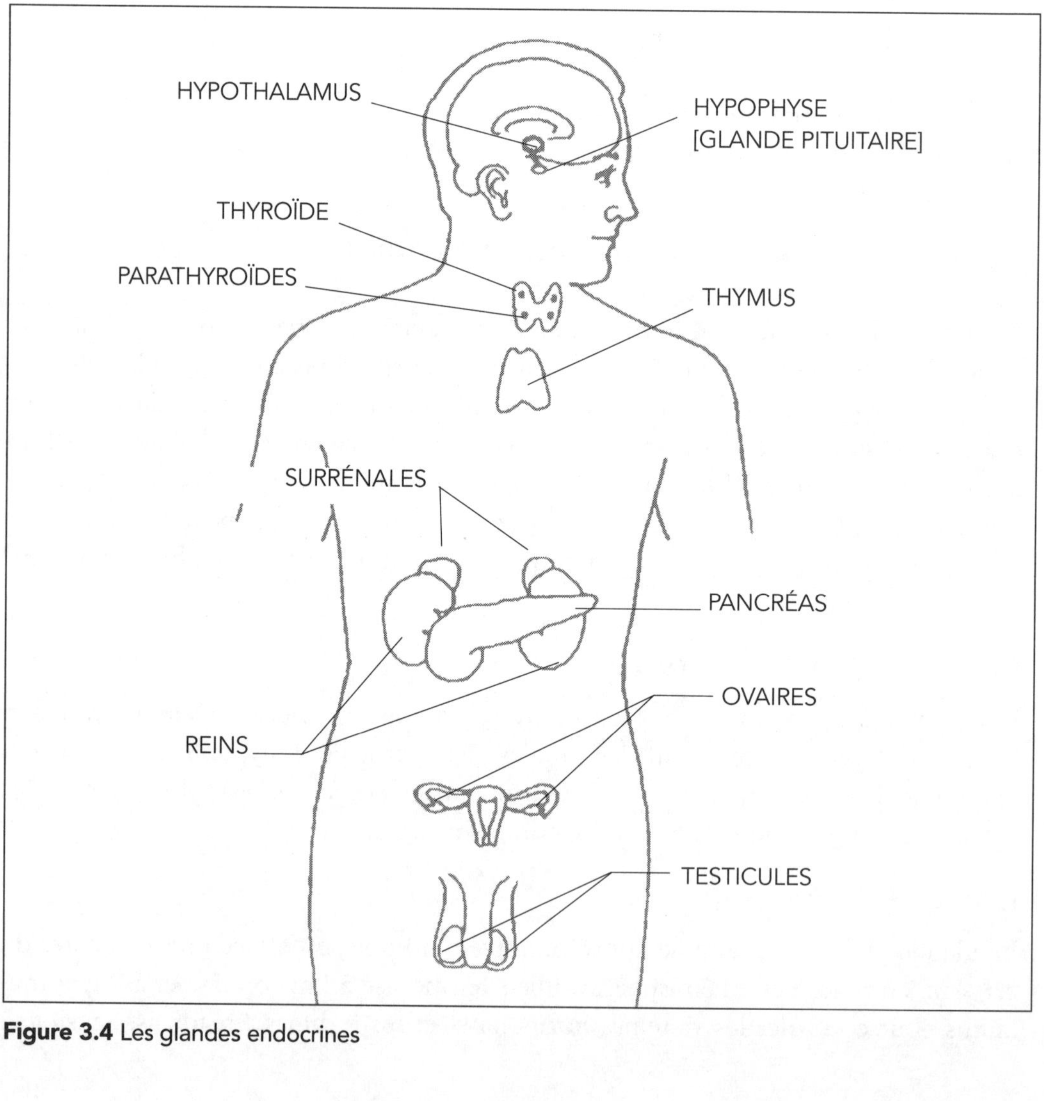

Figure 3.4 Les glandes endocrines

La thyroïde

La thyroïde consiste en deux lobes reliés, chacun d'environ 4 cm sur 1,9 cm. Elle est située juste sous la pomme d'Adam – un lobe de chaque côté de la trachée. La thyroïde sécrète une hormone, la thyroxine, laquelle régularise le métabolisme des cellules du corps – leur rythme de travail ou leur fonctionnement. Les mains et les pieds froids, les baisses d'énergie et des cheveux grisonnants sont des symptômes d'une thyroïde stressée. Sa santé est directement reliée à la santé hormonale générale, en particulier celle du foie.

La parathyroïde

Il y a quatre parathyroïdes, deux de chaque côté de la trachée, juste derrière la pomme d'Adam. Les parathyroïdes sécrètent l'hormone appelée parathormone, dont la fonction est la régularisation des taux de calcium et de phosphore dans le sang et les os. Lorsque les taux de calcium sont bas, le corps utilise la parathormone pour extraire du calcium des os et des dents, augmenter l'absorption du calcium de l'intestin, et réduire l'élimination du calcium par les reins afin de répondre aux besoins du corps en calcium.

Le thymus

Le thymus est situé derrière le sternum. Il fabrique la thymosine, qui favorise la formation des glandes lymphatiques, des lymphocytes T (un type de globule blanc tueur) et des anticorps qui aident à éliminer les substances étrangères.

Les surrénales

Les deux surrénales, semblables à de petits chapeaux, sont situées au-dessus des reins. En fait, chacune est double, car elle sécrète des hormones de type stéroïde et de l'adrénaline. Les surrénales ont notamment pour fonctions de maintenir un sain équilibre acido-basique en régularisant les équilibres minéraux du corps ; de régulariser les niveaux de fluides dans le corps ; de régulariser le métabolisme des protéines, les taux de sucre dans le sang et la décomposition des graisses ; et de favoriser la formation des globules blancs. L'adrénaline sert à renforcer l'effet du système nerveux sympathique. Son effet se remarque surtout dans la réaction « de lutte ou de fuite », lorsque le corps est soumis à un stress physique ou émotionnel.

Le système reproducteur

Les glandes reproductrices comprennent les ovaires chez la femme, et les testicules chez l'homme. Les ovaires produisent des ovules, ou œufs, au cours de la période reproductive de la femme, ainsi que les œstrogènes et les progestérones, des hormones qui favorisent la production de cellules féminisantes. Les testicules produisent le sperme, lequel sert à fertiliser l'ovule de la femme, et la testostérone, une hormone chargée de fabriquer des cellules masculinisantes dans le corps de l'homme.

Même en appréciant le fait que notre corps soit merveilleusement conçu pour nous maintenir en santé, pourquoi la maladie est-elle alors en augmentation ? Lorsque nous comparons la capacité du corps aux statistiques actuelles de maladies, il est évident que quelque chose va de travers. Jetons donc un coup d'œil à la maladie – sa nature et ses causes.

4

Qu'est-ce que la maladie ?

Il n'y a pas de maladies spécifiques.
Il n'y a que des états spécifiques de maladie.

– Florence Nightingale

La maladie est définie comme un manque de santé. Elle survient lorsqu'une cellule ne s'acquitte pas totalement de son rôle, que ce soit à cause d'un traumatisme, d'une intoxication, d'un manque de communication ou d'une combinaison de ces facteurs. Si nous ne fonctionnons pas avec une efficacité et une vitalité complètes – physiquement, mentalement, émotionnellement ou spirituellement –, nous ressentons un certain degré de maladie. Lorsque le corps est en état de maladie, c'est qu'il est en déséquilibre. La maladie est provoquée par le stress[1]. À cause d'un ou de plusieurs facteurs de stress, les cellules changent de forme, puis de capacité de fonctionnement, et finissent par mourir.

Le stress

Le stress peut être physique, émotionnel et nutritionnel, et provenir de déficiences, d'une toxicité ou d'un déséquilibre.

Sur le plan physique, nos cellules peuvent être stressées à cause de dommages traumatiques aux tissus du corps. La cause peut être une blessure, un manque d'exercice, de soleil, de repos ou d'hygiène.

Sur le plan émotionnel, nous mettons beaucoup de pression sur nos corps par des croyances et attitudes négatives. Les relations stressantes et les situations de vie ou de travail difficiles s'y ajoutent. La peur, l'inquiétude, la culpabilité, la colère, le ressentiment, l'impatience et le manque de vision positive génèrent des acides qui diminuent sérieusement les réserves du corps. Ces émotions exigent beaucoup d'énergie. Ce ne sont pas les événements qui nous arrivent, mais nos attitudes ou réactions à ceux-ci qui provoquent la manifestation corporelle des symptômes du stress.

Sur les plans nutritionnel et chimique, nous stressons nos cellules par un régime alimentaire impropre, la consommation de produits chimiques contenus dans les médicaments, l'eau non purifiée, les additifs alimentaires et l'air pollué. Tout cela perturbe l'équilibre acido-basique du corps en le précipitant vers un état acide. À long terme, tous ces facteurs contribuent à la détérioration de la fonction et de la vitalité corporelles. Les déchets résiduels et les poisons provenant d'aliments et de boissons transformés, cuits et dénaturés finissent par diminuer l'efficacité et causer la maladie. Sans nutriments adéquats, les cellules sont incapables d'accomplir correctement leurs fonctions métaboliques. De plus, leur capacité de communiquer avec le reste du corps est diminuée.

Sur le plan électrique, nous stressons chaque cellule de notre corps en nous exposant aux champs de force électromagnétiques (CFE) invisibles, mais artificiels et nocifs, générés par des appareils électriques – machinerie, lignes à haute tension domestiques ou extérieures, radios, téléviseurs, ordinateurs, téléphones, rasoirs électriques et sèche-cheveux. Notre corps est électrique, et tout ce qui interfère avec la libre circulation de l'électricité et des signaux, que ce soit à travers notre corps, dans les cellules et entre elles, contribue à la maladie.

La maladie est causée par notre mode de vie et notre environnement. La surcharge imposée au corps par divers facteurs de stress, combinée aux faiblesses génétiques transmises par nos parents, détermine le moment et l'endroit auxquels les maladies sont susceptibles de se développer dans notre corps, ainsi que leur gravité.

Pour être plus précis : l'oxydation et les radicaux libres

La santé se perd sur le plan cellulaire. La maladie peut provenir de tout ce qui interfère avec l'efficacité de la fonction cellulaire. Quand cette fonction a subi une rupture cumulative suffisante, des symptômes de maladie apparaissent.

Dans le corps, l'oxydation est un processus semblable à la rouille, ou au brunissement d'une pomme coupée. L'oxygène a beau être nécessaire à la vie, il peut également devenir réactif et endommager les cellules. Sous sa forme atomique stable, l'oxygène comporte des paires d'électrons. Lorsqu'une chose provoque la perte de l'un de ces électrons, l'anneau extérieur compte un nombre impair d'électrons, et l'électron impair devient instable. Il se change en radical libre. Ce radical libre cherche à s'associer à un autre pour redevenir stable. C'est comme un ou une célibataire qui, pour s'apparier, brise le mariage stable de quelqu'un d'autre. Au cours du processus de stabilisation ou d'appariage, les radicaux libres attaquent d'autres molécules. Cela représente un danger pour les organismes vivants, car ce processus provoque une réaction en chaîne susceptible de se dérouler en moins d'un millionième de seconde. À un moment donné, le corps peut subir des millions de réactions d'attaque et de neutralisation de la part de radicaux libres. Chaque radical libre neutralisé peut nuire à n'importe quelle partie du corps. Avec le temps, l'action cumulative et débridée des radicaux libres, appelée oxydation, prend la forme du vieillissement. Même si elle a débuté beaucoup plus tôt à l'intérieur du corps, elle finit par se manifester sous la forme de tissus malsains ou de symptômes de maladie.

Toute nourriture artificielle ou transformée peut provoquer de l'oxydation. Lorsque la nourriture est cuite d'une façon qui détruit ses enzymes, traitée avec des produits chimiques ou exposée à l'air pendant un certain temps, elle devient un agent d'oxydation du corps. Tous les médicaments, les produits chimiques et les toxines sont de forts agents d'oxydation.

Les tendances génétiques

À notre naissance, nous héritons d'une combinaison génétique de caractéristiques et de capacités physiques – des forces et des faiblesses – de nos parents et ancêtres.

L'expérience des chats de Pottenger, expliquée plus loin au chapitre 5, dans laquelle ont été étudiés les effets des aliments transformés sur quatre générations de chats, nous amène à comprendre que si le corps de nos parents était en santé, relativement dépourvu de toxines au moment de notre conception, cette tendance à la santé nous est transmise. De même, si nos parents ont eu des problèmes d'intoxication parce qu'ils ont consommé des aliments trop cuits ou de la malbouffe, de l'alcool, de la nicotine, des drogues ou des médicaments, les cellules qui ont formé notre corps renferment elles aussi des éléments toxiques, et nous commençons notre vie en ayant des cellules toxiques et génétiquement plus faibles. Nous avons alors tendance à développer des maladies dans les tissus et les organes les plus faibles de notre corps. Étant donné cette combinaison de tendances génétiques, d'habitudes nutritionnelles familiales, d'attitudes et de croyances nourries au cours des premières années, certaines maladies se manifestent plus souvent dans certaines familles.

Nous héritons de tendances à la maladie, mais nous n'avons pas nécessairement besoin de développer la maladie.

Nous pouvons changer nos gènes

Le corps a d'impressionnantes capacités réparatrices. Il sait comment atteindre la santé, mais il a besoin de notre coopération. Le Dr Bruce Lipton[2], biologiste cellulaire, voit plus loin que le paradigme traditionnel concernant la génétique. Il explique que nos croyances et perceptions gouvernent notre biologie cellulaire. En changeant nos croyances et nos perceptions, nous pouvons véritablement changer notre structure génétique et ce qui se manifeste dans notre vie[3]. En assumant la responsabilité personnelle de notre santé, nous tentons de comprendre ce qui est utile ou nuisible au corps, de modifier notre mode de vie et nos croyances, et, ainsi, d'aider le corps à guérir. Avec le temps, ce dernier nous récompensera par une meilleure vitalité.

Dans l'enfance, notre santé est influencée par le cadre de nutrition et d'attitudes établi par nos parents. À l'adolescence, nous faisons petit à petit nos propres choix. À l'âge adulte, notre santé est formée par les croyances et le mode de vie que nous choisissons. Même si nous naissons avec une faiblesse dans quelque organe ou région, nous ne développerons pas nécessairement une maladie. Si le corps a un environnement nutritionnel, des attitudes et un mode de vie positifs, il peut se renforcer et se réparer. Dès lors, nous pouvons demeurer en santé.

Nous devons d'abord être conscients des facteurs et des causes de maladie. Nous devons savoir quels aliments sont bons pour nous et lesquels nous nuisent. Nous devons développer la connaissance et la conscience de ce qui renforce le corps et son système immunitaire, et de ce qui l'affaiblit et le détériore. Nous devons ensuite entreprendre une action cohérente afin d'aider le corps à élaborer la santé.

Les germes et les virus ne causent-ils pas la maladie ?

Selon une croyance universelle, la maladie est causée par les germes et les virus, mais c'est faux. Louis Pasteur, qui a donné son nom au processus de pasteurisation, a été le premier à proposer l'idée que les germes de l'extérieur du corps causent la maladie. En France, à la même époque, un autre scientifique menait des recherches sur la cause et le développement de la maladie. Cet homme était Antoine Béchamp. Pasteur s'est en fait approprié une partie de la recherche de Béchamp. La Dre Guylaine Lanctôt l'explique ainsi :

> Pasteur, homme ambitieux et opportuniste, un génie dans l'art de se promouvoir, plagia puis vulgarisa les travaux de Béchamp. Il lui vola l'idée des petits organismes responsables, mais ne révéla qu'une partie des découvertes de Béchamp,

décrétant que ces petits organismes venaient de l'extérieur seulement. Il omit d'ajouter qu'à l'air libre les microbes et autres microzymes morbides (anormaux) perdaient rapidement leur virulence. Et le mensonge se perpétue depuis[4]...

Sur son lit de mort, Pasteur aurait avoué à ses collègues que l'immunité naturelle est plus importante que les germes dans la formation de la maladie. Incapable de développer ses cultures sur des fruits frais et sains, il a dû les faire pousser sur de la soupe pourrie. Le Dr Joel Robbins enseigne que deux conditions sont requises pour que les germes de maladie entrent dans les tissus vivants ou s'y développent. D'abord, autre chose que les germes doit avoir auparavant affaibli le tissu ; ensuite, le tissu doit comporter des débris acides pour que les germes continuent à vivre. Ils ne peuvent se maintenir dans un environnement acido-basique équilibré, pas plus que les parasites. La conclusion est logique. Si le corps est relativement dépourvu de déchets toxiques, les bactéries de maladies graves sont incapables de se développer en nous. Aucune bactérie ni aucun parasite ou virus ne peuvent proliférer dans un corps qui n'a pas accumulé de déchets toxiques. Un corps dont les cellules sont bien oxygénées et dont le système immunitaire est fort demeure en santé.

Comment le corps traite les germes et les virus

Le corps a une intelligence naturelle innée. Il sait combattre les germes et les virus. En ce qui concerne la maladie, il y a trois principes à comprendre :

1. Toutes les formes de maladie sont causées par des accumulations d'acide et de déchets toxiques dans les systèmes du corps, d'abord et avant tout dans le côlon. C'est là que la maladie commence.
2. Le corps provoque toutes les maladies aiguës, comme le rhume, la grippe, la fièvre, les éruptions cutanées, la diarrhée, la scarlatine et la rougeole, pour réduire l'accumulation des déchets. Les maladies chroniques, tels le diabète, l'arthrite, la bronchite, la maladie cardiaque et le cancer, sont causées par l'accumulation continue de déchets dans l'organisme et par un traitement inadéquat qui supprime les tentatives de nettoyage par les maladies aiguës.
3. Le corps peut retrouver la santé si on lui donne une nutrition et des conditions adéquates.

On n'« attrape » pas la maladie ; on la cause par sa façon de vivre. On n'« attrape » pas un rhume ou une grippe ; on l'« attire » en accumulant des déchets toxiques en raison d'un mode de vie. Si on continue de supprimer les maladies au moyen de drogues et d'antibiotiques, le corps finit par développer des états de maladie dégénérative parce qu'il n'a pas eu d'occasions adéquates de se détoxiquer et de guérir naturellement.

Le processus de maladie

La pente descendante de la mauvaise santé

La maladie, c'est tout simplement le processus que subit notre corps lorsque ses exigences de fonctionnement efficace ne sont pas satisfaites. Il passe alors à contrecœur de la santé à la maladie. Dans le cas où on ne satisfait pas régulièrement les besoins nécessaires à son fonctionnement efficace, il ne peut rester complètement en santé. Les déficiences ont tendance à se combiner pour devenir des problèmes. Comparons cela à votre moteur de voiture. Vous pouvez le faire fonctionner pendant de brèves périodes s'il manque d'huile, mais avec le temps il surchauffe et se détériore. Il ne peut fonctionner efficacement sans que toutes ses exigences d'entretien soient régulièrement satisfaites.

Si les maladies sont stoppées par l'usage stimulant de médicaments et que les mauvaises habitudes de vie continuent, les toxines que le corps tentait d'éliminer par la maladie s'enfoncent dans le corps et préparent le terrain à des maladies chroniques. À mesure que les toxines s'accumulent à cause d'un mode de vie nuisible, d'une mauvaise alimentation et d'une élimination insuffisante, la santé perd du terrain. C'est comme si on ajoutait graduellement du poids au sac à dos d'une personne. À mesure que le poids augmente, il devient plus difficile pour cette personne de bouger rapidement, efficacement et aisément. Lorsque la stimulation et les mauvaises habitudes de vie sont interrompues, le corps se met alors à guérir, à inverser le processus de maladie.

Une santé précaire nous signale que notre corps a besoin d'aide, que ses organes et ses glandes sont en train de perdre toute efficacité.

L'accumulation toxique cause la maladie

Une toxine est une substance nuisible que le corps ne peut utiliser d'aucune façon pour le maintien de la vie et dont l'élimination lui coûte de l'énergie et de la nutrition[5].

Toujours axé sur la survie et l'élaboration de la santé, le corps tente d'éliminer les poisons par la stimulation. C'est ce qui se passe lorsque le métabolisme augmente. La caféine est un exemple de stimulant toxique. La montée d'énergie ou le « décollage » qu'on ressent après avoir bu du café vient du fait que le corps est stimulé à se débarrasser de la caféine. De même, le sucre est un stimulant et une toxine, car il ne renferme aucun élément nutritif et doit être combiné à d'autres nutriments, tels que le calcium en réserve dans le corps, pour s'éliminer.

Les toxines et la plupart des stimulants ont un effet négatif. L'énergie requise pour les éliminer provient des réserves énergétiques et minérales du corps, non de substances stimulantes. Une stimulation continue se paie en santé. Stimuler, ou « accélérer » le corps, le fait se consumer plus vite. C'est comme faire tourner continuellement le moteur de sa voiture à un régime élevé. Si l'absorption de produits toxiques est plus grande que la capacité d'élimination du corps, cela abaisse graduellement notre vitalité et notre état de santé. De plus, les toxines diminuent la capacité de nos cellules de produire de l'énergie. Dans ce cas, le corps tente de compenser nos transgressions pour garder son équilibre biochimique et électrique. Rappelez-vous l'exemple du tube en U : lorsqu'on enlève du liquide, les niveaux de liquide demeurent équilibrés, mais ils sont inférieurs. Il en va de même pour l'énergie de notre corps.

L'attrait du gradualisme

Chez les humains, la diminution des critères de santé est graduelle ; nous nous y habituons et la tolérons. La santé s'affaiblit graduellement, et nous ne le remarquons que lorsque quelque chose de grave se développe. À mesure qu'est réduite la vitalité du corps, on augmente l'usage de stimulants – caféine, nicotine, viande rouge, sucre, sel, drogues – afin de retrouver une sensation d'énergie et de bien-être. Comme il est difficile de comprendre que cela nuit au corps, on continue d'augmenter la stimulation, ce qui affaiblit la vitalité générale.

Nous avons été conditionnés à trouver normal de ralentir la cadence et de développer des maux, des douleurs et des maladies avec l'âge. Même si c'est devenu courant, ce n'est ni naturel ni nécessaire. C'est comme la grenouille qui, placée dans une marmite d'eau froide, y reste alors que l'eau se réchauffe et accepte le changement de température jusqu'à ce qu'elle cuise et meure. Prenons un autre exemple : une personne obèse qui meurt soudainement d'une crise cardiaque. Elle a toléré ce poids excédentaire et ignoré son fardeau toxique. L'excès de graisse crée une charge trop lourde pour la circulation du sang. Cela demande au cœur de travailler davantage et augmente la tension nécessaire. Cette personne peut même ressentir des douleurs à la poitrine et aux bras, ou de la difficulté à respirer. Ces signes nous préviennent de graves problèmes à venir si nous ne prenons aucune mesure réparatrice.

Lorsqu'on ignore les signaux d'avertissement du corps, l'une des deux choses suivantes survient à un moment donné : ou bien la santé dégénère à tel point que le corps est incapable de renverser la vapeur et de rétablir sa santé, ou bien la personne décide de changer de mode de vie et de collaborer avec le corps par un moyen naturel de retrouver la santé et la vitalité. La figure 4.1 illustre ce processus.

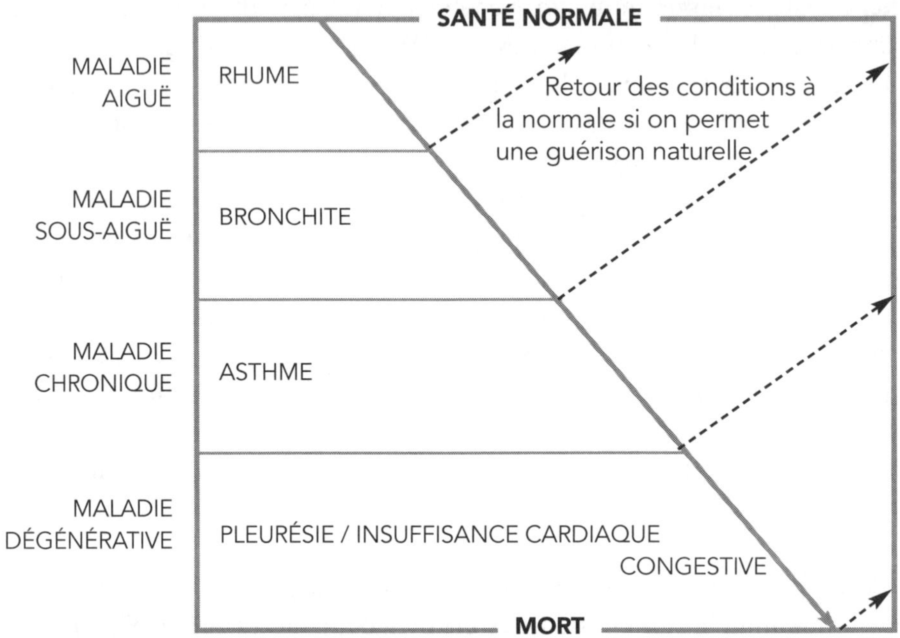

Figure 4.1 Les stades de la dégénérescence par la maladie

Comme je l'ai déjà précisé, la priorité du corps est sa survie. S'il a des réserves adéquates de nutrition et d'énergie, il s'efforcera de guérir. Pensez-y. Sans une nourriture convenable pour fournir régulièrement des nutriments adéquats, le corps doit piger à même ses réserves pour maintenir les processus métaboliques et physiques nécessaires à sa survie. Un exemple de cela est l'ostéoporose. Lorsque le corps épuise ses réserves minérales pour tamponner ou neutraliser les acides, il utilise le calcium des os. Si on lui impose un régime dépourvu d'une nutrition adéquate et chargé de substances toxiques, le corps est tout simplement incapable d'éliminer les toxines et les déchets métaboliques. Lorsque surviennent les problèmes de santé, si vous consommez des drogues pour éliminer les symptômes, leur toxicité aggrave le problème. Comme le processus naturel de nettoyage du corps est réprimé, il est obligé de dégénérer vers une plus grande maladie chronique. À mesure que la toxicité augmente dans les zones d'accumulation, la vitalité décroît, les parasites se développent, et surviennent la dégénérescence et la mutation éventuelle des cellules. Ces dernières s'altèrent, ne peuvent plus se reproduire sous leur forme originale saine, et prennent plutôt la forme de cellules malades.

Si ce processus toxique se poursuit, le corps meurt. Par exemple, les cellules cancéreuses résultent de ce processus. Les cellules saines au départ ont alors changé de structure et de fonction. Elles ont muté. Tandis que les cellules saines utilisent de l'oxygène, les cellules cancéreuses se nourrissent de dioxyde de carbone. Elles fonctionnent comme des cellules de plantes et augmentent de taille en accumulant les déchets toxiques. Le cancer se répand dans le corps à mesure que d'énormes cellules se divisent et se multiplient automatiquement.

Lorsque le corps est confronté à trop de toxines pour les éliminer, quel choix lui reste-t-il ? Si on ne lui donne pas suffisamment de temps pour se reposer, digérer et assimiler la nourriture, ou pour s'assainir, le corps ne peut que stocker les toxines dans les cellules, où elles feront le moins de tort *pour l'instant.* Il compte avoir plus tard l'occasion de les éliminer. Voici des exemples d'états résultant du stockage de toxines : l'athérosclérose (dépôts gras dans les artères), l'arthrite (dépôts de toxines et de calcium artificiel dans les tissus des articulations, qui entraînent des changements dégénératifs de ces tissus), la fibromyalgie (toxines et calcium artificiel dans les tissus musculaires), et la goutte (stockage d'acide urique le plus loin possible du cœur).

La maladie est le prix que paie notre corps pour survivre plus longtemps à nos méfaits.

Le corps accumule les toxines dans les zones cellulaires des tissus où elles feront le moins de tort, car il mourrait beaucoup plus tôt s'il laissait les toxines dans le sang. Même le cancer fait partie de son effort de survie.

Comment les maladies peuvent se développer

Pour illustrer le développement des maladies, voici par exemple deux zones : la première zone est une cause courante, mais souvent négligée, de maladie ; la seconde résulte d'un processus de maladie souvent caché jusqu'à ce qu'il menace la vie.

Traitements de canal, infections dentaires et maladie

Le Dr Weston Price, spécialiste en recherche dentaire, a effectué des milliers de tests sur des dents infectées et remplies au moyen d'un traitement de canal. Pendant vingt-cinq ans, il a cousu sous la peau de lapins une centaine de dents saines et des milliers de dents malades extraites de patients humains. De plus, il a isolé des bactéries provenant de spécimens pulvérisés de dents remplies au moyen d'un traitement de canal, puis il a cultivé ces bactéries et les a inoculées à des centaines d'animaux de laboratoire, surtout des lapins. Ses étonnants résultats furent publiés en 1923.

Le Dr Price a en fait découvert que les dents, les amygdales, les sinus et d'autres zones similaires d'infection renferment des bactéries pouvant atteindre une glande, un organe ou tout autre tissu et établir un nouveau site d'infection. Un exposé complet de ses découvertes et un résumé de celles-ci ont été publiés en 1993, dans le livre du Dr George Meinig, *Root Canal Cover-up.* Si les découvertes du Dr

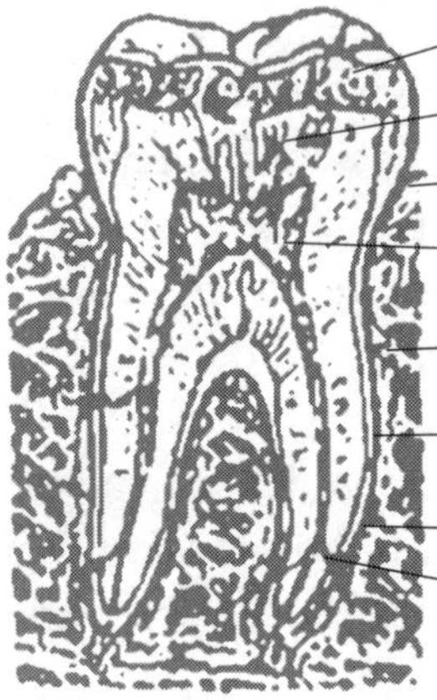

Figure 4.2 Coupe transversale d'une dent

Price sont restées cachées, c'est que d'influents collègues, chez les professionnels de la santé de son époque, ont contesté ses conclusions et l'ont emporté, passant le tout sous silence.

En résumant les découvertes du Dr Price, le Dr Meinig affirme que les bactéries ayant causé l'infection dentaire ont pénétré la plupart des dents qui restaient et n'étaient pas tuées par la thérapie du traitement de canal. Elles ont muté et diminué de taille, survivant en l'absence d'oxygène, et sont devenues plus mortelles, tout en produisant des toxines plus dangereuses. À mesure que les bactéries se multipliaient, elles se répandaient dans d'autres parties du corps et établissaient de nouveaux sites d'infection dans les zones les plus faibles. Cependant, après l'extraction et le nettoyage adéquat des alvéoles des dents qui présentaient des problèmes, un grand pourcentage de patients se remettaient de leurs maladies[5].

Lorsqu'une dent commence à se décomposer et qu'une carie se forme, un trou se crée dans les parois dures de la dent, et cette décomposition pénètre jusqu'à la dentine. Lorsqu'elle se répand dans la pulpe, la seule façon de sauver la dent est d'enlever la pulpe qui reste, jusqu'au bas des racines, et de remplir les espaces qui en résultent d'un composé de remplissage. Ce qu'on ne reconnaît pas en général, c'est que la dent est morte désormais, les nerfs, les artères, les veines et autres tissus ayant été enlevés.

Sous un microscope électronique, la dentine ressemble à un labyrinthe de tunnels en nid d'abeilles. En enlevant le nerf et en coupant la circulation qui mène à la dent, on crée un foyer parfait pour l'incubation et la multiplication des bactéries, bien à l'abri des mécanismes de défense du corps. Comme la dent n'est plus alimentée par la réserve de sang du corps, les cellules du système immunitaire n'ont aucun moyen de venir attaquer les bactéries cachées dans ces espaces. Les déchets toxiques des bactéries, plus nuisibles que ces dernières, peuvent sortir de la dent par les racines obturées et les canaux aberrants, et se rendre dans toutes les parties du corps au moyen du système circulatoire. Ensuite, ils ont tendance à se loger dans les organes et les tissus les plus faibles. Avec le temps, lorsque le corps est soumis à un stress, les bactéries et leur surcharge de toxines affaiblissent le système nerveux, accélérant l'arrivée de maladies dégénératives. L'hôte devient malade et meurt avant terme.

Le Dr Price a également découvert qu'environ 25 % des patients qu'il a traités, qui avaient subi un traitement de canal, restaient en bonne santé s'ils n'étaient pas soumis à des problèmes stressants, tels qu'un accident, l'influenza, ou la mort d'un proche. Ces individus avaient un excellent système immunitaire, un bon régime alimentaire, et des parents et grands-parents eux aussi en santé. Si un patient était soumis à un stress, toutefois, ou que son système immunitaire combattait au moins une maladie dégénérative, ou s'il y avait un antécédent de maladie chronique dans la famille, le Dr Price était d'avis qu'il fallait éviter le traitement des dents infectées et recommandait de faire enlever toutes celles qui avaient subi un traitement de canal.

Les critiques modernes du travail du Dr Price prétendent que sa recherche de 1923 est dépassée, étant donné les progrès des techniques dentaires et des composés de remplissage des dents. Mais ce n'est que partiellement vrai. Certains dentistes écologiques soulignent que, même s'il existe de plus en plus de composés de remplissage, les dents soumises à un traitement de canal restent contaminées. On ne peut éliminer toute l'infection bactérienne au moyen des techniques dentaires standard, m'a-t-on dit. Seuls les spécialistes qui utilisent le laser et la technologie du microscope peuvent complètement éliminer ces bactéries, comme le démontrent les cultures bactériennes de portions de ces dents. De plus, je crois qu'il serait très intéressant de cultiver ces mêmes dents des années plus tard, pour déterminer si on peut atteindre des résultats semblables. Je soupçonne que ce ne serait pas le cas.

Le fait primordial établi par le Dr Meinig est que les bactéries qui infectent la dent pénètrent la plupart des autres dents et ne sont pas tuées par le traitement de canal. Après une telle opération, la dentine devient une zone morte, hors d'atteinte du système immunitaire. Les bactéries sont libres de vivre et de se multiplier dans ce milieu anaérobie. À mon avis, la plupart des découvertes et des préoccupations du Dr Price sont encore valides ; le traitement de canal comporte un risque potentiel considérable pour la santé si une personne est affligée d'un stress grave ou d'une maladie chronique. Par précaution, j'ai fait extraire la seule de mes dents qui avait subi un traitement de canal.

Qu'est-ce que le cancer ?

Le cancer ! La calamité ! Le mot même suscite la peur chez le patient à qui on l'a annoncé. Les gens disent « avoir le cancer », comme si une quelconque bactérie ou un virus du cancer avait décidé de s'établir dans leur corps par accident. Ils ont été choisis au hasard. Malchance ! Le cancer est considéré comme une condamnation à mort. Et parce qu'on ne comprend pas le cancer, c'est souvent le résultat final. Qu'est-ce que le cancer ? Si la maladie n'est pas quelque chose qu'on peut « attraper », comment le cancer se conforme-t-il à cette notion ? Le cancer peut-il vraiment être guéri ou tout à fait évité ?

Le cancer n'est pas le début d'une maladie. C'est plutôt le résultat d'un processus morbide qui s'est déroulé dans le corps pendant longtemps.

> Le cancer n'arrive pas comme ça. Les cellules saines normales ne se métamorphosent pas spontanément en cellules anormales, à moins d'être défavorisées, affaiblies, empoisonnées et lésées[6].
>
> Personne ne développe le cancer, sauf qu'au cours de bien des années la santé succombe lentement et progressivement à de multiples causes en interaction et en collaboration[7].

Le cancer résulte du fait que le corps emmagasine des toxines pour survivre plus longtemps. S'il n'emmagasinait pas ces toxines à l'abri d'une tumeur, par exemple, celles-ci auraient la liberté de circuler en lui, par le système sanguin, causant ainsi la mort beaucoup plus rapide de tissus et d'organes vitaux.

Une multitude de facteurs secondaires contribuent au cancer : l'hérédité, les croyances, les attitudes, les habitudes, les excès, la nutrition, les polluants dans l'environnement et le stress, de même que divers agents cancérigènes, dont les radiations, les pesticides, les produits chimiques toxiques, les dioxines et l'amiante. Le cancer est une déficience en enzymes et une maladie née d'une auto-intoxication. C'est une défaillance des cellules du corps à obtenir tous les matériaux essentiels à leur construction et à leur fonctionnement. C'est aussi le résultat d'un excès de toxicité qui affecte et finit par détruire les cellules ou les transforme en cellules anormales, folles, en croissance.

Les dénominateurs communs du cancer

Après avoir perdu son frère, décédé à la suite d'un cancer, Ron Gdanski effectua des recherches sur le sujet et rédigea un livre intitulé *Cancer : Cause, Cure and Cover-up*. Il avait conclu que la fermentation des sucres dans les cellules était présente dans tous les cancers :

> Le cancer est causé par l'environnement cellulaire. Ce ne sont pas les défauts génétiques qui permettent aux cellules humaines de métaboliser les nutriments sans oxygène. Le fait de limiter la réserve d'oxygène ou de perturber le cycle de l'acide citrique provoque la fermentation.
>
> Dès que l'oxygène atteint les cellules, le cycle de l'acide citrique peut se rétablir, la fermentation cesse, et la vie microbienne est détruite[8].

Le cancer est avant tout une maladie provoquée par une déficience en oxygène cellulaire. La recherche du Dr Otto Warburg, un biochimiste lauréat du prix Nobel dans les années 1930, concluait que la première cause du cancer est une mauvaise respiration cellulaire.

Plus que toutes les autres maladies, le cancer a d'innombrables causes secondaires. Presque tout peut le déclencher. Mais il n'y a qu'une seule cause première: le remplacement de la respiration de l'oxygène (et de l'oxydation du sucre) dans des cellules normales par la fermentation du sucre.

Toutes les cellules normales satisfont leurs besoins énergétiques par la respiration de l'oxygène, tandis que les cellules du cancer le font en grande partie par la fermentation.

Dans chaque cas, durant le développement du cancer, la respiration de l'oxygène chute toujours, la fermentation apparaît, et les cellules hautement différenciées sont transformées en micro-organismes anaérobies en fermentation qui ont perdu toutes leurs fonctions corporelles et ne retiennent que la propriété, à présent inutile, de la croissance et de la reproduction. Ainsi, lorsque la respiration disparaît, la vie ne disparaît pas, mais le sens de la vie, oui, et ce qui reste, ce sont des machines de croissance qui détruisent le corps dans lequel elles se développent[9].

Le manque d'oxygène cellulaire est directement relié à l'acidité des systèmes corporels, sujet qui sera traité en détail au chapitre 10. Le corps des patients cancéreux au stade terminal est de 500 à 1 000 fois plus acide que celui des gens sains. Le cancer ne se développe pas dans un corps au pH équilibré.

Se rétablir du cancer

Il ne suffit pas de tuer le cancer. Si le milieu interne du corps n'est pas corrigé, le cancer est susceptible de revenir. D'où l'expression « en rémission », qui signifie que le nombre de cellules cancéreuses est si bas qu'il est impossible à identifier. Toutefois, même si le taux d'oxygène cellulaire demeure inférieur, il reste des conditions de terrain propices à la fermentation cellulaire et, par conséquent, au développement et à la prolifération des cellules cancéreuses.

Tout programme d'élimination du cancer doit aborder les éléments fondamentaux du régime alimentaire afin de réduire l'acidité du corps et d'interrompre le processus de fermentation cellulaire qui permet au cancer de se développer au départ. Il faut restaurer des minéraux alcalins dans tout le corps et éviter de manière stricte tout aliment moyennement ou hautement glycémique.

Se rétablir d'un cancer implique l'élimination de toutes les causes qui ont pu le créer. Des mesures de détoxication diligentes et rigoureuses sont prioritaires. Il faut monter une campagne concertée en vue d'éliminer les parasites. Il faut mettre un terme à tout ce qui est mauvais pour le corps et adopter ce qui est bon. Il faut traiter les facteurs mentaux et émotionnels, et corriger des déficiences d'enzymes et de nutriments cellulaires essentiels, par le régime et les suppléments appropriés. Avant tout, il faut rééquilibrer le pH du corps, pour augmenter les taux d'oxygène cellulaire. Il faut refaire le plein de bactéries intestinales amies. Il faut accorder de l'attention au repos, à la relaxation et au sommeil, et laisser au corps des chances de guérir. Il faut renforcer le système immunitaire.

Le pouvoir des jus frais

Lorsqu'on parle de nutrition et de guérison naturelles et fortes, il est difficile de surpasser les jus de légumes frais. Je connais un homme qui était aux derniers stades d'un cancer et qui a effectué un retour miraculeux vers la santé quand, en dernier recours, dans ses tentatives de traiter son problème d'anémie croissant, il s'est mis à préparer et à boire un mélange de jus de légumes frais suggéré dans le livre du Dr Norman Walker. Beaucoup d'approches naturelles de l'élimination du cancer sont centrées sur les jus frais. Une thérapie bien connue est la cure de Breuss, un jeûne de 42 jours sans rien d'autre que des jus de légumes et des thés. Selon moi, les propriétés alcalifiantes des jus de légumes frais expliquent un tel effet positif.

Le phytoplancton

En plus d'un régime alimentaire sain, le facteur naturel le plus propice à la guérison est peut-être le phytoplancton marin. Cet aliment, l'un des plus élémentaires de la planète, n'a été développé comme supplément alimentaire qu'en 2004. Il démontre des résultats très encourageants en ce qui a trait au réapprovisionnement des ressources nutritionnelles des cellules, facteur essentiel au corps. (Plus d'informations à ce sujet au chapitre 16[10].)

Coupure, brûlure ou poison

Récemment, il a été rapporté que moins de 1 % du budget de l'Institut national du cancer aux États-Unis était alloué à des études sur l'alimentation. Quand on sait à quel point une alimentation déficiente est la cause du déséquilibre chimique dans le corps, c'est pour le moins décevant d'apprendre une telle information. D'une façon générale, le financement des programmes de recherche et de développement qui traitent les causes du cancer semble totalement ignoré par les autorités.

Les politiciens aiment employer des expressions comme « déclarer la guerre à la maladie ». Mais pour faire revenir un corps à la santé, la solution n'est pas de trouver une arme contre une maladie. Il s'agit de bâtir un système de défense solide dans le corps, afin que la maladie ne trouve aucun milieu approprié à sa survie. D'un point de vue économique, les politiciens peuvent justifier de fortes dépenses en temps de guerre en utilisant une rhétorique belliqueuse. Cette approche mène vers une direction complètement fausse en ce qui concerne la santé véritable.

Les approches médicales actuellement acceptées pour le traitement du cancer sont la chirurgie, la chimiothérapie et la radiothérapie. Ces mesures détruisent des tumeurs, mais n'éliminent pas les causes. Elles n'aident en rien à reconstruire la résistance, à favoriser la guérison et à restaurer la santé. En fait, elles augmentent considérablement le stress que le corps doit tenter de supporter alors qu'il est déjà affaibli. Presque toute l'approche de la recherche occidentale sur le cancer consiste à éliminer le cancer, non sa cause.

Les principaux traitements du cancer, la chirurgie, la radiothérapie et la chimiothérapie donnent le choix entre couper, brûler et empoisonner. La chirurgie coupe une partie du corps. La radiothérapie brûle des tissus. La chimiothérapie, en se servant de produits chimiques, dont le gaz moutarde ou la warfarine (qui sert également de poison à rats), intoxique les cellules pour les tuer. Bien que dans certains cas, selon le degré d'avancement du cancer, on y gagne une amélioration initiale, les perspectives à long terme ne sont pas bonnes, car on n'a pas traité la cause ni la raison pour laquelle le cancer s'est développé au départ. De plus, le corps doit affronter le traumatisme ou les toxines de l'intervention médicale.

Le système de communication cellulaire du corps ressemble à un réseau électronique. Le corps met en œuvre ce réseau pour maintenir un équilibre dans tous les domaines. Comment les interventions médicales affectent-elles ce système de communication ? Considérez les deux scénarios suivants : d'abord, une ville équipée de fils électriques qui relient toutes les rues, les entreprises et les maisons, et leur fournissent du courant ; ensuite, un ordinateur avec son circuit complexe. Dans un cas comme dans l'autre, si on devait couper, brûler ou soumettre à des produits chimiques corrosifs une partie du circuit, vous savez quel serait le résultat. À présent, visualisez le corps comme s'il était rempli de minuscules circuits permettant à toutes ses parties de communiquer pour atteindre une efficacité maximale. Demandez-vous quel serait le résultat si on coupait, brûlait ou ravageait une section de ses circuits électriques. Cela ne ferait-il tout simplement qu'ajouter aux problèmes à long terme ?

Imaginez maintenant un système d'égouts municipaux équipé de centres de collecte et de filtration destinés à enlever, à régulariser et à contenir les eaux usées. Le corps a ses propres canaux d'enlèvement des déchets qui utilisent les systèmes sanguin et lymphatique. Qu'arriverait-il si on coupait une section d'un système d'égouts d'une ville ?

La raison d'être d'une tumeur

Une tumeur cancéreuse se forme en tant que centre de filtration et d'accumulation pour l'enlèvement et l'endiguement des poisons, afin que ces derniers ne circulent pas dans le corps, ce qui causerait sa mort prématurée. Le simple fait d'enlever la tumeur ne traite aucunement les causes de sa formation. Les tumeurs ne sont pas des erreurs du corps. Ce sont des exemples de sa sagesse à l'œuvre pour mener une lutte désespérée afin de nous protéger des effets des poisons que nous avons laissés entrer. Néanmoins, si nous ne prenons pas d'action corrective pour aider le corps, tôt ou tard la tumeur sera incapable de contenir le nombre croissant de cellules cancéreuses et ces dernières se métastaseront ou s'étendront à d'autres parties du corps, qu'elles finiront par envahir.

Vaincre le cancer et reconstruire une santé parfaite exige la restauration de toutes les forces, de tous les agents et processus qui résistent, luttent, protègent de la maladie et la guérissent. Cela exige aussi de traiter et d'enlever les blocages émotionnels. Le corps a besoin de ses travailleurs, de ses enzymes et de sa flore intestinale, d'une nutrition qui renforce la santé, et d'éliminer les toxines. Il n'y a pas d'autre remède. Un récit encourageant pour illustrer cela se trouve à l'adresse http ://www.shesacancersurvivor.com.

Maintenant que nous avons vu toutes les causes générales de la maladie, examinons-les en détail. Que faisons-nous de travers pour développer des maladies ou être en moins bonne santé que nous pourrions, ou devrions, l'être ? Au chapitre suivant, nous verrons deux études qui nous ont fourni des réponses il y a un grand nombre d'années. Nous examinerons également ce qui a changé dans les statistiques concernant la maladie, la production et la consommation alimentaires, et l'environnement depuis 1900.

5

La santé et la maladie

Le quart de ce que tu manges te garde en vie.
Les trois autres quarts font vivre ton médecin.

– Hiéroglyphe trouvé dans une tombe égyptienne

La cuisson détruit la vitalité des aliments

Deux études ont été menées séparément, dans les années 1930, pour déterminer si le fait de consommer des aliments cuits ou crus avait des conséquences sur la santé. Bien qu'elles aient été largement oubliées pendant soixante ans, elles démontrent de façon concluante les effets nocifs de la cuisson des aliments.

L'INFLUENCE DES ALIMENTS CUITS SUR LE SANG HUMAIN

En 1930, le Dr Paul Kouchakoff a dirigé une étude à l'Institut de chimie clinique de Lausanne pour déterminer les effets des aliments cuits sur le système immunitaire humain, par rapport aux aliments crus et naturels, en se basant sur une analyse du sang d'individus ayant consommé ces aliments. Ses découvertes furent remarquables : le fait de manger des aliments crus et naturels, non surchauffés ni raffinés, ne changeait aucunement la composition du sang. Cependant, lorsque ces individus consommaient des aliments cuits ou raffinés, leur sang montrait une nette augmentation du nombre de globules blancs. Les chercheurs appelèrent cette réaction la *leucocytose pathologique*. Ces découvertes furent présentées au premier Congrès international de microbiologie de Paris, en 1930, sous le titre *L'influence de l'alimentation cuite sur la formule sanguine de l'homme*[1]. Les globules blancs, aussi appelés leucocytes ou cellules immunitaires, sont une composante du sang et du système immunitaire ; ils contribuent à défendre l'organisme contre les infections ou les corps étrangers. En conclusion de son étude, le Dr Kouchakoff estimait que la consommation d'aliments cuits ou transformés, conservés avec des produits chimiques, pasteurisés ou homogénéisés, incite le corps à détourner ses défenses immunitaires vers le système digestif afin d'affronter des substances qu'il juge toxiques. Durant ce processus, le reste du corps est alors moins bien protégé. Il doit également tenter d'éliminer les substances nocives et affronter la carence en nutriments des aliments transformés[2].

LES CHATS DE POTTENGER

En 1932, le Dr Francis Pottenger Jr, un médecin californien, voulut déterminer les effets de la consommation d'aliments crus ou cuits. Pendant dix ans, il mena des expériences sur 900 chats. Les résultats furent marquants, car ils démontraient clairement pourquoi se développent les maladies et les anomalies structurales.

Les chats furent divisés en groupes auxquels on attribua les régimes alimentaires suivants[3] :

Étude sur le lait	
Régime A (entièrement cru)	1/3 lait cru, huile de foie de morue, 2/3 viande crue
Régime B (2/3 cuit)	1/3 lait cru, huile de foie de morue, 2/3 viande cuite
Étude sur la viande	
Régime A (entièrement cru)	1/3 viande crue, huile de foie de morue, 2/3 lait cru
Régime B (2/3 cuit)	1/3 viande crue, huile de foie de morue, 2/3 lait pasteurisé
Régime C (2/3 cuit)	1/3 viande crue, huile de foie de morue, 2/3 lait concentré
Régime D (2/3 cuit)	1/3 viande crue, huile de foie de morue, 2/3 lait condensé sucré
Régime E	Lait cru et métabolisé, à la vitamine D, de vaches nourries avec 1) du fourrage sec et 2) du fourrage vert

Tableau 5.1 : Régimes expérimentaux des chats de Pottenger

On observa les changements de santé des mères et de leur progéniture. Seuls les mâles ayant un régime d'aliments crus servirent à des fins de reproduction, afin de garder la cohérence de la fertilisation.

Conclusions de l'étude

Le Dr Pottenger découvrit que seuls les régimes contenant du lait cru et de la viande crue étaient adéquats pour garder les chats en santé optimale, d'une génération à l'autre. Les chats soumis à un régime entièrement cru avaient une bonne structure osseuse, un palais large et suffisamment d'espace pour les dents, une excellente densité des os, une pelisse lustrée, et ils étaient dépourvus de parasites et de maladies. Par ailleurs, doux et faciles à tenir, ils se reproduisaient aisément.

La viande cuite, ou le lait chauffé, entraînait par contre une dégénérescence physique qui augmentait à chaque génération. Cette dégénérescence progressait plus rapidement avec les régimes C et D de l'étude sur le lait. Le régime E-1 produisit des résultats inattendus – le rachitisme et le décès prématuré de chatons mâles. Les chats soumis à l'étude des régimes déficients souffraient de la plupart des maladies dégénératives que l'on rencontre chez les humains, et mouraient carrément dès la quatrième génération.

Le Dr Pottenger nota que les changements de la structure faciale et l'apparition de maladies dégénératives chez les chats soumis à des régimes déficients avaient un équivalent dans la dégénérescence humaine que le Dr Price avait observée chez les tribus primitives ayant délaissé leur régime traditionnel pour des aliments commerciaux contenant du sucre et de la farine blanche. Les chats soumis à l'étude, et leurs descendants entièrement nourris à la viande et au lait crus, restaient en excellente santé pendant toute leur vie. Ils ne mouraient que de vieillesse ou de blessures subies au cours d'affrontements. Aucun des chats nourris d'aliments crus n'est mort de maladie. Par contraste, la totalité des chats nourris aux aliments et au lait surcuits ou traités souffraient d'une dégénérescence croissante des os, des dents et de la capacité de reproduction. Ces problèmes de maladie continuèrent d'augmenter. Le tableau 5.2 résume brièvement les résultats de l'étude.

Parmi les observations menées sur les chats déficients, notons ce qui suit :

- Un taux d'avortement spontané allant d'une moyenne de 25 % pour la première génération, à environ 70 % pour la deuxième.
- Les femelles enceintes avaient souvent de la difficulté à donner naissance et à allaiter ; beaucoup mouraient en couches.
- Avec le temps, les femelles avaient plus de difficulté à devenir enceintes.
- Les traits normaux de la personnalité sexuelle s'inversaient ; les femelles devenaient plus agressives, les mâles plus passifs.
- Chez les deux sexes, les caractéristiques physiques devenaient plus neutres.
- L'intérêt sexuel entre les chats du même sexe augmentait.
- Les chatons nés de mères soumises à un régime déficient pesaient en moyenne 16 % de moins que ceux de mères soumises à un régime cru.
- Les parasites intestinaux et la vermine étaient courants.
- Les allergies empiraient d'une génération à l'autre.
- Les maladies de peau augmentaient d'environ 5 % chez les chats normaux à plus de 90 % chez les chats de la troisième génération.
- Les infections des glandes et des organes étaient courantes.
- L'arthrite et les problèmes nerveux se développaient et devenaient progressifs.
- Les os devenaient mous et flexibles.

	Aliments crus Viande crue et lait cru	*Aliments dénaturés* Lait pasteurisé, concentré, condensé, et viande cuite
1re génération	Est restée en santé.	Ont développé des maladies à la fin de leur vie.
2e génération	Est restée en santé.	Ont développé des maladies au milieu de leur vie.
3e génération	Est restée en santé.	Ont développé des maladies en début de vie ; beaucoup sont morts avant d'atteindre l'âge de six mois.
4e génération	Est restée en santé.	Aucune 4e génération n'a été produite ; la 3e génération était stérile ou avortait avant d'accoucher.

Tableau 5.2 Les résultats de l'expérience de Pottenger sur des chats

En résumé, les chats de la première génération qui étaient nourris aux aliments transformés commençaient à développer des maladies vers la fin de leur vie. Les chats de la deuxième génération développaient des maladies au milieu de leur vie. Les chats de la troisième génération développaient des maladies dès le début de leur vie, et beaucoup mouraient avant l'âge de six mois. Aucune quatrième génération n'a été produite ! Ou bien les mères de la troisième génération étaient stériles, ou bien elles avortaient avant la naissance. C'était la preuve claire et incontestable d'une détérioration génétique d'une génération à l'autre. Cette étude a permis une observation étonnante : même si la nourriture des régimes « déficients » était du tiers crue, la santé générationnelle des chats continuait à se détériorer !

La bonne nouvelle, c'est qu'une partie de l'expérience a également démontré qu'en corrigeant le régime assez tôt on pouvait renverser les états morbides. Lorsque les chats nourris de viande cuite étaient à nouveau soumis à un régime de viande crue, leur condition physique continuait de s'améliorer jusqu'à ce que, dès la quatrième génération, les animaux reviennent à un état de santé quasi normal[4].

Il y a donc de quoi alimenter la réflexion ! Cela nous donne beaucoup d'indices sur l'augmentation des maladies dégénératives et la diminution de la fertilité dans notre population humaine.

Conclusions de ces études

Presque tout ce qu'il faut retenir sur les causes des états de maladie est contenu dans les résultats des expériences de Pottenger sur les chats :

- La cuisson détruit les propriétés vitalisantes et fortifiantes de la nourriture. Des enzymes sont détruites, et la viabilité de certains acides est sérieusement réduite.
- Avec le temps, un régime d'aliments surtout cuits et transformés entraîne des états de maladie.
- Les états de maladie et les faiblesses génétiques se produisent plus tôt à chaque génération successive.
- Les changements physiques, émotionnels, osseux, sexuels et comportementaux deviennent plus prononcés et plus répandus à chaque génération.
- La seule solution pour avoir une santé vivante et dépourvue de maladie est de revenir à un régime d'aliments crus, ou surtout crus.

LA DIFFÉRENCE ENTRE LES CHATS ET LES HUMAINS

Des études ultérieures ont révélé que la chaleur détruit la taurine, un acide aminé essentiel à la santé des chats. De même, les humains ont besoin de lysine, un autre acide aminé essentiel qui se lie une fois exposé à la chaleur de la cuisson. (Vous trouverez en page 248 des renseignements sur les acides aminés.)

Tout comme les chats de Pottenger, le corps humain est conçu pour consommer des aliments entiers, naturels et non transformés. [Cependant, comme l'illustre clairement le tableau 5.1 il y a une nette différence entre les chats et les humains.] Les carnivores sont faits pour consommer surtout de la viande, mais ce n'est pas le cas des humains. La surconsommation de protéines animales produit un excès d'acide dans le corps humain, et comme nous le verrons au chapitre 10, cet état prépare la voie aux maladies. Un régime composé exclusivement de viande cuite constitue un danger mortel pour les humains : durant la guerre du Vietnam, on a condamné à mort des prisonniers américains en les nourrissant exclusivement de viande cuite, selon Arlin, Dini et Wolfe, dans leur livre *Nature's First Law: The Raw-Food Diet.* Beaucoup ne survécurent pas plus d'un mois. C'est très important, étant donné qu'une personne peut vivre en moyenne jusqu'à cent jours en jeûne complet[5].

La santé et la maladie depuis 1900

Pourquoi sommes-nous plus malades qu'il y a un siècle ? Jusqu'au début des années 1900, l'incidence du cancer, du diabète, des crises cardiaques et de l'obésité était rare dans la population générale. Et dans les années 1800, les médecins qui observèrent des populations autochtones en Afrique, au Cachemire et dans le Nord canadien rapportèrent que le cancer y semblait inexistant[6]. Il est maintenant évident pour tout le monde en Occident que les maladies de toutes sortes sont fort répandues et que leur traitement est devenu à la fois un problème et une immense industrie. « En 1904, un Américain seulement sur vingt-quatre était atteint du cancer. » Actuellement, « le taux de cancer est d'un homme sur deux et d'une femme sur trois[7] ».

Le rapport du 4 juin 2000 de l'Organisation mondiale de la santé déclinait l'espérance de vie « saine » des gens, pays par pays, dans le monde. Le Japon et l'Australie étaient respectivement en première et deuxième place, le Canada était douzième et les États-Unis, vingt-quatrième, juste après Israël. Le Dr Christopher Murray affirme ceci : « La position des États-Unis est l'une des principales surprises du nouveau système d'évaluation. En gros, on meurt plus tôt et on passe plus de temps handicapé en Amérique que dans la plupart des autres pays développés[8]. »

Il devient de plus en plus évident que les symptômes en train de se développer ne sont plus seulement des problèmes de vieillissement. Comme pour les chats de Pottenger, les jeunes adultes et les enfants font désormais partie des statistiques. Cette image de la dégénérescence n'est aucunement limitée à l'Amérique du Nord ; on la constate aussi dans d'autres pays. Par exemple, selon l'Académie des sciences de la Russie, la population russe tombe malade et meurt plus rapidement que jamais ; seulement 30 % des naissances sont considérées comme « normales », et 53 % des bébés qui restent souffrent d'une affection ou maladie chronique. En Russie, l'espérance de vie des hommes n'est plus que de 56,1 ans[9].

Déjà, dans les années 1990, un Américain sur cinq âgés de moins de 17 ans avait une maladie chronique ; 22 % des Américains souffraient d'allergies ; 60 % avaient une vision défaillante ; 50 % avaient des troubles digestifs chroniques ; et 9 sur 10 étaient atteints d'une obstruction du côlon[10].

Une étude danoise, menée en 1992 sur 15 000 hommes vivant aux États-Unis, en Europe, en Asie, en Afrique et dans d'autres parties du monde, concluait que le nombre moyen de spermatozoïdes avait largement baissé entre 1938 et 1990. Une autre analyse de cette étude concluait que ce déclin se constatait partout aux États-Unis et en Europe, mais pas dans les pays non occidentaux[11]. Il est probable que de semblables statistiques s'appliquent également à la viabilité des ovules. Aux États-

Unis, les taux de fertilité continuent de chuter et l'avortement spontané relié à l'âge est en augmentation[12].

Il existe une incidence croissante de maladie chez les enfants qui naissent actuellement. Avez-vous remarqué l'inquiétude récente, dans les écoles, au sujet des enfants atteints d'allergies alimentaires mortelles ? Ce n'était pas un problème grave il y a cinquante ans. Depuis 1900, on a mené plus de recherches et on a acquis plus de connaissances que jamais sur la maladie. En Occident, il y a aujourd'hui un nombre record de médecins et d'hôpitaux par personne. Mais pourquoi sommes-nous moins en santé que nos ancêtres ?

Nos habitudes alimentaires et notre nourriture ont changé

La consommation alimentaire[13]

Bien qu'elles aient été compilées pour les États-Unis, les statistiques suivantes s'appliquent probablement d'une façon assez générale à la plus grande partie de l'Amérique du Nord.

Entre 1900 et 1980, la consommation :

- de fruits et de légumes frais a diminué de 40 à 20 %
- d'agrumes frais a diminué de 50 %
- d'agrumes transformés a augmenté de 2 500 %
- de beurre a diminué de 75 %
- de saindoux a diminué de 66 %
- de pommes de terre et de patates douces a diminué de 40 %
- de céréales entières a diminué de 50 %
- de bœuf a augmenté de 75 %
- de volailles a augmenté de 350 %
- de produits laitiers, à l'exclusion du beurre, a augmenté de 25 %
- de fromage a augmenté de 400 %
- de matières grasses et d'huile a augmenté de 150 %
- de margarine a augmenté de 800 %
- de sirop de maïs a augmenté de 400 %
- de sucre a augmenté de 50 % ; la consommation moyenne est de 68 kilos par personne par année
- de fruits transformés (à part les agrumes) et de légumes transformés (en conserve, emballés, etc.) a augmenté de 400 %.

Note : Les données sur la consommation de fruits frais s'appliquent probablement davantage aux régions méridionales, car les fruits crus nous sont maintenant disponibles à longueur d'année, bien qu'une grande partie de ceux-ci soient cueillis avant d'avoir mûri, et ce, pour en faciliter le transport.

Entre 1940 et 1980, la consommation :
- d'œufs a diminué de 25 %
- de colorants alimentaires a augmenté de 90 %.

Entre 1960 et 1980, la consommation de boissons gazeuses a augmenté de 300 %. Une personne consomme à ce jour, en moyenne, 144 litres de boissons gazeuses par année, et le cinquième de notre consommation de sucre en provient.

Selon d'autres statistiques, depuis le début du 20e siècle, la consommation de produits à base de céréales entières et de pommes de terre est deux fois moindre qu'avant, tandis que la consommation de produits animaux et laitiers est beaucoup plus élevée. On estime que l'Américain moyen, durant sa vie, aura mangé 15 vaches, 24 porcs, 12 moutons, 900 poulets, 450 kilos de poissons et 11 500 kilos de produits laitiers[14]. Comme nous le verrons au chapitre 7, cette consommation extrêmement élevée de protéines cuites est une tendance très malsaine, car elle stresse les organes, les glandes et les tissus du corps, et appauvrit les réserves de nutriments.

Il existe une relation nette entre le passage à la consommation de nourriture transformée et l'augmentation des maladies dégénératives. Il est renversant de lire les statistiques contradictoires de l'augmentation de la maladie et de l'« amélioration » apparente des soins de santé. Que faisons-nous de travers ? Qu'est-ce qui nous échappe ? Y a-t-il des réponses à ce dilemme, ou sommes-nous tout simplement condamnés à tomber malades et à souffrir davantage avec l'âge, et à voir nos enfants souffrir de maladies ? Pourquoi cette contradiction ?

Il est important de noter que les gens boivent également moins d'eau saine :

> En 1970, la consommation moyenne d'eau du robinet était d'environ 272 litres par année par habitant ; et la consommation de boissons gazeuses était de 97 litres. Dès 1989, la consommation d'eau n'était plus que de 148 litres par habitant, tandis que celle des boissons gazeuses avait augmenté à 168 litres. La consommation de boissons alcooliques était de 156 litres par habitant. La population américaine consomme actuellement plus de boissons gazeuses et d'alcool que d'eau !... Le *fast-food*, les boissons alcooliques, le sucre blanc, la farine blanche et les boissons gazeuses ont une chose en commun : ils ne fournissent pas les nutriments essentiels dont nous avons besoin pour rester en santé[15].

LA PRODUCTION ALIMENTAIRE

La nourriture commerciale que nous consommons à présent est cultivée dans un sol gravement appauvri de ses minéraux par une culture d'exploitation sans rotation des cultures ni jachère. En outre, la production agricole dépend entièrement des engrais chimiques et des pesticides. Selon les sols sur lesquels les légumes sont cultivés, il peut y avoir une différence importante entre des légumes conventionnels et biologiques. Une étude concluait que les aliments cultivés biologiquement étaient plus riches en minéraux que les produits de culture conventionnelle. Par comparaison, il y avait 87 % moins de magnésium, de potassium, de manganèse, de fer et de cuivre dans les aliments cultivés selon une approche conventionnelle[16].

Il est désormais prouvé que lorsque le sol est assaini au moyen d'un humus biologique et de minéraux naturels, les plantes deviennent plus saines et résistent mieux aux parasites. Elles n'attirent pas les parasites par faiblesse. Même si nous consommons des quantités adéquates de fruits et de légumes, si ceux-ci ne sont pas de culture biologique, ou s'ils ont été irradiés, notre corps ne reçoit pas la nutrition requise pour élaborer et conserver la santé. Notre alimentation est incomplète parce que les aliments n'ont pas les vitamines, les minéraux, les acides aminés et les enzymes naturelles nécessaires à l'entretien de la vie et de la vitalité.

LA TRANSFORMATION ALIMENTAIRE

Les processus de préparation alimentaire suivants sont énumérés dans l'ordre de valeur nutritive, du meilleur au pire[17] :

- Crus
- En jus, et consommés immédiatement après la préparation
- Déshydratés, ou séchés, sans produits chimiques ni additifs (perte de valeur nutritive de 2 à 5 %)
- Surgelés (perte de 5 à 15 %)
- Légèrement cuits à la vapeur, légumes encore un peu croquants (perte de 15 à 40 %)
- Cuits (perte de 40 à 100 %, selon le temps de cuisson)
- Restes
- Cuits au micro-ondes (perte de 90 à 99 %)
- Mis en conserve commercialement
- Poêlés et frits
- Traités avec des additifs (contiennent des toxines, sans valeur nutritive).

Les industries alimentaires transforment la nourriture pour la vente aux consommateurs. Dans notre monde pressé, nous avons été conditionnés à nous attendre à ce que la nourriture soit commodément emballée, facile et rapide à préparer, qu'elle ait une longue vie d'entreposage et un bon goût. Un goût irrésistible est maintenant le critère principal de choix de la nourriture.

La nourriture perd sa valeur nutritive lorsqu'elle est transformée : par exemple, la farine blanche raffinée ne contient que deux ou trois nutriments, par rapport à plus de cinquante dans la farine de blé entier. Chaque fois que la nourriture est chauffée à des températures dépassant 44 degrés Celsius, la plupart des enzymes naturelles sont détruites. La nourriture originale, vivante et naturelle devient plus ou moins morte et artificielle, sans énergie vitale. Les enzymes des aliments crus servent de catalyseurs au processus digestif et aux autres fonctions du corps. S'il ne reçoit pas d'enzymes vivantes de la nourriture, notre corps doit en fabriquer à partir des vitamines et des minéraux de ses propres tissus pour digérer des aliments transformés, déficients en nutriments. Chaque fois que nous préparons des aliments par la mise en conserve ou une cuisson excessive, nous tuons les enzymes vivantes. Lorsque nous consommons ces aliments, nous puisons à même les réserves de nutriments de notre corps.

Les agents de sapidité

De nombeux ingrédients, appelés additifs, sont combinés aux aliments pour augmenter leur attrait visuel ou gustatif. Il existe de multiples données de recherche sur les torts causés par les additifs alimentaires sur la santé humaine. Les agents de sapidité sont judicieusement qualifiés d'« excitotoxines ». Ces produits chimiques se retrouvent dans nombre de nos aliments transformés et préparés. Ceux-ci comprennent le glutamate de sodium, l'aspartame (NutraSweet), la cystéine, la protéine hydrolysée et l'acide aspartique. En bref, les excitotoxines stimulent les neurones à mort, de façon sélective. Elles causent des lésions cérébrales en excitant des neurones à tel point que des défaillances neurologiques de toutes sortes se développent : maux de tête, crises, hypoglycémie, tumeurs, maladie de Parkinson, démence d'Alzheimer, maladie de Huntington et maladie de Lou Gehrig (sclérose latérale amyotrophique), entre autres. On trouve une analyse en profondeur des dangers des additifs alimentaires et de leurs effets dans *Excitotoxins: The Taste that Kills*, un livre du Dr Russell Blaylock.

Les fours à micro-ondes

Les aliments soumis à l'irradiation par les micro-ondes sont dangereux pour notre santé. Les fours à micro-ondes réchauffent la nourriture au moyen de fréquences élevées qui chauffent les molécules d'eau sous l'effet de violentes vibrations. Cela cause une rupture des molécules et une réorganisation de la composition chimique des aliments. En plus d'irradier la nourriture, les champs électromagnétiques et les émissions de micro-ondes invisibles peuvent contourner l'écran protecteur du four et fuir par les joints d'étanchéité de la porte, ce qui leur permet de se propager dans la maison.

L'histoire des fours à micro-ondes remonte à la Deuxième Guerre mondiale, alors que les nazis commencèrent la recherche et le développement de ces appareils. Ils cherchaient à résoudre les problèmes logistiques que posait la production rapide d'aliments comestibles, et à réduire la quantité et le volume des carburants à cuisson requis pour soutenir l'invasion de la Russie[18]. À la fin de la guerre, le Département de la guerre des États-Unis et l'Union soviétique obtinrent la recherche allemande sur les micro-ondes ainsi que certains des appareils en question. Ils les rapportèrent dans leurs pays pour les étudier davantage. En poursuivant la recherche allemande du début des années quarante, les Russes continuèrent d'enquêter sur les effets biologiques des fours à micro-ondes et de la nourriture qu'on y cuisait. Leurs découvertes les amenèrent, en 1976, à émettre un avertissement international concernant les dangers biologiques et environnementaux de l'usage de ces fours et de semblables appareils à fréquences électroniques[19]. Les chercheurs allemands et russes découvrirent que le fait de cuire des aliments aux micro-ondes :

- produit des agents cancérigènes,
- détruit les valeurs nutritives,
- réduit le champ d'énergie vitale de la nourriture de 60 à 90 %.

Les humains qui ont eu une exposition directe aux micro-ondes, mais qui n'avaient pas mangé de nourriture irradiée, ont ressenti :

- une perte d'énergie vitale cumulative à long terme,
- une déstabilisation du métabolisme,
- des lésions cellulaires,
- une dégénérescence des impulsions nerveuses électriques,
- une détérioration des systèmes nerveux et lymphatique,
- une déstabilisation hormonale,
- une perturbation des ondes cérébrales,
- des troubles psychologiques.

Parmi les conclusions sur les effets de la consommation de nourriture irradiée, mentionnons :

- des lésions cérébrales permanentes et à long terme,
- une modification ou une perte de la production d'hormones,

- une détérioration permanente du corps humain,
- des tumeurs stomacales et intestinales,
- une augmentation des cellules cancéreuses dans le sang humain,
- des déficiences du système immunitaire,
- des pertes de mémoire, de concentration, une instabilité émotionnelle et une baisse d'intelligence.

Les fours à micro-ondes sont quasi omniprésents dans les restaurants et les foyers nord-américains. Au vu de l'information qui précède, il est probable qu'on soit en train d'imposer, dans tout l'Occident, un tort considérable aux cellules humaines. Cependant, comme pour bien d'autres aspects de l'alimentation, des médicaments et de l'environnement, les effets cumulatifs des micro-ondes sont graduels ; lorsque la maladie survient, il est très difficile de remonter à la cause première. Pour ces raisons, il n'est pas recommandé d'utiliser des fours à micro-ondes et de consommer la nourriture et les boissons qu'ils ont servi à réchauffer.

Les aliments génétiquement modifiés

Les aliments génétiquement modifiés sont tirés de plantes et d'animaux dont la structure génétique a reçu des gènes d'une autre espèce. Ce type de production soumise à la bio-ingénierie est également dit « transgénique ». Les scientifiques mènent actuellement des expériences sur ces processus afin d'accroître les récoltes, d'augmenter la résistance des plantes aux toxines et aux pesticides, d'ajouter des nutriments et d'améliorer le goût. En 2000, 25 % de la récolte de maïs des États-Unis et 55 % de la récolte de soja provenaient de variétés génétiquement modifiées[20]. Un exemple de bétail ainsi traité est le porc auquel on a injecté des hormones de croissance génétiquement modifiées pour le faire grossir plus vite, jusqu'à une taille de 40 % supérieure.

La production génétiquement modifiée s'est faufilée dans nombre d'aliments vendus en épicerie. Savez-vous ce que vous mangez ? Savez-vous si cette tomate possède des gènes de poisson, ou si votre maïs a des gènes de bactérie ? Est-ce un problème ?

Souvent, les problèmes suscités par ce genre d'expérimentation s'observent d'abord dans la nature. Par exemple, on a découvert que le pollen du maïs génétiquement modifié peut tuer des papillons monarques[21]. Phénomène inquiétant : à long terme, le pollen des cultures soumises à la bio-ingénierie se répand et tue les insectes bénéfiques, et crée des superraces de mauvaises herbes entièrement résistantes aux pesticides.

L'ingénierie génétique est en train de modifier la composition des aliments, et la plupart des consommateurs nord-américains sont mal informés des cultures en bio-ingénierie. En Grande-Bretagne et en Europe, on en est conscient et on s'oppose à l'introduction d'aliments génétiquement modifiés. Les pays européens et asiatiques exigent peu à peu des étiquettes sur tous les aliments qui renferment des ingrédients génétiquement modifiés. Les intérêts commerciaux nord-américains combattent cette tendance, car ils constatent que les consommateurs évitent ces aliments quand ces derniers sont identifiés par des étiquettes. En surface, on pourrait penser que le fait de modifier génétiquement les aliments est meilleur pour les agriculteurs et pour les consommateurs. Mais voyez-y d'un peu plus près. Des aliments qui étaient naturels depuis leur apparition sur terre subissent maintenant un changement de structure génétique imposé par des humains. Dès lors, un problème se développe : si la structure génétique d'un aliment change, il en est de même de sa structure électrique. Le corps humain n'aime que les aliments naturels. Il ne peut être nourri, ou rechargé, que par des matrices électriquement compatibles. Les cellules de notre corps ne peuvent utiliser des matrices électriques artificielles, traitées, modifiées ou déformées sans succomber à la maladie.

En définitive, mieux vaut éviter les aliments génétiquement modifiés.

Notre environnement est en changement

L'environnement mondial s'est radicalement transformé au cours des 50 dernières années, particulièrement en ce qui a trait à l'air que nous respirons et aux produits que nous consommons. Il est beaucoup plus toxique qu'avant. Les scientifiques estiment que, depuis les temps anciens, la teneur moyenne en oxygène dans l'air est passée de 38 % à environ 20 %[22]. Dans certaines grandes villes où la pollution est la plus élevée, cette teneur en oxygène est inférieure à ce taux. C'est plutôt troublant, car un apport adéquat d'oxygène est essentiel à la vie et à la santé. La Compressed Gas Association d'Arlington, en Virginie, a émis une alerte : lorsqu'on respire de l'air dont la teneur en oxygène est de 15 à 19 %, cela diminue la capacité d'accomplir des tâches et cela « peut nuire à la coordination et provoquer des symptômes précoces chez des gens atteints de problèmes cardiaques, pulmonaires ou circulatoires ».

Non seulement la teneur en oxygène dans l'air que beaucoup d'entre nous respirent est-elle déficiente, mais les émissions industrielles et l'échappement des véhicules polluent continuellement l'air. La chimie industrielle qui produit les pesticides, fongicides et insecticides, les plastiques, l'irradiation et les produits de synthèse est en train d'altérer les propriétés saines de notre nourriture. Tout cela introduit dans notre corps des toxines que nos ancêtres ne connaissaient pas.

Certains produits chimiques industriels, détergents et colorants alimentaires sont classés parmi les perturbateurs hormonaux, car ils imitent les œstrogènes. Notre corps prend les œstrogènes synthétiques pour des vrais, les accepte et les traite, ce qui entraîne un déséquilibre de nos hormones naturelles. Le Red Dye No. 3, par exemple, cette teinture rouge utilisée dans les saucisses à hot dogs et autres aliments transformés, contient un œstrogène synthétique. La couche plastique de nombreuses boîtes de conserve renferme une forte imitation d'œstrogène. À l'état sauvage, on découvre que des animaux, des oiseaux et des poissons exposés aux pesticides et aux produits chimiques industriels ont de la difficulté à engendrer une progéniture saine. Les mâles ont des organes sexuels moins volumineux, et beaucoup possèdent à la fois des testicules et des ovaires. Ces changements sexuels entraînent des changements de comportement, une perte de reproduction et une mortalité précoce de la progéniture.

La déficience en oxygène, la pollution atmosphérique et chimique, et les aliments dénaturés imposent de grands stress à nos organes et à nos cellules. Notre corps est plus que jamais contraint de faire face à la pollution et à une nutrition de qualité inférieure. Et même si les poumons, le foie et les reins sont modérément capables d'éliminer les toxines, ils n'ont jamais été conçus pour cela dans la mesure où l'exige notre milieu quotidien en mutation.

Nutrition et dégénérescence physique

Après avoir achevé sa recherche sur le traitement de canal et les infections dentaires, le Dr Weston Price décida d'étudier les individus et les animaux qui n'avaient aucune maladie des dents ou des gencives, puis de déterminer ce qui avait permis à ces maladies d'évoluer. Durant neuf ans, sa femme et lui voyagèrent autour du monde, à la recherche de cultures primitives consommant des aliments de culture locale. Ils étudièrent plusieurs tribus de races différentes. Leurs découvertes furent très révélatrices. Dans son livre *Root Canal Cover-up*, le Dr George Meinig résume ainsi le travail du Dr Price :

> Invariablement, peu importe leur régime alimentaire à la naissance ou le lieu où ils habitaient, ces gens avaient d'excellentes dents, très peu de caries, très peu sinon aucune, de dents de travers, et aucune dent enclavée. La plupart d'entre eux étaient de magnifiques spécimens de santé ayant très peu de maladies physiques ou mentales. Ils ne connaissaient pas d'équivalent de la prison, car ces autochtones s'avéraient d'une grande stabilité mentale et émotionnelle.
>
> Par contre, lorsque ces mêmes individus entraient en contact avec notre civilisation par l'établissement de postes de traite, la carie dentaire devenait endémique. Les enfants de la première génération développaient plusieurs dents de travers et

beaucoup des maladies et déformations apparues dans la civilisation moderne, tels le palais fendu, le bec-de-lièvre et le pied bot.

Les objets que ces autochtones recevaient des échanges commerciaux étaient à peu près les mêmes partout : quelques vêtements, quelques colifichets, des huiles végétales, des confitures et gelées, de la farine blanche et du sucre. Peu importe où vivaient ces gens, 90 % des articles qu'ils recevaient dans le commerce consistait en farine et sucre blancs.

Ces deux aliments expliquaient leur grave dégénération et leur déclin. Il était clairement démontré que la plupart des maladies, apparues après l'adoption de ces aliments, n'étaient pas causées par la génétique, mais par l'environnement[23].

Les études des Drs Price et Pottenger, effectuées séparément il y a longtemps, illustrent nettement que les humains et les animaux se développent et vivent en santé lorsque leur régime est constitué d'aliments naturels, non transformés. Mais lorsqu'ils mangent des aliments transformés, dénaturés et conservés grâce à des additifs, ils développent des maladies dégénératives.

Il faut de la vie pour avoir de la vie

Vers l'an 325 de notre ère, l'empereur de Rome, Constantin 1er, et son Concile de Nicée décidèrent de simplifier le recueil de textes sacrés connu maintenant sous le nom de Bible chrétienne du roi Jacques [*King James Version*]. Beaucoup des livres originaux ne furent pas incorporés, car le Concile recommandait d'en enlever au moins 45[24]. Ce processus de sélection, ou même de censure, fut plus tard qualifié de Conspiration de Constantin.

En 1946, on découvrit des manuscrits perdus dans des caves oubliées d'une région appelée Qumran, située entre Israël et la Jordanie, près de la mer Morte. Environ mille documents y avaient été cachés en sécurité. Parmi les Manuscrits de la mer Morte se trouvait le Livre des esséniens, dans lequel figure la citation suivante :

> Ne tuez pas pour la nourriture qui entre dans votre bouche.
> Car si vous mangez de la nourriture vivante, elle vous stimulera de même,
> Mais si vous tuez votre nourriture, elle vous tuera aussi.
> Car la vie ne vient que de la vie, et la mort vient toujours de la mort.
> Car tout ce qui tue vos aliments tue aussi votre corps[25].

Comment dire cela plus simplement ?
Pourquoi n'avons-nous pas su tout cela auparavant ? Ou si quelqu'un l'a su, pourquoi ne nous l'a-t-il pas dit ? N'est-ce pas ce que les médecins et le système de santé sont censés faire ?

Examinons de plus près le système de soins médicaux conventionnels occidental et son histoire, afin de comprendre comment il est devenu ce qu'il est aujourd'hui.

6

La médecine conventionnelle

Si les médecins d'aujourd'hui ne deviennent pas
les nutritionnistes de demain […] les nutritionnistes d'aujourd'hui
deviendront les médecins de demain.

– Rockefeller Institute for Medical Research

Soins de santé ou soins de maladie ?

La médecine conventionnelle traite les symptômes de la maladie. Les soins de santé véritables visent à corriger les causes de la maladie. Et bien que l'allopathie soit souvent appelée « médecine traditionnelle », ce n'est pas le cas. La véritable médecine traditionnelle, ce sont les soins de santé qui utilisent des méthodes naturelles, des aliments et des herbes, et qui est pratiquée depuis le début de la civilisation. Le système médical actuel, qui date d'à peine un siècle, tente de traiter la maladie au moyen de produits chimiques, de la chirurgie et de la radiothérapie. Ce ne sont pas des soins de santé. Ce sont des soins de maladie.

Que sont les croyances sous-jacentes à la relation médecin-patient conventionnelle ? Nous demandons habituellement l'aide d'un médecin uniquement lorsque nous sommes malades, blessés, ou que nous soupçonnons que quelque chose va mal. Nous allons trouver notre médecin en croyant qu'il « réparera » ce qu'il faut. Si, après une période de temps, nous ne connaissons pas de soulagement, nous perdons confiance en ce médecin et en cherchons un autre qui pourra éliminer nos symptômes et nous permettre de nous sentir mieux. Si nous ressentons de la douleur ou de l'inconfort, nous voulons que quelque chose ou quelqu'un nous l'enlève. Le médecin nous pose des questions et nous examine pour déterminer la « maladie » ou défaillance corporelle présente. Souvent, il prescrit un médicament pharmaceutique, ou plusieurs lorsque le problème est plus grave. Pour les cas de cancer, les traitements se limitent habituellement à la chirurgie, à la chimiothérapie ou à la radiothérapie.

La formation des médecins

Les médecins sont instruits et formés au traitement de la maladie, de préférence par l'usage des médicaments pharmaceutiques. Ils ne reçoivent quasiment aucune formation sur les aspects nutritionnels de la prévention des maladies. Une enquête menée en 1999 et 2000 dans 122 écoles de médecine et d'ostéopathie des États-Unis a révélé que, dans les 98 écoles qui ont répondu, on n'exigeait qu'une moyenne de 6 à 30 heures de cours de nutrition, lesquels comprenaient des matières intégrées dans d'autres cours. Le rapport faisait remarquer qu'une formation en nutrition était obligatoire[1]. Une enquête menée en 2000 et 2001 auprès de 116 écoles de médecine rapportait que seulement 39 des écoles ayant répondu exigeaient un cours de nutrition distinct[2]. Selon le Dr Andrew Weil, auteur de *Spontaneous Healing*, les médecins conventionnels sont « des incultes en ce qui a trait à la nutrition[3] ».

Après leur sortie de la faculté de médecine, les médecins reçoivent une éducation permanente sur l'efficacité des nouveaux médicaments, par l'entremise des représentants des compagnies pharmaceutiques, dont le principal objectif est de les convaincre de vendre leurs produits. Le Dr Bruce Lipton fait remarquer que « les médecins sont coincés dans un dilemme commercial », et il les qualifie de « pigeons pharmaceutiques[4] ».

La pensée médicale est fondée sur la chimie

La médecine conventionnelle, avec son approche qui consiste à traiter au moyen des médicaments, considère en général le corps comme une simple entité chimique. Cette attitude, périmée depuis quatre-vingts ans, est fondée sur la physique newtonienne, selon laquelle l'univers est composé de matière. Cela fait complètement fi des facteurs énergétiques de la santé démontrés par la physique quantique depuis 1925[5]. Tous les êtres vivants ont une chimie vivante. Comme les médicaments ne renferment aucune vitalité, ils ne peuvent créer de la vie ; en réalité, ils sont souvent nocifs.

L'industrie pharmaceutique bombarde la population de messages, par l'entremise des médias, pressant les gens de « demander à votre médecin si ce médicament est bon pour vous ». Cependant, les mêmes publicités énumèrent maints effets secondaires nocifs potentiels. Entre-temps, on rapporte de plus en plus de maladies et de décès causés par certains médicaments sous ordonnance. Un exemple récent concerne le Vioxx ; habituellement prescrit en tant qu'anti-inflammatoire, il aurait causé 40 000 décès aux États-Unis et de 4 000 à 7 000 au Canada[6].

Le système médical est inséparable de l'industrie pharmaceutique et de l'usage des médicaments. La contradiction, c'est que les médicaments rendent malade une personne en santé, mais que nous nous attendons à ce qu'une personne malade retrouve la santé en les prenant. C'est insensé.

Il est intéressant de noter ceci : tandis que la société dans son ensemble trouve dangereuses les drogues illicites, elle nous a conditionnés à accepter l'usage constant et répandu des drogues pharmaceutiques comme une façon de contribuer à la santé de notre corps. En vérité, toute drogue est toxique.

Nous traiter nous-mêmes

Lorsque nous prenons des médicaments sans ordonnance ou des remèdes naturels pour traiter nos symptômes de maladies, savons-nous vraiment ce que nous faisons ? Comprenons-nous ce que fait à notre corps un médicament, une herbe ou une vitamine en comprimé ? Ces mesures aident-elles le corps ou lui nuisent-elles ? L'aident-elles à fonctionner selon ses priorités, ou l'obligent-elles à dépenser de l'énergie, à changer ses priorités de guérison naturelle afin de soulager nos pénibles symptômes ? Échangeons-nous le soulagement d'un symptôme immédiat contre une perte de vitalité à long terme ? Nous devons connaître la différence entre le traitement des symptômes et le travail qui consiste à recouvrer la santé en réglant les causes de la maladie.

En examinant de près notre comportement et nos réactions devant la maladie, nous voyons que nous accordons très peu de considération à la façon de rester en santé. Le plus souvent, nous tenons notre santé pour acquise jusqu'à ce qu'elle ait presque disparu.

Malheureusement, nous considérons désormais la maladie comme un élément naturel du vieillissement. Mais nous ne comprenons pas pourquoi des jeunes deviennent gravement malades. D'une certaine manière, cela ne semble pas normal.

Bref, la plupart d'entre nous ne comprennent pas le fonctionnement du corps et n'assument pas la responsabilité de rester en santé. Nous voulons une solution rapide, sans souffrir ni prendre de journées de congé. Et nous ne voulons pas changer nos habitudes concernant l'alimentation, ce que nous buvons, l'exercice physique et la pensée.

Risquer notre santé

Quand nous tombons malades et que nous cherchons un traitement médical, nous remettons notre vie entre les mains d'un autre. À part les situations traumatiques inattendues, voulons-nous vraiment accorder le contrôle total à quelqu'un d'autre ?

Le terme médical « iatrogène » sert à décrire un état de maladie que provoque chez un patient un traitement donné par un praticien de la santé. Un article paru en juillet 2000 dans le *Journal of the American Medical Association* (JAMA) présentait des statistiques montrant qu'aux États-Unis les médecins constituent la troisième cause principale de décès, après les maladies cardiaques et le cancer[7]. D'après une étude distincte commandée par le Nutrition Institute of America, un article plus récent, intitulé « Death by Medicine », rédigé par les Drs Null, Dean, Feldman et Rasio, conclut que le système médical américain est la « première cause de décès et de blessures aux États-Unis ». On y compare le nombre total de décès iatrogènes aux États-Unis (783 936) au taux annuel des décès liés aux maladies cardiaques (699 697) et au cancer (553 251) en 2001[8].

Cela fait réfléchir, n'est-ce pas ? Avec leur place élevée dans la technologie médicale, près du sommet de tous les pays, les États-Unis devraient figurer parmi les meilleurs pays pour ce qui est de la santé des citoyens. Malheureusement, ce n'est pas le cas. Selon l'article du JAMA, les États-Unis se trouvaient dans la moyenne, de septième à treizième parmi les pays du monde pour seize indicateurs de santé allant de problèmes de naissance à l'espérance de vie. Pour ce qui est de l'espérance de santé le rapport de l'Organisation mondiale de la santé de l'année 2000 plaçait les États-Unis au vingt-quatrième rang parmi les pays du monde, bien qu'ils soient les plus prospères[9].

Les infections nosocomiales

En 2000, le quotidien *Chicago Tribune* a mené une étude des dossiers de 5 810 hôpitaux américains. Le rapport révélait que « près des trois quarts des infections mortelles – environ 75 000 – étaient évitables, car elles étaient causées par des installations insalubres, des instruments contaminés, le fait de négliger de se laver les mains, entre autres défaillances ». Il estimait qu'environ « 50 % des médecins et des infirmières des hôpitaux ne se lavent pas les mains d'un patient à l'autre ». Il soulignait, en conclusion, que les décès évitables causés par des infections contractées à l'hôpital constituent à présent la quatrième cause principale de décès chez les Américains. Beaucoup de germes sont en train de devenir des « supermicrobes » résistants aux antibiotiques[10]. Des problèmes similaires existent au Canada, en Grande-Bretagne, en Australie et en Nouvelle-Zélande[11].

Le traitement des symptômes

Nous ne savons pas très bien ce qui cause la maladie. Notre système médical ne le sait pas non plus ! D'une façon générale, nous croyons que les maladies nous « arrivent », tout simplement, par malchance, comme une main perdante dans une partie de cartes. Un pourcentage élevé des maladies décrites dans les ouvrages et les rapports médicaux est de cause « inconnue ». Si nous ne connaissons pas la cause d'une maladie, comment pouvons-nous la traiter ? Nous finissons invariablement par ne soigner que le symptôme. C'est comme extraire la pile d'un détecteur de fumée lorsqu'il sonne, au lieu de chercher la source de la fumée.

Est-il possible qu'un mal de tête signale un déséquilibre du métabolisme ? Ou qu'il soit lié à notre état émotionnel ? Que nous dit quelque chose d'aussi simple et fondamental qu'une indigestion ? Le corps nous parle, mais l'écoutons-nous ? Essayons-nous de corriger les causes sous-jacentes ? Nous le devrions.

Les symptômes, par opposition aux causes

Les symptômes de la maladie ont des noms comme : mal de tête, indigestion, mal d'estomac, diarrhée, constipation, rhume des foins, asthme, eczéma, sinusite, arthrite, hypertension et cancer. On les qualifie de maladies, mais ce sont plutôt des « indicateurs de maladie ». Ces indicateurs représentent des signaux, ou des symptômes, de problèmes corporels plus graves. Le corps s'efforce d'attirer notre attention et de nous dire qu'il a besoin d'aide pour corriger des états de déséquilibre sous-jacents qui, si on les laisse durer, se développeront pour devenir de graves états de maladie.

Lorsque nous avalons des médicaments pour chasser un inconfort, nous échangeons un gain à court terme contre une douleur à long terme, une baisse d'énergie et une mauvaise santé éventuelle. Nous devons concentrer notre attention non pas sur l'aspect dérangeant du symptôme, mais sur ce qu'il essaie de nous indiquer. Qu'avons-nous fait de mal pour que le corps se plaigne ? Le symptôme n'est pas le problème, mais notre ami. Si nous écoutons son message et que nous coopérons, notre corps travaillera à corriger les conditions plus profondes et nous épargnera à l'avenir une souffrance plus grande et une mauvaise santé.

Nous devons plutôt penser ainsi :

- De quoi mon corps a-t-il besoin pour soigner la cause de cette douleur ?
- Qu'est-ce qui manque ?
- Comment puis-je éviter de contribuer à la douleur ?
- Si j'absorbe tel remède, cela aidera-t-il mon corps ou lui nuira-t-il ?
- Va-t-il rendre mon corps plus sain ou diminuer ses réserves de nutriments et d'énergie, et affaiblir davantage mon système immunitaire ?
- Suis-je en train d'agir en faveur de mon corps, ou contre lui ?
- Suis-je en train de l'aider, ou d'en abuser ?

Les symptômes surviennent en raison de déficiences, de toxicité et de déséquilibres des fluides corporels et des cellules. Ce n'est qu'en éliminant les causes qu'on développera une santé véritable et durable.

Comment agissent les médicaments ?

Dans les situations extrêmement graves, l'usage de certains médicaments peut être nécessaire pour sauver ou prolonger la vie. Nonobstant cet avertissement, les médicaments pharmaceutiques sont des produits chimiques manufacturés ; ils ne sont pas naturels pour le corps. Ils sont dépourvus d'énergie vivante, et leurs configurations électriques sont incompatibles avec celles du corps. Les médicaments sont toxiques ; ils ne peuvent être incorporés dans la structure cellulaire du corps pour élaborer les tissus et promouvoir la santé.

Les médicaments font réagir le corps. Pour se protéger, celui-ci réagit en éliminant les substances toxiques. Les médicaments agissent parce que leurs poisons provoquent dans le corps un stress plus grave que le symptôme pour lequel on les a pris. C'est ce processus qui soulage le symptôme. Par exemple, l'acide acétylsalicylique [l'aspirine], utilisé comme analgésique, provoque un saignement dans l'estomac ou l'intestin grêle. Un autre analgésique fort populaire provoque un stress similaire dans le foie. Ils soulagent un symptôme parce qu'ils créent ailleurs dans le corps un plus grand stress qui détourne son attention vers la nouvelle menace. Le corps tente toujours d'affronter d'abord le problème le plus grave[12].

Les poisons virulents absorbés par notre corps sont considérés comme extrêmement graves. Le corps puise à même toutes ses ressources énergétiques, y compris l'énergie qui nous garde conscients, si nécessaire, pour éliminer la menace. Il passe au mode de triage et ferme tous nos centres de la conscience. C'est ce qui survient lorsque des anesthésiques systémiques sont administrés avant une opération chirurgicale. Si on donne trop d'anesthésiant, l'énergie requise pour l'éliminer est plus grande que celle du corps, et la personne meurt. C'est pourquoi le travail et la surveillance de l'anesthésiste sont si cruciaux. Celui-ci doit agir sur la mince frontière entre l'inconscience et la mort du patient.

Les antibiotiques tuent à la fois les bactéries nuisibles et les bactéries amies ; ils ne font aucune discrimination. Le corps exige des bactéries amies pour garder un sain équilibre dans le côlon et fabriquer ses propres vitamines et antibiotiques. Notre consommation d'antibiotiques ne provient pas seulement d'ordonnances. Chaque année, un million de kilos d'antibiotiques sont donnés à des animaux de la ferme – surtout du bétail, des porcs et des poulets – pour prévenir les infections. C'est plus de huit fois la quantité administrée aux humains[13].

Jane Goodall, dans son livre *Harvest for Hope*, prévient des dangers et de la sottise de manger des fruits de mer d'élevage. Selon sa recherche, les fermes commerciales de fruits de mer utilisent des quantités massives de pesticides, d'antibiotiques et de désinfectants pour combattre la maladie dans les milieux surpeuplés où on élève le poisson et les crevettes tigrées. Pour les faire grossir davantage et plus vite, on ajoute des hormones de croissance à leur alimentation. On teint la chair du saumon d'élevage avec du colorant rose. De plus, ces fermes chargées de produits chimiques sont en train de dévaster la vie marine environnante, causant une pollution mortelle de l'eau et détruisant le sol sur lequel sont établis les élevages de fruits de mer, ce qui a pour conséquence de ruiner les pêcheurs et les fermiers qui dépendaient de ces régions pour gagner leur vie[14].

Lorsque nous consommons ces produits animaux et ces fruits de mer, des antibiotiques, des hormones de croissance et des produits chimiques aboutissent dans notre organisme. Avec le temps, les bactéries deviennent de plus en plus résistantes aux antibiotiques. Selon les scientifiques, cela pourrait poser des problèmes de plus en plus graves pour les humains, car les antibiotiques disponibles deviennent inefficaces contre certaines nouvelles souches de bactéries.

Les médicaments ne traitent que des symptômes. Ils n'en corrigent pas la cause. La guérison naturelle et complète ne vient pas de l'usage de médicaments. Pour traiter un médicament toxique, le corps doit suspendre la cause de la douleur ou de l'infection. Si le corps a suffisamment d'énergie après cet épisode, l'état symptomatique réapparaît ultérieurement, alors que le corps tente de guérir et de corriger une fois de plus le problème de fond. Si le médicament est trop dévitalisant, le symptôme peut ne pas revenir, car le corps n'a plus assez d'énergie pour organiser une autre tentative de guérison. Car la cause du symptôme a été supprimée, mais elle pourrait réapparaître plus tard sous forme de maladie chronique. Il n'y a pas de cadeau. Nous ne pouvons obtenir la santé sans un effort conscient. Nous pouvons adopter la solution rapide, mais il y aura un prix à payer. Cette conséquence est habituellement une réduction de notre qualité de vie à mesure que nous vieillissons.

Posez-vous cette question : Une personne peut-elle sensément retrouver la santé en s'empoisonnant ? Le problème, c'est que le traitement par les médicaments détourne l'attention du corps en l'empêchant de travailler à ses propres priorités de guérison. Les médicaments précipitent le corps dans une spirale descendante qui s'accélère – tel un tourbillon – vers la maladie dégénérative. À mesure qu'il perd sa capacité de se défendre et de corriger la cause de ses défaillances, le corps finit par succomber à une maladie grave.

Et les vaccins ?

Un vaccin est une préparation d'organismes pathogènes affaiblis. On l'injecte pour produire l'immunité contre la maladie causée par ces organismes. Mais est-ce vraiment ce que font les vaccins ? Sont-ils efficaces ?

Un médecin britannique, Edward Jenner, a accompli la première vaccination attestée en 1796, lorsqu'il préleva une petite quantité de pus de la variole des vaches (cow-pox, ou vaccine de la vache) provenant d'une laiterie infectée, pour l'injecter à un garçon de huit ans en santé. Quarante-huit jours plus tard, Jenner infecta le garçon avec la variole, ce qui n'eut aucun effet sur lui.

Aujourd'hui, il existe des vaccins pour de nombreuses maladies, et certains pays les rendent obligatoires. On nous a amenés à croire qu'ils étaient sécuritaires. Mais selon Neil Miller, « des recherches menées sur sept des vaccins les plus courants – contre la poliomyélite, la diphtérie, la rougeole, la rubéole, les oreillons, le tétanos et la coqueluche – n'appuient pas cette conclusion[15] ».

Deux livres sur la vaccination ont été écrits, respectivement par Neil Miller et Viera Scheibner, après des recherches poussées. Ils présentent des preuves convaincantes, non seulement de l'inefficacité des vaccins, mais des dangers de leur usage. Ces livres sont des lectures obligatoires pour tout parent ou futur parent. Ils éclairent également certaines des affections dont peuvent souffrir les adultes d'aujourd'hui. Voici comment Viera Scheibner résume sa recherche :

> Je n'ai eu aucune difficulté à conclure qu'il n'y a absolument aucune preuve que des vaccins quelconques – mais surtout ceux contre les maladies de l'enfance – soient efficaces dans la prévention des maladies infectieuses. De plus, on a passablement de preuves de leurs effets antagonistes, beaucoup plus importants en santé publique que tout autre effet antagoniste des maladies infectieuses. Les immunisations, y compris celles pratiquées sur les bébés, non seulement n'ont empêché

aucune autre maladie infectieuse, mais elles ont causé plus de souffrance et de décès que toute autre activité humaine depuis les débuts de l'intervention médicale[16].

Tandis que la médecine moderne nous porte à croire que la réduction des maladies épidémiques comme la variole et la polio est due à l'introduction de programmes massifs de vaccination, la recherche de Miller et Scheibner dément tout à fait cette idée. Tous deux ont découvert que les maladies infectieuses, fort répandues en Europe il y a seulement un siècle, ont décliné de 90 % avant même qu'on vaccine de grands secteurs de la population. Des maladies telles que la peste bubonique et la scarlatine ont entièrement disparu d'elles-mêmes sans aucun programme de vaccination. Ces réductions étaient en grande partie attribuées à l'amélioration des mesures nutritionnelles et sanitaires.

Bref, voici quelques-unes des découvertes de Miller[17] :

- Le taux de décès par la polio a diminué de lui-même avant l'introduction du vaccin (de 1923 à 1953).
- Dans cinq États de la Nouvelle-Angleterre, les cas de polio ont augmenté après les inoculations massives (1954 et 1955).
- Environ 87 % de tous les cas de polio ont été causés par le vaccin contre la polio (chiffres du Federal Center for Disease Control, un organisme américain, de 1973 à 1983).
- Le taux de décès par la rougeole a diminué de plus de 95 % aux États-Unis et en Grande-Bretagne avant l'introduction du vaccin (de 1915 à 1958).
- Chez tous les enfants américains d'âge scolaire en 1984, 58 % de tous les cas de rougeole ont été contractés par des gens qui avaient été vaccinés contre la maladie.
- Deux études scientifiques distinctes ont révélé que le vaccin contre la rubéole, introduit en 1979, cause le syndrome de fatigue chronique (également appelé virus d'Epstein-Barr). Chez les enfants, le virus peut demeurer dans l'organisme pendant des années et être transmis à des adultes par un contact ordinaire.
- Le taux de décès par la coqueluche a diminué de plus de 75 % avant l'introduction du vaccin.
- Aux États-Unis en 1984, chez tous les enfants âgés de sept mois à six ans qui ont contracté la coqueluche, 46 % avaient été vaccinés contre la maladie.
- Dans une étude menée auprès de 103 enfants décédés de la MSN (mort subite du nourrisson), par le Dr William Torch de la faculté de médecine de l'Université du Nevada, on a découvert que 70 % de ces enfants avaient

reçu le vaccin combiné contre la diphtérie, la coqueluche et le tétanos, moins de trois semaines avant leur décès.
- Des preuves scientifiques relient les vaccinations à la fatigue chronique, aux troubles auto-immuns, au sida, aux incapacités d'apprentissage et à d'autres problèmes de santé.

Viera Scheibner fait remarquer que le taux annuel des décès en Europe avant 1940 dus à la diphtérie était « négligeable (moins de 300 morts par million) ». Après cette date, alors qu'ont commencé les vaccinations massives contre la maladie, une épidémie « sans précédent » de diphtérie est survenue chez des « sujets bien vaccinés ». Les vaccinations massives contre le tétanos et la coqueluche ont également débuté dans de nombreux pays au cours des années 1940, suivies par des épidémies de la « prétendue poliomyélite provoquée[18] ».

Il semble y avoir des preuves très claires que les vaccinations agressent le corps, ce qui compromet et affaiblit le système immunitaire. Les effets à long terme de tous les vaccins sont inconnus.

La Dre Guylaine Lanctôt, auteure de *La Mafia médicale*, ne mâche pas ses mots à propos des déclarations des autorités selon lesquelles les vaccins nous protègent contre les maladies contagieuses et les épidémies. Elle les qualifie de graves mensonges et conclut sa recherche ainsi[19] :

- Les vaccins sont inefficaces dans la protection contre les maladies et peuvent rendre la personne plus vulnérable à la maladie contre laquelle on la vaccine.
- Les gens vaccinés peuvent transmettre la maladie, même s'ils ne sont pas eux-mêmes malades.
- Certains vaccins, contre la tuberculose, le tétanos, la rubéole, la diphtérie, la grippe et l'hépatite B entre autres, sont inutiles pour diverses raisons, mais leur usage répété est très répandu.
- Les vaccins entraînent d'innombrables complications, allant des allergies et des troubles neurologiques à la mort soudaine du nourrisson.
- Il en résulte des effets effrayants et imprévus, tels des changements permanents et héréditaires du code génétique, et la création de nouvelles maladies incontrôlables, dont le sida.

En recherche, les découvertes maintenant disponibles auprès de nombreuses sources indiquent que les vaccins interfèrent avec le développement du système immunitaire du corps et rendent les gens plus vulnérables aux maladies, non moins.

Il y a un nombre croissant de preuves selon lesquelles les maladies de l'enfance, pour la plupart inoffensives, sont des étapes cruciales du développement d'un système immunitaire fort et pleinement fonctionnel. Un système immunitaire immature a besoin de se développer naturellement, en combattant les maladies infantiles. Les vaccins protègent le corps d'une exposition à des maladies mineures, mais ils peuvent aussi ralentir le système immunitaire et introduire d'autres virus et bactéries que ce système ne peut vaincre.

Voici quelques-uns des ingrédients que l'on retrouve dans les vaccins[20] :

- du phénol (acide carbolique), distillé à partir du charbon ou du goudron de houille,
- du formaldéhyde, un agent cancérigène connu, couramment utilisé pour embaumer les cadavres,
- du mercure (thimérosal), un métal lourd et toxique, et un poison neurologique qui s'accumule dans le cerveau,
- de l'alun, un agent de conservation,
- du phosphate d'alun, une toxine utilisée dans les désodorisants (l'aluminium est un poison neurologique qui s'accumule dans le cerveau),
- de l'acétone, un solvant utilisé dans le dissolvant à poli à ongles ; très volatile, cette substance traverse facilement le placenta,
- de la glycérine,
- du chlorure de sodium,
- du sang de porc ou de cheval,
- du pus de la variole de la vache [cow-pox, ou vaccine de la vache],
- du tissu cérébral de lapin,
- du tissu rénal de chien,
- du tissu rénal de singe,
- de la protéine d'œuf de poule ou de canard,
- d'autres protéines en décomposition,
- des produits chimiques divers.

La décision de vacciner un enfant appartient aux parents. Nous encourageons ceux-ci à parcourir les résultats de recherche à ce sujet afin de comprendre les risques de la vaccination. Ils peuvent se renseigner sur leur droit de refuser la vaccination pour leur famille. Au Canada, par exemple, aucune loi n'oblige personne à se faire vacciner. Les fonctionnaires de la santé omettent toutefois d'informer le public de ces droits.

La question de la prise des vaccins est également un problème pour les adultes. Il y a un tel bombardement médiatique, surtout destiné aux aînés, en faveur des vaccinations annuelles contre la grippe ! Cependant, il existe très peu de preuves de leur efficacité. Dans son article intitulé « The Flu Vaccine Myth », Croft Woodruff démontre que les vaccins contre la grippe peuvent en réalité augmenter le risque de développer des pathologies neurologiques :

> Selon le Dr Hugh Fudenberg, si un individu a reçu cinq vaccinations contre la grippe entre 1970 et 1980 (les années de l'étude), il court dix fois plus de risques de contracter la maladie d'Alzheimer que s'il n'avait reçu qu'une ou deux injections, ou aucune. Lorsqu'on lui demande pourquoi, Fudenberg répond que c'est dû au mercure et à l'aluminium présents dans chaque injection contre la grippe (et dans la plupart des injections données aux enfants). L'accumulation graduelle du mercure et de l'aluminium dans le cerveau provoque une dysfonction cognitive. Est-ce la raison pour laquelle le nombre des personnes souffrant de la maladie d'Alzheimer est censé quadrupler[21] ?

Les preuves sont claires contre les vaccinations, mais on s'efforce continuellement de rendre obligatoire dans le monde entier l'administration des vaccins. Woodruff affirme que ce « sera une presse à billets pour les producteurs de vaccins et une catastrophe de première importance sur le plan des maladies iatrogènes[22] ».

Si vous avez encore des doutes après avoir lu l'information qui précède, je vous encourage à mener votre propre recherche. Repensez à la nature électrique du corps et demandez-vous comment une molécule quelconque d'un vaccin peut avoir une matrice électrique naturelle compatible avec les cellules du corps. À l'instar des médicaments, les vaccins ne sont pas naturels pour le corps.

La meilleure défense contre la maladie est un corps électriquement et chimiquement équilibré, et soutenu par des attitudes saines. Lorsque le système immunitaire est fort, les bactéries et virus nocifs ne sont pas un sujet d'inquiétude, car, en tant que parasites, ils ont besoin d'un milieu toxique pour se nourrir.

Histoire des médicaments dans la pratique médicale

Si les médicaments sont si mauvais pour le corps, pourquoi leur usage est-il presque universel ? Afin de répondre à cette question, nous devons examiner l'évolution des médicaments et voir comment leur usage a été finalement accepté par les professions médicales du monde entier pour le traitement des maux et des maladies. Dans les années 1800, les compagnies pharmaceutiques allemandes commencèrent à développer et à produire des médicaments à des fins médicales à grande échelle. Puis ces compagnies se regroupèrent pour former un cartel. À la fin des années 1800, ce cartel établit des exploitations aux États-Unis. Il était appuyé par Rockefeller et IG Farben, une entreprise allemande de produits chimiques et pharmaceutiques, en alliance avec Dupont, Standard Oil et Ford.

La Food and Drug Administration, ou FDA, fut formée en 1906 en vue d'établir la crédibilité et maintenir une attitude positive dans l'opinion publique envers l'usage des produits pharmaceutiques. Elle fut établie en tant qu'organisation gouvernementale indépendante, dont le but était de tester tous les aliments et médicaments, et de retirer du marché les produits jugés nocifs. On lui donna le pouvoir d'approuver les médicaments et les suppléments naturels en fonction de leur innocuité. À l'époque, toutes les facultés de médecine de l'Amérique enseignaient uniquement l'usage des remèdes naturels. Comme les étudiants n'apprenaient pas l'usage des médicaments en guise de traitements, les médecins ne prescrivaient pas les produits des compagnies pharmaceutiques. Sur le plan commercial, ce n'était pas une bonne chose pour le cartel. On décida donc de former, en 1910, le Council of Medical Education, par l'entremise de l'American Medical Association [AMA]. Celui-ci devint l'organisme d'accréditation des facultés de médecine. Les écoles accréditées reçurent des fonds du gouvernement, mais durent également se soumettre aux exigences du Conseil. Celles qui ne présentaient pas de demande d'accréditation furent obligées de fermer. Touche finale, le Conseil demanda l'interruption de tous les cours d'enseignement des méthodes de guérison naturelle et l'établissement de cours enseignant la thérapie par les médicaments. Au sein de l'AMA se forma un comité de propagande contre les arts naturels de guérison mais favorable à la médecine. Sa fonction était de distribuer de la documentation contre les professions médicales qui n'étaient pas membres en règle de l'AMA, dont les chiropraticiens.

En 1972, l'AMA forma la Professional Standard Review Organization (l'Organisation d'évaluation des normes professionnelles), afin de s'assurer que les médecins utilisaient les modes acceptés de thérapie par les médicaments. Ce comité a le droit d'entrer dans le bureau de tout médecin et de révoquer son permis si les protocoles de l'AMA ne sont pas suivis. Il l'a d'ailleurs fait bien des fois aux États-Unis et au Canada, tout en traitant ces médecins de charlatans. C'est le cas du Dr Leo Roy, que je cite dans ce livre.

Le dernier coup de génie fut de s'assurer que le grand public pouvait se permettre les médicaments et les traitements coûteux. On établit l'assurance-maladie du gouvernement, mais seulement pour un traitement médical orthodoxe. On convainquit les compagnies d'assurance-maladie que les méthodes de traitement de l'Association étaient les meilleures et que les méthodes de guérison naturelle étaient inefficaces.

Une fois ces organisations en place, le contrôle du cartel pharmaceutique était total, et d'immenses profits étaient assurés.

Le Codex Alimentarius

Cette section a été écrite en collaboration avec le Dr Robert Verkerk, Ph. D., administrateur et directeur scientifique de l'Alliance for Natural Health (ANH). Les dernières années ont connu un regain d'intérêt pour la médecine « alternative », avec sa préférence pour des thérapies non agressives et naturelles, dont les suppléments à base d'herbes. Le cartel pharmaceutique l'a vu venir il y a longtemps et, en 1963, il a établi la Commission du Codex Alimentarius (CCA), par l'entremise de deux organismes des Nations unies : l'Organisation des Nations unies pour l'alimentation et l'agriculture (OAA) et l'Organisation mondiale de la santé (OMS). La supposée directive de la Commission du Codex avait pour but de développer des normes alimentaires internationales destinées à protéger la santé des consommateurs et à faciliter les pratiques de commerce équitable concernant les aliments.

Le Dr Verkerk souligne ceci :

> On a écrit bien des choses sur le Codex au cours des dernières années, des choses partiellement fidèles à la réalité, et d'autres non. La plus grande partie de l'information indépendante portant sur le Codex nous dit, à juste titre, que ce dernier a quelque chose de sinistre. Le Codex Alimentarius – en latin, le mot Codex signifie loi ou code – porte essentiellement sur la mondialisation et le contrôle des multinationales sur nos réserves alimentaires. Les grandes industries de l'alimentation, de la chimie, des biotechnologies et des produits pharmaceutiques se sont rassemblées pour créer des règles qui leur conviennent à elles, mais à peu d'autres gens. Ces règles sont invariablement établies au détriment des petites compagnies d'aliments et de suppléments, d'aliments biologiques et, bien sûr, des consommateurs.

Le Codex Alimentarius a mené un vigoureux effort en vue de protéger l'industrie pharmaceutique de thérapies de santé naturelle de plus en plus populaires, efficaces et sécuritaires. Le processus a été plutôt insidieux. Le Dr Matthias Rath, chef et porte-parole du mouvement de santé naturel, affirme ceci :

> Aucune personne saine d'esprit n'appuierait une simple interdiction de la santé naturelle. Le cartel pharmaceutique avait donc besoin de fournir aux politiciens encore indécis un prétexte pour bannir les thérapies naturelles. Ce prétexte fut d'attribuer des effets secondaires fictifs aux vitamines. Bien sûr, ces effets secondaires n'existent que dans l'imagination des groupes d'intérêts pharmaceutiques et sur les planches à dessin de leurs organismes de relations publiques à l'échelle mondiale. Les vitamines, les minéraux et les acides aminés sont les éléments de base de la vie, et le corps peut en éliminer tout surplus sans problème[23].

Une fois approuvées, les recommandations du Codex Alimentarius formeront un code international de consignes et de normes qui obligera les pays à adopter celles-ci afin de s'« harmoniser » à ses règles fortement restrictives, au moyen de lois commerciales comme l'ALÉNA [Accord de libre-échange nord-américain], l'ALÉCA [Accord de libre-échange centre-américain] et la ZLÉA [Zone de libre-échange des Amériques]. Toutes ces mesures ont malheureusement la capacité d'éliminer par voie de législation des suppléments alimentaires et des thérapies naturelles, sécuritaires, efficaces et innovatrices. Elles pourront également, à l'avenir, restreindre radicalement la pratique des cultures médicinales traditionnelles, dont certaines sont millénaires.

En Europe, une législation très sévère est présentement soumise au vote de la Commission européenne, non élue, en coopération avec le gouvernement allemand et d'autres qui ont toujours résisté à l'expansion des approches naturelles de la santé. Ces lois mal interprétées forment maintenant la base des consignes du Codex sur les suppléments de santé naturels. Le Codex fournit les mécanismes nécessaires pour exporter mondialement ces lois européennes. Non seulement la Commission européenne tente-t-elle de faire interdire une large gamme de vitamines et de minéraux, mais elle essaie aussi d'imposer des plafonds si bas qu'ils rendraient inefficaces la plupart des suppléments. Par exemple, en Suède et au Danemark, la glucosamine, un sucre aminé qui est un composant naturel du tissu conjonctif, utilisée par des millions de gens dans le monde entier pour soulager les douleurs articulaires, a été reclassifiée comme médicament. Parallèlement, au Canada, lorsque l'a été le L-tryptophane, un « soutien du sommeil », son prix a grimpé de 500 %.

En définitive, le cartel pharmaceutique veut soumettre de force le plus grand nombre possible de produits naturels à un régime de certification exclusif en tant que médicaments, lesquels seront si coûteux que seul le cartel pourra se les permettre. Pour voir comment les thérapies naturelles sont en train d'être poussées vers un régime de médicaments aux États-Unis, voir l'ébauche de consignes de la FDA de décembre 2006 sur la médecine alternative et complémentaire :

http ://www.fda.gov/OHRMS/DOCKETS/98fr/06d-0480-gld0001.pdf.

La défense de notre liberté de choix en santé naturelle

Que fait-on pour contrer les objectifs du Codex Alimentarius ? L'Alliance for Natural Health (ANH), une organisation sans but lucratif, paneuropéenne et internationale, basée en Grande-Bretagne, est dirigée par le Dr Verkerk. Elle travaille depuis février 2002 à dévoiler les défaillances des diverses consignes du Codex sur les suppléments alimentaires. L'ANH mène actuellement une vigoureuse campagne en vue de rassembler des groupes disparates de consommateurs, de praticiens, de médecins, de scientifiques, d'avocats et de compagnies avant-gardistes qui voient les risques immenses que posent les menaces de législation du Codex en Europe et à l'échelle internationale. On fait présentement des recommandations visant une approche plus scientifiquement rationnelle, afin de tenir pleinement compte des différences entre nutriments naturels et synthétiques, et de s'assurer qu'on ne diminuera pas la puissance des suppléments au point d'en éliminer les bienfaits. D'autres organisations, telles la Fondation du Dr Rath et la National Health Federation, travaillent aussi à diminuer les effets négatifs potentiels du Codex sur les thérapies naturelles et à éveiller le public à ses ramifications possibles. Mais le combat en vue de conserver nos libertés quant à nos choix de santé sera long et difficile.

Les diverses alliances favorables à la santé naturelle estiment que chaque personne a le droit de recourir à la nature pour entretenir ou recouvrer la santé et que le fait de l'en empêcher est une atteinte à ses libertés civiles. Les produits naturels, qu'il s'agisse d'herbes ou de suppléments alimentaires élaborés, continuent d'aider des millions de gens à retrouver l'équilibre de leur corps, de manière à déclencher des processus d'autoguérison et à recouvrer la santé.

Si on laisse les consignes et normes du Codex devenir lois, elles affecteront toute l'alimentation qui nous est disponible et notre capacité de protéger et de promouvoir naturellement la santé. Il est temps, à présent, que tous les secteurs de l'industrie des aliments naturels, les praticiens de la santé et les consommateurs se joignent à des alliances, à l'échelle nationale et internationale, afin de préserver la liberté de choix en santé.

Le Codex représente une question très grave et le temps compte pour beaucoup, car les étapes politiques de la législation sont déjà en train de se mettre en place. Le soutien actif des citoyens est actuellement nécessaire avant que le Codex et ses propositions ne deviennent des lois. Informez-vous en parcourant les sites Web http ://www.anhcampaign.org, www4.dr-rath-foundation.org, et http ://www.thenhf.com, et en visionnant la vidéo documentaire informative de Kevin Miller, *We Become Silent*, au http ://www.welltv.com. Sachez toutefois qu'il y a sur Internet beaucoup de désinformation sur le Codex et ses implications. Choisissez soigneusement vos sources d'information. Le Dr Verkerk recommande celles qui sont énumérées ci-dessus.

Posez des questions à vos députés et demandez-leur que vos droits quant au choix des modalités de guérison naturelle demeurent ouverts. Et surtout, appuyez les organisations mentionnées ici et qui travaillent avec diligence à sauvegarder nos libertés quant à la santé, tandis que nous les avons encore.

Aujourd'hui, il semble que notre santé soit assiégée par de nouveaux virus, d'autres maladies, et des intérêts économiques plus envahissants qui veulent restreindre notre accès aux thérapies naturelles. Que pouvons-nous faire pour nous protéger ? La première étape consiste à comprendre ce que nous faisons de travers et à renforcer notre corps. La connaissance permet de se responsabiliser.

7

Que faisons-nous de travers ?

Devant les problèmes, certaines personnes développent des ailes ; d'autres achètent des béquilles.

– Harold W. Ruopp

Pourquoi perdons-nous la santé ?

Nous perdons la santé parce que nous ne donnons pas au corps ce qu'il lui faut pour fonctionner correctement et que nous ne savons pas interpréter ses signaux. Nous ne leur accordons pas d'importance. Nous n'accordons pas à notre corps le grand respect qu'il mérite. Nos attitudes et notre mode de vie ne sont pas portés par une conscience de la santé. Ce n'est que lorsque nous perdons la santé, ou presque, que nous décidons de chercher des réponses.

Lorsqu'une partie du corps est stressée, que ce soit sur le plan physique, nutritionnel ou émotionnel, l'efficacité de tout le corps est compromise. Toutes ses parties sont importantes ; si l'une souffre, le corps entier souffre. Lorsqu'une plante, que ce soit une fleur ou une tomate, ne pousse pas convenablement, nous vérifions si elle reçoit les bonnes quantités d'eau, de nutriments, de lumière et de chaleur. Lorsque celles-ci sont en équilibre, nous nous attendons à ce que la plante se développe. Nous ne songerions pas à lui donner de l'alcool, de la nicotine, du sucre, du sel, du café ou de la graisse de friture. Ce principe s'applique également à nos animaux domestiques. Les chiens et les chats nourris avec des aliments transformés, des restes de cuisson et des friandises sucrées succombent à des affections telles que l'obésité, la maladie cardiaque et l'arthrite, tout comme nous. Les chats capables de chasser régulièrement les souris à l'extérieur sont en bien meilleure santé – la nourriture crue contient des enzymes et des acides aminés naturels. Pourquoi le corps humain serait-il différent ? Si le corps a une déficience en eau pure, en nutriments, en enzymes ou en lumière solaire, ou s'il est confronté à une abondance de matières toxiques, il présente peu à peu des signes de maladie. Il devient physiquement stressé. Si le stress persiste trop longtemps, la capacité de récupération du corps est compromise et la maladie dégénérative en est le résultat logique et inévitable. Mais si nous respectons le corps en lui donnant ce dont il a besoin pour bien fonctionner, il nous récompensera par une bonne santé.

Que faisons-nous de travers ?

NE PAS ACCEPTER LA RESPONSABILITÉ DE NOTRE SANTÉ

Nous semblons tenir notre santé pour acquise. En cas de problèmes, nous a-t-on enseigné, nous devons nous tourner vers quelqu'un d'autre ou prendre des médicaments pour aller mieux. Nous ignorons généralement la responsabilité personnelle. Afin de reprendre en main notre santé, nous devons acquérir des connaissances de base sur les besoins de notre corps.

L'AFFAIBLISSEMENT DU SYSTÈME DIGESTIF

Un système digestif en santé est fondamental pour la santé du corps. Nous ne pourrons jamais avoir une santé optimale sans digestion efficace et nous ne pouvons avoir de digestion efficace sans une réserve adéquate d'enzymes et d'acides dans l'estomac.

Une des premières indications du manque d'enzymes dans le corps est l'incidence d'un problème digestif

Notre système digestif est affaibli lorsque les besoins nutritionnels du corps ont été brimés pendant des années. Les organes digestifs deviennent moins efficaces dans leur travail de digestion, d'absorption, d'assimilation et de fourniture d'énergie aux cellules. Ce qui compte, ce n'est pas seulement ce que nous mangeons, mais ce que nous pouvons digérer. Les aliments morts et dépourvus d'enzymes, les mauvaises combinaisons alimentaires, les aliments toxiques, les stimulants, les médicaments, l'alcool, les excès de table augmentent la charge du système digestif. Cela engendre du stress et épuise l'énergie et les réserves du corps.

QUELQUES PRATIQUES QUI SOUMETTENT NOTRE ORGANISME AU STRESS

La négligence de l'équilibre acido-basique

Ce sujet sera exploré en détail au chapitre 10, mais quelques commentaires sont présentés ici en guise d'introduction.

La digestion et la santé reposent sur l'équilibre acido-basique. En santé, les cellules du corps sont légèrement alcalines. En état de maladie, elles sont acides. Plus les cellules deviennent acides, plus nous sommes malades et nous nous sentons ainsi. Les plus grandes causes d'acidité corporelle sont le stress et la tension provenant d'émotions négatives, telles la colère et la peur. Également nocifs sont les aliments et boissons acidifiants, de même que l'air que nous respirons tous les jours. Au moins 90 % de l'alimentation de la plupart des gens est acide, tout comme les déchets normaux du métabolisme cellulaire.

Un régime acide, composé d'aliments trop cuits, de malbouffe, de sucre, de produits laitiers, de viandes en excès, de boissons gazeuses, d'alcool, de nicotine et de médicaments, impose au corps un stress de plus en plus grand. Pour maintenir une saine alcalinité du sang, le corps est obligé de voler des nutriments à ses propres tissus. Pour fournir un exemple de la nature acidifiante de certains aliments, le Dr Robbins mentionne qu'un repas composé d'un steak bien cuit, avec les accompagnements habituels, exige neuf repas de fruits et légumes frais et crus pour neutraliser l'acide introduit dans le corps par la viande[1].

La plupart des liquides que nous buvons sont très acides. Un seul verre de 355 ml d'une boisson gazeuse du genre coca-cola dérange l'équilibre acido-basique du système digestif à tel point qu'il faut 32 verres d'eau pure pour rétablir l'équilibre[2]. Le tableau 7.1 énumère certaines boissons couramment consommées et la quantité d'eau requise pour en neutraliser le contenu acide :

Boisson (verre ou tasse)	*Indice pH*	*Verres de H_2O pour neutraliser*
Café	5,2	12
Décaféiné	5,0	12
Bière	4,2	18
Vin	3,6	20
Jus concentré	3,2	24
Coca-cola	2,5	32

Tableau 7.1 Acidité de boissons courantes

Comme nous l'avons appris plus haut, l'accumulation de toxines a également un effet acidifiant. Le corps doit dépenser de l'énergie pour digérer et éliminer ces toxines. S'il est incapable de les éliminer à cause d'une nutrition insuffisante et d'une congestion des organes, le corps ne peut que les stocker dans les cellules où elles feront le moins de tort pour l'instant. Le corps espère avoir plus tard l'occasion d'éliminer les toxines emmagasinées. On peut en voir un exemple dans la façon dont le corps traite le sel de table commun, le chlorure de sodium. Le sel raffiné, à la différence du sel de mer naturel, est artificiel ; le corps ne peut s'en nourrir. En excès, il est même toxique et nuisible, et le corps tente par tous les moyens de l'éliminer. Mais avant de pouvoir l'expulser par les conduits normaux d'élimination et la transpiration, il doit le mettre en réserve. Pour empêcher ce produit chimique toxique de tuer les cellules, il retient de l'eau pour en diluer la concentration. C'est pourquoi, après un repas salé, nous avons soif et nos tissus sont gonflés ; le corps utilise un supplément d'eau pour diluer le sel. Notre corps a besoin de minéraux alcalins pour équilibrer l'acide, et la seule source de minéraux alcalins provient de la nourriture ou de suppléments appropriés. La plupart des fruits et légumes crus sont alcalins. Ils doivent être régulièrement fournis au corps en quantité adéquate pour maintenir un sain équilibre acido-basique. Un régime sain doit comprendre environ 80 % d'aliments alcalifiants et 20 % d'aliments acidifiants. Dans les cultures occidentales, en général, la proportion est inversée. Est-il étonnant que nous devenions de plus en plus malades et que les maladies dégénératives augmentent et apparaissent à un âge plus jeune ?

Tant que notre régime demeurera à prédominance acide, le problème du déficit alcalin sera en progression et entraînera davantage de maladies chroniques. Plus nos cellules sont acides, plus notre santé est mauvaise ; un jour ou l'autre, lorsque les cellules deviennent trop acides, la mort survient.

Les mauvaises combinaisons

Très peu de gens comprennent ou pratiquent les bonnes combinaisons alimentaires, pourtant si essentielles à notre digestion, à notre santé et à notre niveau d'énergie. Les animaux de la nature, qui se nourrissent d'aliments crus et naturels, ne prennent qu'un aliment à la fois et ne connaissent jamais d'inconfort digestif. C'est la façon idéale de manger, et la plus saine pour le corps. Nous sommes conditionnés à ingérer plusieurs aliments différents en un même repas.

La bonne combinaison alimentaire obéit à un principe assez simple. Afin d'être bien digérées, les protéines exigent un milieu acide dans l'estomac, et les glucides ou les féculents, un milieu plus alcalin. Lorsque des protéines concentrées et des féculents sont consommés au même repas, par exemple de la viande avec des pommes de terre, ou un sandwich au fromage, les sécrétions acides et alcalines ont tendance à se neutraliser mutuellement. Dans un système digestif affaibli, la nourriture fermente et pourrit, engendrant ainsi des sous-produits toxiques. Au cours du processus, on peut ressentir de l'indigestion, des brûlures d'estomac, des ballonnements, des flatulences et de la nausée. Par exemple, mélangez du bicarbonate de sodium et du jus de citron frais, et remarquez l'effervescence ; le gaz produit est causé par un acide mélangé à une base alcaline.

En plus de cette question de l'équilibre acido-basique dans l'estomac, nous devons prendre conscience du temps de digestion des divers aliments. C'est important, car le fait de combiner un aliment à digestion rapide, comme le sucre ou un fruit sucré, à un aliment à digestion lente, comme le pain ou la viande, déclenche une fermentation dans l'estomac de celui qui fabrique une quantité insuffisante d'enzymes et d'acide chlorhydrique. Cela provoque une indigestion, laquelle crée des toxines nocives pour le corps. Certaines personnes affirment ne pas pouvoir manger de melons. Elles n'auraient sans doute aucune difficulté à les digérer si elles les mangeaient séparément, non avec ou après d'autres aliments. Les melons se digèrent très rapidement dans l'estomac, mais lorsqu'on les combine à d'autres aliments, ils causent de la fermentation.

La pratique courante de manger des fruits ou des desserts sucrés, avec ou après les repas, est impossible dans une combinaison alimentaire correcte. C'est vouloir s'attirer des problèmes.

Les exemples suivants donnent les temps approximatifs que mettent certains aliments, lorsqu'on les consomme séparément, à compléter la digestion dans l'estomac et à passer à l'intestin grêle. Bien que le temps de digestion varie en fonction des individus et de la santé de l'estomac, voici des indications générales sur le temps requis entre les repas pour une digestion complète.

- Melons (pastèques, cantaloups, etc.) : de 10 à 20 minutes
- La plupart des fruits (pommes, oranges, poires, cerises, etc.) : de 20 à 40 minutes
- Les fruits sucrés (bananes, figues, dattes, fruits secs, etc.) : de 30 à 60 minutes
- Les légumes verts et les légumes à faibles glucides : de 1 h à 1 h 30
- Les légumes féculents (pommes de terre, maïs, carottes, etc.) : de 1 h 30 à 2 h
- Les féculents légers (céréales, farines, etc.) : de 2 à 3 heures
- Protéines végétales (noix, graines) : de 3 à 4 heures
- Protéines animales (viande, poisson) : de 4 à 6 heures

Les aliments mal combinés peuvent mettre jusqu'à huit heures à sortir de l'estomac et à passer, à divers degrés de fermentation, dans l'intestin grêle. Dans un même repas, le corps doit alors consacrer plus d'énergie que normalement à la tâche de digérer ces aliments et de leur faire traverser l'organisme. Des quantités excessives d'enzymes sont utilisées, ce qui entraîne une baisse de la production d'énergie. Voilà pourquoi on se sent souvent somnolent après un repas lourd ou aux mauvaises combinaisons. Les excès de nourriture font passer la circulation sanguine du cerveau à l'estomac pour la consacrer à la tâche difficile de la digestion. Il n'est pas étonnant, dans ce cas, que beaucoup de gens aient l'impression de manquer d'énergie. Leur corps doit se concentrer sur la surcharge toxique régulièrement créée dans leur estomac.

Le principe digestif le plus simple et le plus efficace consiste à digérer pas plus d'un seul aliment concentré à la fois. Un aliment concentré, c'est tout ce qui n'est pas un fruit ou un légume, ou qui a été transformé ou raffiné.

La liste qui suit donne une idée générale simplifiée des consignes à suivre pour combiner correctement les aliments.

Les aliments qui se combinent bien :

- Protéines + salades (aucun féculent)
- Glucides [hydrates de carbone] + tous les légumes
- La plupart des produits laitiers + salades (aucun féculent)

Les aliments qui se combinent mal :

- Protéines concentrées + glucides
- Fruits + autres aliments

Les aliments qu'il vaut mieux manger séparément :

- Melons
- La plupart des fruits (sauf les pommes, qui se mélangent à des légumes en salade non riche en féculents)
- Lait (mais il vaut mieux ne pas en consommer)

Si on prenait des aliments dans les combinaisons qui conviennent et qu'on avait un système digestif efficace, on n'aurait pas besoin d'antiacides. Les aliments seraient pleinement digérés, décomposés, absorbés et assimilés d'une manière efficace, sans stress excessif. Les déchets de la digestion seraient éliminés sous forme de selles bien formées et ne contiendraient aucun fragment non digéré. On serait en meilleure santé, on se sentirait mieux et on aurait plus d'énergie.

Les excès alimentaires

Il nous arrive d'ingérer trop d'aliments à la fois pour notre système digestif. Beaucoup de gens surchargent leur assiette, se servent une deuxième ou une troisième portion, et finissent leurs plats. Il n'est pas étonnant que tant d'hommes et de femmes soient bedonnants. Leur estomac a été étiré et bourré à répétition, et leur côlon est congestionné par des déchets. Trop manger impose un stress au corps. C'est comme noyer un moteur avec trop de carburant. Quand on mange trop, l'estomac et le pancréas sont incapables de fournir la quantité d'enzymes et de sucs digestifs nécessaires à une bonne digestion. Par conséquent, la nourriture reste dans l'estomac plus longtemps qu'elle ne le devrait et ne se digère pas complètement, et des toxines s'ajoutent. L'estomac, l'intestin grêle et le foie sont surchargés. Il y a sans doute trop de déchets métaboliques et toxiques pour que les intestins parviennent à les éliminer en totalité. Dans ce cas, le corps n'a d'autre choix que d'emmagasiner les déchets sous forme de graisse et de poches de toxines. Ces poches de toxines peuvent se développer et devenir des tumeurs et des maladies. Le corps ne fait qu'agir de manière défensive afin de survivre. Si on permettait aux toxines provenant des mauvais aliments et des excès de table de rester dans le système sanguin ou les organes vitaux, nous mourrions assez rapidement.

Richard Weindruch suggère qu'un régime équilibré, à restriction calorique, ferait merveille pour la santé et la longévité des humains[3]. Selon des études, grâce à la restriction alimentaire, l'espérance de vie des poissons, des insectes et des rongeurs augmente d'au moins 40 %. Dans une recherche effectuée sur des singes, plusieurs mesures de santé – le pourcentage de tissus adipeux, la tension artérielle, et les taux de glucose, d'insuline et de triglycérides – ont été améliorées par la restriction calorique.

Pour l'humain, un bon objectif consiste à laisser dans l'estomac un creux de 20 % à chaque repas. Cela allège la charge digestive, améliore grandement l'absorption et l'assimilation des nutriments, et donne au corps le temps et l'énergie nécessaires à une élimination correcte des déchets. Si nous mangeons moins, quitte à manger plus souvent au besoin, tous les systèmes du corps fonctionneront plus efficacement. En retour, nous aurons plus d'énergie. Nous nous sentirons plus légers et plus vivants. Tout cela peut contribuer à améliorer la santé et à allonger la vie.

L'usage de stimulants

Un stimulant, c'est tout ce qu'on donne au corps et que celui-ci ne peut utiliser immédiatement pour se maintenir en vie ; c'est tout ce qui le pousse à une dépense d'énergie, sans rien lui donner, ou presque, en retour[4].

Les stimulants obligent le corps à augmenter son métabolisme. Celui-ci le fait surtout en produisant de l'adrénaline, ce qui permet au foie de dégager dans le système sanguin du glucose emmagasiné. Les cellules convertissent alors le glucose en énergie. Par cette montée d'énergie et cette augmentation de la circulation sanguine, le corps travaille à éliminer les poisons ingérés. Les stimulants déclenchent une réaction anormale dans le corps, qui s'emballe. Ils nous donnent un élan et nous laissent l'impression d'avoir plus d'énergie, mais c'est une fausse énergie ressentie en raison de l'augmentation du métabolisme. Les stimulants n'apportent aucune énergie au corps. Ils sont nocifs, car ils coûtent véritablement au corps des nutriments et de l'énergie afin d'affronter le stress qu'ils provoquent. L'usage excessif de stimulants stresse le corps en faisant appel à de l'énergie qui pourrait servir à améliorer la santé. Ils épuisent les réserves minérales de nos tissus et de nos os. Avec l'âge, cela affaiblit la vitalité et entraîne la maladie.

Beaucoup de gens abattent leur travail de la journée en consommant des stimulants, afin d'avoir de l'énergie et de mieux se sentir. Les stimulants les plus courants sont la caféine, la nicotine, le sucre, le sel et la viande.

Les buveurs de café obligent leur corps à passer en vitesse maximale. La caféine appartient à la famille des poisons alcaloïdes ; elle n'a aucune valeur alimentaire. Pour se débarrasser de ce poison, le corps extrait de l'énergie et des minéraux de son système de réserve d'urgence. Dans ce processus, la température de l'estomac monte, l'acide stomacal augmente, la production d'enzymes diminue, la digestion devient plus difficile, le rythme cardiaque s'accélère, les vaisseaux sanguins du cerveau se contractent, les poumons travaillent davantage, le système nerveux est irrité, les surrénales, le foie et le pancréas sont stressés, et le métabolisme général augmente de 15 à 25 %. La caféine stresse le corps, le surcharge et l'use prématurément.

La nicotine contient des irritants hautement toxiques, extrêmement acidifiants et nocifs pour le corps. Elle surcharge les surrénales et le cœur, provoque une contraction des artères, réduit la circulation dans toutes les parties du corps et fouette le système nerveux. Elle peut être reliée à l'engourdissement des mains et des bras, à la maladie des gencives, à l'hypertension, à l'indigestion, à la colite, aux ulcères d'estomac, à la diarrhée, à la nausée, au rhume, au mal de gorge, à l'essoufflement, à la bronchite et à de nombreuses autres maladies. Il suffit d'une ou deux cigarettes par jour pour bloquer le processus de guérison d'un corps malade. La nicotine est si nocive qu'un médecin de ma connaissance, le Dr Leo Roy, refusait de suivre des patients qui continuaient à fumer.

Le sucre raffiné ne contient aucun élément nutritif pour le corps. Durant sa fabrication, le sucre est dévitalisé, déminéralisé et dépourvu de toutes les qualités vitalisantes qu'il possédait au départ. Le sucre vole les réserves minérales et l'énergie du corps, et ne donne rien en retour. Il en perturbe le ratio calcium-phosphore.

L'augmentation de la consommation de sucre dans la société s'accompagne d'un accroissement de nombreuses maladies, dont le diabète, l'hypoglycémie et l'obésité. Même si ces maladies sont nettement dues à un excès de sucre, on continue d'ajouter celui-ci à presque tous les aliments transformés qu'on retrouve sur les tablettes du supermarché. Beaucoup de boissons gazeuses contiennent huit cuillerées à soupe de sucre, plus de l'acide phosphorique ! La chercheuse Nancy Appleton rapportait que 69 maladies sont causées par la consommation de sucre raffiné. Elle concluait que les excès de sucre détruisent notre santé[5].

Comme si le sucre ne suffisait pas, les édulcorants artificiels, introduits dans plus de 5 000 produits alimentaires et boissons, sont des poisons absolus. Durant ses trente ans de recherche sur la maladie d'Alzheimer, le Dr H. J. Roberts[6] a démontré que les édulcorants artificiels contenant de l'aspartame, vendus sous diverses marques, causent la maladie d'Alzheimer, la sclérose en plaques, le lupus, le syndrome de fatigue chronique, la fibromyalgie, en plus d'une foule d'autres symptômes de maladie et de dysfonction. Car l'acide aspartique et la phénylalanine des édulcorants artificiels sont des neurotoxiques dépourvus des autres acides aminés que l'on trouve dans la protéine. Ils franchissent la barrière sanguine du cerveau et abîment les neurones. Le méthanol (alcool de bois) de l'aspartame se dégage lorsque la température dépasse 30 degrés Celsius, et se convertit en formaldéhyde et en acide formique, tous deux des poisons dangereux. Lorsque l'aspartame est ingéré, cela se produit toujours parce que la température normale du corps est de 37 degrés Celsius.

Le sel de table ordinaire, ou chlorure de sodium, est du sel raffiné, transformé, et appauvri de ses minéraux. Toxique, il crée une dépendance dans le corps. Le sel raffiné est un composé chimique sans valeur alimentaire. Il ne peut être digéré ni assimilé. Très acidifiant, il s'accumule dans le corps et provoque des troubles et des maladies semblables à ceux mentionnés plus tôt. Il est nocif pour le cœur et il a été relié à l'hypertension et au durcissement des artères. Il impose un grand stress aux reins et remplace le calcium et le potassium dans le corps, ce qui peut mener à l'ostéoporose et à la maladie cardiaque. Par contre, le sel de mer entier et naturel (non le sel de mer raffiné – il y a une grande différence) présente de nombreux bienfaits pour la santé. Il ne faut ajouter de sel de mer entier qu'après la cuisson, car la chaleur nuit au sel.

La viande rouge produit de puissants acides dans le corps, même si elle contient des éléments nutritifs. Les protéines animales contiennent du soufre, de l'azote et du phosphore, lesquels génèrent ces puissants acides.

On ne peut stimuler le corps que pendant un certain temps avant qu'il ne commence à se fatiguer et à tomber en panne. Par exemple, si vous montez à cheval et que vous voulez que ce cheval aille plus vite, la stimulation d'un fouet le fera réagir. Cependant, cela ne fonctionnera que pendant un certain temps. Ses réserves d'énergie finiront par s'épuiser. Fouetter un cheval à maintes reprises pour le faire courir plus vite peut le tuer. Il en va de même pour notre corps. Il fonctionne aussi longtemps et aussi efficacement qu'il le peut, tentant de répondre à nos besoins et à nos désirs. Toutefois, sous le fouet répété de la stimulation, il finit lui aussi par s'épuiser, tomber en panne et mourir.

Par contre, si nous cessons d'introduire des stimulants dans notre corps et commençons à manger des aliments alcalins et riches en minéraux, que nous prenons suffisamment de repos et d'exercice, et que nous éliminons les attitudes négatives, notre corps refera ses réserves et visera à améliorer sa santé et sa vitalité.

La malbouffe

La malbouffe porte ce nom parce qu'elle ne fournit pas une alimentation de qualité. En fait, cette nourriture vole au corps des éléments nutritifs et contribue à la formation de maladies dégénératives. Il lui manque une partie des nutriments requis pour la santé. S'en tenir à un régime régulier de malbouffe mène à des déficiences en vitamines, en minéraux, en acides aminés et en enzymes. Cette nourriture est morte parce qu'il lui manque des enzymes vivantes. De plus, la plupart du temps elle a été raffinée, transformée et surchauffée. Sans compter qu'on y a ajouté des produits chimiques, agents de sapidité et de conservation. La malbouffe est toxique et stressante pour le corps.

L'excès d'aliments cuits et transformés

Les aliments cuits et transformés taxent le corps. Les enzymes, présentes dans les aliments crus pour faciliter leur décomposition, sont détruites lorsque la nourriture est chauffée au-dessus de 44 à 49 degrés Celsius. Pour certains chercheurs, ce processus commence à 39 degrés. Cette déficience amène le corps à utiliser des enzymes et des nutriments de ses propres réserves pour produire les enzymes digestives et métaboliques nécessaires. Cuire les aliments pendant au moins trois minutes à plus de 48 degrés Celsius dénature également les protéines, décompose les fibres naturelles nécessaires au maintien de la santé des intestins, et réduit de manière importante l'accès aux vitamines et aux minéraux[7]. Lorsque nous consommons la majorité de nos aliments sous forme cuite et transformée, nous épuisons les réserves énergétiques de notre corps, réduisant ainsi sa capacité de générer la santé. Bref, nous raccourcissons notre vie.

Le raffinage de la nourriture détruit des enzymes et beaucoup de nutriments naturels. Par exemple, les produits à base de farine blanche raffinée, tels le pain, les biscuits et les pâtes, sont presque entièrement dépourvus de nutriments. Ils prennent davantage au corps qu'ils ne lui donnent. Lorsqu'on les mange, ils sont rapidement convertis en sucre, ce qui amène le corps à puiser à même ses propres réserves de nutriments pour compléter la digestion. Avec le temps, il en résulte un épuisement et une carence en minéraux tels que le calcium, le magnésium, le potassium et le phosphore, ce qui entraîne des états de maladie. On a ajouté des produits chimiques à la plupart des aliments transformés afin de les faire durer plus longtemps sans se gâter. Par définition, un additif sert à parfumer ou à conserver les aliments. Il est à la nourriture ce que le formaldéhyde est aux cadavres.

Les produits « enrichis » ne valent guère mieux. En fait, ils sont pires, car la plupart des additifs sont toxiques et exigent du corps de l'énergie et des nutriments pour les éliminer. Le processus de raffinage élimine des centaines de nutriments et ajoute quelques produits chimiques de synthèse. L'industrie alimentaire dit qu'ils sont enrichis. Les additifs de synthèse n'enrichissent pas ces produits, mais les épuisent et les rendent plus toxiques. Une étude menée en 1970, dans laquelle des rats ont été répartis par groupes et nourris de produits à base de farine de blé intégrale, de farine blanche raffinée, ou de farine blanche raffinée et enrichie, a révélé que les rats continuaient de se développer avec le blé entier, tandis que ceux qui étaient nourris de pain blanc souffraient de malnutrition[8]. Les animaux nourris de produits à base de farine blanche enrichie mouraient en premier parce que cette farine est enrichie de vitamines et de minéraux de synthèse. Le blé entier cru contient environ cinquante nutriments principaux, tandis que la farine blanche raffinée n'en contient pas plus de deux ou trois.

L'excès de protéines

Nos corps utilisent des protéines pour fabriquer, réparer et remplacer les tissus. Les matériaux structurels des cellules sont des protéines renforcées par des minéraux. Contrairement à l'opinion populaire, le corps ne se sert pas de protéines de ses tissus pour en tirer de l'énergie. En période de disette, il est capable de tirer son énergie des tissus de protéines, mais cela se fait en dernier recours, car cela s'avère très coûteux en termes de nutriments et d'énergie. La consommation excessive de protéines provoque une augmentation du métabolisme, produit un excès d'acides, et si elle se poursuit dans le temps, elle impose au pancréas un excès de travail, une hypertrophie et une fatigue. Une fois notre croissance terminée, lorsque nous atteignons l'âge adulte, les exigences du corps en protéines diminuent. Les plus grands besoins se manifestent au cours des six premiers mois de la vie. La meilleure nourriture des bébés est le lait maternel, qui ne contient que 1,6 % de protéines. Par comparaison, les produits laitiers en renferment de 9 à 18 %, et les viandes, de 18 à 24 %, ce qui est beaucoup trop concentré. Lorsque les protéines sont cuites, elles ne peuvent être converties en acides aminés complets, selon les besoins du foie. L'excès de protéines cuites, surtout animales, exige de grandes quantités d'enzymes pancréatiques et stomacales. Cela cause une forte formation d'acides, une congestion du foie, un stress des reins, une fatigue des surrénales, des déficiences en vitamines et en minéraux, et un épuisement général de la santé. Les scientifiques de la communauté médicale ont déterminé que les pays qui consomment le plus de viande et de produits laitiers au monde ont les taux de maladie les plus élevés. Selon *Le Rapport Campbell* [*The China Study*], décrite comme « l'étude la plus complète jamais réalisée sur la nutrition », les maladies dégénératives chroniques sont beaucoup plus fréquentes lorsque le régime est plus riche en produits animaux[9].

Le régime nord-américain typique fournit de 90 à 150 grammes de protéines par jour. Les autorités recommandent maintenant aussi peu que 20 grammes par jour, et la protéine végétale est considérée comme plus bénéfique que la protéine animale. Le fait de consommer au moins 47 grammes par jour de protéines entraînera une perte nette de calcium des réserves corporelles et des effets antagonistes à long terme sur tous les systèmes du corps[10]. Lorsque nous réduisons notre consommation de protéines animales, nos exigences en vitamines et en minéraux diminuent.

Les protéines de bonne qualité se trouvent dans le chanvre, la spiruline, la chlorelle, les noix, les graines, les céréales entières, la poudre de caroube, les légumes, le varech et le goémon. Les œufs et les viandes, y compris le poisson, le poulet, la dinde et l'agneau, doivent être consommés modérément. La viande doit provenir d'animaux élevés à la ferme, sans antibiotiques, hormones ni médicaments. Il faut éviter de manger le gras de la viande ainsi que la peau du poulet et de la dinde. La viande doit être grillée, ou cuite à la vapeur ou au four. Tout ce qu'on peut faire cuire au four doit l'être ; les températures de cuisson sur la cuisinière sont trop élevées. Gardez à l'esprit que toute protéine cuite subit un changement de composition, devient incomplète et impose un stress inutile au corps, stress qui peut éventuellement mener à la maladie.

L'excès de produits laitiers

La consommation de produits laitiers nuit à la santé. En plus d'avoir un contenu trop élevé en protéines, les produits laitiers sont pasteurisés et déclenchent des sécrétions de mucus dans le corps. Le lait pasteurisé ne contient aucune enzyme et s'avère acidifiant. La température élevée de la pasteurisation tue les enzymes du lait et dénature ses minéraux. Le corps ne peut utiliser de minéraux artificiels. Le calcium dénaturé que le corps est incapable d'éliminer se dépose sur les os et les articulations, où il cause l'apparition de protubérances et de l'arthrite, ou dans les tissus, où il provoque la fibromyalgie. On croit à tort que le lait est une bonne source de calcium pour le corps. En réalité, les produits laitiers pasteurisés lui en enlèvent au cours de leur métabolisation et de leur élimination.

Le lait pasteurisé contribue à de nombreux états de maladie tels que les crampes intestinales, la diarrhée, la constipation, le saignement des intestins, les problèmes de peau, la bronchite, les otites, la carie dentaire, l'arthrite et l'asthme. J'ai connu une jeune mère qui était incapable de digérer les produits laitiers. Un jour, alors que son fils avait cinq semaines, elle a mangé une pointe de pizza au fromage et un cornet de crème glacée. Dès la fin de cette semaine-là, son fils, qui était nourri au sein, s'est mis à saigner toutes les fois qu'il avait des selles. À l'hôpital, on a dit à cette jeune mère de cesser de nourrir son bébé au sein et de lui donner plutôt du lait maternisé, et que si le problème ne se corrigeait pas de lui-même, on devrait opérer l'enfant pour déterminer la provenance de ce sang. La jeune mère se montrait réticente, car elle était très consciente de la valeur du lait maternel pour le développement d'un système immunitaire fort chez le bébé. En effectuant des recherches sur ce problème, elle a découvert que le lait peut provoquer des saignements intestinaux chez les individus qui y sont allergiques. Cette mère a donc méticuleusement évité de consommer des produits laitiers et continué de nourrir l'enfant au sein. En quelques semaines, le problème s'est complètement résorbé et n'est pas revenu par la suite. Lorsqu'un médecin lui a dit qu'il y avait « un risque sur un million » que sa consommation de produits laitiers cause un saignement, elle a répondu : « Eh bien, j'imagine que je suis d'une espèce rare », puis elle est partie.

Pour illustrer à quel point les produits laitiers sont de mauvais aliments, songez à ce qui arrive aux veaux nouveau-nés lorsqu'on les nourrit au lait pasteurisé au lieu de lait cru non transformé. Ils ne vivent que un à six mois. Et nous donnons ces produits à nos bébés et à nos enfants, en nous attendant à ce qu'ils se développent. En outre, une fois devenus adultes, nous continuons à consommer ces produits. Nous sommes la seule espèce à boire encore du lait après le sevrage.

Le lait et les produits laitiers[11]

En raison de l'intervention humaine, le lait peut renfermer des contaminants nocifs. En voici quelques-uns :

- Antibiotiques (administrés pour augmenter la production du lait)
- Détergents
- Virus
- Toxines
- Impuretés des contenants
- Pesticides
- Isotopes radioactifs

Idéalement, le lait, peu importe sa forme – cru, écrémé, partiellement écrémé, pasteurisé, ou autre –, n'est pas destiné à la consommation humaine. Il est fait pour les veaux. Même les vaches adultes n'en boivent pas. La plupart des gens ne peuvent digérer le lait, mais tolèrent d'autres produits laitiers. C'est qu'alors le lait a été partiellement digéré par les bactéries qui l'ont converti en d'autres produits, comme le babeurre, le yaourt et le fromage blanc (ou cottage). Cependant, sachez que ceux-ci ont généralement été exposés à la chaleur et contiennent plusieurs des éléments suivants, sinon tous :

- Pesticides
- Antibiotiques
- Hormones

- Colorants (faits à partir de goudron)
- Sel
- Agents de conservation
- Émulsifiants
- Chlorure de calcium
- Peroxyde d'hydrogène
- Agents de blanchiment (tous chimiques)
- Vitamines de synthèse

Les fabricants de crème glacée ne sont pas tenus par la FDA d'étiqueter ce qui se trouve dans leurs produits. Voici une liste partielle d'ingrédients dont l'usage est légal dans la crème glacée :

- Lait sous toutes ses formes (entier, écrémé)
- Petit-lait de fromage
- Hydroxyde de calcium
- Phosphate de disodium
- Gélatine ou gomme
- Antioxydants
- Neutralisants
- Solutions tampons
- Bactéricides
- Stabilisants
- Émulsifiants
- Carboxyméthylcellulose sodique (un agent cancérigène connu)
- Polyoxyéthylènes
- Alginate de glycol propylénique (un diluant à peinture)
- Sirop de maïs
- Arômes artificiels (chimiques)
- Des substituts du chocolat : amylacétate de phényle, aldéhyde C-18, veratraldéhyde, acétate d'éthyle n-butylphényl, propylène glycol.
- Des substituts de la fraise : alcool, propylène glycol, acide acétique glacial, aldéhyde C-16, acétate de benzyle, vanilline, cinnamate de méthyle, anthranilate de méthyle, heptine carbonate de méthyle, salicylate de méthyle, B-ionine, aldéhyde C-14, diacétyle, éthanol.

Si vous avez encore envie d'une glace à l'occasion, mangez plutôt de la crème glacée maison (remplacez le sucre par du miel) ou une marque sans produits chimiques, ni produits à base de pétrole, ni additifs. N'ayant rien à cacher, ces fabricants énumèrent fièrement les ingrédients sur leurs contenants. Si vous devez manger des produits laitiers sans trop de propylène glycol, vos choix sont les suivants :

- Fromage (non transformé, au lait cru ; plus le fromage est blanc, moins il est fort, mieux c'est)
- Fromage blanc, ou cottage
- Yaourt (le yaourt maison est meilleur, sans édulcorants ni additifs)
- Beurre (non salé)

Le soja et ses sous-produits

Les fabricants commerciaux s'y sont encore mis. Si une chose n'a pas son créneau naturel dans le marché de l'alimentation, il faut lui en créer un ! Peu importe, semble-t-il, que le produit soit bon pour la santé, pourvu qu'il se vende et que les gens soient convaincus d'en avoir besoin. On lui attribue des bienfaits pour la santé, par rapport à d'autres produits. Si le goût n'est pas bon, le produit est « amélioré » au moyen d'arômes artificiels, comme le glutamate de sodium. Malheureusement pour la santé de bien des gens, cela a été le cas des produits à base de soja. Ce qu'on a voulu présenter comme une alternative santé à la viande et aux produits laitiers a en fait beaucoup plus d'aspects sinistres que de qualités. Ses effets à long terme ne sont pas agréables. Lisez plutôt ce qui suit[12] :

> Les produits à base de soja, à l'exception de ceux qui sont fermentés, tels le tempeh, le miso et la sauce de soja, n'étaient pas employés dans l'alimentation avant leur commercialisation récente. En fait, il y a quelques siècles, le soja n'était pas considéré comme comestible en Asie. Même aujourd'hui, [...] sauf en période de famine, les Asiatiques ne consomment de produits laitiers qu'en petites quantités, sous forme de condiments, non pour remplacer des produits animaux – à une exception près : les moines chastes, qui vivent dans des monastères et ont un mode de vie végétarien, trouvent les produits de soja plutôt utiles, car ils diminuent la libido[13].

À l'origine, on n'utilisait les fèves de soja que dans la rotation des cultures, pour fixer l'azote du sol. Le soja ne servait pas à l'alimentation, en raison de son contenu élevé en antinutriments. Ce n'est que par un long processus de fermentation que les toxines de la fève de soja sont décomposées pour le rendre digestible. Les produits du marché comme le tofu, le lait de soja, le lait de soja maternisé, la crème glacée au soja, le fromage de soja et la saucisse de soja n'ont pas subi de processus de fermentation.

Dans leur rapport au Troisième Symposium international sur le soja, concernant la Loi américaine sur les aliments, les drogues et les cosmétiques, tenu en avril et mai 2000, Sally Fallon et Mary Enig affirment ceci :

> Tous les additifs alimentaires qui n'étaient pas d'usage courant avant 1958, y compris la caséine ou protéine du lait, doivent avoir le statut de GRI (généralement reconnu inoffensif) [...] À ce jour, l'usage de la protéine de soja n'a le code GRI que pour un usage industriel limité, en tant qu'agglomérant pour le carton. Cependant, la campagne de relations publiques de l'industrie du soja a été un immense succès. La concurrence – viande, lait, fromage, beurre et œufs – a été dûment diabolisée par les agences gouvernementales appropriées. Le soja sert de viande et de lait à une nouvelle génération de végétariens politiquement corrects [...] Aux États-Unis, le lait de soja a affiché les gains les plus élevés, montant en flèche de deux millions de dollars en 1980 à 300 millions en 2005. Le soja se retrouve maintenant dans la plupart des marques de pain vendues au supermarché[14].

Creusons un peu plus pour comprendre ce que sont certains de ces « antinutriments » et leurs effets sur notre corps. Voici les grandes lignes des principaux sujets de préoccupation quant aux produits à base de soja.

Les fèves de soja renferment :

- de l'hémagglutinine, une substance qui favorise les caillots et fait s'agglomérer les globules rouges ;
- des goitrogènes, qui affaiblissent la fonction thyroïdienne ;
- des taux élevés d'acide phytique, qui peuvent bloquer l'absorption de minéraux essentiels dans les intestins et causer des problèmes de croissance chez les enfants ;
- des inhibiteurs de trypsine, qui interfèrent avec la digestion des protéines et peuvent causer des troubles pancréatiques ;
- des taux élevés d'aluminium, lequel est toxique pour le système nerveux et les reins ;
- des phytoestrogènes, qui perturbent la fonction endocrinienne, ont le potentiel de causer de l'infertilité et de favoriser le cancer du sein chez les femmes adultes, et sont de forts agents antithyroïdiens ;
- de forts inhibiteurs d'enzymes, qui bloquent l'action d'autres enzymes nécessaires à la digestion des protéines et peuvent entraîner des troubles gastriques, réduire la digestion des protéines et provoquer des déficiences chroniques d'assimilation des acides aminés.

De plus, les produits à base de soja :

- augmentent les besoins du corps en vitamines D et B12 ;
- contiennent des protéines dénaturées, formées durant le traitement à haute température – l'isolat de protéine de soja et la protéine végétale texturée ;
- renferment du glutamate de sodium, une puissante neurotoxine qui apparaît durant la transformation et qu'on ajoute aux produits pour en améliorer la saveur ;
- et recèlent que des nitrites cancérigènes formés durant la transformation.

Dans leur rapport sur le Troisième Symposium international sur le soja, Fallon et Enig ont présenté un survol intéressant de la question du soja.

> Les transformateurs de soja ont sérieusement travaillé à éliminer ces antinutriments du produit fini, surtout de l'isolat de protéine de soja (IPS), l'ingrédient essentiel de la plupart des aliments de soja qui imitent la viande et les produits laitiers, comme le lait de soja maternisé et certaines marques de lait de soja. L'IPS n'est pas un ingrédient qu'on peut préparer dans sa cuisine. Sa production se déroule dans des usines industrielles où la pâte de fèves de soja est d'abord mélangée à une solution alcaline pour en retirer la fibre, puis précipitée et séparée au moyen d'un lavage à l'acide, et enfin neutralisée dans une solution alcaline. Le lavage à l'acide dans des cuves d'aluminium provoque un dégagement à haute dose d'aluminium dans le produit final. Le caillé qui en résulte est séché par pulvérisation à des températures élevées, afin de produire une poudre à teneur élevée en protéines. Dernier outrage aux fèves de soja, on traite à température et à pression élevées l'isolat de protéine de soja pour obtenir la protéine végétale texturée (PVT) [...] Des nitrites, puissants agents cancérigènes, se forment durant le séchage par pulvérisation, et une toxine appelée lysinoalanine apparaît durant l'alcalinisation. On ajoute à l'isolat de protéine de soja et aux produits de protéine végétale texturée de nombreux arômes artificiels, dont le glutamate de sodium, pour masquer leur forte saveur de haricot et leur donner celle de la viande[15].

Dans le même rapport, Fallon et Enig racontent une histoire intéressante pour expliquer comment les problèmes concernant le soja sont arrivés à l'attention du public en 1991, à Whangarei, en Nouvelle-Zélande. Lorsque Richard et Valerie James, éleveurs d'oiseaux tropicaux, donnèrent à ces derniers une nouvelle nourriture à base de protéine de soja, ils remarquèrent que leurs oiseaux prenaient leurs couleurs après seulement quelques mois, au lieu de 18 à 24 mois, comme c'est le cas normalement. Mais avec l'âge, ces oiseaux développaient des problèmes comme une diminution de la fertilité, des difformités chez la progéniture, et des décès prématurés, ce qui engendrait un déclin régulier de leur nombre.

Des autopsies pratiquées sur les oiseaux morts révélèrent que les organes digestifs des oiseaux étaient en train de se désintégrer. Par la suite, Mike Fitzpatrick, le toxicologue embauché par les James, trouva des études remontant aux années 1950 et qui révélaient que des troubles semblables, dont une augmentation du cancer et de la leucémie infantile, étaient reliés à la consommation de la protéine de soja. Ces études démontraient que la génistéine du soja perturbe les fonctions endocriniennes chez les animaux. L'analyse de la nourriture des oiseaux révéla des taux élevés de phytoestrogènes, principalement de génistéine. Lorsqu'on cessa de leur fournir cette alimentation à base de soja, les oiseaux revinrent graduellement à une reproduction normale et à des comportements normaux.

Fallon et Enig soulignent aussi qu'une recherche ultérieure a révélé des problèmes graves chez les humains qui consommaient du soja.

> En 1992, les services de santé suisses estimaient que 100 grammes de protéines de soja fournissaient l'équivalent œstrogénique de la pilule contraceptive [...] Mais ce furent les isoflavones du lait de soja maternisé qui provoquèrent la plus grande inquiétude chez les James. En 1998, des enquêteurs rapportèrent que le contact quotidien de nourrissons avec des isoflavones contenus dans du lait de soja maternisé est de 6 à 11 fois plus élevé, en proportion du poids du corps, que la dose affectant les hormones des adultes qui consomment des aliments à base de soja. Les concentrations d'isoflavones en circulation chez les enfants nourris au lait de soja maternisé étaient de 13 000 à 22 000 fois plus élevées que les concentrations d'œstradiol plasmique chez les nourrissons élevés au lait de vache maternisé [...] Fitzpatrick estimait qu'un nourrisson nourri exclusivement au lait de soja maternisé reçoit l'équivalent œstrogénique (proportionnel au poids du corps) d'au moins cinq pilules contraceptives par jour. Par contraste, presque aucun phytoestrogène n'a été décelé dans le lait de vache maternisé ou dans le lait de femme, même lorsque la mère consomme des produits du soja[16].

La recherche de Fitzpatrick a confirmé les problèmes affrontés par Richard et Valerie James avec leurs deux enfants, et que d'autres parents leur rapportaient aussi à propos d'enfants nourris au lait de soja maternisé. Il était alors question de comportements extrêmement émotionnels, d'asthme, de problèmes reliés au système immunitaire, d'insuffisances de l'hypophyse, de troubles de la thyroïde et d'irritations intestinales. Un autre rapport, présenté au Troisième Symposium international sur le soja par le Dr Lon White, révéla les résultats d'une recherche sur des Américains d'origine japonaise résidant à Hawaii. L'étude démontrait ceci :

> Il existe une relation statistique importante entre la consommation d'au moins deux portions de tofu par semaine et « un vieillissement accéléré du cerveau ». Les participants qui prenaient du tofu dans la cinquantaine avaient, à un âge plus avancé, une fonction cognitive moins élevée et une plus grande incidence de la maladie d'Alzheimer et de la démence. « Qui plus est, dit le Dr White, ceux qui mangeaient beaucoup de tofu semblaient avoir cinq ans de plus, une fois arrivés à 75 ou 80 ans[17].

Après avoir lu ces résultats de recherche, que pensez-vous maintenant de cette prétendue alternative saine à la viande et aux produits laitiers ? Quand vous comparez cette information à l'exposé sur les hormones et les xénoestrogènes au chapitre 9, vous reconnaissez et comprenez les raisons d'un grand nombre des problèmes de santé qui se manifestent aujourd'hui chez les enfants et les adultes.

L'excès de sous-produits du blé

Les variétés modernes de blé commercial ont été modifiées et contiennent jusqu'à cinq fois le gluten et le tiers des protéines normales des variétés originales. Le gluten est difficile à digérer complètement. Il bloque et congestionne les capillaires du système circulatoire. Comme son nom l'indique, il ressemble à de la glu. Il épaissit le sang, un peu comme lorsqu'on mélange de l'eau et de la farine pour en faire une colle pâteuse. Choisissez plutôt des produits fabriqués à partir d'autres céréales, comme le riz brun, le seigle et l'orge, ou d'anciennes variétés de blé tels l'épeautre et le kamut. Le millet et le quinoa figurent parmi les meilleures solutions de rechange.

Cinq poisons blancs

Cinq aliments blancs – le sucre, le sel, la farine blanche, le riz blanc et le lait pasteurisé – sont souvent appelés les « cinq poisons blancs ». C'est parce qu'ils contiennent peu ou pas du tout d'éléments nutritifs et qu'ils produisent tous de l'acide dans le corps. Pendant leur digestion, ils tirent parti des ressources du corps en nutriments. Aucun de ces aliments ne doit figurer dans un régime alimentaire, car tous nuisent à la santé. Ce sont des aliments incomplets.

Les boissons aux repas

Lorsqu'on consomme des liquides, quels qu'ils soient, au cours des repas, ils diluent les sécrétions digestives et interfèrent avec l'efficacité de la digestion. Pour cette raison, le corps sécrète de plus grandes quantités d'acides ou d'alcalis pour atteindre des concentrations adéquates en vue de décomposer la nourriture dans le système digestif, ce qui ralentit la digestion et requiert plus d'énergie. L'eau doit être consommée une trentaine de minutes avant les repas, et au moins deux heures après un repas de glucides, et de trois à quatre heures après un repas chargé de protéines.

L'excès de condiments

Les condiments tels que le sel raffiné, le vinaigre distillé et la plupart des autres condiments, sauces et assaisonnements ne sont pas de la nourriture véritable, car ils contiennent des toxines et n'ont presque pas de valeur alimentaire. Le corps dépense de l'énergie et des nutriments pour les digérer et les éliminer. À la place, on peut employer avec modération certains condiments vendus dans les boutiques d'alimentation naturelle et du vinaigre brut ou fermenté.

Une mastication insuffisante

Comme on l'a déjà souligné, la digestion des féculents commence lorsqu'ils sont mélangés à la salive. Le fait d'avaler rapidement la nourriture réduit l'efficacité du processus digestif et impose un stress au corps. Idéalement, il faut mastiquer la nourriture de 20 à 40 fois avant de l'avaler.

Une eau malsaine

L'eau du robinet contient souvent du chlore et du fluor, lesquels sont très toxiques pour le corps. Le chlore tue également les bactéries amies de l'intestin. Combiné à des substances organiques, il forme des composés cancérigènes. L'eau du robinet peut également contenir des pesticides et d'autres produits chimiques. Il faut bien filtrer l'eau municipale avant de la boire. Les fruits et légumes crus contiennent naturellement de 75 à 90 % d'eau. Ils devraient constituer notre source principale d'eau saine.

Un bain dans l'eau chlorée

Lorsque le chlore est absorbé par la peau, il perturbe la chimie naturelle du corps. Les commentaires qui précèdent à propos de l'eau que l'on boit s'appliquent aussi à l'eau du bain. Selon un document de la compagnie canadienne Aquasmart Technologies, un fabricant d'appareils de filtration, « on absorbe plus de chlore par la peau au cours d'une douche moyenne qu'en buvant deux litres d'eau ». Pour contrer ce problème, on peut fixer un filtre au charbon activé à la pomme de douche.

La négligence du soin des intestins

Pour un grand nombre de gens, le côlon ne constitue qu'une zone de rétention temporaire des déchets, mais il est bien davantage. Plusieurs livres sur le soin des intestins affirment que la maladie et la mort commencent dans le côlon. Des déchets partiellement digérés et éliminés inefficacement se putréfient dans le gros intestin, générant des poisons qui sont ensuite réabsorbés dans le système sanguin et transportés dans tout le corps. Lorsque le « système d'égouts » du corps est paresseux et inefficace, il bloque également l'élimination des toxines d'autres parties du corps, comme le foie, les glandes et le système lymphatique, ce qui provoque une congestion. Les déchets toxiques sont ensuite emmagasinés dans les tissus. Avec le temps, cela entraîne l'auto-intoxication. Le Dr Bernard Jensen l'énonce très clairement :

> Le côlon est un système d'égouts, mais la négligence et l'abus en font une fosse d'aisance. Lorsqu'il est propre et normal, nous sommes heureux et en santé. Si nous le laissons stagner, il distille les poisons de la décomposition, de la fermentation et de la putréfaction dans le sang, empoisonnant le cerveau et le système nerveux, et nous devenons mentalement déprimés et irritables ; il empoisonne le cœur, et nous sommes faibles et sans énergie ; il empoisonne les poumons, et notre haleine est nauséabonde ; il empoisonne les organes digestifs, et nous ressentons de la douleur et des gonflements ; il empoisonne le sang, et notre peau est cireuse et malade. Bref, tous les organes de notre corps sont empoisonnés, nous vieillissons prématurément, nous avons l'air vieux et nous nous sentons ainsi, nos articulations sont rigides et douloureuses, nous sommes aux prises avec la névrite, des yeux ternes et un cerveau lent ; le plaisir de vivre a disparu[18].

Dans la citation qui précède, le Dr Jensen indique que tous les organes et toutes les glandes s'empoisonnent à partir du côlon. La figure 7.1, adaptée de sources diverses[19], illustre le rapport entre le côlon et les divers organes et glandes du corps par l'entremise des nerfs réflexes.

Comparez les figures 7.1 (un côlon en santé) et 7.2 (un côlon en mauvaise santé). Remarquez les sections déformées et malformées dans la figure 7.2. En comparant les sections, vous pourrez identifier quelles zones du corps souffrent à cause de l'état de faiblesse et de maladie des intestins.

En étudiant ces deux diagrammes, on peut acquérir un plus grand respect et une plus grande appréciation envers l'« humble » côlon.

La santé et la régularité des intestins sont d'une importance vitale. L'efficacité des fonctions digestives et pancréatiques se manifeste par l'absence de tout symptôme de mauvaise digestion et la normalité de nos selles. Les selles normales sont de couleur brune, fermes sans être dures, et dépourvues de particules de nourriture non digérée. Chaque jour, on devrait expulser les matières fécales aussi souvent qu'on prend des repas substantiels. On ne devrait avoir aucun problème digestif, tels des crampes abdominales, des rots ou des gaz, des brûlures d'estomac, ni aucune lourdeur ou fatigue après le repas.

Pour assainir l'intestin malade, il faut le détoxiquer, adopter un régime santé et prendre des suppléments d'herbes et d'enzymes au besoin. Les lavements peuvent servir à dégager du côlon des selles stagnantes et compactes. L'irrigation du côlon est beaucoup plus efficace qu'un lavement. On recommande également l'usage d'enzymes digestives et de suppléments acides pour faciliter le processus de digestion, de même que des suppléments de flore intestinale pour réintroduire des bactéries saines dans l'intestin. Il faut également manger davantage de fruits et de légumes crus, car ils fournissent plus de liquides et de fibres au côlon. L'exercice régulier, le repos et la réduction du stress émotionnel s'avèrent aussi importants.

Une clé de base pour l'amélioration de notre santé consiste à améliorer la digestion ; la santé commence dans l'estomac. Une bonne gestion intestinale améliore la santé.

Les vitamines et suppléments minéraux à fortes doses

Tous les fruits et légumes, s'ils sont cultivés dans un sol riche en minéraux et qu'ils sont mûrs à la cueillette, contiennent une gamme large et équilibrée de vitamines et

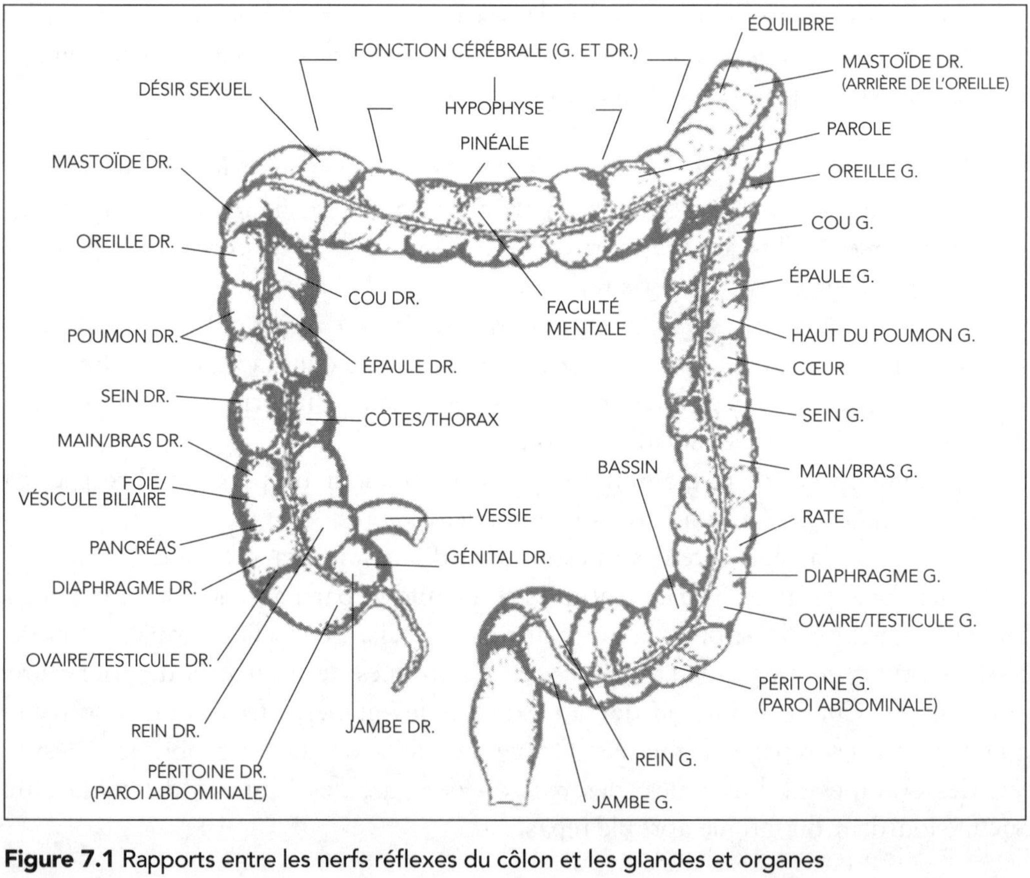

Figure 7.1 Rapports entre les nerfs réflexes du côlon et les glandes et organes

de minéraux. C'est la façon naturelle de les obtenir. Le corps ne peut normalement utiliser de fortes doses de vitamines et de minéraux séparés. Les vitamines de synthèse ou raffinées sont toxiques pour le corps, lequel réagit de manière à les éliminer. De même, le corps ne peut utiliser efficacement les minéraux isolés, ou qui ne proviennent pas de source alimentaire, tel le carbonate de calcium ($CaCO_3$). Les minéraux qui ne sont pas éliminés sont emmagasinés dans les tissus et sur les parois des artères, et contribuent à des maladies comme la fibromyalgie et les troubles cardiovasculaires. En plus des enzymes, les vitamines et les minéraux sont censés fonctionner en synergie. Un supplément à forte dose peut créer un déséquilibre nutritionnel.

Les aliments irradiés

L'exposition régulière d'aliments frais aux radiations a été expérimentée dans de nombreux pays, en vue d'étendre la durée de leur mise en marché et de tuer des bactéries et parasites nuisibles. Ce processus tue ce qui vit dans les aliments, y compris leurs enzymes naturelles. Il réduit également l'efficacité de nombreuses vitamines. Mais par ce processus, la nourriture peut demeurer entreposée ou au réfrigérateur pendant de longues périodes sans se gâter. Du point de vue nutritionnel, les aliments irradiés sont semblables aux aliments cuits[20]. Lorsqu'on mange des

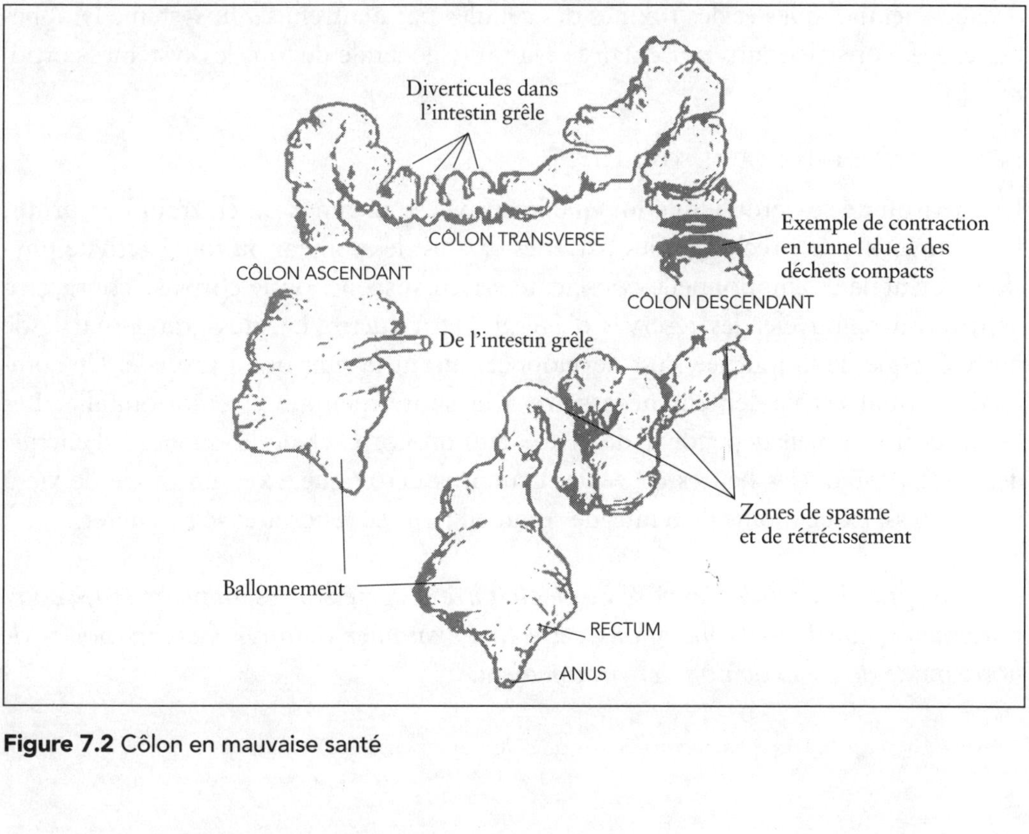

Figure 7.2 Côlon en mauvaise santé

fruits et des légumes importés, il faut prendre des enzymes digestives pour mieux les digérer. Si possible, il vaut donc mieux acheter des produits cultivés localement.

Les médicaments

Les médicaments sont des produits chimiques artificiels qui peuvent modifier le fonctionnement normal du corps, et ce, d'une façon ou d'une autre. Ils sont toxiques, très acides, oxydants, et le corps dépense de l'énergie et des nutriments pour les neutraliser et les éliminer. Les antibiotiques tuent également les bactéries intestinales amies, nécessaires à la santé. Les médicaments soulagent des symptômes comme la douleur, mais ils le font en causant un plus grand stress dans une autre région interne du corps. Puisque le corps ne se concentre que sur la région qui subit la plus grande menace et le plus grand stress, le symptôme est soulagé ; le corps rajuste son tir. Cependant, la cause de la douleur ou de l'inconfort original n'a pas été éliminée ni corrigée. On n'a fait que réprimer temporairement le symptôme.

Le manque d'exercice régulier

Sans exercice suffisant, la circulation est mauvaise et le mouvement de la lymphe, insuffisant. Le sang doit efficacement transporter de l'oxygène et d'autres nutriments pour nourrir les cellules et les tissus. L'exercice améliore l'élimination des déchets métaboliques et des toxines des cellules par l'entremise du système lymphatique, et favorise le tonus musculaire et la santé générale de tous les systèmes corporels.

Le manque de repos et de sommeil

La guérison ne se déroule que lorsque le corps est au repos ou en train de dormir. Le sommeil sert à « recharger les batteries ». C'est le moment où toute activité physique, mentale et émotionnelle consciente est en suspens, où le corps se consacre à nettoyer, à renouveler les réserves d'énergie, et à guérir. La plus grande partie de notre énergie de la journée s'est développée durant la nuit qui a précédé. Un sommeil adéquat est également nécessaire à la santé mentale et émotionnelle. Les besoins en sommeil dépendent de la toxicité du corps et de la quantité d'énergie dépensée pendant les heures de veille. Un corps détoxiqué, avec un mode de vie à faible stress, exige moins de temps de sommeil pour se reposer et se régénérer.

Une grande part de l'exposé de ce chapitre a porté sur les aliments et les comportements nuisibles. Nous allons cette fois examiner d'autres facteurs nocifs de notre mode de vie et de notre environnement.

8

Est-ce qu'on nous empoisonne ?

La vérité provoque un choc initial proportionnel
à la conviction qu'on entretenait à l'égard du mensonge…
Comme on a fait croire aux masses, depuis des générations,
un tissu de mensonges bien emballés, la vérité paraît
tout à fait ridicule, et celui qui la dit passe pour un dément.

– Dresden James

Sommes-nous empoisonnés ?

OUI ! Plus que jamais, quelque chose nous empoisonne, et l'ignorance n'est pas toujours inoffensive. Si un criminel voulait faire sauter ou incendier un édifice, mais éviter que les soupçons pèsent sur lui, et ce, en se tenant bien loin de l'endroit au moment de l'événement, il dissimulerait un dispositif à retardement. C'est ainsi qu'agissent les métaux lourds, les produits chimiques nocifs et les pesticides : très insidieusement ! Ils nuisent au corps, mais de telle façon qu'il est difficile de relier l'affaiblissement du système immunitaire et le développement de maladies au contact continu avec le véritable coupable.

Les preuves et les découvertes concernant ces poisons font peu à peu surface malgré les tentatives des milieux industriels et médicaux d'ignorer, de cacher ou de refuser d'examiner les faits. Notre tâche consiste à nous informer afin de protéger notre santé et celle de nos proches, de nos amis et des autres. Nous pouvons faire partie du nombre restreint, mais croissant, de ceux qui s'interrogent, qui prennent des décisions informées et exigent le changement.

Les métaux lourds

Les métaux présentent un danger croissant pour notre santé. Les métaux lourds sont des éléments chimiques d'une gravité ou densité spécifique au moins cinq fois plus élevée que celle de l'eau. Ceux qui empoisonnent le plus souvent les humains sont le mercure, le nickel, le plomb, l'arsenic et le cadmium. Bien qu'il soit plus léger, l'aluminium cause bien des problèmes dans le corps humain. D'autres métaux lourds, comme le cuivre, le fer, le zinc, le chrome et le manganèse, sont nécessaires au corps en petites quantités, mais peuvent être toxiques à forte dose. Dans ce débat, nous nous préoccupons des principaux métaux lourds et toxiques. Ils peuvent entrer dans notre corps par la nourriture, l'eau, l'air et la peau, à partir de sources industrielles, pharmaceutiques, agricoles et dentaires. Dans notre organisme, les métaux lourds concurrencent et chassent d'autres minéraux, tels le calcium, le magnésium et le zinc, ce qui réduit les fonctions cellulaires et organiques de tout le corps, et provoque déséquilibre et maladie.

Le mercure

De tous les métaux non radioactifs, le mercure est le plus toxique pour les humains[1]. Ce qu'il y a d'étonnant à propos du mercure, c'est que sa toxicité était déjà connue au 18e siècle, alors que les ouvriers qui travaillaient la peau de castor dans la confection de chapeaux tombaient très malades et devenaient fous parce qu'ils avaient respiré des vapeurs toxiques de mercure. On qualifiait d'ailleurs ces gens de « chapeliers fous ».

Au milieu du 20e siècle, les résidants de Minamata, au Japon, devinrent très malades, et un grand nombre d'entre eux moururent après avoir mangé du poisson et des crustacés contaminés par les déversements de mercure d'une usine de produits chimiques dans la baie de Minamata. On parla alors de « la maladie du chat qui danse », à cause des tremblements et des spasmes musculaires incontrôlables observés chez les chats de Minamata qui mangeaient de ce poisson contaminé. À présent, dans le monde entier, la « maladie de Minamata » désigne des troubles dus à l'empoisonnement au mercure.

D'autres incidents reliés à l'empoisonnement au mercure nous ont prévenus de ses dangers, mais dans l'industrie, en particulier la médecine dentaire, on continue d'en faire usage.

Les amalgames dentaires en « argent » et les fruits de mer, surtout le poisson, sont maintenant les deux premières sources d'empoisonnement au mercure. Les centrales thermiques au charbon dégagent une grande quantité de mercure dans l'environnement[2]. L'empoisonnement au mercure est un problème mondial, car les vents le transportent partout dans le monde, même en Arctique. Une fois dans l'air, il est inhalé, et il commence à s'accumuler dans la chaîne alimentaire. En 1997, un rapport de l'Organisation mondiale de la santé affirmait que le mercure s'accumule au sommet des chaînes alimentaires aquatique et marine, et que le poisson est la source majeure de contacts alimentaires. Beaucoup d'espèces de poissons, surtout le thon, l'espadon, le requin, et des espèces benthiques qui vivent au fond des mers, ainsi que les crustacés sont déclarés impropres à la consommation. Même dans l'environnement supposément pur du Groenland, un habitant sur six a aujourd'hui un taux de mercure dans le sang potentiellement dangereux, après avoir consommé des poissons et des baleines contaminés[3].

Ce qui permet au mercure de faire autant de ravages à notre santé, c'est sa capacité de se rendre dans toutes les parties du corps, provoquant ainsi la dysfonction, la dégénérescence et la destruction des cellules. Notre système immunitaire s'affaiblit jusqu'à ce que nous ralentissions graduellement de rythme et commencions à vieillir rapidement.

L'empoisonnement au mercure des amalgames dentaires

Les amalgames d'argent, utilisés pour remplir les cavités dentaires, sont des mélanges de mercure, d'argent, de cuivre, d'étain et, dans certains cas, de zinc. Tous ces éléments sont toxiques. Un amalgame contient jusqu'à 50 % de mercure. Il est toxique même à petite dose.

Les amalgames dentaires sont des composés instables. Ils s'oxydent, et cette corrosion dégage continuellement du mercure, qui dégage à son tour des vapeurs dans la bouche et est absorbé par les poumons et le tube digestif, où il entre dans le système sanguin. Le Dr Murray Vimy, professeur agrégé de clinique à l'Université de Calgary et praticien en médecine dentaire, a publié des articles dans plus de quarante publications médicales du monde entier sur les dangers du mercure. Ses tests et ses expériences sur le mercure et les amalgames ont établi que le mercure circule dans tout le corps par les cellules sanguines, où il est converti en mercure inorganique, un « poison extrêmement dangereux ». Il se dépose surtout dans les reins, le foie et le cerveau. Le Dr Vimy affirme que le mercure est plus toxique que le plomb ou l'arsenic. C'est un poison qui se libère graduellement, et avec une telle lenteur, qu'on en a peu conscience. Nous relions rarement nos symptômes de maladies à des amalgames qui datent de plusieurs années.

Dans sa publication *Toxic Teeth: A Guide to Mercury Exposure from "Silver" Fillings*, le Dr Vimy dit ceci :

> On sait désormais que les amalgames dentaires au mercure constituent la plus grande source d'exposition de la population générale au mercure inorganique, plus grande que toutes les autres sources environnementales combinées. Les preuves

> expérimentales montrent clairement que la fonction rénale est réduite de 50 % un mois après l'installation d'un amalgame dentaire et qu'elle continue de décliner au bout de 60 jours [...] La perte de 50 % de la fonction rénale est comparable à la perte d'un rein [...] Le contact avec le mercure est appelé le « grand imposteur ». La similitude entre les symptômes reliés au mercure et d'autres troubles médicaux donne du fil à retordre aux médecins qui cherchent à poser un diagnostic précis [...] Poison enzymatique au départ, le mercure finit par provoquer une maladie du métabolisme[4].

Le mercure contribue à réduire la capacité du corps à lutter contre la maladie. Il affaiblit le système immunitaire et la résistance au processus de la dégénérescence. Hal Huggins, dentiste, et Thomas Levy, médecin, ont écrit le livre *Uninformed Consent: The Hidden Dangers in Dental Care.* C'est un excellent ouvrage que tout le monde devrait lire. Il est rempli de faits et de révélations provenant de la recherche personnelle du Dr Huggins et de son expérience à titre de dentiste. Depuis 1973, il a prononcé de nombreuses conférences dans le monde entier sur les dangers des amalgames de mercure, des traitements de canal et des cavitations. Parce qu'il a lancé des avertissements publics, il n'est pas très apprécié par nombre de ses collègues en général et par l'American Dental Association en particulier. La citation au début de ce chapitre semble très appropriée au Dr Huggins.

Grâce aux recherches et aux expériences de Vimy et Huggins, et aux rapports de l'Organisation mondiale de la santé, on a notamment appris que le mercure :

- a une affinité particulière avec le cerveau et le système nerveux central ; il interfère avec les impulsions nerveuses et engendre des symptômes tels le tremblement incontrôlable, l'affaiblissement musculaire, la cécité partielle, des difformités congénitales chez les enfants, des difficultés d'apprentissage, une faible mémoire et une capacité de concentration réduite ;
- crée des réactions auto-immunes en s'attachant à des membranes cellulaires normales, ce qui provoque de tels changements physiques que le corps ne reconnaît plus ces cellules comme étant les siennes et se met à les attaquer, d'où le développement de maladies comme le lupus, la sclérose en plaques, le Parkinson et la myasthénie grave ;
- provoque des lésions aux chromosomes, ce qui altère la structure de l'ADN et le code génétique, et peut provoquer des anomalies congénitales ;
- s'attache aux sites de liaison de l'hémoglobine, réduisant par conséquent la capacité des globules rouges à transporter de l'oxygène, ce qui mène ensuite à la fatigue chronique ;
- peut tuer ou changer la fonction des bactéries intestinales amies, ce qui permet au candida de proliférer et de dominer ;

- réduit gravement la fonction immunitaire – le nombre de globules blancs augmente de manière importante, comme dans le cas de la leucémie ;
- interfère avec le système endocrinien du corps. Une telle interférence est directement reliée à une température du corps réduite, aux pieds froids, aux émotions et comportements perturbés ainsi qu'à des tendances suicidaires. ;
- interfère avec la fonction enzymatique, la digestion et l'assimilation ;
- peut faire augmenter la pression artérielle ;
- est relié à des problèmes de fertilité chez les hommes et les femmes.

Chacun des métaux qui composent les amalgames de mercure est toxique, mais réagit également en combinaison pour former d'autres poisons. Selon le Dr Huggins, les nouveaux amalgames riches en cuivre (à environ 30 %) dégagent du mercure cinquante fois plus rapidement que les amalgames conventionnels.

Si on a des amalgames au mercure dans la bouche et qu'on est présentement en santé, faut-il les faire enlever ? La réponse la meilleure et la plus courte est celle fournie par le Dr Huggins, au Dr Levy : « Uniquement si on veut rester en santé. »

D'autres sources de mercure

Les amalgames et les fruits de mer, sources de mercure les plus graves, ne sont pas les seules sources auxquelles nous sommes exposés. Le mercure est d'un usage assez répandu dans des produits commerciaux – cosmétiques, crèmes et gels contraceptifs, condoms lubrifiés, préparations spermicides, gouttes oculaires, solutions pour lentilles cornéennes, pigment rouge à tatouage, et vaccins. Pour identifier le mercure dans des produits, cherchez la syllabe « mer » dans la liste des ingrédients : par exemple, *mer*curochrome et thi*mér*osal.

En attendant de faire enlever les amalgames

Il est sage de réduire au minimum la mastication excessive et la consommation de boissons chaudes, jusqu'à ce qu'on puisse faire enlever et remplacer de façon sécuritaire les amalgames de mercure. Instable, le mercure des amalgames n'est pas solidement lié aux autres métaux. Des actions comme la pression et la chaleur le font se libérer beaucoup plus rapidement. Des tests ont montré que le mercure est dégagé environ 15 fois plus rapidement lorsqu'on mastique, et au moins 150 fois plus vite quand on a bu un liquide chaud.

Enlever le mercure de notre bouche

En raison du dégagement potentiel de mercure dans la bouche et dans l'air, les amalgames d'argent doivent être soigneusement enlevés par un dentiste formé aux techniques d'enlèvement sécuritaire. L'action de la fraise à haute vitesse sur la matière enlevée génère une chaleur qui augmente nettement le dégagement du mercure, lequel peut alors être inhalé par le patient et le dentiste. À moins d'utiliser une bonne succion d'air et une digue de caoutchouc, les petits fragments qui volent seront aspirés et avalés. En l'absence de ces précautions, le corps subit une surcharge de poison grave et immédiate susceptible d'engendrer ensuite au moins l'un des symptômes de maladie énumérés plus haut.

La recherche a démontré que les meilleures solutions de remplacement d'amalgames au mercure et de couronnes contenant du métal sont des composites non conducteurs. C'est une bonne nouvelle. Le Dr Huggins rapporte qu'un certain nombre de maladies prétendument incurables réagissent positivement après l'enlèvement de tous les matériaux dentaires nocifs. Voici des maladies et troubles reliés à l'empoisonnement au métal : la fibromyalgie, l'épilepsie, la leucémie, l'arthrite, le diabète, les problèmes oculaires (dont la presbytie et l'astigmatisme), l'hypertension, la paralysie de Bell (surtout après l'enlèvement de couronnes au nickel), le cancer du sein, le Parkinson, les allergies, les anomalies des cellules sanguines, le lupus, l'Alzheimer, le sida, la sclérose en plaques, l'acouphène, les maux de tête, le cholestérol, les problèmes digestifs et les troubles de la mémoire.

Le traitement de canal et la cavitation

Des états de maladie persistants ne se dégageront pas avant que la croissance bactérienne et les infections cachées ne soient complètement retirées du traitement de canal et des sources de cavitation. Ce n'est pas parce que les dents qui ont subi un traitement de canal et que les gencives, aux endroits où des dents ont été enlevées, semblent en santé à partir d'un examen visuel et d'une radiographie, qu'elles ne sont pas une source importante d'empoisonnement du système immunitaire. Si vous soupçonnez la possibilité de problèmes dans ce domaine, référez-vous à une information plus détaillée, telle que l'ouvrage du Dr George Meinig mentionné dans la section Ressources et lectures recommandées, à la fin de ce livre. Aussi, consultez un dentiste spécialisé en médecine dentaire sans mercure. Par ailleurs, le site Web du Dr Huggins, www.hugnet.com, offre une mine de renseignements sur tous les sujets de préoccupation reliés aux dents.

Le nickel

Le nickel est digne d'une mention spéciale, car, bien qu'il soit l'un des métaux les plus durables, c'est aussi l'un des plus carcinogènes. Mais il est souvent utilisé comme composante principale, à plus de 70 %, des couronnes, bridges, appareils dentaires orthodontiques et prothèses partielles. Depuis des années, les publications scientifiques publient des études expliquant comment le cancer et les anomalies congénitales peuvent se développer chez des animaux en contact avec le nickel.

Selon le Dr Huggins, les dentistes disent souvent que l'alliage de nickel utilisé en art dentaire est de l'acier inoxydable, car cela paraît plus acceptable[5].

La chélation : enlever les métaux lourds du corps

Les métaux des amalgames et couronnes dentaires peuvent être enlevés et remplacés par des matériaux composites non conducteurs. Cependant, il est plus difficile d'enlever des résidus de métaux lourds et toxiques de sources dentaires, alimentaires et environnementales. Il faut alors effectuer une sorte de chélation. Un chélateur est un agent, ou une combinaison d'agents, qui sert à lier les métaux lourds et à les éliminer par l'urine ou les selles. Un chélateur d'usage courant est l'acide éthylène diamine tétra acétique (EDTA), un acide aminé artificiel qu'on mêle au sang au moyen d'une infusion veineuse. Il est également formulé pour prise orale. Des chélateurs oraux comme la zéolithe, la coriandre, la chlorelle, les acides aminés sulfuriques – méthionine, cystéine et cystine – et tous les aliments contenant du soufre, sont préférables d'un point de vue de santé strictement naturelle. L'exercice qui fait transpirer, les saunas à l'infrarouge et les bains de vapeur, en combinaison avec les aliments indiqués ci-dessus, servent également à éliminer les métaux lourds.

Les produits chimiques nocifs

Les produits chimiques synthétiques et leurs combinaisons constituent une grave menace pour la santé. On rapporte que 80 000 produits chimiques sont en usage aujourd'hui et que ce nombre augmente chaque année. Beaucoup sont carcinogènes et affaiblissent le système immunitaire. Pour bien d'autres, il n'existe même pas de résultats de tests sur leur toxicité de base. Des produits chimiques nocifs se retrouvent dans des articles de la vie quotidienne, tels que la nourriture emballée et transformée, les agents de nettoyage de la maison, les cosmétiques et les parfums. On pourrait écrire des livres entiers sur ce seul sujet, mais nous examinerons quelques-uns des produits chimiques les plus fréquemment employés et leurs sources communes, afin que les lecteurs puissent réduire au minimum leurs contacts avec eux.

Le chlore

Le chlore est utilisé en tant que bactéricide dans l'eau potable et comme agent de blanchiment et de nettoyage. En faible concentration, il est censé être non toxique, du moins en apparence. En solution forte ou comme gaz pur, c'est un poison mortel. Le chlore tue efficacement les bactéries, mais il ne distingue rien ; une fois à l'intérieur du corps, même dans les petites concentrations qu'on retrouve dans l'eau municipale, il tue également les bonnes bactéries de notre côlon. Lorsqu'il est absorbé par la peau, dans les bains, les douches et les baignoires à remous, il perturbe la chimie naturelle du corps.

Les sous-produits de processus de fabrication au chlore, et les composés organochlorés, formés par le chlore avec la matière organique, constituent de graves menaces pour notre santé et l'environnement, à la fois en tant que substances carcinogènes (dioxines et BPC) et que xénobiotiques. Leur menace est si grave que le président Bill Clinton, l'Organisation mondiale de la santé (OMS) et la commission conjointe canado-américaine ont recommandé l'abandon progressif de l'usage du chlore et des composés chlorés[6].

Cependant, entre recommander et agir, il y a un pas. Il faut adopter des mesures afin de réduire au minimum le contact avec le chlore. Pour ce faire, il faut boire de l'eau filtrée, prendre des bains et des douches d'eau filtrée, éviter l'usage de bains à remous contenant de l'eau chlorée et ne pas utiliser de produits de nettoyage contenant du chlore ou s'en servir avec grande prudence.

Le fluor

Le fluor est l'élément non métallique le plus actif chimiquement. On ne le trouve jamais à l'état pur, non combiné, dans la nature, mais les humains l'ont isolé. Notre corps peut le tolérer sous ses formes naturellement combinées, mais pas lorsqu'il est isolé. Les fluorures, des composés de fluor et d'un autre élément, figurent parmi les vingt substances les plus nocives pour la santé humaine, selon l'agence américaine responsable du registre des substances toxiques et des maladies. Ils ont la même toxicité que le plomb[7]. Comme le chlore, le fluor tue les bonnes bactéries dans le côlon. Par ailleurs, des études ont établi un lien entre le fluor et la faiblesse de la thyroïde, la déficience neurologique, les lésions génétiques et le cancer. Tandis que le fluor est largement utilisé en Amérique du Nord, la plupart des autres pays en interdisent l'usage. L'exposition au fluor s'effectue surtout par l'eau municipale et la pâte dentifrice, supposément pour diminuer la carie dentaire. Cependant, de nombreuses études ont démontré le contraire ; lorsqu'on cesse de fluorer l'eau, l'incidence des caries dentaires diminue[8]. Les fluorures peuvent également se retrouver dans les poêlons antiadhésifs au téflon, les pesticides utilisés sur les fruits, certains aliments et des boissons. Pour en réduire au minimum le contact, ne buvez que de l'eau filtrée, lavez soigneusement les fruits avant de les manger, lisez les étiquettes, et évitez tous les produits contenant des fluorures.

Les pesticides

Selon l'Organisation mondiale de la santé, plus de trois millions de personnes deviennent malades et 220 000 meurent annuellement, à l'échelle mondiale, à cause des pesticides. Les pesticides nuisent aux humains comme aux animaux. Aux États-

Unis, on rapporte que plus du tiers des visites dans les centres d'intoxication des animaux est dû à un contact de ces bêtes avec des pesticides[9].

Il existe plus de 865 ingrédients actifs inscrits en tant que pesticides, qui font partie, en outre, de milliers de produits de pesticides disponibles sur le marché. On utilise environ 350 pesticides sur les aliments que nous mangeons, et pour protéger la maison et les animaux domestiques[10]. Tandis que l'Agence américaine de protection de l'environnement tente de surveiller le risque que divers degrés d'exposition aux pesticides posent aux humains, elle souscrit à la règle selon laquelle « la dose fait le poison ». Autrement dit, tant que le contact est peu élevé, il ne cause pas de tort grave. Mais est-ce bien le cas ?

Selon un rapport de l'Académie nationale des sciences, 70 pesticides cancérigènes pour les animaux sont permis dans les aliments commerciaux[11]. Les pesticides peuvent s'accumuler dans les tissus adipeux jusqu'à des niveaux toxiques. Beaucoup sont liés à la perturbation des systèmes nerveux, endocrinien et reproducteur. Les animaux exposés à certains pesticides présentent des problèmes tels que le manque de maturité sexuelle chez les mâles, l'hermaphrodisme, des problèmes thyroïdiens, des anomalies congénitales comme le bec-croisé chez les oiseaux, le pied palmé, le pied-bot, et l'absence d'yeux.

Les pesticides sont toxiques, mais le risque dépend des produits chimiques qui entrent dans leur élaboration, de la quantité, de la longueur et du type de contact – sont-ils ingérés dans les aliments, absorbés par la peau, ou inhalés ? –, et du poids, de l'âge et de la santé de la personne qui y est exposée.

Il faut prendre de grandes précautions lorsqu'on manipule des pesticides ou des insecticides. Il faut protéger sa respiration et sa peau. Ces produits chimiques domestiques doivent être entreposés hors de la portée des enfants. Laver et peler les fruits et les légumes peut aider à les débarrasser de certains résidus, mais d'autres, systémiques, se retrouvent dans les fruits et légumes mêmes. En ce qui concerne la nourriture, la seule façon de s'assurer qu'elle est dépourvue de pesticides est d'acheter des aliments de culture biologique certifiée, ou d'en cultiver soi-même. L'eau potable doit être filtrée, car des produits chimiques de toutes sortes se rendent dans nos puits, nos rivières et nos lacs.

La fumée de tabac

Il est bien connu que le tabac et la fumée secondaire provoquent le cancer et la maladie cardiaque. Ils peuvent également engendrer des troubles comme l'accident vasculaire cérébral, la maladie pulmonaire, la bronchite chronique, la fausse couche, un poids insuffisant à la naissance, le syndrome de mort subite du nourrisson (SMSN), la méningite et l'ostéoporose. On a identifié jusqu'ici plus de 4 000 produits chimiques, y compris des métaux lourds et des pesticides, dans la fumée de tabac. On soupçonne une cinquantaine de ces substances carcinogènes d'être des mutagènes pouvant causer des changements nocifs dans les gènes des cellules vivantes[12]. La fumée de tabac visible ne représente que de 5 à 8 % des produits chimiques que dégage une cigarette allumée. Le reste est invisible. Mentionnons certains de ces produits chimiques : le plomb, le monoxyde de carbone, le chlorure de vinyle, le cyanure d'hydrogène, le benzène, l'ammoniaque, l'acétone et la nicotine. Cette dernière, extrêmement toxique, est un puissant stimulant nerveux et la drogue la plus toxicomanogène que l'on connaisse. Elle est si puissante qu'il suffirait de deux ou trois gouttes, prises par voie interne, pour tuer une personne de taille moyenne. Quiconque fume du tabac court des risques et en fait courir à son entourage ainsi qu'à ses futurs enfants.

La chose la plus importante qu'un fumeur puisse faire pour améliorer sa santé et celle de son entourage, c'est d'arrêter de fumer.

Les champs d'énergie nocifs

La plupart d'entre nous sont plus ou moins conscients que l'équipement électronique comme les téléviseurs, les ordinateurs, les fours à micro-ondes, les coussins chauffants, les couvertures électriques, les téléphones portables, les rasoirs électriques et les lignes à haute tension dégagent des radiations ou des ondes électriques pouvant être nocives. Mais comprenons-nous vraiment les effets des rayonnements électromagnétiques sur la santé ? On ne fait que commencer à comprendre les champs énergétiques qui émanent de certains endroits de la Terre. Il y a des champs électromagnétiques artificiels, ainsi que des champs naturels provenant de la Terre, appelés forces géopathiques. Les deux peuvent nuire à notre santé.

Au cours de ma recherche sur les métaux lourds, je suis tombé sur le travail du Dr Gloria Dodd, qui pratique la médecine vétérinaire holistique depuis 1960. Elle est l'un des rares chercheurs à avoir une pensée originale. Cette femme a étudié avec des médecins naturopathes en Allemagne, en Amérique du Sud et aux États-Unis. Elle est une oratrice et une enseignante d'envergure internationale, et elle a effectué, de son côté, un important travail de pionnière. Les renseignements qui suivent proviennent de son expérience concernant la santé des animaux et des gens, surtout en ce qui a trait aux champs de force électromagnétiques :

> Pourquoi les animaux tombent-ils malades ? Pour autant de raisons que pour les humains. Après avoir observé les nombreux animaux qu'on m'a amenés depuis que j'ai ouvert mon cabinet en 1960, et par ma formation aux philosophies orthodoxes et holistes, j'en suis venue à la conclusion suivante : nous devenons malades de tout

ce qui affaiblit le champ de force électromagnétique, ou force vitale, qui protège le corps. Nous devons cesser de considérer nos animaux (et nous-mêmes) comme des êtres uniquement physiques. Tout existe sous forme physique et énergétique. Je me le suis prouvé en photographiant le champ électromagnétique de chiens, de chats et de gens avec une caméra de type Kirlian. C'est une technique particulière qui expose la pellicule à de l'électricité dans une chambre noire. J'ai également mesuré l'amplitude des champs de force électromagnétiques en utilisant une machine électronique de conception avancée, fabriquée en Allemagne. Au moyen de ces deux méthodes, j'ai comparé le champ de force électromagnétique d'individus « sains » à celui de gens qui ont connu des maladies des organes. Dans la photographie Kirlian, l'animal et la personne malades montrent des « trous » dans le champ de force, dont l'amplitude est très faible par comparaison avec le champ fort et continu d'un corps sain.

Qu'est-ce qui affaiblit le champ électromagnétique et provoque la maladie et la douleur ?

1. Un code génétique défaillant, qui produit une faible constitution. Cela peut engendrer un affaiblissement de la fonction organique, de la réaction immunitaire ou de la résistance au stress. Oui, les animaux souffrent de maladies dues au stress, tout comme nous.
2. Les toxines de l'environnement, des produits chimiques ajoutés à la nourriture, à l'eau et à l'air qui sont étrangers au métabolisme. Ajoutons à cela les effets topiques des médicaments et des vaccins.
3. Le traumatisme de n'importe quelle partie du corps, mais surtout à la tête, qui nuit à la circulation naturelle du *chi* ou force vitale. Cela affecte chaque cellule du corps et la prive de l'énergie nécessaire à la santé.
4. Les champs énergétiques nocifs de notre milieu de vie et de travail. Ce sont les champs électromagnétiques de la Terre, appelés forces géopathiques, et les champs électromagnétiques nocifs artificiels[13].

On a découvert que des radiations du centre de la Terre arrivent à sa surface par des failles géologiques. Maintenant considérées comme débilitantes, les lignes Hartmann et la grille Curry, découvertes par les Drs Hartmann et Curry, des lignes magnétiques parallèles, verticales et horizontales qui couvrent la planète, peuvent également être nocives, surtout lorsqu'elles croisent un ruisseau souterrain.

Les énergies telluriques ne sont pas toutes nocives. Les ondes de Schumann sont des vibrations électromagnétiques naturelles et bénéfiques qui oscillent entre la Terre et certaines couches de l'atmosphère. La NASA a dû installer de l'équipement pour générer ces ondes dans ses satellites habités[14], afin de contrebalancer leur absence dans l'espace, car les astronautes de retour sur terre se sentaient stressés et désorientés. Le décalage horaire est également relié à l'insuffisance des ondes de Schumann à haute altitude.

Les zones terrestres où les énergies sont nocives sont appelées zones géopathiques. Les régions qui améliorent la santé sont des zones géomantiques. Et il y a aussi des zones neutres.

Les géoénergies peuvent provoquer des problèmes de santé là où deux fréquences différentes se croisent et se combinent, perturbant ainsi le système bioélectrique du corps. À bien y penser, c'est plein de bon sens, car nous savons que notre corps est électrique, qu'il fonctionne à l'électricité et produit un champ de force électrique que certains qualifient d'aura. Notre santé physique et mentale est en réalité une santé électrique. Tout le domaine de la « médecine énergétique », y compris l'acupuncture, la guérison par les mains, ou la pratique religieuse de l'imposition des mains, ainsi que l'usage de machines électroniques telles que le Quantum Xrroid, l'Harmonic Translation System, l'Advanced Biophoton Integrator, le SE-5, le SCENAR, et le Tennant Biomodulator auquel nous reviendrons au chapitre 12, se préoccupent de ramener à l'homéostasie l'énergie électrique du corps.

Les zones géopathiques et géomantiques

À Vancouver, j'ai rencontré une personne qui avait une connaissance de première main des zones de stress géopathiques. Comme ce monsieur préfère demeurer anonyme, je le nommerai TS. Durant plusieurs années, TS, alors dans la trentaine, fut de plus en plus atteint d'un état de maladie insupportable. Il avait une forme très grave d'arthrite appelée syndrome de Reiter, lequel génère de la douleur, de l'enflure, de la rougeur et de la chaleur aux articulations. Son système immunitaire s'affaiblissait sans cesse. Sa peau et ses cheveux étaient de mauvaise qualité, son système digestif était mal en point, et il prenait continuellement des médicaments puissants. Il dormait environ 22 heures par jour, uniquement pour échapper à la douleur. Extrêmement déprimé, TS fit plusieurs tentatives de suicide parce qu'il ne pouvait plus supporter le tourment de sa vie. Ni lui ni ses médecins ne pouvaient faire quoi que ce soit pour le soulager ou améliorer son état. Après l'une de ses tentatives de suicide, un ami à lui, qui avait une certaine connaissance du stress géopathique, se demanda si cela pouvait bien être un facteur de cette extrême maladie. Il fit venir un expert pour vérifier cette propriété. Ce dernier découvrit que le terrain sur lequel TS habitait était l'un des pires qu'il n'avait jamais rencontrés. Un large ruisseau coulait sous la propriété, combiné à des croisements de lignes de rayonnement tellurique. L'expert construisit alors un appareil qu'il qualifia d'« émetteur d'énergie blanche », puis il le plaça sur la propriété. Cela eut non seulement pour effet de neutraliser la zone géopathique, mais aussi d'en faire une zone géomantique, ou assainissante. Selon les paroles mêmes de TS, « cinq jours plus tard, j'allais trente fois mieux ! ». Par la suite, l'expert travailla avec TS à rétablir sa santé au moyen de l'alimentation et de suppléments.

La guérison en soi était incroyable. Lorsque j'ai rencontré TS, cela ne faisait que seize mois qu'il avait commencé son nouveau programme de nutrition et qu'il était dépourvu de stress géopathique. Il suivait à présent un régime crudivore. Il n'utilisait aucun chauffage chez lui. Et il ne souffrait pas, m'a-t-il dit, de la canicule qui avait affecté tant de gens l'été précédent. Nous avons discuté dans sa cuisine, la porte grande ouverte sur l'extérieur, tout en regardant tomber la pluie battante. La température était de huit degrés Celsius. Je portais un t-shirt, une chemise, un chandail et une veste. TS ne portait quant à lui qu'un léger t-shirt à manches courtes. Il était absolument au chaud et à l'aise, mais au bout de deux heures j'ai dû interrompre notre rencontre parce que j'avais froid. Du fait de baigner dans des énergies géomantiques positives et d'être nourri d'aliments crus hautement vitalisés, son corps avait retrouvé une homéostasie.

Même si je trouvais intéressante l'histoire de la zone géopathique et de sa neutralisation subséquente, l'exemple personnel de guérison de TS, son étonnante santé et l'efficacité avec laquelle son corps fonctionnait à présent m'en disaient long.

Nous sommes soumis à des radiations électromagnétiques de 100 à 200 millions de fois supérieures à celles que subissaient nos ancêtres[15] ! C'est tout un chiffre, et tout un problème. Avec le « progrès » de notre société technologique moderne, cela ne fait qu'augmenter.

Pour nous protéger

Ayant pris connaissance de ces faits, vous vous demandez peut-être comment vous protéger. Bonne question. En réalité, c'est possible. Ceux qui sont suffisamment motivés pour s'informer et passer à l'action découvriront une technologie qui est en train d'être développée afin de largement nous protéger. Voici quelques mesures précises à prendre :

1. Soyez conscients des dangers et gardez-les à l'esprit tout en faisant des choix santé. Continuez à lire et à étudier pour trouver vous-mêmes la vérité ; ne vous contentez pas de croire sans questionner les affirmations et rapports émis par l'industrie, l'establishment médical et les agences gouvernementales.

2. Dans la mesure du possible, évitez ce qui nuit à votre santé, comme il est indiqué au chapitre 6.
3. Travaillez à renforcer et à améliorer la santé de votre système digestif et d'élimination.
4. Autant que possible, corrigez les facteurs nocifs qui sont présents dans votre vie, tels les amalgames au mercure et le tabac.
5. Choisissez de ne pas utiliser plus qu'il n'est absolument nécessaire tout produit chimique, pesticide, tabac, ou additif alimentaire.
6. Réduisez votre exposition aux champs électromagnétiques et aux appareils électriques qui en émettent. En ce qui concerne les énergies géopathiques, observez les animaux pour les identifier. Par exemple, les animaux comme les chevaux, les vaches et les chiens ne s'étendent pas dans des zones d'énergie géopathique. Alors, si votre chien ne veut pas s'étendre dans le lit où vous dormez, modifiez la position de ce dernier. Vous pouvez acheter de petits appareils qui neutralisent les champs électromagnétiques nocifs dans votre maison, votre voiture, votre téléphone, votre lieu de travail, et chez les gens. Dans Internet, effectuez des recherches sur les champs électromagnétiques et le stress géopathique afin d'en apprendre davantage sur les modes de guérison et de protection.

Notre corps a été conçu pour être en santé et se corriger lorsque les choses se mettent à aller de travers. Mais comment savoir si la maladie est en train de se développer en nous, et ce, avant qu'elle ne s'installe ? La réponse, c'est d'écouter votre corps, car il vous parle constamment, dans son propre langage. Vous n'avez qu'à savoir interpréter ses signaux ou ses symptômes.

9

Votre corps vous parle

Le vrai médecin est le médecin intérieur. Et la plupart des médecins ignorent cette science pourtant si efficace.

– Albert Schweitzer

Les signaux du corps

Un bébé met un certain temps à apprendre à parler, mais il commence à communiquer dès la naissance. La mère apprend tôt à interpréter les besoins et les désirs du bébé à partir des bruits, des sourires, des grimaces et du langage corporel. Notre corps entretient une relation semblable avec nous. Il ne peut s'exprimer en paroles, mais il nous communique constamment sa satisfaction ou ses besoins. Notre tâche est d'observer, de prendre conscience de ses signaux, et de les comprendre. Lorsque le corps est en paix, on a un sentiment d'aise. Lorsqu'il est soumis au stress, on a un sentiment de malaise.

La faim : réclamer des réserves de nutriments

La faim véritable, c'est l'appel du corps à la nutrition, non seulement au remplissage de l'estomac.

Vous rappelez-vous une époque, telle que l'Action de grâces ou quelque autre fête, où vous avez pris un repas d'aliments cuits jusqu'à vous sentir « plein » ? Vous ne pouviez prendre une seule autre bouchée, mais après une heure environ, vous êtes revenu picorer dans la cuisine. Pourquoi votre corps a-t-il rallumé le signal de la faim ? Vous aviez pourtant mangé plus que suffisamment de nourriture. Vraiment ?

Ce que vous disait votre corps, c'était : « Dans toute cette nourriture cuite et transformée que tu as avalée, tu ne m'as pas donné les réserves dont j'ai besoin pour effectuer mon travail. J'ai besoin d'une nutrition utilisable. »

L'expérience du Dr Francis Pottenger, dont nous avons discuté au chapitre 5, a montré que la seule nourriture qui génère la santé et permet d'éviter la maladie est une nourriture entière, crue et non transformée. Avoir un régime qui consiste surtout en une nourriture transformée par la chaleur épuise les ressources en nutriments du corps et finit par engendrer une dégénérescence de la santé. En quoi consiste la véritable nourriture de notre corps ? Ce sujet sera couvert en détail au chapitre 16.

Après avoir été privé d'une saine nutrition pendant des années, notre corps montre peu à peu des signes de stress ou de maladie auxquels nous avons donné divers noms.

Les symptômes usuels d'un corps stressé

Voici des exemples usuels de signaux de maladie que le corps manifeste lorsqu'il est stressé par des déchets acides dans ses tissus. Ces symptômes nous disent que le corps a besoin d'aide pour éliminer ces résidus acides et accumuler les réserves de nutriments qui lui permettront de retrouver la santé.

Les allergies

Une allergie est la réaction du corps à l'envahisseur, un « allergène » qui lui est étranger. Un allergène est une substance qu'un corps ne peut complètement métaboliser et utiliser comme nutriment. Pour sa santé et sa survie, le corps ne permet pas à ces substances d'entrer dans le sang et les tissus. Les allergies se manifestent sous forme de réactions cutanées, de rhume des foins, d'asthme, ou en réaction à certains aliments.

Les allergies *ne sont pas* causées par le pollen, le poil des animaux, la poussière, les piqûres d'insectes, ni par tel ou tel aliment. Chez certains individus, ces substances peuvent pousser le corps à déclencher des réactions. Mais ce n'est pas pour cela que le corps réagit. Si c'était le cas, pourquoi tout le monde ne réagit-il pas à ces substances ?

On pourrait largement s'étendre sur les allergies, étant donné le grand nombre de sources d'information à ce sujet. Cependant, je me contenterai ici d'une explication simple et sommaire.

La plupart des gens atteints d'allergies ont un système digestif désavantagé et inefficace. Leur corps a été soumis à une telle surcharge de toxines que leur côlon est devenu encombré de déchets et que d'autres organes et glandes sont affaiblis. Normalement, les surrénales augmentent le métabolisme en réaction à toute substance nocive qui entre dans le sang, afin de l'éliminer par le foie, les reins, les poumons et la peau. Lorsque ces organes sont surchargés et les surrénales fatiguées, le corps doit recourir au système de sauvegarde d'une réaction allergique. Les allergènes sont éliminés par les muqueuses, la peau ou le côlon (au moyen de la diarrhée). La raison pour laquelle l'allergène entre dans le corps est due à un affaiblissement des membranes de la peau, des sinus, de la gorge, des poumons ou des intestins, dans lesquelles membranes des trous minuscules se sont développés à cause de l'irritation et de l'inflammation. Malgré leur petite taille, ils sont suffisants pour laisser entrer des molécules de protéines du pollen et des aliments dans le système sanguin. Dans le but de survivre, le corps travaille alors à éliminer ces substances étrangères. Il en résulte une inflammation et une décharge de mucus, de même qu'une démangeaison et de l'irritabilité. Un corps sain n'a pas d'allergies. C'est seulement à cause de faiblesses génétiques et d'une toxémie intestinale que certains corps doivent recourir à un mécanisme de réaction allergique. Si les organes de filtration et d'élimination – foie, poumons, peau et côlon – n'étaient pas surchargés et congestionnés, aucune réaction allergique ne serait nécessaire. Toutes les substances potentiellement nocives seraient éliminées par voie normale. Un adulte qui développe des allergies à diverses étapes de sa vie le fait par suite d'une dégénérescence de sa santé en raison d'un apport cumulatif d'éléments toxiques et d'un stress du corps. De même, un enfant développe des allergies à cause des faiblesses génétiques transmises par ses parents biologiques. L'expérience des chats de Pottenger a démontré que les effets d'un régime toxique sont cumulatifs et progressent d'une génération à l'autre, à moins de corriger l'apport nutritionnel.

Afin de corriger les états allergiques, il faut détoxiquer et renforcer le corps au moyen d'un régime d'aliments vivants et complets, et d'un mode de vie sain. Il faut augmenter l'absorption d'enzymes. Il faut éviter tous les allergènes pendant la guérison. Il faut surtout éviter les produits laitiers pasteurisés, étant donné leurs propriétés nutritionnelles acides, dénaturées et propices à la formation de mucus. Il faut chercher les conseils d'un praticien de la santé qui comprend les allergies et conseille la détoxication et le renforcement des systèmes du corps. Les allergies qui durent des années indiquent que le corps ne produit pas suffisamment d'enzymes pancréatiques et qu'il y a un apport insuffisant d'enzymes digestives par la nourriture crue ou les suppléments. La plupart des allergènes, qu'il s'agisse d'aliments, de pollens, de moisissures ou d'autres substances, sont des substances semblables à des protéines. Par conséquent, comme pour les protéines, ils sont digérés par les enzymes de protéase. La solution temporaire du contrôle des allergies consiste à utiliser des enzymes de bonne qualité de même qu'un antihistaminique naturel au besoin. Pour illustrer ce principe, laissez-moi vous raconter un récit personnel.

Un matin, il y a quelques années, alors que je rendais visite au Dr Leo Roy, j'ai pris avec lui un bol de céréales assorties pour le petit déjeuner, qu'il avait fait cuire. Elles avaient bon goût, mais après un moment j'ai senti des signes distinctifs dans ma bouche et ma gorge, le début d'une réaction aux œufs, auxquels je suis allergique. Il avait ajouté un œuf entier au plat que nous étions en train de manger. De plus, l'œuf n'était que très légèrement cuit. L'œuf cru est le poison le plus vif pour mon organisme. Au moment où j'ai cessé de manger et je lui ai demandé s'il y avait un œuf dans les céréales cuites, j'avais probablement consommé le tiers d'un œuf. J'allais être en sérieuse difficulté, car je n'avais pas la trousse d'injection d'adrénaline que m'avait récemment prescrite mon médecin. Pas de problème, a dit le Dr Roy. Il m'a donné plusieurs enzymes pancréatiques, en même temps qu'un extrait de foie antihistaminique naturel, à prendre plusieurs fois au cours de l'heure et demie suivante. Même si je ressentais de l'inconfort, je n'eus pas les graves problèmes que j'avais généralement connus et qui, m'avait-on averti, allaient devenir de plus en plus menaçants avec le temps. En trois heures, à part la fatigue, mon organisme était revenu à la normale. Cet incident m'a beaucoup encouragé, en éliminant la plus grande part de ma peur associée à l'allergie aux œufs. Je n'ai plus jamais eu à utiliser la trousse d'injection d'adrénaline.

L'Arthrite

L'arthrite, l'inflammation d'une articulation, est une maladie dégénérative qui apparaît habituellement chez les adultes d'âge moyen ou avancé. C'est le résultat de dépôts chroniques de toxines dans les tissus articulaires, qui entraînent des changements dégénératifs dans ces tissus.

Il y a deux types principaux d'arthrite : l'ostéoarthrite, une inflammation chronique des articulations due à une infiltration de toxines et de cristaux qui créent des protubérances osseuses et limitent le mouvement, et l'arthrite rhumatoïde, un état inflammatoire chronique des tissus articulaires qui se manifeste par de l'enflure, mais sans changements osseux. La douleur, l'enflure et la rigidité accompagnent l'arthrite. Dans le cas de l'ostéoarthrite, à mesure que la maladie progresse, les articulations, surtout celles des doigts, se déforment.

La cause de l'arthrite est la surconsommation d'aliments acidifiants sur une longue période, ce qui engendre une accumulation excessive de toxines et de poisons. Parce que le corps est incapable d'éliminer les toxines, il les dépose dans des tissus traumatisés ou affaiblis. Comme pour d'autres états de maladie dégénérative, si le corps ne faisait pas cela il succomberait aux effets des toxines et mourrait beaucoup plus tôt. Ici encore, l'état de maladie est votre allié, car il vous garde en vie plus longtemps pendant que le corps continue d'affronter les toxines et le manque de nutrition adéquate. Le corps fait de son mieux dans les circonstances.

Puisque l'arthrite est causée par un mode de vie malsain, la solution ou le remède est un mode de vie sain. Le corps aura besoin d'occasions continues de se détoxiquer et d'accumuler des réserves nutritionnelles. Un mode de vie naturellement sain, capable de chasser l'arthrite, comprend l'élimination de la plupart des viandes, produits laitiers, glucides raffinés, du sucre, du sel, des épices irritantes, du café et des autres aliments nocifs. Il faut prendre chaque jour de un à trois verres de jus de fruits et de légumes crus et frais. Quand on consomme les agrumes et leurs jus, comme leur teneur élevée en acide citrique change le calcium du corps et du sang en cristaux de citrate de calcium insolubles, les symptômes de l'arthrite sont exagérés au cours du processus de nettoyage. Cependant, le corps reçoit l'aide d'une nutrition complète et de saines pratiques de mode de vie. Avec le temps, les dépôts toxiques des articulations et des tissus sont dissous et éliminés. Il faut toutefois du temps et de la persistance, car les états liés à l'arthrite mettent plusieurs années à se développer.

La mauvaise haleine

Un corps sain a une haleine douce et non déplaisante. La mauvaise haleine peut avoir bien des causes. Des particules de nourriture pourrissant dans la bouche, une mauvaise hygiène buccale, des caries dentaires, une infection de la bouche ou de la gorge, ou une indigestion en sont les plus évidentes et les plus superficielles. Elles s'observent et se corrigent assez aisément.

La mauvaise haleine persistante, non reliée à ces facteurs, indique que le corps est très intoxiqué. Il tente de neutraliser et d'éliminer les toxines par les poumons. Le foie et le côlon sont devenus congestionnés, à cause de l'absorption d'aliments malsains, d'une mauvaise digestion et d'une stagnation intestinale. Ils indiquent ainsi qu'ils ont nettement besoin de détoxication. Lorsque nous ignorons ce que le corps nous dit et que nous nous contentons de masquer l'odeur avec de la pâte dentifrice ou des rafraîchisseurs d'haleine, nous ne collaborons pas avec le corps en vue de le soulager du stress. Si nous ne changeons pas notre nutrition de manière à inclure des aliments détoxicants et plus sains, nous laissons persister la surcharge des organes, la congestion et la stagnation. Nous attirons un grave inconfort et la maladie. Pour corriger la mauvaise haleine, il faut traiter les causes du problème, qui sont une toxémie intestinale et une mauvaise digestion.

Le rhume

Un rhume représente la réaction normale du corps à un excès de toxines stagnantes. Lorsque la réserve de toxines a atteint un certain niveau et que le corps a

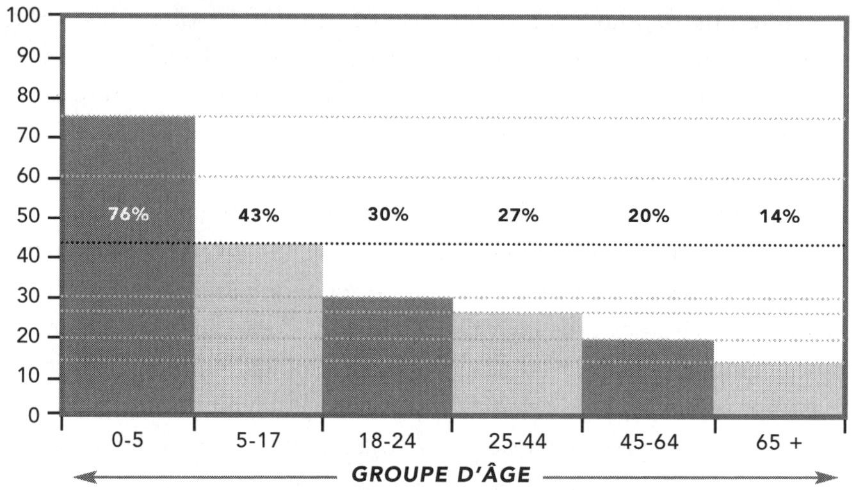

Figure 9.1 Pourcentage de personnes ayant au moins un rhume dans une année
Source : National Centre for Health Statistics

encore suffisamment d'énergie, celui-ci déclenche un rhume afin de décharger les toxines au moyen du mucus sécrété par les membranes du nez, de la gorge, des sinus, des poumons et même des oreilles. Le rhume est habituellement circonscrit dans la région de la tête.

Les aliments les plus susceptibles de favoriser l'accumulation de mucus toxique sont le sucre et les produits laitiers. Tous les médicaments et les aliments artificiels, qui ont été transformés, dénaturés, additionnés d'agents de conservation ou de sapidité, contribuent également à la charge de toxines que le corps tentera d'éliminer par le mécanisme d'un rhume.

Le corps traverse des cycles ou des saisons de détoxication selon ses besoins, tout comme le reste de la nature. Un rhume n'est pas un simple accident. Nous ne l'attrapons pas de quelqu'un d'autre. Si nous développons un rhume durant les moments où nous venons en contact avec d'autres, c'est que notre corps a aussi des accumulations toxiques et des énergies propices à l'avènement d'un rhume. Sinon, pourquoi tous ceux qui sont exposés à un rhume n'en développent-ils pas ? Le corps en santé n'a pas besoin du mécanisme d'un rhume, car il a peu d'accumulations toxiques. Il est intéressant de noter que seuls les gens en bonne santé ou gravement malades n'ont pas le rhume.

Les gens en santé n'ont pas le rhume parce que leur corps est dégagé de toute accumulation toxique. Quant aux grands malades, tels les cancéreux, ils ont rarement le rhume parce que leur corps a une réserve inadéquate d'enzymes pour réagir aux toxines et ne peut se permettre la dépense d'énergie qu'exige un rhume. En général, les enfants ont plus souvent le rhume que les adultes en raison de la quantité d'enzymes et de l'énergie naturelle de leur corps. Par cette capacité, leur corps tente d'effectuer des « travaux d'entretien » pour améliorer sa santé. Mais avec le temps, à mesure que se poursuit l'apport d'aliments cuits, de malbouffe, de sucre et de produits laitiers, il est congestionné et affaibli par l'accumulation de déchets toxiques. Cela diminue sa production d'énergie à partir d'aliments, et il ne peut fournir aussi souvent qu'avant des efforts de détoxication sous forme de rhumes. La figure 9.1 montre que le rhume devient généralement plus rare avec l'âge.

Pendant un rhume, il faut coopérer avec le corps pour conserver l'énergie de guérison en dormant et en se reposant autant que possible. Il est également recommandé de boire de l'eau, des jus de fruits et de légumes frais et dilués, ou des bouillons de légumes. Les antibiotiques ne sont pas efficaces dans le traitement du rhume. Comme il faut beaucoup d'énergie pour digérer, il est aberrant de manger des aliments solides lorsque le corps tente de guérir. Rappelez-vous que le corps ne développe ni rhume ni grippe, à moins d'avoir mis assez d'énergie et de nutriments en réserve dans ce but ; pendant cette période, nous n'avons donc pas besoin d'aliments solides pour « garder notre énergie ».

La constipation

L'incapacité d'expulser des selles au moins une fois par jour est un problème assez courant dû à plusieurs facteurs. La constipation est un état dans lequel les selles sont denses, compactes, et insuffisamment éliminées. C'est un symptôme classique de toxémie intestinale. Les selles doivent être éliminées aussi souvent que le corps en a besoin pour prévenir la stagnation et l'absorption des toxines. La constipation peut être causée par l'accumulation de mucus provenant de mauvaises habitudes d'alimentation et d'élimination, et par le stress émotionnel.

Une personne qui met de cinq à dix minutes à expulser les matières fécales est constipée. Un corps en santé, avec un régime alimentaire sain, ne prend qu'une ou deux minutes pour compléter le processus.

Quand la nourriture digérée traverse le tube digestif, les parois du côlon sont constamment à l'œuvre pour absorber l'humidité et les nutriments du contenu afin que le corps les utilise. La paroi du côlon est comme un filtre bidirectionnel qui permet aux déchets, aux toxines et aux fluides corporels de passer en vue de leur élimination. Plus cette matière digérée reste longtemps dans le côlon, plus l'humidité en est retirée et plus cette matière devient sèche et compacte. Les laxatifs chimiques sont durs et irritants pour les intestins ; il ne faut pas y recourir. Ils ne fournissent qu'un soulagement temporaire et aggravent le problème. La plupart des laxatifs fonctionnent parce qu'ils irritent le côlon. Ils déclenchent un mouvement du côlon pour expulser l'irritant. C'est l'intestin qui fait agir le laxatif irritant, non l'inverse. À cause de l'irritation causée par les laxatifs, les parois intestinales n'ont plus de couches protectrices de mucus, ce qui aggrave d'autres problèmes. Si on a besoin d'un laxatif à l'occasion, on trouvera une tisane laxative dans une boutique d'aliments naturels. Les moyens les plus rapides et les plus sûrs d'aller à la selle sont le lavement et l'irrigation du côlon.

Pour corriger la constipation, il faut en corriger les causes. Il faut se détoxiquer. Pris régulièrement, un mélange de détoxication à base d'herbes peut donner d'excellents résultats. Les fruits et légumes crus qui contiennent des enzymes, de la fibre et de l'eau ont un bon effet sur le côlon. Il faut améliorer le régime et la digestion. Les suppléments d'enzymes digestives sont utiles. Par exemple, un supplément de fibres à base de psyllium ou de graines de lin, pris avec de l'eau pure, est utile pour retenir l'humidité et gonfler les selles. Il ne faut pas utiliser de produits au son, car ils irritent l'intestin et, s'ils ne peuvent être complètement digérés, ils aggravent le problème de l'accumulation du mucus dans le côlon.

Lorsqu'on est constipé, il faut augmenter l'apport en eau. Tout comme lorsqu'on tire la chasse d'eau des toilettes, l'intestin ne peut se nettoyer sans une quantité d'eau suffisante. Un bon régime consiste à commencer la journée en buvant deux ou trois verres d'eau chaude. On ajoute au premier verre le jus d'un demi-citron, très alcalin et assainissant pour l'organisme.

La diarrhée

La diarrhée résulte d'une irritation du côlon et d'une toxémie intestinale. Lorsqu'on a la diarrhée, il faut reconnaître que le corps a une raison de réagir ainsi et a besoin de coopération. La diarrhée est l'action naturelle du corps en vue de rapidement débarrasser le tube intestinal de toxines.

Une diarrhée occasionnelle ou inattendue est habituellement due à la consommation d'aliments toxiques, de poisons ou à une surcharge alimentaire (qui devient toxique en quantités plus élevées que ce que le système digestif peut absorber). Elle peut également accompagner la grippe intestinale, ou des périodes de stress émotionnel ou physique.

Une diarrhée plus persistante est en général un symptôme de l'incapacité du corps à digérer les aliments consommés. Cela peut être dû à un manque d'enzymes digestives, à une tendance à trop manger et à la surcharge consécutive du système digestif, ou à une flore amie déficiente dans l'intestin. La diarrhée chronique peut en fait être une forme de constipation, l'accumulation de vieilles selles sur les parois du côlon en quantités suffisantes pour irriter. Un épais mucus colle alors à la paroi intestinale et ne peut être expulsé. À cause de cette accumulation de mucus, le passage du côlon devient plus étroit, ce qui oblige le corps à ajouter de l'eau au contenu en déchets et à augmenter les contractions pour expulser tout ce qu'il peut.

Un intestin sain et fonctionnel contient en moyenne un kilo et demi de bactéries amies, composées de plus de 400 variétés de micro-organismes. Ces bactéries sont essentielles à l'amélioration de la nutrition et à la protection contre les maladies. Les antibiotiques qu'on prend pour tuer des bactéries nocives peuvent également tuer un grand nombre de bactéries saines. Cela crée de graves effets secondaires ainsi que des troubles digestifs et immunitaires. On consomme également des antibiotiques dans la viande, sans le savoir, car de fortes doses d'antibiotiques sont régulièrement administrées aux animaux et aux volailles d'élevage commercial.

Dans le cas d'une diarrhée occasionnelle, causée par une toxine, la grippe ou un empoisonnement alimentaire, on peut aider le corps à purger les intestins au moyen d'un lavement à l'eau claire. Quand il s'agit d'une diarrhée persistante ou chronique, il faut viser à améliorer le régime alimentaire, y ajouter des enzymes digestives et des produits de la flore intestinale, et détoxiquer le côlon au moyen d'herbes non irritantes, de lavements et d'une irrigation.

La fièvre

Une fièvre est la défense naturelle du corps contre un virus envahisseur. Elle n'est pas un symptôme de maladie, car elle fait partie du système immunitaire antiviral. Le corps peut également élever sa température pour accélérer son nettoyage[1].

Lorsque des toxines s'accumulent jusqu'à un certain point dans le corps, les germes ou les virus interviennent pour enlever ces déchets et, ce faisant, produisent à leur tour des déchets toxiques. Les virus se multiplient très bien à une température normale de 37 degrés Celsius. Cependant, ils sont incapables de vivre et de se multiplier à plus de 38,3 degrés[2]. Afin d'empêcher les virus de se multiplier et de l'empoisonner avec leurs déchets, le corps augmente son métabolisme et son activité cellulaire, ce qui élève sa température[3].

Lorsque le corps est laissé à ses propres moyens pour traiter un virus, la santé normale revient de coutume en quelques jours. Cependant, de graves problèmes peuvent se développer lorsqu'une personne tente d'aller mieux en se soignant à l'aide de médicaments sans ordonnance pour le rhume ou la grippe, car la plupart contiennent de l'acide acétylsalicylique [aspirine] ou un semblable anti-inflammatoire. Et tandis que ces médicaments peuvent apporter un soulagement temporaire de la douleur et de la congestion, ils abaissent également la fièvre du corps sous les 37,8 degrés, ce qui permet aux virus de se multiplier sans entraves et de se répandre dans tout le corps[4]. Un corps jeune ou relativement en santé peut supporter une telle interférence, mais les gens plus âgés et ceux qui ont un système immunitaire affaibli peuvent développer des maladies graves comme l'encéphalite ou la pneumonie, susceptibles d'être mortelles[5].

Lorsque la température du corps dépasse les 37,8 degrés, il ne faut consommer aucun aliment – que de l'eau pure ou des jus dilués. La personne malade doit rester au chaud et se reposer. Il ne faut pas intervenir lorsque la température atteint les 40 degrés. Au-delà de ce stade, on peut utiliser des sacs de glace et des éponges d'eau fraîche[6].

La grippe

La grippe ressemble à un rhume, mais elle surgit soudainement, dans tout le corps, et s'accompagne d'un manque d'énergie et d'une fièvre. Le corps génère une fièvre pour combattre le virus. Durant la grippe, il peut y avoir des décharges semblables à celles d'un rhume. Cependant, la faiblesse générale, les frissons et la fièvre, les douleurs musculaires et articulaires apparaissent parce que le corps entier se purge de fortes accumulations de déchets toxiques. Si on se sent faible, c'est que le corps concentre l'énergie disponible en vue d'un nettoyage interne et des activités de guérison. Des toxines dégagées des zones d'accumulation se libèrent dans le sang et les tissus. Lorsque la crise, ou le cycle de guérison, est terminée, la circulation d'énergie revient dans le reste du corps.

Voici comment Jensen et Anderson décrivent la grippe :

> C'est une réaction de détoxication turbulente du corps. Chaque symptôme de rhume ou de grippe [...] est un symptôme de détoxication. Quels sont les principaux symptômes de la grippe ? Des fièvres élevées, pour la combustion des déchets et des bactéries ; l'ouverture des pores de la peau, ce qui permet une transpiration abondante ; la diarrhée, pour une décharge des intestins ; les frissons, qui génèrent une chaleur interne ; les vomissements, la toux et l'expectoration du mucus respiratoire – tout cela nettoie. C'est une façon pour le corps de se débarrasser violemment et rapidement des déchets métaboliques non traités, lesquels représentent un buffet de choix pour les bactéries[7].

Le traitement de la grippe ressemble fort à celui du rhume. Vous devez donc réduire l'apport de nourriture solide, vous reposer, prendre des liquides naturels, utiliser des suppléments naturels de vitamines et de minéraux à base d'aliments entiers, et faire des lavements à l'eau chaude pour faciliter la purge des intestins. Restez au chaud et laissez la maladie suivre son cours. N'essayez pas d'arrêter la diarrhée si elle se présente. Selon la quantité de toxines à éliminer et l'énergie que le corps a préparée en réserve, un rhume ou une grippe dure la plupart du temps trois ou sept jours, ou un multiple de ces nombres. Soyez patient et collaborez avec le corps, car il vise à améliorer la santé générale. Si nous essayons d'atténuer les symptômes d'un rhume ou d'une grippe en absorbant des médicaments, cela bloque l'élimination des toxines et interfère avec la guérison naturelle que le corps est en train d'effectuer. Le corps doit ensuite utiliser un supplément d'énergie pour affronter le stress additionnel introduit par les médicaments. Le nettoyage est réduit et parfois même arrêté lorsque l'élimination du médicament toxique devient une priorité. Quand cela se produit, des accumulations de toxines restent dans divers tissus, ce qui prépare le terrain à une maladie plus grave ultérieurement. Le corps n'a pas de déficiences en médicaments ; on ne peut lui imposer la santé. Seul le corps peut se guérir, et il le fera, pourvu que nous n'interférions pas. Si un processus de maladie est déjà en cours, le corps peut ne pas avoir suffisamment d'enzymes et d'aliments pour corriger la situation. Notre rôle consiste à lui donner ce dont il a besoin pour faire son travail. Un corps en santé a des processus précis pour traiter chaque bactérie ou virus.

Les calculs biliaires

Les calculs biliaires sont des collections de cristaux principalement composés de cholestérol et de sels de calcium, accumulés dans la vésicule ou les conduits biliaires. Ils résultent d'une alimentation excessivement acide, et ce, de longue date.

Le foie produit de la bile pour émulsifier le gras alimentaire afin qu'il puisse être mieux digéré dans l'intestin. À son état de santé normal, la bile est alcaline. Lorsque le régime est surtout acide, le corps réabsorbe le sodium de la bile pour conserver des minéraux alcalins, ce qui laisse à la bile un pH acide. Par conséquent, la bile commence à se cristalliser et à former des pierres, lesquelles se rassemblent petit à petit et augmentent de taille dans la vésicule biliaire. La bile acide peut également irriter la vésicule et provoquer une crise. Lorsque la bile acide est déversée dans l'intestin, elle peut brûler et provoquer de la douleur. Lorsque le corps perd sa capacité de décomposer et d'utiliser les graisses et les huiles, les problèmes digestifs tels que la nausée, les ballonnements, les éructations et les flatulences augmentent.

La correction de ces états exige l'adoption d'une saine alimentation et d'un mode de vie sain. Les fruits et légumes alcalins doivent composer les portions principales du régime, de même que les suppléments alcalifiants, tel le sel de mer pur. Entre-temps, il faut éviter les aliments fortement acides, tels que la viande rouge, le café, l'alcool, les boissons gazeuses, les aliments gras et frits, certaines huiles et les produits laitiers. Une purge à l'huile d'olive vierge et au jus de citron peut également servir et même prévenir l'ablation inutile de la vésicule biliaire.

Les problèmes cardiaques

Un rétrécissement des artères par suite de dépôts de minéraux ou de graisses, appelé respectivement artériosclérose et athérosclérose, provoque la plupart des problèmes qui mènent à des crises cardiaques. Ces problèmes sont reliés au régime alimentaire, et combinés à une prédisposition génétique et au stress, ils constituent les causes principales de la maladie cardiaque.

Pour contourner le pontage

Le traitement médical actuel des artères bloquées est un pontage. Selon plusieurs, cependant, certains suppléments naturels sont très efficaces pour dégager les artères. Il suffit de placer quinze gouttes d'un liquide à base d'herbes sous la langue, trois par jour, pendant plusieurs mois.

L'un de mes amis était au seuil de la mort quelques années après un quadruple pontage associé à un régime strict en termes d'alimentation et d'exercices physiques. En utilisant des « gouttes pour le cœur » à base d'herbes, il est revenu à une vie active et productive sans prendre de médicaments. Même si, en cinq ans, je l'ai pressé plusieurs fois de corriger son régime alimentaire, il refusait, et ses problèmes revenaient. S'il l'avait fait, comme d'autres, je suis convaincu qu'il serait demeuré à l'abri d'une grave maladie cardiaque.

À mon avis, et à l'instar des autres traitements et thérapies, les gouttes pour le cœur doivent s'accompagner d'une amélioration de l'alimentation et du mode de vie. Sinon, les facteurs sous-jacents et secondaires qui ont causé le rétrécissement des artères au départ se manifesteront encore sous la forme d'une maladie.

On a identifié des facteurs diététiques et des suppléments importants pour la santé du cœur, comme l'enzyme systémique nattokinase, les huiles de poisson, la coenzyme Q10, la vitamine C et les acides aminés L-lysine et L-proline. Le curcuma, employé en Inde et en Chine depuis des millénaires, est reconnu pour ses propriétés anti-inflammatoires. Comme pour tout ce qui concerne les remèdes et suppléments, les lecteurs doivent faire leur propre recherche. On trouve beaucoup d'information sur Internet.

Un lien avec la testostérone

Le Dr Eugene Shippen se spécialise dans le renversement des facteurs négatifs de la « ménopause masculine » [ou andropause] chez ses patients, en vérifiant et en ajustant leur taux de testostérone. Comme complément de son approche visant à améliorer l'énergie, la santé et la sexualité des hommes en ramenant leur testostérone à ce qu'elle était quand ils étaient plus jeunes, il a découvert une relation remarquable, mais non largement reconnue, entre la testostérone et la santé du cœur. Dans son livre *The Testosterone Syndrome*, le Dr Shippen affirme qu'une majorité croissante d'études médicales rapportent une relation entre une forte testostérone et une faible incidence de maladie cardiovasculaire chez les hommes, et que les hommes sont en meilleure santé et vivent plus longtemps lorsque leur taux de testostérone est normal[8]. Il affirme que « la testostérone est l'hormone qui protège le cœur de l'homme[9] », et suggère à la plupart des patients cardiaques de sexe masculin de montrer à leur médecin le chapitre 3 de son livre, après l'avoir lu, et d'exiger un test de leur taux de testostérone.

Les hémorroïdes

Les hémorroïdes constituent l'engorgement et l'enflure des veines du rectum. Les hémorroïdes peuvent résulter d'un effort pour aller à la selle durant la constipation, ou d'une grossesse. Elles peuvent également être causées par une accumulation de sang incapable de circuler dans un foie congestionné. Si les veines rectales deviennent enflammées et gonflées, c'est dû notamment à une accumulation de pression entre le rectum et le foie auxquels elles se relient directement. La veine principale, ou veine porte, n'a pas de valvules unidirectionnelles à l'exemple des veines des bras et des jambes. Par conséquent, tout ce qui restreint la circulation du sang, comme la congestion du foie, provoque un reflux et, par conséquent, une inflammation et un gonflement internes ou externes des veines rectales.

Pour prévenir les hémorroïdes, il faut adopter un mode de vie sain, faire régulièrement de l'exercice et détoxiquer ses intestins. Pour soulager la douleur des hémorroïdes, on peut insérer dans le rectum un morceau de pomme de terre blanche et crue, de la taille d'un suppositoire, et le changer au besoin. Jeûner un certain temps – jusqu'à ce que les symptômes disparaissent –, en n'absorbant que des jus de fruits et de légumes frais ou des jus dilués, allégera la charge du système digestif et soulagera et réduira les hémorroïdes.

L'hypertension artérielle

Le but de la circulation sanguine est d'alimenter toutes les parties du corps en oxygène et en nutriments. Lorsqu'un mode de vie malsain rend cette tâche plus difficile, le corps doit augmenter la pression sanguine pour continuer à livrer à ses tissus les nutriments et l'oxygène indispensables à sa survie.

Une pression peut s'élever pour de nombreuses raisons, dont le rétrécissement des artères, à cause de dépôts de graisse et de minéraux ; la congestion et l'obstruction d'organes par des déchets cellulaires ; une accumulation de plaque, de calcium ou de cholestérol dans les artères ; une perte d'élasticité des parois des vaisseaux sanguins ; des émotions négatives ; des stimulants tels que des drogues ; des excès alimentaires ; du sel, des polluants ; le manque d'exercice ; et un sang trop épais ou trop fluide.

Pour corriger l'hypertension, il faut éliminer toutes ses causes. En bref, cela revient à adopter de saines pratiques de vie, à donner au corps ce dont il a besoin pour être en santé, et à améliorer les fonctions intestinale et hépatique. Si on lui fournit l'aide nécessaire sous forme d'enzymes et de bactéries intestinales, d'une bonne alimentation, d'exercice, de repos et de réduction du stress, le corps se corrigera lui-même.

Une étude américaine confirme qu'on peut vaincre très rapidement l'hypertension par des méthodes entièrement naturelles. Le Dr Alan Goldhamer et son équipe de recherche ont mené cette étude de douze ans auprès de 174 patients du TrueNorth Health Center, à Penngrove, en Californie. En voici un résumé :

> En ne donnant rien d'autre aux patients que de l'eau dans un cadre supervisé de repos complet, la pression artérielle se normalise rapidement. En fait, de nombreux patients qui, au début de leur jeûne, prenaient des médicaments pour l'hypertension, étaient obligés de rapidement abandonner ceux-ci pour que leur tension ne devienne pas artificiellement basse !
>
> [...] La procédure de traitement comprenait une période moyenne de jeûne (uniquement à l'eau) de 10,6 jours, suivie d'une période de réalimentation supervisée d'environ une semaine, avec un régime d'aliments naturels et complets. En dernière analyse, cette procédure simple et sécuritaire a démontré une efficacité extraordinaire. Dès la fin de leur séjour, tous les patients étaient à même d'abandonner leurs médicaments, peu importe la gravité de leur état initial. En fait [...] les résultats les plus impressionnants furent observés chez les cas les plus graves. Lorsque l'hypertension allait de « modérée » à « grave » (égale ou supérieure à 174/93), la réduction moyenne à l'issue du traitement était un remarquable 46/15 ! Pour ces cas qui, insistent les médecins, nécessiteraient généralement une intervention médicale à vie, la pression moyenne à la sortie était de 128/78 sans aucun médicament[10] !

Les problèmes hormonaux

Le système endocrinien, aussi appelé système hormonal, est composé de plusieurs glandes dont le but est de produire des hormones qui régularisent diverses fonctions métaboliques du corps. Le foie et les reins, bien qu'ils entrent dans la catégorie des organes, sont aussi des glandes, parce qu'ils sécrètent des hormones. Lorsque les glandes endocrines sont incapables d'accomplir leurs tâches, divers problèmes se développent, dont des problèmes de croissance, des troubles de la thyroïde et des surrénales, des symptômes du diabète dus à une mauvaise production de l'insuline, le SPM [syndrome prémenstruel] et les difficultés dues à la ménopause.

Un corps en santé n'a pas de déséquilibre hormonal. Il a été conçu pour produire toutes les hormones nécessaires à la régularisation des fonctions métaboliques. Pour produire ces hormones, toutefois, ses besoins nutritionnels de base doivent être satisfaits. Le foie est l'organe, la glande et le transformateur principal.

Il dépend des acides aminés complets provenant des protéines pour fabriquer les hormones et les enzymes requises par les glandes endocrines.

Les deux principaux problèmes de notre régime sont l'insuffisance d'enzymes digestives et le manque d'acides aminés, tous deux reliés à la cuisson des aliments. Le fait de cuire les aliments à des températures dépassant les 44 à 49 degrés Celsius tue les enzymes digestives, qui doivent être présentes dans l'estomac afin de décomposer les protéines en leurs composantes, les acides aminés, pour la digestion et l'assimilation. Aussi, lorsqu'on fait chauffer de la nourriture, ne serait-ce que jusqu'au point de stérilisation ou de pasteurisation (qui est beaucoup plus bas que les températures nécessaires à la cuisson au four ou à la friture), l'acide aminé appelé lysine devient lié, ce qui veut dire qu'aucun acide aminé n'est à la disposition du corps, biologiquement[11].

Il est très important que le corps reçoive une qualité et une quantité adéquates d'aliments crus, ou des suppléments d'enzymes et d'acides aminés, pour produire les hormones requises. Les effets des aliments cuits sur le développement hormonal ont été clairement démontrés par les expériences sur les chats de Pottenger. Les chats soumis à un régime composé aux deux tiers d'aliments cuits ont tous développé de nombreux problèmes de croissance, de maladie, de personnalité, de métabolisme et de développement sexuel.

Le SPM et la ménopause

Bien des femmes, dans notre société, souffrent inutilement d'un déséquilibre hormonal. Pour beaucoup, les règles sont devenues une malédiction. Le cycle mensuel commence par le SPM, et la ménopause, lorsqu'elle survient, s'accompagne de bouffées de chaleur, d'un gain de poids, de fatigue et de sautes d'humeur. Les femmes qui vivent ces épisodes souffrent beaucoup, de même que, parfois, leurs partenaires de vie. Mais ce n'est pas inévitable. Les femmes d'autres cultures traversent ces cycles et ces périodes de la vie sans les problèmes que vivent de nombreuses Occidentales. Par exemple, elles semblent avoir des hormones joyeuses. Pourquoi cette différence ?

Les difficultés hormonales des femmes ont été transformées en maladies. Mais ce ne sont pas des maladies. Ce sont plutôt des déséquilibres du système hormonal provoqués par des carences nutritionnelles, le stress, les médicaments, les opérations chirurgicales inutiles et les toxines de l'environnement. On a créé une industrie qui exploite et, hélas, exacerbe ces problèmes. On procède annuellement à 500 000 hystérectomies en Amérique du Nord, dont 90 % sont qualifiées d'« opérations non urgentes[12] ». Cette procédure, lorsqu'elle est combinée à l'ablation des ovaires, déclenche immédiatement la ménopause[13]. Puis, afin d'atténuer et de gérer cette agression et les changements qui en résultent dans le corps, on prescrit des hormones de synthèse. En 2001 seulement, un médicament de remplacement hormonal, le Prémarin, prescrit pour de nombreux problèmes reliés aux hormones, a généré des ventes de plus de deux milliards de dollars[14]. Le corps humain ne peut toutefois incorporer des substances synthétiques et artificielles dans ses tissus pour parvenir à une santé optimale.

La prostate et les problèmes de l'homme d'âge moyen

La prostate, de la taille d'une noix de Grenoble, est une glande du système de reproduction masculin ; elle est située sous la vessie, autour de l'urètre. Elle aide à contrôler la miction et produit une composante importante du sperme. Sa santé dépend d'une réserve adéquate de nutriments et d'un équilibre hormonal. À un moment de sa vie, en général vers la cinquantaine, presque tout homme connaîtra de l'inconfort et des problèmes causés par une inflammation et une hypertrophie de la prostate. On estime que plus de la moitié des hommes de 40 à 60 ans ont des problèmes d'hypertrophie de la prostate[15]. Voici quelques-uns des symptômes de ces problèmes : un besoin fréquent d'uriner, un faible débit d'urine, une douleur à l'éjaculation, des difficultés érectiles, du sang dans l'urine ou le sperme, et une douleur au bas du dos[16]. Ces symptômes doivent toujours être pris au sérieux étant donné la possibilité d'un cancer de la prostate – la deuxième cause de malignité la plus courante chez les hommes aux États-Unis[17].

Si les problèmes de prostate persistent, il faut demander les conseils d'un praticien des soins de santé qui s'y connaît dans ce domaine. De plus, je suggère fortement que les hommes effectuent leur propre recherche concernant le traitement du cancer de la prostate, si nécessaire. Le Dr John R. Lee a écrit *Hormone Balance for Men*, une excellente brochure contenant des renseignements condensés, très instructifs, susceptibles de sauver des vies. Il présente les conclusions d'études documentées qui montrent que, contrairement à ce que dit l'approche médicale conventionnelle, qui prévaut actuellement pour le traitement du cancer de la prostate, ce n'est pas la testostérone qui est en cause, mais l'œstrogène. Il souligne que le blâme attribué à la testostérone est basé sur des idées préconçues, tirées d'expériences du Dr Charles Huggins auprès de patients atteints du cancer de la prostate, en 1941. Par ailleurs, dans les études anciennes du cancer de la prostate, on n'a pas mesuré ni tenu compte des taux de progestérone et d'œstrogènes[18]. Le Dr Lee a réussi à traiter de nombreux patients atteints du cancer de la prostate, qui se sont rétablis et n'ont pas eu à recourir aux traitements médicaux habituels, soit la chirurgie et la chimiothérapie. Ils ont plutôt opté pour les régimes, les antioxydants, la progestérone et la testostérone[19]. Il explique également pourquoi le compte d'ASP (antigènes spécifiques de la prostate) n'est pas un indicateur fiable du cancer, car il est basé sur une compréhension erronée du rôle de l'ASP dans le corps. Il suggère aux hommes de chercher à maintenir des taux sains de progestérone et de testostérone pour prévenir et traiter le cancer de la prostate[20].

À ce jour, on néglige en grande partie de reconnaître que le corps masculin, à l'âge moyen, connaît un changement hormonal semblable à celui du corps féminin, bien qu'il soit plus graduel. Cette époque de la vie est appelée « ménopause masculine », mais son nom exact est l'andropause. Après 40 ans, la testostérone, l'hormone de jeunesse de l'homme, se met à décliner au rythme d'environ 1 % par année[21]. C'est là un aspect normal du vieillissement, mais les problèmes se développent peu à peu lorsque la proportion de testostérone par rapport à l'œstrogène est en déséquilibre et que les taux d'œstrogènes montent tandis que ceux de la testostérone chutent. Lorsque cela survient, il peut se développer des symptômes tels que le manque d'énergie et d'endurance, l'incapacité de se concentrer, la dépression, la perte de masse et de force musculaires, l'augmentation de la graisse, surtout à la taille et à la poitrine, une difficulté accrue de lire les petits caractères, une diminution de la libido, et des problèmes d'érection, pour n'en nommer que quelques-uns[22]. Les faibles taux de testostérone sont également associés à des problèmes cardiaques[23] et à l'ostéoporose[24].

L'augmentation des taux d'œstrogènes peut être due à des facteurs nutritionnels, au stress et aux produits chimiques de nos aliments et de notre environnement qui servent d'œstrogènes synthétiques dans le corps humain. L'œstrogène du corps masculin est normalement maîtrisé grâce à des exercices de soulèvement de poids et à plusieurs facteurs nutritionnels, dont trois importants : les légumes crucifères (chou, chou-fleur, brocoli, chou frisé, chou de Bruxelles) ; les légumes et les fruits riches en lycopène, surtout les tomates ; et le zinc. La prostate renferme la concentration la plus élevée de zinc de tous les organes du corps[25], mais une prostate atteinte d'inflammation en a environ dix fois moins qu'une prostate normale[26]. Puisque les hommes perdent du zinc à chaque émission de sperme, celui-ci doit être constamment remplacé pour éviter toute carence. L'une des sources végétariennes de zinc les plus concentrées se trouve dans les graines de citrouille crues. Les hommes qui ressentent certaines des difficultés décrites plus haut doivent immédiatement prendre des mesures pour les résoudre. Des suppléments nutritionnels pour un soulagement symptomatique de la prostate sont vendus dans les boutiques d'aliments naturels. Cependant, une évaluation de l'équilibre hormonal peut également être bénéfique pour des considérations de santé à long terme, afin de s'assurer que les causes du problème sont traitées. On peut vérifier les taux hormonaux d'œstrogènes, de progestérone et de testostérone d'une façon aisée et précise grâce à un test de la salive qui est, d'après le Dr Lee, la seule méthode sûre de mesure de la « testostérone libre[27] ». Plus de renseignements et de conseils à ce sujet sont offerts au www.helpforhormones.com.

Lorsque les taux d'hormones reviennent à la normale, un grand nombre des facteurs de déclin de la santé et de facteurs physiques de l'andropause peuvent être renversés[28].

Les hormones de synthèse

Le Dr John R. Lee a effectué un travail immense de dépassement des idées fausses et des dangers quant aux suppléments d'hormones de synthèse[29]. Sur une période d'environ vingt-cinq ans, d'autres chercheurs et lui ont révélé un phénomène largement occidental : la prépondérance des œstrogènes qui affectent surtout les femmes, mais aussi les hommes. En termes simples, la prépondérance des œstrogènes représente un excès de ces derniers sur la progestérone. Dans un corps en santé, la progestérone est produite en quantités suffisantes pour neutraliser les effets de l'œstrogène. La progestérone est également nécessaire à un grand nombre d'autres fonctions du corps. Le traitement allopathique souvent appliqué pour contrer les problèmes hormonaux des femmes consiste à prescrire une thérapie de remplacement des œstrogènes par l'hormone de synthèse, la TRH, qui augmente encore davantage la prépondérance des œstrogènes. La solution du Dr Lee consistait à traiter les problèmes hormonaux en général au moyen de progestérone naturelle.

L'imitation d'œstrogènes

Notre société connaît d'autres problèmes de déséquilibre hormonal : en plus des hormones de synthèse, il y a les xénoestrogènes et les xénobiotiques, qui génèrent dans le corps une activité semblable à celle des œstrogènes. On les retrouve dans les herbicides et les pesticides, les produits pétroliers, les plastiques et d'autres produits chimiques qui polluent la nourriture, l'air et l'eau.

Les animaux élevés pour la viande reçoivent des hormones semblables aux œstrogènes afin d'augmenter leur teneur en gras. Ces hormones de synthèse demeurent dans la viande lorsqu'elle est consommée. Même si elles s'y trouvent en petites quantités, il en faut très peu pour perturber le délicat équilibre hormonal du corps. D'autres produits alimentaires, dont ceux qui sont fabriqués à base de soja, renferment des phytoestrogènes, des œstrogènes naturels qui seraient présents à des taux beaucoup plus élevés que ceux retrouvés dans les produits de la viande. Plusieurs études scientifiques ont relié des taux élevés de phytoestrogènes à de nombreux problèmes hormonaux, dont la puberté précoce chez les filles[30].

Lorsque nous comprenons comment ces aliments sont cultivés, transformés, chimifiés et vendus au public, ces effets secondaires hormonaux ne devraient pas trop nous surprendre. L'excès d'œstrogènes ou de xénoestrogènes dans le corps peut engendrer une infinité de symptômes indésirables. Chez les femmes préménopausées, ces symptômes peuvent comprendre la fatigue, la dépression, la prise de poids, la rétention d'eau, les maux de tête, la perte de désirs sexuels, les sautes d'humeur, l'incapacité de gérer le stress, l'irritabilité, la mastite sclérokystique, les fibromyomes utérins, l'endométriose, un métabolisme ralenti, les symptômes d'hypothyroïdie, l'instabilité du taux de sucre sanguin, une paresse matinale et une envie de caféine, de sucres et de glucides. Chez les femmes ménopausées, les symptômes peuvent être des bouffées de chaleur, la sécheresse et l'atrophie vaginales, la rétention d'eau, une augmentation de graisse et une prise de poids, des perturbations de sommeil, la diminution de la libido, les sautes d'humeur, les maux de tête, la fatigue, le manque de concentration, les pertes de mémoire à court terme, la perte de cheveux, l'augmentation des poils au visage, l'ostéoporose, diverses douleurs au corps, et une peau sèche, mince et ridée. La prépondérance des œstrogènes a également été reliée à des problèmes masculins, y compris une faible numération des spermatozoïdes, des symptômes de féminisation physique, telle une augmentation de la taille des seins, ainsi que l'ostéoporose et le cancer de la prostate.

L'INDIGESTION

Tous les malaises digestifs résultent de l'abus ou de la surcharge des organes digestifs, en plus de possibles incapacités génétiques de produire des quantités adéquates de sécrétions digestives. Certains facteurs contribuent aux troubles digestifs : le manque d'enzymes digestives ; l'insuffisance d'acide dans l'estomac ; de mauvaises combinaisons alimentaires ; la suralimentation ; le fait de boire pendant les repas ; la consommation de substances comme les boissons gazeuses, le café et les boissons alcooliques fortes, qui irritent les parois digestives ; la consommation de médicaments et d'antibiotiques, lesquels irritent les parois de l'estomac et de l'intestin, et détruisent les bactéries intestinales amies ; le fait de manger en état de stress ; et la consommation d'aliments et de boissons trop chauds ou trop froids, indigestes, trop cuits, frits, chauffés au micro-ondes, raffinés et traités chimiquement.

D'innombrables gens souffrent régulièrement d'une indigestion acide, de brûlures d'estomac et de la prétendue « maladie » du reflux acide. On dépense des milliards pour des anti-acides comme Tums, Rolaids, Maalox et Alka-Seltzer, et pour des médicaments hautement développés comme Prilosec, Provacid, Pepcid et Tagamet. Mais tout cela est-il nécessaire ? Produisons-nous vraiment trop d'acide stomacal ?

Dans leur excellent livre *Why Stomach Acid is Good for You*, les Drs Jonathan Wright et Lane Lenard ont soigneusement documenté les recherches qui expliquent le concept erroné de l'indigestion acide. Ils font remarquer qu'à part quelques conditions très rares, « une brûlure d'estomac n'est presque jamais associée à un excès d'acide dans l'estomac ». En fait, le contraire est vrai. Ils expliquent qu'en vieillissant, « la chose la plus courante qui va de travers dans l'estomac est une perte de cellules acidifiantes, laquelle perte s'accompagne d'une baisse de la production d'acide[31] ». En moyenne, la sécrétion d'acide stomacal d'une personne de 65 ans est du tiers de celle d'une personne de 25 ans[32]. Lorsque l'acide stomacal est trop faible, la digestion des aliments et l'absorption des minéraux sont gravement compromises, ce qui peut mener à des carences et à des états de maladie.

Les symptômes d'une faible acidité stomacale comprennent également :

- une indigestion ou une aigreur, deux ou trois heures après les repas ;
- des ballonnements ou une distension de l'estomac ;
- un sentiment de léthargie et de saturation après un lourd repas de viande ;
- une perte du goût ou de l'envie antérieurs de viande ;
- un excès de flatulences et d'éructations après les repas ;
- une sensation de brûlures dans l'estomac ;
- un sentiment de fatigue et de lourdeur après avoir mangé ;
- de la constipation ;
- des selles mal formées, pâles, graisseuses, flottantes ;
- des particules de nourriture non digérées dans les selles ;
- des stries sur les ongles, une croissance lente des ongles.

Pour les solutions temporaires, il faut tout d'abord porter attention aux bonnes combinaisons alimentaires. Le fait de prendre des enzymes digestives aux repas aidera également à la décomposition des aliments dans l'estomac. Pour renforcer l'acide stomacal, il peut être utile d'ingérer des comprimés d'acide chlorhydrique (HCl) et de pepsine aux repas. Comme solution de rechange, certaines personnes éprouvent un soulagement important d'une grave indigestion acide en absorbant, avant les repas, au moins une cuillerée à thé de vinaigre de cidre de pomme non pasteurisé dans un peu d'eau. Il favorise la production naturelle de HCl dans l'estomac, et même s'il a un effet acide dans l'estomac, il laisse un résidu minéral alcalin dans le corps. Si cela fait l'affaire, c'est là une solution gagnante.

La solution permanente d'une faible acidité de l'estomac consiste à traiter sa cause. Si l'estomac ne sécrète pas assez d'acide, c'est que le corps n'a pas les vitamines et les minéraux nécessaires pour la produire. L'étude de Roseburg menée par Victoria Boutenko (voir chapitre 15) a démontré que le fait d'augmenter la production naturelle d'acide stomacal semble relié à l'apport de légumes verts et crus, dont on a besoin en quantités beaucoup plus grandes que celles que consomment généralement ceux qui se nourrissent de légumes crus et cuits. On peut surmonter ce problème en introduisant des *smoothies* à base de légumes verts et crus dans le régime.

Le désagrément intestinal

Parfois, une personne peut ressentir un ballonnement persistant, des crampes, ou une douleur associée aux intestins mais qui ne semble pas causée par un estomac dérangé. Cela peut être dû à un blocage de la valvule iléo-cæcale en position fermée, ce qui a pour effet de nuire au processus d'élimination des déchets et de faire en sorte que des aliments digérés et partiellement digérés remontent dans l'intestin grêle, créant ainsi de la pression. À mesure que la pression augmente, il en résulte de la douleur et de la sensibilité dans la région associée. Il existe une procédure simple pour ouvrir cette valvule et remettre les choses en place, en soulageant la pression.

La valvule iléo-cæcale est située au bas de l'abdomen, à droite, à la jonction de l'intestin grêle et du gros intestin. Placez le pouce de la main droite sur votre nombril et le petit doigt par-dessus votre hanche droite. L'endroit où est posé le bout de votre majeur sera proche de l'emplacement de cette valvule, non loin de l'aine. Appuyez avec le bout des doigts des deux mains sur cette zone et massez fermement dans le sens contraire des aiguilles d'une montre pendant une dizaine de secondes. Vous aurez peut-être à répéter cette opération à quelques reprises. Pour obtenir de meilleurs résultats, massez également la région située entre la valvule iléo-cæcale et le nombril. À mesure que la valvule s'ouvre, vous devriez commencer à ressentir un soulagement assez rapide. Rappelez-vous de boire beaucoup d'eau pure, car les aliments digérés et les déchets peuvent être devenus secs et compacts.

Parfois, la valvule iléo-cæcale peut être fermée en position ouverte, ce qui fait passer les aliments et les déchets trop rapidement, et provoque de la diarrhée. Pour refermer la valvule, si tel est le problème, on peut accomplir la même opération, mais dans le sens des aiguilles d'une montre.

Le manque d'énergie

Un manque d'énergie en général, ou une baisse d'énergie, est un signe que le corps ne fonctionne pas aussi efficacement qu'il le pourrait. Il est excessivement acide. Les raisons peuvent être nombreuses, mais c'est habituellement une carence en nutriments tirés d'aliments vivants, y compris les protéines, vitamines et minéraux complets. D'autres facteurs peuvent être le manque d'oxygène et d'enzymes, l'inefficacité du système digestif, la congestion d'organes tels que le foie et les reins, la congestion des systèmes d'élimination de la lymphe et du côlon, et la fatigue des surrénales. Lorsque les déchets toxiques sont accumulés dans le corps, les cellules deviennent moins efficaces dans la production d'énergie. Toute l'énergie générée doit être prioritairement consacrée à la survie. Par conséquent, il y a moins d'énergie pour le mouvement et l'activité musculaires, et la toxémie intestinale s'installe.

La fatigue est un moyen pour le corps de bloquer des activités qui continuent d'épuiser ses réserves vitales et de nous faire savoir que nous le négligeons. Notre corps a peut-être besoin de se reposer des émotions négatives et épuisantes de l'inquiétude, de l'anxiété, de la peur, de la colère, de la haine et de la culpabilité, et réclame sans doute un régime plus sain et la détoxication de la congestion acide dans ses organes et ses tissus.

L'obésité

L'excès de réserves de graisse dans le corps résulte de la consommation d'une quantité d'acide et de calories toxiques plus grande que celle que le corps peut correctement métaboliser et éliminer. Lorsque c'est le cas, le corps n'a d'autre possibilité que d'accumuler les toxines, en même temps que l'excès de calories, sous forme de graisse. Les gens de constitution génétique différente, et qui ont le même régime alimentaire sans toutefois avoir un problème de poids, ont tendance à brûler l'excès de calories et à accumuler les toxines dans leurs organes. Les obèses courent un plus grand risque de maladie ou de décès. Ils sont davantage susceptibles de se blesser ou de subir des accidents. Le stockage de la graisse autour de la taille, ou obésité abdominale, est associé à un risque élevé de maladies de l'artère coronarienne, dont l'hypertension, le diabète de type 2, et des taux élevés de gras dans le sang[33].

Un problème de surpoids peut être dû à la surconsommation de calories, à la congestion du foie, à un dysfonctionnement glandulaire et à la rétention de liquides par le corps pour diluer des toxines. Les aliments les plus nocifs sont les gras trans et les sucres. Souvent, les gens qui ne mangent pas plus que les autres, mais qui semblent prendre du poids, manquent d'une enzyme digestive, la lipase, et de chrome, de zinc et de sélénium dans leur alimentation. Le corps a besoin de lipase pour digérer le gras et le convertir en énergie. Le chrome est nécessaire à l'insuline pour efficacement contrôler la faim, régulariser la production d'énergie et utiliser la graisse. La sécrétion de bile saine est essentielle à la dissolution et à l'élimination de la graisse.

En plus des facteurs physiques reliés à un problème de surpoids, il faut généralement régler une composante émotionnelle pour retrouver en permanence un poids idéal. « Chez toute grosse personne, il y a un gros problème émotionnel qui nécessite d'être examiné et résolu[34]. » On corrige les problèmes de poids en détoxiquant le corps par le nettoyage du côlon et du foie, et en adoptant un mode de vie sain. Il faut aussi diminuer l'acidité du corps. Les meilleurs aliments qui puissent nous y aider sont les jus de légumes frais, composés de carottes, de céleri, d'épinards, de betteraves, de persil et d'un peu de gingembre. Un mode de vie sain comprend un exercice régulier et adéquat pour activer le système lymphatique et brûler les calories accumulées, ainsi qu'un régime qui fournit tous les nutriments et toutes les enzymes vivantes. Les suppléments qui permettent de purger le côlon, ainsi que les enzymes et les produits de protéines complètes sont également fort utiles. En réalité, un corps en surpoids a faim d'une nutrition saine et alcaline. Un corps acide ne peut perdre de poids définitivement. Peu importe le régime, les résultats seront temporaires, à moins de restaurer l'équilibre acido-basique.

La douleur

La douleur est tout simplement la manière dont le corps nous fait savoir qu'une partie ou un système est soumis au stress et a besoin qu'on l'aide et qu'on apporte des rectifications. La douleur peut provenir d'un traumatisme ou d'une accumulation toxique. Lorsque nous sommes blessés, nous comprenons la douleur et nous savons qu'il faut permettre au corps de guérir. Cependant, nous ne voyons pas ni ne sentons les toxines à mesure qu'elles s'accumulent. Une grande partie de la douleur ressentie vient de l'irritation des terminaisons nerveuses par des poisons et des toxines laissés par des déchets du métabolisme. Plusieurs milliards de cellules meurent chaque jour, et à moins que cette matière morte ne soit convenablement traitée et éliminée du corps, elle stagne et s'accumule. Elle se décompose de la même façon que les carcasses pourrissantes, en fabriquant des poisons. Un manque d'élimination provient de problèmes de surcharge, qui à leur tour causent une toxémie intestinale et une panne des glandes et des organes d'élimination.

Lorsqu'un mal de tête n'est pas causé par un traumatisme, c'est qu'il y a trop de toxines dans le sang et que le corps travaille très fort à les garder à l'écart du cerveau et à les éliminer du sang. En cours de processus, les vaisseaux sanguins peuvent connaître des spasmes ou se dilater pour retirer plus rapidement les toxines du système sanguin, ce qui provoque la douleur.

Il est également nécessaire de comprendre ceci : lorsque nous corrigeons nos pratiques de mode de vie et faisons l'expérience de la guérison durant le processus de renversement, une douleur peut être associée à ce processus. Elle est due au dégagement de toxines accumulées, qui seront écartées par le système sanguin et les canaux d'élimination.

Les toxines, qu'elles aillent dans des cellules pour y être accumulées, ou qu'elles en sortent pour être éliminées, peuvent causer les spasmes ou la dilatation des vaisseaux sanguins.

Les problèmes de peau

La peau est un important organe d'élimination et de détoxication. Par la transpiration, elle débarrasse du corps la plupart des poisons, jusqu'à 200 % de plus de minéraux et de métaux anormaux que les autres canaux de détoxication.

Les problèmes de peau, dont l'eczéma, l'acné, les boutons, les pellicules, la peau sèche et le psoriasis, résultent tous de l'élimination des toxines par les pores de la peau lorsque les autres canaux d'élimination sont congestionnés. En d'autres mots, le corps est trop acide. Lorsque le foie est assaini, les problèmes de peau ne se manifestent pas. L'élimination excessive des toxines fait mourir les couches extérieures de la peau à un rythme plus rapide que la production de nouvelles cellules cutanées, ce qui entraîne une sécheresse. La peau sèche indique également un manque d'huiles essentielles dans l'alimentation. Bien entendu, la circulation sanguine est moins efficace dans les régions sèches et congestionnées. Lorsque la surcharge toxique est forte, la peau devient saturée d'irritants qui provoquent un réflexe nerveux et nous incitent à nous gratter, ce qui augmente la circulation du sang dans la région atteinte. La démangeaison est comparable à une très faible douleur. On sent alors le besoin de gratter suffisamment fort pour provoquer un peu de douleur. La douleur est plus facile à tolérer que la démangeaison, et en cours de processus, la circulation augmente vers la zone, du moins pour un temps.

L'excès de poisons dans le corps crée une inflammation de la paroi interne des pores de la peau. Cela fait gonfler les pores, ce qui rétrécit leurs ouvertures, au point même où ils deviennent bloqués. Il peut en découler un suintement, lequel peut mener à l'eczéma et au psoriasis.

Les savons assèchent la peau, tandis que les crèmes et les onguents médicamenteux bouchent les pores, réduisant ainsi leur capacité d'élimination. Nous collaborons avec le corps lorsque nous gardons la peau propre, sans crèmes qui modifient le pH de la surface de la peau et congestionnent les pores.

Des recherches effectuées par le Dr Nicholas Perricone[35] et le Dr Robert Connolly[36] ont révélé que le sucre et les aliments qui se convertissent rapidement en sucre provoquent une inflammation de la peau. Il faut éviter tous les sucres, de même que les aliments qui contiennent du sucre et du miel, et des aliments à forte concentration en glucides, tels les pâtes, le pain, les pommes de terre et le riz.

Les problèmes cutanés indiquent clairement que le corps a besoin de détoxication. Il faut d'abord travailler le côlon et le foie. Pour corriger les problèmes de peau, il faut traiter les états de toxémie intestinale et d'excès d'acidité. Le corps a besoin d'un mode de vie sain qui comprendra un régime fournissant suffisamment d'enzymes, de vitamines, de minéraux, d'acides aminés et d'huiles essentielles. Une bonne digestion et une bonne gestion intestinale sont nécessaires. Il faut également un repos adéquat, de l'exercice, de l'air frais, une exposition modérée à la lumière du soleil, et remplacer les savons et les onguents par un brossage de la peau.

Lorsque ses besoins sont comblés, le corps a une peau saine.

Invasion par les levures (candida)

La levure est normalement présente dans le côlon en même temps que des centaines d'autres organismes. Dans une alimentation saine, elle est contrôlée par les enzymes et l'acide chlorhydrique du système digestif, et par des bactéries amies de l'intestin. Les causes principales de l'invasion par les levures sont un régime impropre, les antibiotiques, les médicaments aux stéroïdes, les contraceptifs et le stress ; tout cela peut affaiblir le système immunitaire et provoquer un épuisement de la flore intestinale saine.

Lorsque cette flore est épuisée, la levure, sous forme de Candida albicans, peut se multiplier et envahir d'autres tissus. Les antibiotiques tuent les bactéries, mais ne font pas la différence entre les bactéries utiles et les autres. Les cultures d'acidophilus dans le côlon, qui constituent l'une des principales défenses contre les invasions par les levures, sont détruites, ce qui permet à la levure de proliférer. Les contraceptifs, parce qu'ils contiennent des hormones stéroïdes et perturbent l'équilibre hormonal normal du corps, peuvent encourager la croissance des levures. Le stress excessif et continu surstimule les surrénales, ce qui les amène à sécréter des hormones stéroïdes susceptibles de déprimer le système immunitaire. Les régimes riches en aliments transformés et en sucre changent le pH de notre système intestinal, ce qui fait obstacle à la survie de la flore amie, tout en fournissant au candida un bon milieu pour se multiplier. Le fluor et le chlore de l'eau potable déséquilibrent également la flore intestinale. Tout ce qui perturbe l'équilibre d'une flore intestinale saine met en place et favorise la croissance de la levure qui, à son tour, affaiblit le système immunitaire.

L'invasion par le candida peut affecter les systèmes gastro-intestinal et génito-urinaire, les réactions allergiques, et les problèmes mentaux et émotionnels. Les symptômes possibles sont un grand besoin de sucre ; des démangeaisons, congestions et écoulements nasaux ; la douleur abdominale ; l'éructation ; le ballonnement ; les brûlures d'estomac ; la constipation ; la diarrhée ; les démangeaisons ; les pertes blanches ; l'aggravation des symptômes du SPM ; la prostatite ; l'impuissance ; les éruptions fongiques chroniques ; la fatigue ; les douleurs musculaires ; la dépression ; l'irritabilité ; les mains et les pieds froids ; l'asthme ; le rhume des foins ; les allergies et l'eczéma. Certains praticiens des méthodes de santé alternative croient également que la fibromyalgie est souvent une candidose des muscles[37].

Quand la levure a envahi et infecté d'autres régions du corps, il faut corriger la toxémie intestinale et les problèmes de carence. La levure prolifère dans un milieu alcalin. Tenter de la tuer par des médicaments, ce n'est que s'attaquer au symptôme. Surtout chez les femmes, on peut temporairement contrôler cette infection en deux ou trois jours, en buvant du jus de canneberge non sucré ou de l'eau à laquelle on a ajouté une cuillerée à soupe de vinaigre de cidre de pomme non pasteurisé. On peut en boire trois ou quatre fois par jour, en ajoutant à ce traitement une douche vaginale ayant une plus forte solution d'eau et de vinaigre de cidre de pomme. Ainsi, le pH du système urinaire et du vagin devient légèrement acide, et tue la levure.

Pour contrôler efficacement le candida, une personne doit surveiller son alimentation et éviter tous les aliments et toutes les boissons contenant du sucre, ou des glucides qui se transforment en sucre dans le corps. De plus, elle doit prendre un probiotique de grande qualité, tel que l'acidophilus, deux ou trois fois par jour pendant un certain temps, afin de repeupler le côlon d'une saine colonie de flores amies. En outre, il est très utile pour elle d'oxygéner l'eau de boissons en ajoutant un produit comme Aerobic Oxygen, car le candida ne tolère pas l'oxygène. Pendant la période de correction, le fait d'ajouter un supplément d'oligo-éléments et d'enzymes de source alimentaire aidera à corriger les carences nutritionnelles et les insuffisances digestives. Dans un corps sain, la flore intestinale est constamment en train de se reconstituer. Pour des renseignements détaillés sur la façon de corriger un problème de candida, je recommande le livre court, mais excellent, intitulé *Candida: Treating it successfully*, du Dr Bruce R. Blinzler. Ce cernier a aidé des milliers de patients, éliminant leurs problèmes de candidose en 30 à 40 jours, au moyen d'une alimentation stricte et d'un soutien glandulaire, en plus d'un supplément contenant de l'acide undécanoïque, tiré du ricin. Dans son livre, le Dr Blinzler énumère plusieurs symptômes sous forme de questions pouvant servir de « bon test d'évaluation à la maison » pour aider une personne à déterminer la présence possible de candidose dans son corps. Les voici, avec sa permission, pour votre information et votre propre étude :

Répondez par oui ou par non aux questions suivantes :

1. Vous fatiguez-vous plus facilement que par le passé ?
2. Avez-vous des problèmes de dépression, de perte de mémoire ou de confusion ?
3. Avez-vous des envies prononcées de sucre ?
4. Avez-vous pris des antibiotiques moins d'un an ou deux avant de commencer à vous sentir comme vous êtes maintenant ?
5. Avez-vous déjà pris des contraceptifs ?
6. Avez-vous déjà pris de la cortisone, de la prednisone ou tout autre stéroïde ?
7. Avez-vous des troubles digestifs, tels que la constipation ou la diarrhée, des ballonnements, des brûlures d'estomac ou de l'indigestion ?
8. Avez-vous des symptômes de SPM ?
9. Votre libido a-t-elle diminué ?
10. Avez-vous eu, ou avez-vous maintenant, des infections récurrentes de la vessie ou des reins, du vagin ou de la prostate ?

11. Êtes-vous sensible aux parfums, à la fumée ou aux odeurs chimiques ?
12. Êtes-vous inquiété par des problèmes de peau tels que des éruptions cutanées ou de l'urticaire, par exemple ?
13. Avez-vous des douleurs articulaires ou musculaires ?
14. Avez-vous présentement des allergies qui provoquent des problèmes de sinus ou de bronches et que vous n'aviez pas avant ?

Si vos réponses contiennent plus de oui que de non, la probabilité d'une invasion par le candida est très élevée. S'il y a environ 25 % de oui, il y a une forte possibilité d'un problème de candida bénin. Et s'il y a au moins 75 % de oui, on peut être certain d'avoir une candidose modérée ou grave. Les symptômes de candidose sont divers et ils affectent l'individu de manière bénigne, modérée ou grave. Le candida peut être un casse-pieds énervant ou un état grave et mortel. Un diagnostic de candida peut être très insaisissable, surtout dans des tests de laboratoire traditionnels, mais d'après mon expérience, la méthode ci-dessus s'est avérée assez juste et beaucoup moins coûteuse que des tests de laboratoire compliqués[38].

Lorsqu'une personne a amorcé un programme d'élimination du candida, son corps a sans doute des réactions. À mesure que le candida est éliminé, des toxines qu'il dégage en mourant sont à même de causer une aggravation des symptômes antérieurs, y compris la fatigue, les problèmes de concentration et de perte de mémoire, et des douleurs musculaires et articulaires. Les réactions débutent habituellement durant la première semaine du programme et peuvent se poursuivre pendant une ou deux semaines. Il est important de s'en tenir au régime et au programme de contrôle ; le résultat en vaudra la peine.

Les bons et mauvais côtés du candida

Selon les Drs Hal Huggins et Thomas Levy[39], le candida a son aspect positif, si cela peut en consoler certains.

Comme nous l'avons appris au dernier chapitre, l'un des pires poisons auxquels est soumis notre corps est le mercure, qui a un lien marqué avec le candida. La source d'entrée la plus habituelle du mercure dans notre corps, ce sont les prétendus amalgames d'argent. Lorsque ce mercure entre dans le corps, il est inorganique. Les bactéries le convertissent alors en mercure organique, appelé méthylmercure, extrêmement toxique et mortel à cause de sa capacité à traverser les membranes cellulaires, lequel méthylmercure déclenche une augmentation de Candida albicans dans le corps.

Une fois de plus, il est étonnant et impressionnant de voir la sagesse innée du corps humain. Même si le candida lui cause beaucoup d'autres problèmes, le corps essaie de limiter les torts au moindre de deux maux. L'avantage, c'est que le candida convertit le méthylmercure à son état inorganique, qui est moins toxique. Mais d'autres bactéries se remettent ensuite au travail en tentant d'équilibrer la population de candida, laissant du mercure inorganique se reconvertir en méthylmercure. Ce cercle vicieux se répète jusqu'à ce que le système immunitaire devienne trop faible et que le corps cède à la maladie, ou jusqu'à ce qu'on enlève le mercure de la bouche et des tissus corporels. Dans le cas de l'empoisonnement au mercure, l'apparition du candida est un mécanisme d'adaptation par le corps et un appel à l'aide, pour être débarrassé du métal lourd qui fait des ravages dans tous ses systèmes.

Tant de facteurs peuvent causer des déséquilibres chimiques dans le corps et travailler à l'encontre de sa capacité de prodiguer la santé. Cela peut être très déroutant. Mais y a-t-il un dénominateur commun ? Tel est le sujet du prochain chapitre, dans lequel nous examinerons la seule exigence chimique cruciale du corps pour être en santé.

10

La chimie déterminante de la santé

La pharmacie la plus efficace se trouve dans votre organisme.

– Robert C. Peale

Un indice fondamental

Nous savons tous que nous pouvons survivre plusieurs jours sans nourriture, quelques jours sans eau, mais que sans oxygène nous mourons en quelques minutes. Ce dernier élément, le plus important, doit nous donner un indice fondamental sur le secret de la santé. Lorsque le contenu en oxygène est optimal à l'intérieur et à l'extérieur des cellules, les symptômes de maladie ne se manifestent pas. À mesure que diminue le contenu en oxygène, les maladies augmentent. Les virus, les parasites et les champignons se développent dans un environnement qui manque d'oxygène. Ces faits nous amènent à comprendre une clé essentielle de la santé et de la maladie.

À mesure que le ratio acidité/alcalinité penche du côté acidité, l'oxygène diminue. Lorsque ce ratio est équilibré, l'oxygène est optimisé et une santé vitale s'établit.

L'équilibre acido-basique

Sans équilibre acido-basique, nous sommes incapables d'atteindre à une véritable santé. Celui-ci est aussi fondamental que cela. Par nature, le corps humain fonctionne à son meilleur dans un état légèrement alcalin, et son incroyable intelligence innée lui permet de rester en santé. Toutefois, il nous revient de combler ses besoins par une bonne alimentation et des attitudes positives. Le corps cherche toujours l'équilibre, ou l'homéostasie, et travaille à une santé optimale. Il ne commet jamais d'erreur et fait toujours le nécessaire, en fonction des circonstances à affronter.

Le pH et la santé

D'un point de vue théorique, l'indice pH renvoie au « potentiel d'hydrogène ». Mais pour le Dr M. T. Morter, il s'agit d'un « potentiel de santé[1] ». Il le qualifie d'ailleurs de « passeport santé », car lorsqu'on a un bon pH, c'est dans cette direction que le corps va.

Pour comprendre le pH

L'échelle du pH sert à mesurer la proportion d'acidité et d'alcalinité. Le pH, ou mesure de concentration de l'ion d'hydrogène, s'étend de 0 à 14. Le 0 représente le plus acide et le 14, le plus alcalin ; le 7 est neutre. Les liquides équilibrés ont un pH de 7. Comme l'échelle de Richter, qui mesure l'intensité des séismes, l'échelle du pH est une mesure de changement exponentiel. Chaque changement d'un point à l'échelle entraîne un changement d'intensité dix fois plus important. Par exemple, un pH de 6,0 indique une intensité acide réelle de 10, tandis qu'un acide au pH de 5,0 serait dix fois plus intense, avec une intensité de cent (10 x 10). Un pH de 4,0, par comparaison avec un pH de 7,0, aurait une intensité de mille (10 x 10 x 10). De même, à mesure qu'un pH fluide monte sur l'échelle, son alcalinité augmente exponentiellement.

Il y a dans le corps trois liquides importants qui ont des lectures de pH séparées : le sang, la salive et l'urine. Le corps doit maintenir un pH sanguin aussi près que possible d'un taux alcalin de 7,365. Il fait tout ce qu'il doit pour garder le pH sanguin en santé. Lorsqu'elles sont en santé, les cellules des tissus et des organes sont légèrement alcalines. En cas de maladie, le pH des cellules est inférieur à 6,8. Plus les cellules deviennent acides, plus nous sommes malades et nous nous sentons ainsi. Les cellules ne meurent pas avant que leur pH ne descende jusqu'à environ 3,5. Mais entre-temps, toutes sortes de symptômes de maladies graves peuvent se manifester.

Le pH de la salive et de l'urine, au réveil, sont des indicateurs fiables de l'acidité ou de l'alcalinité des liquides et tissus corporels. Le pH salivaire indique l'effet des émotions sur la chimie corporelle. Il peut également indiquer la force de la réserve alcaline du corps. Le pH de la première urine du jour est le principal reflet du taux d'acidité ou d'alcalinité. Il fournit une image de ce que les reins tentent d'éliminer. Les minéraux que le corps élimine par l'urine sont principalement l'excès de minéraux acides ou alcalins solubles dans l'eau. Ce pH nous dit si nous avons pris des aliments acidifiants ou alcalifiants. Lorsque les réserves alcalines sont épuisées, toutefois, le pH de l'urine indiquera toujours l'acidité, sauf dans les cas de maladies plus graves : il semble alors normal, mais en fait, il ne l'est pas. Nous y reviendrons.

Pendant la journée, ce que nous mangeons et buvons influe sur le pH de la salive et de l'urine ; par conséquent, celui-ci fluctue. Le pH de la salive est également affecté par nos émotions. Le stress et la tension des émotions négatives telles que la colère, l'inquiétude, la peur, le ressentiment et la jalousie sont d'importants acidifiants du corps et épuisent nos réserves minérales alcalines.

Le sain équilibre du pH

Dans le cas d'une santé parfaitement équilibrée, le pH de la salive et de l'urine, au réveil, devrait se situer entre 6,8 et 7,2. Il s'agit de ramener les deux à environ 7,0. L'eau d'une piscine développe des problèmes lorsque son ratio acido-basique est en déséquilibre, et le corps en fait autant. Si on laisse l'eau de la piscine devenir trop acide ou trop alcaline, l'eau devient trouble ou des problèmes d'algues apparaissent ; le milieu aquatique devient un milieu où se développent des organismes malsains. Pour lui redonner l'équilibre qui convient à la clarté de l'eau, il faut ajuster le pH au moyen des produits chimiques acides ou alcalins requis. Il en va de même pour notre corps, sauf que nous n'en avons pas conscience, à moins de faire un test. Les problèmes sont encore là, et préparent le terrain à des états de maladie.

Les résultats de la recherche

L'entretien d'un bon équilibre acido-basique est essentiel à toutes les fonctions du corps. Le vieillissement résulte de l'accumulation de déchets acides[2]. La recherche a montré que lorsque le pH de la première urine de la journée est inférieur à 6,4, le corps ne peut assimiler de façon optimale les vitamines ou les minéraux[3], ce qui nuit gravement à la digestion et à l'assimilation. Les difficultés digestives commencent même avant que ce taux d'acidité ne soit atteint.

La recherche clinique du Dr M. T. Morter, de l'Arkansas, a montré que si le pH anabolique de l'urine et de la salive (mesuré au réveil) est inférieur à 6,8, on peut être relativement certain que la digestion est déficiente. Les études cliniques contrôlées du Dr Paul Yanick (Pasadena) ont confirmé les découvertes du Dr Morter et déterminé que l'assimilation intracellulaire des nutriments décroît avec importance lorsque le pH anabolique est inférieur à 6,8[4].

L'acidité

Lorsque le corps passe à un état acide, appelé acidose, cela instaure des changements cellulaires. Les cellules s'adaptent petit à petit à l'environnement changeant et, par conséquent, se mettent à changer de forme et de fonction. Lorsque ce processus se poursuit assez longtemps, des symptômes de maladie commencent à se développer dans le corps.

Les symptômes d'acidose du corps[5]

Voici quelques-uns des symptômes du début :

- Acné
- Agitation
- Ballonnements
- Sensibilité chimique aux odeurs
- Mains et pieds froids
- Raclements de gorge constants
- Constipation
- Étourdissements
- Excès de mucus à la tête (nez bouché)
- Fatigue
- Allergies alimentaires
- Léthargie matinale
- Brûlures d'estomac
- Urine chaude
- Hyperactivité
- Indigestion
- Rythme cardiaque irrégulier
- Douleurs articulaires instables
- Manque d'appétit sexuel
- Manque d'énergie
- Goût métallique dans la bouche
- Légers maux de tête
- Douleur musculaire
- Crises de panique
- Crampes prémenstruelles et menstruelles
- Anxiété et dépression prémenstruelle
- Rythme cardiaque rapide
- Halètement rapide
- Lenteur de circulation
- Urine à odeur forte
- Problèmes de poids
- Couche blanche sur la langue
- Et d'autres...

Voici quelques symptômes intermédiaires :

- Reflux acides
- Asthme
- Infections bactériennes
- Problèmes intestinaux
- Bronchite
- Herpès labial (types 1 et 2)
- Colite
- Cystite
- Dépression
- Diarrhée
- Perturbations de l'odorat et du goût
- Maux d'oreilles, problèmes de vision et de l'ouïe
- Endométriose
- Pertes de cheveux excessives
- Infections fongiques (candida, pied d'athlète, infection vaginale)
- Calculs biliaires
- Gastrite
- Rhume des foins
- Urticaire
- Impuissance

- Insomnie
- Perte de concentration
- Perte de mémoire
- Migraine
- Engourdissement et picotement
- Psoriasis
- Sinusite
- Bégaiement
- Gonflement
- Urétrite
- Infections urinaires
- Infections virales (rhumes, grippes)
- Problèmes de poids
- Et d'autres…

Voici quelques symptômes avancés :

- Arthrite
- Maladie de Crohn
- Diabète
- Gain de poids excessif
- Fibromyalgie
- Maladie cardiaque
- Maladie de Hodgkin
- Troubles d'apprentissage
- Leucémie
- Maladie de Lou Gehrig
- Lupus
- Sclérose en plaques
- Dystrophie musculaire
- Myasthénie grave
- Maladie de Parkinson
- Sarcoïdose
- Schizophrénie
- Sclérodermie
- Tuberculose
- Toutes les autres formes de cancer

COMMENT LE CORPS DEVIENT ACIDE

Les conditions acides du corps sont produites par des aliments et des boissons, l'exercice physique, le stress, les émotions négatives, l'air contaminé et les milliers de produits chimiques contenus dans des produits alimentaires transformés, des savons personnels et domestiques, des nettoyants et des traitements pour la peau.

Un régime d'aliments trop cuits, de malbouffe, d'aliments dépourvus d'enzymes vivantes et d'aliments qui laissent un résidu acide impose de plus en plus de stress à notre corps.

Les principaux coupables sont :

- Les protéines, surtout animales
- Les crustacés
- La caféine
- Les produits laitiers, surtout pasteurisés, transformés

- La nicotine
- Le sucre et les édulcorants artificiels
- Les boissons gazeuses
- Le sel de table
- La margarine, les huiles à cuisson commerciales
- Les aliments farineux transformés, les pâtes, les pâtisseries
- Les céréales
- L'alcool

Les déchets normaux du métabolisme cellulaire sont acides. Le corps doit neutraliser les acides, car il lui faut à tout prix maintenir le pH sanguin en santé. Il le fait au moyen de minéraux alcalins. Les seules sources de minéraux alcalins pour le corps sont les aliments, les suppléments, ou les réserves de ses propres tissus. Lorsque les minéraux alcalins neutralisent les acides, ils sont éliminés dans l'urine et perdus. C'est ainsi que la réserve alcaline du corps s'épuise si elle n'est pas renouvelée par une bonne nutrition. Un régime surtout composé de protéines animales et laitières génère un excès d'acide qui épuise les réserves essentielles du corps en minéraux alcalins.

Comment le corps neutralise les acides

Lorsque le corps est en santé, le liquide intérieur et extérieur des cellules est neutre ou légèrement alcalin. Les sous-produits d'un régime de fruits et de légumes, les déchets cellulaires normaux et l'exercice constituent de faibles acides que le corps élimine facilement par les poumons. Cependant, les sous-produits acides de la métabolisation d'autres aliments, surtout les protéines animales, sont très forts. Le corps doit neutraliser les minéraux acides de ces aliments au moyen de ses propres réserves de minéraux alcalins. Comme on l'a indiqué auparavant, plus notre chimie cellulaire est acide, plus notre corps doit combattre cette acidité. Ce processus est appelé tamponnage ou neutralisation, et le corps y consacre de nombreux minéraux.

Lorsque la métabolisation des aliments produit des acides forts, le sodium organique est utilisé en premier pour ramener le pH du liquide intracellulaire à 6,1. Ensuite, le potassium organique réagit avec les acides maintenant affaiblis, pour ramener le pH à un taux presque neutre, soit 6,8. Lorsque l'apport d'aliments acidifiants continue d'être supérieur à l'apport d'aliments alcalifiants, les réserves alcalines de sodium et de potassium s'épuisent. Le corps doit ensuite passer à son autre système de tamponnage, qui consiste à retirer du calcium des os[6]. Si le corps doit poursuivre ce second tamponnage, faute d'aliments alcalins dans son alimentation, il peut en résulter une grave perte osseuse. Selon le Dr M. T. Morter :

> Si on prend plus de 47 grammes de protéines par jour – peu importe la source – on finit par développer de l'ostéoporose[7].

Bien que le calcium et ses suppléments puissent neutraliser efficacement l'acide, le calcium n'est pas censé le faire en permanence. Les minéraux tampons alcalins primaires du sodium et du potassium doivent être retournés au corps. Ils sont essentiels à la santé.

Faute de réserves suffisantes de sodium, ou dans le cas d'un excès de protéines, les reins peuvent produire de l'ammoniaque pour éliminer l'azote, un minéral acide, par l'urine. Cette ammoniaque a un pH de 9,23, ce qui donnerait à l'urine un pH neutre ou légèrement alcalin. Cependant, ce système ne peut servir qu'à court terme[8]. Le pH alcalin de l'urine dans cette situation est trompeur – en réalité, le corps est en acidose extrême. L'acidité n'a pas été neutralisée dans tout le corps. Le résultat positif représente un gain à court terme, ce qui équivaut à limiter les dégâts. On détecte parfois cette odeur d'ammoniaque dans des maisons ou des chambres d'hôpital où vivent des gens sérieusement atteints.

L'oxygène cellulaire

La nourriture la plus importante pour le corps est l'oxygène, car toutes ses fonctions en ont besoin. Le corps tente toujours de maintenir un pH sanguin alcalin d'environ 7,365. La recherche a montré que c'est précisément à ce pH que la quantité maximale d'oxygène est transportée vers les cellules[9]. Le pH sanguin est influencé par le pH cellulaire de tout le corps, et celui des liquides cellulaires et intracellulaires du corps est déterminé par l'acidité de l'organisme. À mesure que le pH cellulaire s'acidifie, il a une influence acidifiante sur le sang et transporte donc moins d'oxygène.

Les cellules génèrent normalement de l'énergie en utilisant de l'oxygène. À mesure que l'acidification augmente et que l'oxygène est moins disponible, la production énergétique des cellules doit passer d'un processus aérobie (avec oxygène) à un processus anaérobie (sans oxygène), à base de fermentation. Cela divise par dix l'efficacité de la production d'énergie[10].

Les organismes pathogènes se développent dans un milieu anaérobie ; plus un corps devient acide, plus les organismes pathogènes se multiplient rapidement. Le Dr Otto Warburg, mentionné au chapitre 4, a découvert que le cancer ne peut survivre en présence d'oxygène. Il affirmait que « la cause fondamentale de toute maladie dégénérative est l'hypoxie, une quantité insuffisante d'oxygène dans les cellules[11] ». Les scientifiques et les chercheurs ont confirmé cette découverte, et il

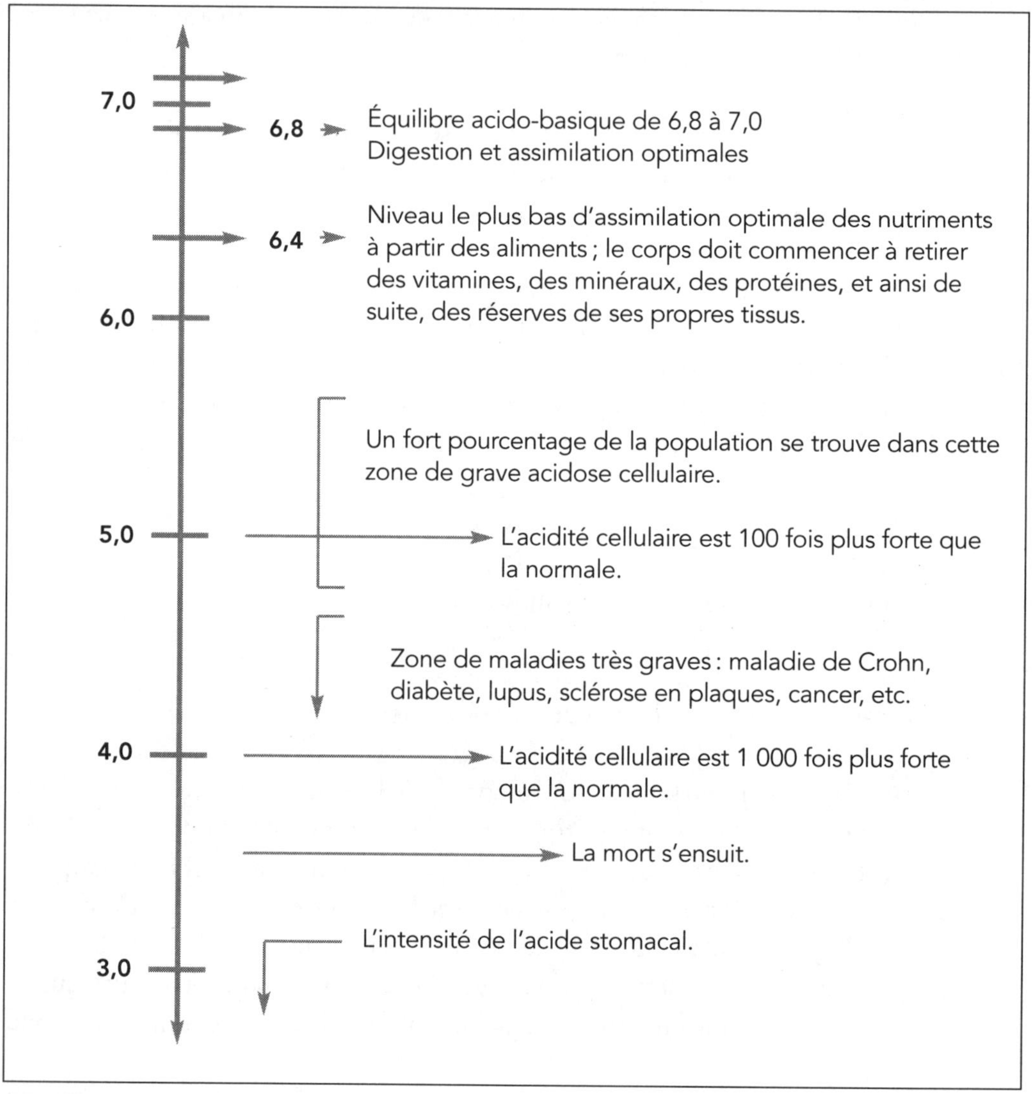

Figure 10.1 Le pH, la santé et la maladie

semble à présent qu'aucun organisme pathogène, virus, champignon, parasite ni aucune bactérie, levure, amibe ou cellule cancéreuse ne peuvent vivre et se reproduire dans un milieu corporel alcalin, riche en oxygène, auquel on a ajouté des électrons[12].

À mesure que l'oxygène cellulaire augmente, la fermentation cellulaire diminue et le métabolisme cellulaire s'améliore. La nourriture est « brûlée » plus efficacement. Les bactéries nocives et les parasites sont tués, et le stockage excessif des graisses est réduit. Si le corps était en surpoids, il s'allège peu à peu. L'énergie quotidienne augmente également. La figure 10.1 résume les principales relations du pH cellulaire avec la santé et la maladie dans le corps humain.

En résumé, lorsque le pH du corps est en déséquilibre (inférieur à 6,8), nous ne pouvons digérer et assimiler efficacement la nourriture et les suppléments. En d'autres mots, nous ne bénéficions pas de leurs nutriments essentiels, la plupart d'entre eux ne faisant que nous traverser. Graduellement, nos cellules métabolisent plus lentement et les réserves minérales du corps s'appauvrissent. Mais lorsque le corps est en équilibre acido-basique, l'oxygénation cellulaire est optimalisée et le corps peut fonctionner efficacement, guérir plus rapidement, et recouvrer la santé. Au chapitre 21, on trouvera des renseignements additionnels sur la façon de vérifier, de surveiller et de corriger le pH du corps.

UN RÉGIME SAIN

Un régime sain doit être approximativement composé de 80 % d'aliments alcalifiants et de 20 % d'aliments acidifiants. La plupart des fruits et des légumes crus sont alcalins. Ils doivent être régulièrement fournis au corps pour maintenir un sain équilibre acido-basique. Le facteur qui détermine l'alcalinité d'un aliment est son contenu en minéraux alcalins, principalement le sodium, le calcium, le magnésium, le potassium et le fer.

Avertissement : Lorsque vous partez d'un régime alimentaire très acide, composé surtout d'aliments cuits, la transition vers un régime plus sain doit se faire graduellement afin de laisser au corps le temps d'ajuster la production d'enzymes requise pour traiter plus d'aliments crus. Autrement, un inconfort considérable peut être ressenti.

Le compostage et la maladie

Des bactéries pathogènes, des virus et des parasites se développent et se multiplient dans un milieu anaérobie. En réalité, ils accomplissent une fonction importante de la nature en apparaissant dans des zones toxiques et pourrissantes pour consommer des déchets. C'est ce qui se produit dans le tas de compost de notre jardin ; les micro-organismes reconvertissent les matières mortes, végétales et animales, en du sol.

Ce processus agit en nous aussi. Étant donné nos régimes habituels, la plupart d'entre nous ont un organisme acidifié et, par conséquent, un taux d'oxygène inadéquat. Cela permet à des bactéries de croître et de proliférer, et ce faisant, de vider nos réserves d'énergie. À notre mort, ces petites créatures se mettent vraiment à l'œuvre et décomposent le corps pour en faire du sol. En vie, le corps est censé

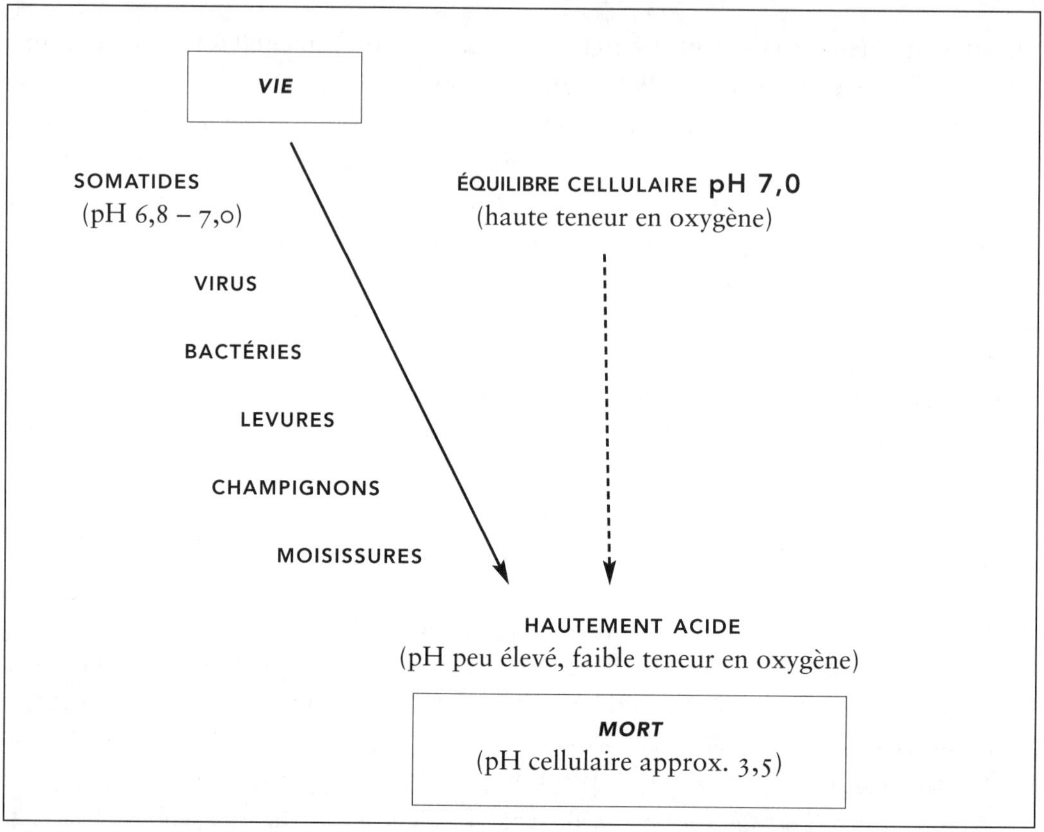

Figure 10.2 Le compostage et la progression de la maladie

être légèrement alcalin. Après la mort, le cadavre devient tout à fait acide, ce qui permet aux micro-organismes de se multiplier sans restriction afin d'effectuer leur travail de compostage.

Les formes de vie pléomorphes

Les plus petites unités vivantes en nous, beaucoup plus petites que nos cellules, portent le nom de microzymes. Plus récemment, on leur a donné le nom de protides ou somatides[13]. Ils se trouvent dans les cellules, le liquide extracellulaire, la lymphe et le sang. Ce qu'il y a d'intéressant à propos des somatides, c'est que lorsque le terrain du corps est trop acide et que la fermentation naturelle s'accélère, ils ont une capacité de « pléomorphe » : ils peuvent changer de forme et de fonction, devenir des virus, des bactéries, des levures, des champignons, et finalement des moisissures, à mesure que l'oxygène diminue[14].

Parce que ces organismes font partie de la nature, lorsqu'ils trouvent un milieu corporel acide, ils « croient » que le corps est en train de mourir et se mettent alors à leur travail de compostage. En laissant s'accumuler l'acide dans notre corps, nous initions ce processus. Le processus de la maladie chronique est activé lorsqu'une personne est suffisamment intoxiquée pour appuyer sur le « bouton de compostage ». J'en prends pour exemple la fermentation qui déclenche le cancer[15].

Les microformes

Les micro-organismes, également appelés microformes, sont toujours présents dans notre corps, à des degrés divers. La densité de leur population dépend de la quantité de débris toxiques accumulés dans le corps et du degré d'acidité du corps. Le problème, c'est qu'en tant que parasites, ces microformes profitent de l'énergie que nous sommes censés utiliser. De plus, elles produisent des acides mycotoxines dans leurs excréments, ce qui réduit davantage le pH du corps de même que les taux d'oxygène cellulaire. Essentiellement, les microformes travaillent à décomposer notre corps toxique pour le faire aboutir à la mort alors que nous sommes en vie ; mais elles ne peuvent faire avancer leur cause que dans un milieu qui leur convient.

Pour arrêter le compostage

Notre objectif est d'arrêter la fermentation qui permet aux microformes de se multiplier et de « pléomorpher ». La clé, pour réduire ou éliminer les microformes, consiste à leur enlever leurs principales sources alimentaires, soit les aliments acidifiants, surtout les viandes et les produits laitiers, les boissons acides, le sucre sous toutes ses formes, en plus des aliments qui se convertissent en sucres, tels les pommes de terre, le riz, les pâtes et les pâtisseries. (Voir les annexes 1 à 4 pour une liste plus complète.) Si nous maintenons notre système digestif détoxiqué et notre ratio acido-basique en équilibre, les taux d'oxygène cellulaire demeureront élevés et les microformes ne pourront pas devenir leurs variétés de compostage.

Jusqu'ici, nous avons considéré la plupart des principaux éléments susceptibles d'affecter notre corps. Nous passerons à présent aux conditions exigées par notre corps pour créer la santé.

11

Ce dont notre corps a besoin pour être en santé

D'après moi, le médecin de l'avenir sera un enseignant autant qu'un médecin. Son rôle véritable sera d'enseigner aux gens à être en santé.

– Dr D. C. Jarvis

Coopérer avec le corps

Si nous voulons que le corps soit un bon serviteur, nous devons en prendre soin, car il est en soi une entreprise de travail coopératif munie d'une grande intelligence et de vastes capacités. Le corps a été créé pour nous servir, mais il a aussi des exigences à notre égard. Nous devons l'honorer, le respecter et coopérer avec lui comme avec un ami précieux si nous désirons qu'il agisse de son mieux et nous serve longtemps.

Toutes les parties du corps sont interdépendantes, et ce, pour remplir leurs fonctions dans l'intérêt du corps entier. Si une région est surchargée, d'autres parties doivent assumer des tâches supplémentaires pour accomplir le travail collectif, ce qui provoque un surplus de stress et une perte d'énergie. Le corps dépend de nous pour ses besoins fondamentaux afin de donner la santé.

Nous tentons habituellement d'éviter de blesser les tissus de notre corps par les traumatismes ou l'exposition à des températures extrêmes. Lorsque nous sommes blessés, ou que nous avons trop chaud ou trop froid, nous ressentons presque aussitôt de la douleur et la perte de certaines fonctions corporelles liées à la mobilité, et nous avons tendance à prendre assez rapidement des mesures correctrices. Toutefois, nous ne pouvons ressentir les effets de déficiences nutritionnelles dans l'immédiat, car elles s'installent lentement.

La nutrition

La nutrition est le choix le plus important que nous ayons à faire en général. Tout fermier sait que sans nutrition adéquate, son bétail n'aura pas la croissance nécessaire à une bonne commercialisation ; il en va de même pour notre corps. Tous les organismes vivants exigent une réserve régulière de toute une gamme de nutriments nécessaires pour survivre et grandir. Ces nutriments doivent comprendre des enzymes vivantes qui aident à fournir l'énergie de travail nécessaire à une vie longue et en santé. Si nous ne fournissons pas au corps des aliments de qualité, nous ne pouvons nous attendre à en tirer une bonne performance. Si nous faisons le plein d'essence encrassée, nous savons que la voiture ne pourra fonctionner convenablement ni rouler en douce sans problème. Cependant, nous faisons régulièrement quelque chose de semblable à notre corps. Pourquoi ? Nous ne semblons pas nous apercevoir que la malbouffe et les aliments transformés et chimifiés sont très nocifs pour notre corps. Nous ne sommes pas informés des exigences nutritionnelles véritables de notre corps. Nous avons été conditionnés par notre éducation familiale, la publicité et un mode de vie affairé à consommer de la nourriture préparée de certaines façons. Nous avons appris à aimer le goût de certains aliments en particulier et nous sommes réticents à les abandonner. Néanmoins, après une période de transition vers une nourriture saine, nos goûts peuvent changer. Les aliments malsains qui avaient bon goût ne nous tentent plus autant. Avec le temps, les aliments sains qui conviennent au corps deviennent de plus en plus attirants. Nos papilles apprécient davantage les saveurs des aliments de qualité que les goûts tentants des aliments dénaturés et de mauvaise qualité.

À mesure que le corps se nettoie et donne un meilleur rendement, nous sentons plus facilement ses réactions lorsque nous mangeons des aliments malsains. Nous pouvons entrevoir et comprendre sa façon de communiquer avec nous. Un simple exemple : l'indigestion, ou les brûlures d'estomac. Par là, le corps essaie de nous dire que cet aliment ou cette combinaison d'aliments sont mauvais et provoquent du stress, ou que le système digestif est faible. Mais l'écoutons-nous pour ensuite coopérer ? En général, non. À la place, nous avalons des substances antiacides. Parce qu'elles sont annoncées partout et que tant de gens en utilisent, cela nous semble normal. Pourtant, l'usage de substances antiacides est nocif à long terme. Aussi longtemps que nous ignorons les symptômes du corps, nous continuons de stresser ce dernier. Et comme je l'ai mentionné plus tôt, le stress sous ses formes diverses est la cause de la maladie et des « pannes » de notre corps.

Le rapport du ministre américain de la Santé sur la santé et la nutrition, publié en 1988, concluait que huit des dix plus importantes causes de décès aux États-Unis étaient directement reliées à l'alimentation[1]. La cause première de décès, la maladie cardiaque, est directement reliée aux gras trans provenant des huiles hydrogénées[2]. En général, les maladies dégénératives chroniques sont plus fréquentes où le régime est plus riche en produits animaux et en gras de toutes provenances[3]. Nos choix alimentaires personnels semblent avoir le plus d'influence sur nos perspectives de santé à long terme.

On nous a conditionnés à consommer surtout des aliments cuits, de la viande, des produits laitiers, du sucre, du sel, de la caféine, de la malbouffe, des fritures, des aliments transformés et des conserves. Tout cela satisfait apparemment notre faim, mais pas nos besoins nutritionnels. Les industries, qui contrôlent les habitudes alimentaires et les croyances conditionnées de la population, cherchent sans cesse un marché pour leurs aliments transformés. Les aliments malsains que nous consommons nous rendent malades, et quand c'est le cas, nous avons tendance à en jeter le blâme sur un germe ou un virus. Toutefois, ceux-ci n'auraient pas pu s'établir en nous si le corps n'avait pas été alourdi de déchets toxiques et métaboliques, et si notre système immunitaire avait été fort.

Pour illustrer davantage cette idée, songez à votre bouche. À tout moment, plusieurs germes pathogènes, tels le streptocoque, le staphylocoque, la tuberculose et la pneumonie, se retrouvent en moyenne dans notre bouche. Pourquoi n'avons-nous pas alors ces maladies ? Parce que la vitalité du corps et du système nerveux est assez forte pour tenir ces bactéries à l'écart des tissus. Ce n'est qu'après avoir continuellement abaissé la vitalité du corps, après avoir chargé celui-ci d'aliments nocifs et l'avoir privé des nutriments essentiels à l'établissement des défenses, que notre système immunitaire s'affaiblit. À cause d'une accumulation de toxines, les germes ou les virus peuvent se former et se développer en nous. Tous les germes et les virus sont des éboueurs. Ils ne peuvent se nourrir, survivre et se multiplier que dans de la matière toxique et en décomposition. Ils sont incapables de vivre dans un tissu sain. Si nous libérons notre corps des débris toxiques et acides, il ne sera pas un milieu propice à la vie des germes et des virus. Nous resterons en santé, et ce, même si d'autres autour de nous développent des maladies.

Afin de garder la santé et la vitalité pour la vie, nous devons assumer la responsabilité de nous instruire et, dès lors, d'exercer une discipline personnelle en vue de modifier notre mode de vie. Une nutrition convenable, surtout alcaline, est fondamentale au développement de cellules saines.

L'eau

De l'eau claire, et en quantité suffisante, est une exigence absolue pour rester en santé. Tout, dans le corps, se produit dans un milieu aquatique. C'est notre deuxième besoin le plus essentiel, après l'oxygène. Parce que le corps est composé d'environ 75 % d'eau, et le cerveau d'environ 90 %, on voit facilement comment même une faible déshydratation peut nuire aux processus corporels. Nous devons consommer suffisamment d'eau provenant de fruits et de légumes crus, et boire de l'eau chaque jour. Si nous attendons d'avoir soif, nous commencerons alors déjà à nous déshydrater. Le thème de l'eau sera couvert de manière plus détaillée au chapitre 13.

L'exercice

Notre corps a régulièrement besoin d'exercice. Beaucoup d'entre nous négligent pourtant ce moyen de l'aider à bien fonctionner. Nous le faisons en partie par ignorance, à défaut de vraiment comprendre à quel point l'exercice est important. Et beaucoup d'entre nous négligent l'exercice par paresse. C'est du travail, cela exige effort et discipline, et cela nécessite du temps que nous voulons peut-être consacrer à autre chose. En ce qui concerne le fonctionnement efficace du corps, le vieux dicton est toujours vrai : ce qu'on n'utilise pas se rouille. Lorsque le corps entier est soumis à un exercice, la circulation du sang augmente, tout comme la suppression des déchets métaboliques des cellules par le système lymphatique. De rapides contractions et expansions des muscles créent un effet de pompe sur les vaisseaux lymphatiques, les canaux d'élimination cellulaire du corps. Cette action pompe des toxines et des déchets vers le foie, où ils seront filtrés, puis déposés dans le côlon pour être éliminés.

La marche, la natation, ou toute autre activité qui augmente le rythme cardiaque pendant une période soutenue de vingt à quarante minutes, constituent de bons exercices. La meilleure forme d'exercice et la plus efficace consiste à passer de cinq à quinze minutes par jour sur un minitrampoline. Grâce à l'inversion rapide de la gravité, chaque cellule du corps profite alors de cet exercice et améliore par conséquent l'oxygénation des cellules pour la production d'énergie, ainsi que le mouvement lymphatique pour l'élimination des déchets cellulaires. Un autre exercice merveilleux, qui n'exige qu'un bout de corde, est le saut à la corde. Assurez-vous de respirer profondément pendant l'exercice, et périodiquement tout au long de la journée.

Les femmes et le soutien-gorge

Voici un message particulier aux femmes : les seins ne doivent pas être constamment serrés dans un soutien-gorge. Rappelez-vous que le système lymphatique doit faire circuler la lymphe dans les tissus conjonctifs et que le seul moyen d'y arriver, c'est par le mouvement des tissus. Le corps a besoin de notre aide pour exercer chaque région. La restriction continue du mouvement provoque une contraction des fluides et obstrue la circulation lymphatique. Chez les femmes, la restriction à long terme du drainage lymphatique des seins bloque la circulation naturelle de l'énergie et peut favoriser le développement du cancer du sein. On peut éviter cela en réduisant au minimum le temps pendant lequel on porte un soutien-gorge chaque jour, ce qui permet aux seins de bouger naturellement.

L'air frais

Il est très important de respirer. En une seule journée, une personne inspire en moyenne plus de 10 000 litres d'air, lesquels pèsent davantage que la nourriture et l'eau qu'elle consomme, et élimine par les poumons du dioxyde de carbone équivalant à 236 ml de charbon[4]. La respiration complète est essentielle à la santé. Lorsque nous ne respirons pas convenablement, ou que notre respiration est superficielle, nous laissons trop de dioxyde de carbone, un déchet du métabolisme, s'accumuler dans le corps. On favorise une bonne respiration en prenant des inspirations profondes et faciles. Une respiration superficielle limite l'apport d'oxygène et, par conséquent, l'élimination des déchets métaboliques, ce qui acidifie davantage le sang.

L'air frais, non pollué par les exhalaisons, les gaz d'échappement, la fumée et autres gaz et particules, favorise la santé. Les polluants de l'air que l'on respire sont absorbés par nos poumons et transportés vers les tissus corporels pour y être stockés, puis éliminés. Lorsqu'on ne peut les éliminer, ils contribuent à la dégénérescence de la santé et à la maladie.

Nous devons travailler et nous reposer dans des espaces bien ventilés, passer du temps à l'air frais de l'extérieur, laisser notre peau « respirer » en portant des vêtements amples et non synthétiques, et faire assez d'exercice pour respirer chaque jour pleinement et profondément.

Un régime santé comprend de cinq à dix minutes de respiration lente, profonde et rythmique, au début et à la fin de chaque journée. On inspire par le nez en élargissant le diaphragme, puis on bombe le ventre jusqu'à ce qu'il soit pleinement dilaté avant de remplir les poumons ; et finalement, on expire par la bouche pour vider d'abord la poitrine, puis le diaphragme, jusqu'à ce qu'il soit le plus possible dégonflé. Cette méthode de respiration maximise l'apport d'oxygène et expulse l'air usé du fond des poumons. La respiration du diaphragme présente l'avantage supplémentaire d'exercer le foie, favorisant une circulation et un fonctionnement plus efficaces. Les bienfaits d'une respiration profonde, pratiquée régulièrement, sont immenses pour tout le corps.

Le repos

Le contraire de l'exercice, c'est le repos. Le corps a besoin d'un repos régulier, convenable et suffisant, pour se remettre des activités de la journée et s'occuper de sa tâche de rétablir l'énergie et la santé. C'est alors que l'énergie peut être canalisée en vue de constituer une nouvelle réserve qui servira à nous soutenir pendant la journée suivante, à détoxiquer, réparer et construire de nouveaux tissus. Nous ne pouvons continuellement nous priver d'un sommeil de qualité et nous attendre à retrouver une santé éclatante.

Une recherche sur le sommeil entreprise par Kacper M. Postawski a démontré que les principaux facteurs d'un sommeil de qualité sont le fait de se mettre au lit à une heure régulière, de dormir dans une pièce sombre, d'exposer ses yeux à la lumière vive dès le réveil, de sortir au soleil pendant la journée, de se livrer chaque jour à un exercice modéré, et d'avoir une saine alimentation. De plus, des siestes quotidiennes de dix à quarante-cinq minutes sont très bénéfiques pour la santé. Cependant, une sieste de plus de quarante-cinq minutes peut créer des états de profond sommeil dont il peut être difficile de sortir ; cela peut en outre interférer avec le cycle de sommeil nocturne régulier. En adoptant ces habitudes, on aura un sommeil plus reposant, on se sentira plus énergique et on aura peut-être besoin d'une heure ou deux de sommeil en moins[5].

Suffisamment de temps pour éliminer

Le corps a besoin de temps pour éliminer les déchets métaboliques. Il ne peut le faire convenablement que lorsqu'il n'est pas obligé de digérer et d'assimiler de la nourriture. Pour cela, il compte sur le fait de garder suffisamment de temps entre le repas du soir et le premier repas du lendemain matin. Lorsqu'on ne lui donne pas ce temps, le corps stocke les déchets, ce qui réduit l'efficacité de la fonction cellulaire et prépare des états de maladie dégénérative. L'habitude de manger tard en soirée impose une charge supplémentaire au corps et va à l'encontre du cycle d'élimination. Nous aidons le corps lorsque nous ne mangeons pas d'aliments solides le soir et que nous étendons le temps d'élimination en mangeant des fruits frais, mûrs et crus au petit déjeuner, car ces aliments ont une action nettoyante et n'interrompent pas le processus d'élimination.

Les soins de la peau

La peau est bien plus qu'une couche extérieure du corps ; elle protège aussi les tissus plus sensibles en dessous. C'est le plus gros organe du corps et un organe majeur d'élimination des déchets métaboliques. On se débarrasse des déchets par la peau en respirant. La peau joue aussi un rôle important en régularisant la température du corps et en fabriquant de la vitamine D à partir de la lumière du soleil.

Étant donné les nombreux rôles de la peau, il est important de la préserver des savons et des produits chimiques, pour lui permettre de respirer et d'accomplir ses fonctions sans encombre. Toutes ces substances, dont beaucoup sont toxiques, bloquent les pores, ce qui oblige ensuite des toxines et des déchets à s'accumuler dans la peau et dans les couches plus profondes du corps. Cela réduit la capacité du corps à éliminer les déchets métaboliques, ce qui peut entraîner la maladie ainsi que l'inconfort à la perte d'estime de soi lorsque la peau n'a pas une apparence de santé et ne laisse pas une impression de santé au toucher. L'usage de savon pour le corps enlève les huiles naturelles protectrices et provoque de la sécheresse. Quant aux lotions hydratantes, elles bouchent les pores, ce qui empêche encore davantage l'élimination des déchets.

Un problème de peau n'apparaît jamais seul. C'est un signe que le corps entier souffre. Lorsqu'un tel problème est évident, il représente une tentative du corps pour éliminer des déchets. Une peau en mauvaise santé indique d'autres défaillances. Un problème de peau dénote toujours un problème de côlon et sans doute aussi d'autres régions.

Les ongles de doigts et d'orteils sont en réalité de la peau. S'ils sont secs, craquelés, cassants ou striés, c'est signe que tout ne va pas bien en ce qui concerne la santé du reste du corps et la nutrition qu'on fournit à ce dernier.

D'ailleurs, pourquoi et comment fonctionnent les antisudoraux ? La peau est un organe sensible et vital, conçu pour protéger le corps des substances nocives. Les antisudoraux sont efficaces parce que le chlorhydrate d'aluminium, que l'on retrouve dans la plupart, est si toxique que les pores se ferment immédiatement afin de le tenir à l'écart. Néanmoins, une partie du produit chimique est inévitablement absorbée par la peau. On dit qu'un lien important existe entre l'aluminium et le développement de la maladie d'Alzheimer.

Un excellent exercice pour la peau consiste à la frotter vigoureusement et régulièrement avec une brosse douce, en fibres naturelles, achetée dans une boutique d'alimentation naturelle. Un bon moment pour brosser la peau est juste avant une douche. Cela élimine la peau morte, débouche les pores et améliore la circulation du sang et de la lymphe. La peau est naturellement acide. Le fait de la frotter après la douche avec une dilution de vinaigre de cidre de pomme non pasteurisé aidera à la garder saine et énergique.

Une exposition modérée de la peau au soleil présente plusieurs avantages pour la santé, mais il ne faut pas en abuser. Il faut s'exposer au soleil parce que cela revitalise tout le corps, non pour bronzer et pour des raisons d'apparence. Il ne faut pas non plus employer les huiles et lotions à bronzage, car elles sont toxiques. De plus, elles réduisent l'efficacité des glandes sébacées et bloquent l'absorption des rayons ultraviolets, source d'énergie du corps. On peut néanmoins se servir de l'huile de chanvre, qui a un facteur naturel de protection solaire de 15.

Le corps crée une peau saine et belle en réaction à une alimentation saine, riche en enzymes, en vitamines, en minéraux, en huiles et en fibres, et à des quantités suffisantes d'eau pure. Il exige aussi de l'exercice, du repos, une exposition modérée au soleil, et une élimination efficace. Les mêmes facteurs s'appliquent à une chevelure et un cuir chevelu dépourvus de pellicules. Il faut éviter les shampooings corrosifs ou médicamenteux, les traitements pour cheveux, les teintures, les sèche-cheveux et les rouleaux chauffants, et le lavage trop fréquent des cheveux, car tout cela impose un stress aux cheveux et à la peau. De même, évitez les pâtes dentifrices commerciales, les rafraîchisseurs d'haleine et les gargarismes, car ils renferment des produits chimiques toxiques qui sont absorbés par la bouche et qui pénètrent le corps. Idéalement, nous devrions user d'un minimum de produits pour la peau, les cheveux et les dents. Des solutions de rechange acceptables sont disponibles dans les boutiques d'alimentation naturelle.

L'environnement émotionnel

Le stress émotionnel a parfois une profonde influence négative sur la santé du corps. Il peut découler de circonstances comme un emploi difficile ou insatisfaisant, une relation malheureuse, ou des difficultés financières. Les attitudes négatives et les émotions telles que la colère, la peur, la culpabilité, le chagrin, l'apathie, la rébellion, l'égoïsme, l'amertume et le ressentiment ont des répercussions extrêmement importantes et, malheureusement, pas très bien comprises. Ces attitudes sont qualifiées de négatives parce qu'elles ont des effets dépressifs et destructeurs sur les organes et les glandes. Elles sont très acidifiantes.

Un avertissement à propos du végétarisme strict

Il semble de plus en plus évident que même si les végétariens se sentent et paraissent en forme en suivant un certain temps un régime de fruits et de légumes, ils peuvent finir par souffrir d'une décomposition des tissus conjonctifs. Dans son livre *Young Again*, John Thomas explique qu'à cause d'un manque de variété dans l'alimentation, les végétariens, mais surtout les végétaliens et les carnivores, peuvent développer une incapacité de traiter et de digérer les protéines[6]. Le corps recourt à ses propres tissus conjonctifs pour répondre à ses besoins en énergie et fabriquer des hormones.

Le Dr Weston Price, qui a voyagé dans le monde au cours des années 1930 pour étudier la nutrition et la santé de nombreux groupes humains isolés, rapportait ceci :

> Je n'ai pas encore trouvé un seul groupe de souche raciale primitive où on formait et on entretenait un corps en excellente forme avec une alimentation entièrement végétale[7].

Le message clair ici, c'est la modération – tout comme dans le reste de la vie ! L'équilibre est la meilleure attitude. Alors, à moins d'avoir de bons suppléments de vitamines, de minéraux et d'acides aminés, un peu de viande de temps en temps pourrait s'avérer une bonne chose. La viande est aussi l'une des meilleures sources de vitamine B12 et de fer, lesquels peuvent être difficiles à obtenir de sources strictement végétariennes. Assurez-vous seulement que la viande provient d'un élevage biologique, afin qu'elle ne contienne pas d'hormones et d'antibiotiques de synthèse. Rappelez-vous aussi la recherche sur les chimpanzés, en page 32 : la viande ne compose qu'environ 3 % de leur régime. Une consommation excessive de produits animaux cause une suracidification des tissus du corps.

Lorsque l'équilibre fonctionnel du corps est perturbé pendant de longues périodes par un environnement interne trop acide, la dysfonction se développe petit à petit et un vieillissement précoce s'installe, en même temps qu'un manque d'énergie. Il est essentiel de garder des réserves énergétiques élevées pour rester jeune et en santé. Tel sera le sujet du prochain chapitre.

12

L'énergie

Nous ne vivons pas de la nourriture ;
nous vivons de l'énergie qui s'y trouve !

– Dr Carey Reams

Lorsque nous avons de l'énergie, nous nous sentons en pleine forme. Nous sommes habituellement joyeux et nous avons l'impression que tout est possible. C'est ainsi que nous sommes censés nous sentir. La médecine chinoise traditionnelle appelle cette énergie interne le *qi*. On dit aussi *ki*, *chi* ou *force vitale*. La médecine orientale sait depuis des milliers d'années qu'un champ d'énergie subtil existe dans le corps et que lorsque les voies énergétiques sont ouvertes une personne a une grande santé physique, mentale, émotionnelle et spirituelle.

L'énergie est partout

Comme je l'ai expliqué au chapitre 2, l'énergie de notre corps est de l'électricité, ou de l'énergie polarisée. La physique quantique nous apprend que tout dans l'univers est une expression de l'énergie. Les objets solides sont en fait composés de tourbillons qui vibrent. Cette énergie invisible est partout ; elle se forme en différentes combinaisons de structure atomique pour créer la matière. Les tourbillons d'énergie qui ne sont pas de la matière physique sont libres de se mouvoir, et on peut y accéder et les diriger pour notre usage. La médecine occidentale n'a pas encore intégré ce concept dans sa compréhension et sa pratique.

La force vitale circule librement dans un corps en santé. La médecine chinoise accorde une large place à l'ouverture des voies énergétiques, ou des méridiens, afin que le corps puisse mieux rétablir sa santé. Dans un corps non en santé, notre énergie naturelle peut être diminuée par le stress, l'accumulation des toxines et la maladie.

Lorsque l'énergie circule librement et partout, le corps est capable de se régénérer et de se détoxiquer, et peut mieux affronter le stress et les tensions de la vie. La santé dépend directement du flux d'énergie.

L'énergie, c'est de l'électricité

Le corps humain fonctionne à l'électricité. Lorsque nous manquons d'énergie, nous ne nous sentons pas forts et nous ne pouvons pas accomplir grand-chose. Nous connaissons tous la fatigue. La plupart d'entre nous ont probablement déjà dit « Je suis crevé » ou « Je suis vidé » ; et nous l'étions vraiment. Lorsque nous avons beaucoup d'énergie, tout semble plus lumineux. Nous nous sentons mieux physiquement, mentalement et émotionnellement. Mais lorsque nous n'avons pas d'énergie, nous nous sentons plus vieux qu'en réalité. C'est normal, car le vieillissement résulte d'une perte générale de la vitalité électrique du corps.

Notre énergie corporelle est électrique. Quand on dit « Je me sens vidé », c'est comme si on parlait d'une pile électrique. En d'autres mots, nos réserves d'énergie électrique sont à la baisse, nos « batteries » sont à plat. Rappelez-vous que chaque cellule du corps fonctionne à l'instar d'une petite pile électrique. Le corps dépend d'une nourriture vivante et électriquement active qui peut être convertie en matrices électriques pour recharger ses propres cellules.

Tous les processus qui se déroulent dans le corps sont de nature électrique. Guérir, prendre des forces, et surmonter la maladie, tout cela dépend de la disponibilité des réserves d'énergie adéquates. La plus grande partie de l'énergie que nous ressentons durant la journée se fabrique la veille, pendant que nous dormons. C'est pourquoi il est si important d'avoir assez de repos. La digestion, par exemple, exige une immense énergie. Lorsque la réserve d'énergie générale du corps est basse, les processus digestifs sont inefficaces. On peut manger les meilleurs aliments et ajouter des suppléments nutritionnels, mais le corps n'a peut-être pas suffisamment d'énergie pour convenablement décomposer ces éléments nutritifs et les convertir en une forme énergétique utilisable. Dans ce cas, la nourriture passe tout simplement par le corps sans que celui-ci en tire un grand bienfait.

L'énergie bioélectrique

On peut mesurer l'énergie de la force vitale, ou bioélectricité, comme on l'appelle en Occident. Le Dr Timothy Ray[1] parle de mesures d'intensité pour indiquer la force de ce champ bioénergétique. La force électrique normale du corps, mesurée aux extrémités des méridiens d'acupuncture, se situe entre 400 et 800 nA (nanoampères – nano équivaut à un milliardième). Lorsque la force électrique du corps est inférieure à 400 nA, ce dernier fonctionne avec une charge faible. Cette lecture de « batterie faible », pour ainsi dire, signifie que le corps a un potentiel inférieur de fonctionnement efficace. En termes d'électricité, on peut affirmer que le corps maintient une résistance qui interfère avec la production et la circulation aisée des courants d'énergie. Lorsque la force électrique du corps est trop faible, elle ne peut correctement digérer, traiter et assimiler les aliments, les suppléments et les herbes.

Comment se crée notre énergie

L'énergie est produite à l'intérieur des cellules, précisément dans les mitochondries, qui sont les sources d'alimentation des cellules. Les principaux carburants utilisés sont le glucose, produit dans le foie, et l'oxygène. Le résultat final du processus est de l'énergie sous forme d'électrons dynamiques et d'ATP (adénosine triphosphate). L'ATP est la source principale d'énergie utilisable pour les cellules. La nourriture que nous avalons est transformée au cours de nombreuses étapes métaboliques afin d'arriver à cette ultime forme d'énergie. La production d'une quantité suffisante d'ATP dépend du bon fonctionnement du corps qui reçoit des nutriments suffisants par l'apport de nourriture et de liquides, d'acides gras essentiels (des graisses et des huiles saines) et de minéraux alcalins, qui optimalisent la capacité oxygénante de l'hémoglobine.

Comment augmenter notre énergie

Les zones à surveiller

Il y a sept principaux domaines à surveiller pour maximaliser la production énergétique de notre corps.

1. **La maximalisation de la production d'oxygène.** L'oxygène est le besoin en nutriments le plus essentiel du corps. Moins nos cellules sont acides, plus elles peuvent détenir de l'oxygène. (Voir le chapitre 10.)
2. **La détoxication.** Coopère avec le corps en l'aidant à réduire sa charge de déchets toxiques. (Voir le chapitre 13.)
3. **La nutrition.** Le corps humain a besoin d'une alimentation saine, surtout alcaline, entière et vivante, pour élaborer la santé. (Voir le chapitre 15.)

4. **Le repos.** Le corps ne peut créer de l'énergie que durant le sommeil ou le repos.
5. **L'eau.** L'eau idéale pour notre corps est structurée et contient de l'énergie biophotonique naturelle. (Voir le chapitre 14.)
6. **La réduction du stress émotionnel.** Les émotions négatives imposent une forte pression aux ressources énergétiques. (Voir les chapitres 17 et 18.)
7. **La réduction ou la neutralisation des énergies nocives externes.** Des champs électromagnétiques et des radiations géopathiques peuvent interférer avec la circulation naturelle d'énergie dans notre corps. (Voir le chapitre 8.)

Les vitamines B

Les vitamines du complexe B méritent ici une mention particulière, car elles sont essentielles à une vie énergétique. Ce complexe comprend un groupe de huit vitamines : la thiamine (B1), la riboflavine (B2), la niacine (B3), la pyridoxine (B6), l'acide folique (B9), la cyanocobalamine (B12), la biotine et l'acide pantothénique (B5). Dans ce livre, je ne me suis pas attardé à chaque vitamine, car elles devraient toutes être fournies adéquatement par une alimentation équilibrée. Néanmoins, dans un régime continu d'aliments transformés, ou un régime surtout végétarien, il peut se développer une carence d'au moins une des vitamines B. Dans les temps anciens, on obtenait une ample quantité de vitamine B en mangeant des abats et des céréales entières, mais peu de régimes actuels comprennent encore ces aliments. Dès 1970, Adelle Davis avait déjà affirmé que « les 15 vitamines B sont si mal fournies par notre régime à l'américaine que presque tout le monde en manque[2] ».

Les vitamines du complexe B sont nécessaires au métabolisme de chaque cellule ; elles sont indispensables à la production cellulaire et au dégagement de l'énergie. Les principales sources de vitamines B sont le foie, la levure de bière, le germe de blé et l'enveloppe protectrice du riz. Lorsqu'on prend des suppléments, on doit toujours chercher des sources alimentaires qui fournissent tout le complexe de vitamines B, au lieu d'accepter les versions chimiques de vitamines séparées ou en combinaison. Le corps ne reconnaît comme sources de vitamines que les herbes et les aliments entiers et vivants.

Le fer

Le fer est relié de près aux vitamines B pour la production d'énergie. Une carence peut engendrer de l'anémie et provoquer des symptômes tels la fatigue, le manque d'attention, la perte de poids et l'irritabilité. Le fer est nécessaire aux globules rouges pour la formation de l'hémoglobine, dont le rôle principal est de transporter l'oxygène des poumons vers toutes les cellules du corps.

Les principales sources de fer sont la viande rouge, le foie, les fruits secs, le jaune d'œuf, les sardines, les épinards, les brocolis, le germe de blé et l'orge brune. Les végétariens, surtout, peuvent développer une carence en fer en raison d'un apport insuffisant d'aliments qui en contiennent. Il faut s'assurer de tirer suffisamment de fer de diverses sources alimentaires ou de suppléments minéraux fabriqués à partir d'aliments entiers.

Comment élever notre potentiel électrique

Notre magnifique corps a une capacité immense de capter et d'amplifier l'énergie universelle librement accessible à tous. Ce potentiel est latent et inexploité chez la plupart des gens, même si les cultures orientales en ont tiré parti depuis des siècles.

Le qigong

Le *qi*, qu'on prononce *chi*, veut dire, en chinois, énergie interne ; *gong* veut dire exercice. Le qigong est une pratique d'entraînement physique douce qui combine la respiration à divers mouvements physiques, surtout de la main et du bras. Le qigong et une autre forme d'exercice, le tai-chi, se pratiquent sous bien des formes depuis des milliers d'années. On les enseigne surtout pour augmenter la circulation d'énergie dans le corps et pour atteindre et entretenir la santé et une apparence jeune par la réduction du stress et l'exercice. Les mouvements corporels, coordonnés à la respiration, améliorent l'énergie dans une telle mesure qu'on peut vraiment la sentir, d'abord dans les mains, puis dans tout le corps, sous la forme d'un doux courant électrique ou picotement magnétique. Même les débutants peuvent avoir ces sensations corporelles assez aisément. Les formateurs en qigong expliquent qu'en plus d'absorber de l'oxygène, nous recueillons également de la force vitale, ou *qi*, pour la mettre en réserve dans le corps. Nous pouvons ensuite diriger l'énergie vers les organes, pour leur bénéfice et la guérison et la régénération du corps entier. Sur Internet, vous trouverez de nombreuses sources de renseignements sur le qigong ainsi que des témoignages de rétablissement.

Le toucher quantique

Le toucher quantique, ou guérison par les mains, est une aptitude qui s'apprend rapidement et peut apporter au corps réconfort, équilibre, guérison et même alignement postural. Dans son livre *Quantum Touch*, Richard Gordon explique que l'amour est la « base universelle de toute guérison et l'essence de la force vitale[3] ». Par des techniques de respiration, la conscience du corps et l'intention une personne peut élever les vibrations de la force vitale de ses mains. Avec un peu de pratique, ces vibrations sont clairement évidentes et peuvent devenir très fortes. Le corps tire parti de son intelligence innée pour accéder au *chi* universel, ou prâna, comme on l'appelle en Inde. Le *chi* est ensuite intensifié et transféré par les mains pour promouvoir la guérison des autres êtres vivants. Le toucher quantique fonctionne d'après le principe selon lequel les zones de maladie, qui vibrent à des fréquences plus basses, s'harmonisent naturellement avec les vibrations supérieures entretenues par le praticien du toucher quantique. C'est grâce à l'intention aimante et à l'attention focalisée que le toucher quantique fonctionne. L'énergie suit la pensée.

Le toucher quantique nous donne la capacité de nous relier à notre pouvoir spirituel latent de nous recharger et de nous guérir, et d'en faire autant pour les autres.

L'ajustement par la chiropraxie (chiropratique)

La chiropraxie est une science sans médicaments ni chirurgie qui se consacre au bien-être total du corps, y compris la forme physique, la nutrition et la psychologie. Elle a pour but de redonner au corps une circulation d'énergie efficace. Lorsqu'ils pensent à un traitement de chiropraxie, la plupart des gens songent au soulagement de la douleur au dos, mais ce n'est qu'une partie des préoccupations de la chiropraxie.

La structure musculaire qui soutient et aligne notre colonne vertébrale et d'autres parties du corps peut s'affaiblir à cause de divers facteurs de stress, d'une mauvaise alimentation et d'un manque de forme physique. Les vertèbres, ainsi que les disques qui les séparent, peuvent alors se déplacer. Cette « subluxation » crée de la pression ou de l'irritation sur les nerfs spinaux. Le système nerveux fournit des voies à l'énergie et aux signaux de commande pour qu'ils circulent d'une partie du corps à une autre. Puisque les nerfs de l'épine dorsale se rendent dans toutes les parties du corps, les subluxations peuvent provoquer des pannes dans tout le corps (surtout aux organes internes) en raison d'une insuffisance de la communication électrique à partir du cerveau.

Un véritable traitement de chiropraxie vise à restaurer la santé de toute la colonne vertébrale et à équilibrer le système nerveux pour optimiser la force vitale afin que l'énergie circule librement de la tête aux pieds et de l'intérieur à l'extérieur. Il est fort pertinent de s'adonner à un ajustement spinal doux et régulier, dans le cadre d'un programme de santé personnel et régulier, en vue de promouvoir la circulation efficace de l'énergie dans le corps.

Lorsqu'on cherche les services d'un chiropraticien, il importe de l'interroger sur sa philosophie. Travaille-t-il à rétablir la fonction neurologique (force vitale), ou s'attache-t-il surtout à la manipulation des vertèbres pour rétablir la fonction spinale et soulager ainsi la douleur ? Dans le premier cas, le praticien se préoccupe d'aider l'intelligence innée du corps pour lui redonner sa fonction optimale ; dans le second cas, il se contente de réduire la douleur et l'inconfort.

L'électronique et l'assistance énergétique

Certains inventeurs du domaine de l'électronique ont utilisé leur connaissance de la physique quantique pour développer des instruments susceptibles de fonctionner avec le corps, pour améliorer sa bioénergie. Ces instruments peuvent s'avérer des compléments utiles aux modes naturels d'amélioration de l'énergie.

À mon avis, pendant un certain temps, l'augmentation de l'énergie et de la circulation énergétique au moyen de la technologie peuvent aider le corps à se recharger, à se détoxiquer et à se reconstruire dans une certaine mesure. Toutefois, comprenez-le bien, ces appareils en soi ne font rien au corps. Ils mettent l'énergie à la disposition du corps, et ce dernier s'en sert ensuite selon sa capacité et ses besoins. Tout changement positif ne sera que temporaire, à moins que le corps ne retrouve le pH, les nutriments et les réserves de minéraux qui lui conviennent.

La machine à *chi*

Le Dr Shizuo Inoue, président de l'association La santé par l'oxygène, au Japon, a passé des années à explorer la relation entre les taux d'oxygène et la qualité de la santé dans le corps humain. Après avoir regardé nager des poissons rouges et avoir remarqué leur santé et leur tonus, il s'est dit que l'ondulation régulière de leur arête montrait que leur corps avait suffisamment d'exercice et d'oxygène. Il a ensuite appliqué ce concept à la construction d'une machine qui reproduisait ce schéma de mouvement dans le corps humain, un appareil qu'il a appelé « machine à *chi* », car il augmente véritablement le *chi* ou la force vitale du corps.

Une personne est étendue sur le dos, à même un plancher ferme, et pose ses chevilles sur la machine en question. Lorsque cette dernière est allumée, elle fait bouger les chevilles latéralement, stimulant une réaction corporelle par de douces oscillations en 8 du corps. Avec le temps, cela peut apporter de nombreux bienfaits. En voici les principaux : une optimalisation de l'apport en oxygène ; une activation du système lymphatique ; un mouvement du fluide spinal ; une augmentation de l'énergie ; un renforcement des systèmes immunitaire et respiratoire ; un exercice et un renforcement de la colonne vertébrale. La machine à *chi* fournit un véritable exercice aérobique à tout le corps. Ses créateurs prétendent que cinq minutes sur l'une de ces unités équivalent à plus d'un demi-kilomètre à pied, sans la dépense d'énergie exigée par la marche.

Il existe plusieurs modèles de machine à *chi*. Le premier modèle avait le nom de « Chi Machine », mais des clones de qualité variable sont maintenant disponibles. Avant de choisir, interrogez des fournisseurs d'équipement de santé et effectuez une recherche sur Internet. À mon avis, l'usage de l'une de ces machines une ou deux fois par jour est un bon investissement santé.

La thérapie électromagnétique à impulsions

L'usage de champs électromagnétiques à impulsions est une forme de physiothérapie relativement nouvelle en Amérique du Nord, bien qu'il remonte à plusieurs années en Europe. Les champs magnétiques à impulsions sont différents des champs magnétiques permanents, et leurs bienfaits pour la santé physique seraient largement supérieurs, sans effets secondaires. Lorsque le corps est exposé à un champ bioénergétique qui vibre à sa propre gamme de fréquences saines, il peut se libérer d'une interférence électrique dissonante sur le plan cellulaire et rétablir des « rythmes biologiques normaux[4] ».

Parmi les bienfaits potentiels de l'influence des appareils à champ électromagnétique, mentionnons : une augmentation de l'énergie, une augmentation aussi de l'oxygénation et de la circulation sanguine, une meilleure nourriture des cellules, un renforcement de la fonction immunitaire, une meilleure élimination des toxines des cellules, une réduction du stress, une amélioration du sommeil, et une amélioration de nombreux symptômes de maladie, dont le soulagement de la douleur chronique.

On trouvera sur Internet des appareils à thérapie électromagnétique par pulsations, tels que les matelas pour usage domestique. Comme pour tout appareil de santé, il faut effectuer une recherche approfondie avant l'achat et l'utilisation.

Le SCENAR

Le SCENAR (acronyme de Self-Controlled Energetic Neuro Adaptive Regulator) a été inventé en Russie dans le cadre du programme astronautique. Pour éviter que les cosmonautes prennent des médicaments en vol, les scientifiques ont développé cet appareil pour améliorer les ressources de guérison du corps. Grâce à la rétroaction biologique directe, le SCENAR identifie et élimine les blocages d'énergie du corps. L'appareil est largement utilisé en Russie depuis les années 1980, mais il est resté secret jusqu'à la perestroïka. On commence présentement à l'utiliser en Occident, et il semble assez efficace dans l'amélioration de nombreux troubles. Une version avancée du SCENAR est disponible sous le nom Tennant Biomodulator.

La médecine énergétique vibratoire

L'homéopathie est une médecine énergétique fondée sur le principe selon lequel on guérit le mal par le mal. Lorsqu'on administre une forte dilution de concentration d'une substance (habituellement sous la langue) à maintes reprises, le système de défense du corps se mobilise pour vaincre le problème, ce qui normalise les voies énergétiques et rétablit un sain fonctionnement.

L'homéopathie était largement pratiquée au 19e siècle, et ses succès excédaient largement ceux de la médecine allopathique, qui se sert des médicaments pour combattre la maladie. L'industrie pharmaceutique et l'American Medical Association ont écarté l'homéopathie du paysage médical au début du 20e siècle en la discréditant et en fournissant un appui financier aux seules facultés de médecine qui offraient une formation basée sur les produits pharmaceutiques. Au cours de la dernière décennie, toutefois, l'homéopathie a effectué un retour en force, surtout chez les médecins naturopathes. Elle continue d'attirer de la reconnaissance grâce à sa nature non agressive et parce que les doses employées sont très diluées et n'imposent pas de stress au corps, et surtout, en bref, parce que ça marche !

Le Dr Herbert DeloRey est un chercheur et un praticien en médecine énergétique[5]. Il a effectué le mariage de l'homéopathie avec la technologie d'analyse électronique informatique, comme les systèmes « Interro » et « Quantum Xrroid ». Après des études de physique quantique et une programmation informatique avancée, il a créé une « interface inconsciente complète avec l'hémisphère droit du cerveau du client[6] ». En travaillant avec la modalité de l'homéopathie, il peut aider le corps à traiter les problèmes sur les plans physique, mental et émotionnel. Il s'agit d'aider le cerveau à stimuler ses propres points d'acupuncture sans aiguilles ni sondes. Ainsi, le cerveau peut s'ajuster de lui-même et rétablir les voies énergétiques de l'épine dorsale par de minuscules manipulations musculaires à l'intérieur du corps. La polarité de chaque cellule et système du corps est dès lors rétablie, ce qui permet au corps de procéder à sa guérison. Cette technologie peut indiquer au patient les raisons profondes et souvent cachées de ses problèmes de santé. Même si la technologie en soi n'effectue aucun diagnostic ou pronostic, elle indique des exigences homéopathiques correctrices précises qui permettent au corps d'effectuer son autoguérison.

Comme le démontre le Dr Herbert DeloRey, ce type de médecine énergétique et vibratoire combine l'électroanalyse et la thérapie bioénergétique. Voici comment il le décrit :

> Le corps est une entité électrique et chimique hautement complexe qui dépend du bon fonctionnement de ces deux systèmes. L'énergie électrique est distribuée

partout avec logique et cohérence ; ainsi, elle interagit avec son système chimique fort développé et exquisément précis. L'électroanalyse est une méthode objective destinée à mesurer des troubles fonctionnels avant qu'ils ne deviennent pathologiques. Elle est basée sur l'analyse des voies de circulation énergétique dans le corps.

Sur le plan atomique, toutes les substances sont composées d'une matière semblable. Chaque substance, que ce soit le métal, le bois, le plastique, la peau ou les os, est gouvernée par la quantité de ses atomes et la vitesse de rotation de celles-ci. Cette vitesse de rotation détermine la fréquence électromagnétique de chaque substance spécifique. De même, chaque tissu et organe du corps a son propre schéma unique de fréquences électromagnétiques. Lorsqu'un tissu corporel a eu une fréquence anormale pendant une période prolongée, des changements artificiels commencent à apparaître dans la biochimie des tissus. Cela se traduit par des lésions des tissus et des états pathologiques ou dégénératifs. L'électroanalyse évalue le fonctionnement du corps sur le plan électromagnétique. Elle représente un progrès révolutionnaire dans le domaine de la santé, car non seulement elle donne une première évaluation précise, mais elle indique aussi au praticien la fréquence des médicaments ou suppléments requis pour corriger la situation, selon les besoins précis du client[7]. Il n'y a plus d'approximation. Dans le traitement, les problèmes les plus récents sont soignés en premier lieu, et à mesure qu'ils s'effacent, d'autres problèmes plus chroniques, restés cachés mais encore nuisibles, pourront apparaître et subir un traitement[8].

Les concepts énergétiques avancés

L'énergie de l'univers est polarisée. De nature électrique, elle s'exprime de façon magnétique. Nos pensées aussi sont des énergies capables de créativité, positives ou négatives, selon les pensées et les croyances qui les sous-tendent. Dire, comprendre et accepter cela, c'est bien, mais on doit se demander ensuite quelle peut bien être la force qui sous-tend cette électricité.

Les scientifiques savent que l'univers palpite d'énergie, qu'il y a un constant échange d'énergie, une émission et une réception entre les objets à la fois organiques et inorganiques. Ils savent aussi que l'énergie ne se perd jamais, qu'elle ne fait que changer de forme. En outre, l'univers est en expansion infinie ; il s'y crée continuellement de la matière nouvelle. Mais dans ce cas, d'où provient cette création ? Quelle est la source d'énergie ultime, ou primaire, ou universelle ?

Sur terre, notre source d'énergie est le soleil. Mais qu'en est-il dans le reste de l'univers ? Il doit y avoir une énergie plus grande, universelle, dans laquelle tout puise sa création et son soutien. Pour cela, nous devons examiner la force qui sous-tend toute création, l'intelligence universelle créative.

Ce que nous savons jusqu'ici, c'est que la source d'énergie originelle est composée de particules de lumière en vibration, appelées photons. Toutes les formes de vie sont composées d'une énergie de biophotons condensée. Biophoton signifie « lumière de vie », une lumière émise d'une certaine façon par tous les systèmes biologiques[9]. Notre corps et l'énergie que nous ressentons manifestent la lumière dirigée par l'intelligence universelle créative et l'intelligence innée de nos cellules. Comme le révèlent la science, la recherche et l'expérimentation dans le domaine de l'eau, c'est là que les choses deviennent intéressantes.

La mémoire de l'eau

Le Dr Masaru Emoto, un chercheur japonais, s'est mis à examiner les propriétés de l'eau provenant de différents endroits de la planète, pour découvrir comment elle était affectée par diverses conditions. En 1991, il a commencé, avec son équipe, à congeler des échantillons d'eau et à en observer les cristaux au microscope. Il a publié les résultats de sa recherche dans plusieurs ouvrages, dont *Messages de l'eau*. Il a démontré par la photographie comment la pollution affecte la santé de l'eau. En soi, ce n'est pas très étonnant. Cependant, sa découverte renversante a été que l'eau capte la conscience des gens qui l'entourent, qu'elle a une capacité de mémoire.

Une fois congelée, l'eau pure et naturelle forme des cristaux de glace bellement et complètement formés, semblables à ceux de la neige. Plus l'eau est polluée, plus les cristaux de glace semblent déformés, brisés, et malades. Le Dr Emoto a découvert que la pollution de l'environnement n'est pas la seule chose qui perturbe la structure de l'eau. Il a prouvé, par des milliers de photographies, que des paroles adressées à l'eau, ou même écrites sur une feuille qu'on place ensuite sur un contenant d'eau, changent nettement la structure reflétée dans ses cristaux de glace. Des paroles dures, du genre « Espèce d'imbécile », « Tu m'écœures », ou « Je vais te tuer », empêchent les cristaux de glace de se former de manière organisée. Par contre, des mots positifs et réjouissants, comme « Amour » et « Merci », forment des cristaux aussi magnifiques que les plus belles pièces de joaillerie. Des contraires, comme « Ange » et « Diable », « Âme » et « Démon », et « Fais-le » et « Fais-le pas » montrent la même opposition entre organisation et désorganisation. Par ailleurs, les sons relevant de choix musicaux opposés – folk et classique par rapport au *heavy metal* – ont donné les mêmes résultats.

Les chercheurs ont ensuite expérimenté avec la prière. L'eau à laquelle ils se sont adressés consciemment par la prière, la bénédiction ou l'appréciation a invariablement formé des cristaux organisés, sains et d'apparence vivante. Est-il étonnant que la plupart des religions du monde entretiennent cette pratique qui consiste à bénir la nourriture avant de la manger ? Nous sommes peut-être d'avis que c'est là un simple rituel religieux, mais les effets positifs des grâces et des bénédictions à l'égard de la nourriture (en lui exprimant de l'amour) sont nettement observables d'un point de vue scientifique. Cela explique également pourquoi les plantes auxquelles on dit des mots d'amour, d'encouragement et d'appréciation poussent mieux.

Puisque notre corps est composé de 70 à 75 % d'eau, et que l'air qui nous entoure contient de la vapeur d'eau, cela voudrait dire que nos pensées et nos paroles déterminent la qualité des molécules d'eau qui composent notre corps, notre nourriture et notre air. Les émotions que nous choisissons d'avoir et d'exprimer, ainsi que celles de notre entourage, sont captées par les molécules d'eau et nous les absorbons dans l'harmonie ou la dissonance, sur le plan psychologique et physiologique.

Comme le dit le Dr Emoto, « l'eau est un miroir qui reflète notre esprit ». Elle s'empare de la conscience de l'individu et de son entourage, et, en définitive, de la population mondiale. Lorsqu'on absorbe cette eau, en mangeant, en buvant et en respirant, on est influencé d'une façon positive ou négative.

Ce que nous apprend le travail du Dr Emoto :

- Nos pensées, nos paroles (les sons), nos couleurs et nos émotions ont une influence sur l'eau.
- L'amour et la gratitude sont les émotions qui font que l'eau se structure le plus parfaitement.
- L'amour est plus qu'un doux sentiment ; c'est de l'énergie, et c'est l'ultime pouvoir créateur.

L'eau contient de la lumière

Des scientifiques, dont le Dr David Schweitzer en Angleterre, sont capables de photographier des particules de lumière présentes dans l'eau, en utilisant un microscope spécial à grossissement élevé. Les particules sont également émises par les cellules des organismes vivants. Le physicien allemand Fritz-Albert Popp effectue des recherches sur les particules de lumière ; il est surtout connu pour sa découverte du « mécanisme de communication cellulaire par biophotons ». Il a découvert que de la lumière photonique, qu'il nomme biophotons, émane de l'ADN de chaque cellule vivante[10]. Grâce à ces biophotons, les cellules se transmettent de l'information et communiquent entre elles. Plus la lumière photonique brille (ce qui indique une plus grande quantité de biophotons), plus les cellules sont saines et vivantes.

À partir de cette recherche, des scientifiques et des entreprises sont en train de mettre au point des appareils qui servent à restructurer l'eau et à en augmenter le contenu biophotonique.

Selon des photographies prises au microscope d'échantillons d'eau traités par ces appareils, beaucoup semblent avoir du succès. Mais dans quelle mesure ?

Les vibrations : l'étape suivante

Les éléments de l'univers vibrent à diverses fréquences. Lorsqu'on dit d'une chose qu'elle vibre, on fait référence à son énergie vibratoire, ou sa vitalité ; plus la vibration est élevée, plus il y a d'énergie vitale.

En novembre 2001, j'ai entendu une intéressante présentation donnée par Dana Young, de la compagnie Brain Garden. Cet homme parlait de la capacité des huiles essentielles d'augmenter la fréquence vibratoire électrique du corps. L'énergie électrique, ou l'activité vibratoire des atomes de notre corps, se mesure en mégahertz. (Un mégahertz – MHz – représente un million de cycles par seconde.) Si les électrons, les protons et les neutrons d'un atome parcourent leur orbite un million de fois à la seconde, on parle d'une énergie électrique de 1 MHz.

Les symptômes de la maladie apparaissent petit à petit à 58 MHz, alors que la fréquence saine et normale du corps, qui est de 62 à 72 MHz, a été réduite par une mauvaise nutrition, le manque d'exercice, l'augmentation de l'acidité, et la toxicité du corps. Une détérioration progressive indique quand les états de maladie commenceraient à se manifester :

Symptômes	*Fréquences du corps*
Rhume	58 MHz
Grippe	57 MHz
Candida	55 MHz
Fatigue chronique	52 MHz
Cancer	42 MHz

Tableau 12.1 L'énergie électrique du corps et les symptômes de maladies.

En bref, selon M. Young, « nous sommes des êtres énergétiques en quête d'une recharge ». Sa conférence visait à illustrer le fait que la plupart des huiles essentielles vibrent à des fréquences plus élevées que le corps humain ou les états de maladie dont ce dernier peut être affligé. Lorsqu'on ingère une substance qui possède des vibrations plus élevées, celles-ci tentent naturellement d'élever les fréquences du corps, pour soulager les maladies des basses fréquences. Par exemple, l'huile essentielle qui possède la fréquence vibratoire la plus élevée est l'huile de rose, dont l'activité électrique est de 320 MHz. En restaurant la santé par des huiles essentielles, on recourt à une médecine vibratoire naturelle.

Les aliments crus portent également des vibrations énergétiques naturelles, les légumes verts ayant la vibration la plus élevée. La nourriture cuite et transformée par la chaleur n'en a aucune. Lorsqu'on en consomme, elle diminue la charge électrique du corps. De même, les pensées positives élèvent la fréquence des vibrations, tandis que les pensées négatives les abaissent. La prière et la méditation s'avèrent parmi les activités mentales les plus efficaces pour élever la fréquence vibratoire électrique du corps[11].

Relier la lumière et l'énergie

L'exposé qui précède a pour but d'établir un lien entre l'énergie en tant qu'électricité, composée de particules de lumière (ou biophotons), et l'énergie en tant que fréquence vibratoire. Du point de vue de la santé, lorsque notre réserve d'énergie est faible, nos vibrations corporelles le sont également, car la lumière vivante de nos cellules diminue. La nourriture et l'eau que nous consommons nous affectent du point de vue vibratoire, selon la quantité de particules de lumière, ou biophotons, qu'elles contiennent.

Passons maintenant aux découvertes du couple Excelex. Durant six années, cet homme et cette femme ont vécu dans la tranquillité, en harmonie avec la nature, dans une campagne virginale où ils cultivaient une grande partie de leurs fruits et légumes. Ils se sont consacrés à l'apprentissage des énergies primordiales, pour se développer et vivre selon la nature, et développer des produits et des technologies qui renferment et améliorent l'énergie vivante. Leur but était surtout d'améliorer leur propre santé, puis de partager leurs découvertes avec d'autres. Les idées suivantes sont ceux de monsieur E. Excelex, mais les explications présentées ici ont été rédigées par moi, grâce à son aide.

La vitalité générale et la lumière blanche

D'abord, nous devons être ouverts à l'idée que toutes les créations proviennent de l'Amour et de la Lumière, lesquels sont ensuite condensés en une vibration sonore, des formes manifestées électriquement, et des vies nouvelles, tels les bébés humains et les germes de semences. À ce stade, toute vie nouvelle éclate de vitalité, ou de vie en action. Chacune a sa propre vitalité générale (VG). À mesure qu'elle grandit vers la maturité, la vitalité se met à décroître. Par exemple, comparez l'énergie d'un enfant de deux ou trois ans à celle d'un humain typique de soixante-dix ou quatre-vingts ans.

Ensuite, les individus ont un potentiel de lumière blanche (LB) qui se mesure au moyen d'un amplificateur de biophotons. Imaginez, ou visualisez, le corps en train d'émettre, en moyenne, de 80 à 120 unités de biophotons par seconde, par centimètre carré. En multipliant cela par la surface du corps en centimètres carrés, on obtient une estimation de la magnitude de la force vitale que génère le corps chaque seconde. Les nouveau-nés en santé peuvent avoir jusqu'à 150 unités de biophotons à la seconde par centimètre carré, tandis que les gens âgés, en fin de vie, n'en émettent tout au plus que 50. Si la lumière biophotonique d'un nouveau-né en santé est vive, celle d'une personne âgée est faible. De même, les vibrations d'un nouveau-né en santé sont élevées, tandis que celles d'une personne âgée sont basses.

Toutes les formes de vie ont leur propre potentiel de VG et de LB, et la photographie Kirlian permet de capter des images de ces champs d'énergie électromagnétique. La photographie Kirlian d'un corps humain montre clairement ces émanations énergétiques sous forme de couleurs diverses entourant l'individu, selon sa vitalité et ses états mentaux et émotionnels. Ce qu'il faut comprendre, c'est que notre vitalité générale dépend de notre potentiel de lumière blanche. Par conséquent, lorsqu'on ingère de la nourriture ou un liquide, afin qu'ils soient régénérateurs pour notre santé il faut qu'ils aient un potentiel de LB plus élevé que leur VG, car c'est la LB qui fournit la vitalité.

L'énergie des fruits et des légumes

L'énergie (VG) d'un fruit ou d'un légume cru varie en fonction de l'âge et du cycle de croissance. Lorsqu'un fruit ou un légume sain se trouve dans la première moitié de son cycle de croissance, il est au maximum de sa vitalité et de ses vibrations. C'est alors que ses propriétés régénératrices pour notre corps sont à leur meilleur. Un bon exemple serait les carottes crues à mi-croissance. Elles sont succulentes, sucrées, et regorgent de l'énergie de la nouvelle croissance, tandis que les grosses carottes mûres, récoltées il y a plusieurs mois, ne sont plus au meilleur de leur fraîcheur. Elles sont dans la seconde moitié de leur cycle énergétique, et vont vers la décomposition.

Pour obtenir un maximum de bienfaits pour la santé, nous devons choisir un fruit ou un légume dans la première moitié de son cycle de vie, fraîchement cueilli, tendre, ni trop vieux ni trop mûr.

La source d'énergie

La puissance ou l'énergie qui nourrit et soutient tout dans l'univers est la Force vitale de l'Amour universel, ou FVAU. C'est l'énergie primordiale, la lumière vivante que toutes les choses recherchent constamment. Les biophotons, sous leur forme primordiale et pure, sont des particules de cette lumière d'amour. L'énergie primordiale est une expression magnétique de l'amour.

Tout provient de l'amour et de la lumière, y compris notre corps. C'est la lumière biophotonique des chromosomes de nos cellules qui fournit le langage silencieux de l'ADN. De plus, ce sont les minéraux des cellules qui permettent à cette mémoire de l'ADN d'être retenue, tout comme les particules minérales d'une bande magnétique permettent d'enregistrer et de conserver le son.

Pour que se manifestent la régénération et la longévité du corps, il doit par-dessus tout y avoir une augmentation des émissions de biophotons. Autrement dit, il doit y avoir une augmentation de la luminosité des télomères (extrémités naturelles des chromosomes). Sans ces émissions de biophotons, tout produit ou supplément est inutile, car il a besoin de vie pour se régénérer et soutenir la vie. L'amour est tout. La vie, c'est l'amour mis en action.

Recueillir l'énergie primordiale

Certains minéraux de source primaire (non raffinés), surtout les cristaux de quartz, sont des concentrateurs naturels des FVAU (biophotons). Les cristaux peuvent être programmés, tout comme des micropuces, pour retenir et dégager la fréquence d'énergie magnétique de l'amour. Nous pouvons utiliser cette connaissance pour produire de l'eau structurée, vivante, active et à haute teneur énergétique. C'est là un exemple de l'application de l'Énergie d'Amour universel que recherchent tous les organismes.

Les biophotons et les appareils énergétiques dérivés

J'ai précisé plus tôt que la quantité de lumière biophotonique n'équivaut pas nécessairement à sa qualité. Tout appareil énergétique artificiel, qu'il soit électrique ou magnétique, est secondaire par rapport à l'énergie primordiale ; il provient de cette dernière. L'électricité, les aimants et les électro-aimants sont des sources d'énergie dérivées qui, jusqu'ici, ne peuvent produire l'énergie de la force vitale originelle. Ils ne peuvent que la reproduire, avec un débit largement inférieur à la vitalité générale et à la lumière blanche. On peut mesurer et démontrer le potentiel de VG et de LB à l'aide d'un instrument radionique comme le SE-5 et, surtout, en observant la croissance de plantes, de fruits et de légumes arrosés d'une eau chargée d'énergie primordiale vivante, comme vous le verrez au chapitre 14.

Les appareils énergétiques artificiels, électroniques et magnétiques, ainsi que les unités de traitement de l'eau, peuvent avoir un effet nettement positif sur certains problèmes de santé, en aidant le corps à élever sa vitalité générale ou sa fréquence vibratoire. Un corps dont la VG et la LB sont inférieures ne peut aller plus haut que l'appareil électronique ou magnétique. L'inconvénient, c'est que lorsque le corps aura élevé sa vitalité jusqu'au potentiel de lumière blanche de l'appareil utilisé, il conservera ce débit énergétique. Autrement dit, l'appareil peut aider à améliorer la vitalité jusqu'à un certain point, mais pas davantage. Par la suite, il épuise ou limite cette vitalité.

Les sources d'énergie et la régénération

Étant donné sa propre énergie, chaque aliment ou liquide que nous absorbons a un effet positif ou négatif sur nos réserves d'énergie. Il peut enrichir, beaucoup ou légèrement, ou appauvrir les réserves et la vitalité du corps. En d'autres mots, les aliments et les liquides contribuent à la régénération ou provoquent la dégénérescence du corps.

Excelex décrit la situation ainsi. Nous avons trois types d'eau et de nourriture :

- Régénéro-actives, ou Vitalité ++ (régénération importante)
- Généro-actives, ou Vitalité + (régénération légère)
- Dégénéro-actives, ou Vitalité – (dégénérescence)

Afin d'être régénéro-actifs, une eau ou un aliment doivent avoir une lecture minimale de 5 000 de VG, de 5 100 de LB, une activité biophotonique (BP) de trois unités/seconde/cm^2, et un niveau d'organisation structurale (NOS) égal à 8 sur 10. Pour être généro-actifs, ils doivent avoir une lecture d'au moins de 1 700 de VG et 1 750 de LB, une activité BP d'une unité/seconde/cm^2, et un NOS de 2 sur 10. Les substances dégénéro-actives ont une lecture inférieure de 850 de VG. Les substances situées entre 850 et 1 700 peuvent soutenir la vie, mais non la régénérer.

Lorsque nous considérons que la population moyenne a des niveaux de VG et de LB situés entre 400 et 700, nous pouvons apprécier l'effet de ces classifications d'aliments sur notre corps. Ce que nous mangeons et buvons nous renforce, nous affaiblit, ou maintient notre vitalité actuelle. La consommation d'aliments et d'eau régénéro-actifs fournit de l'énergie de LB et régénère les cellules. Par conséquent, tout ce que nous mangeons peut être considéré comme étant de type Vitalité + ou Vitalité –. Ou bien cela donne de l'énergie, ou bien cela en enlève.

Les substances régénéro-actives

Celles-ci comprennent :

- Les nouvelles pousses jaunes (avant qu'elles aient été exposées à la lumière), cultivées avec tendresse ou avec de l'eau structurée produisant des enzymes photoréactives (EPR^{md}) qui, par suite de leur synthèse par le corps, deviennent régénéro-actives.

- Les fruits et légumes du jardin arrosés d'eau structurée, à commencer par les semences patrimoniales (des graines qui ne sont ni des OGM ni des Terminator), et qui donnent des fruits et légumes structurés régénéro-actifs.
- Les eaux hautement structurées, qui donnent au moins 8 sur une échelle de 0 à 10.
- Des eaux chargées et restructurées, avec une VG supérieure à 5 000 et une LB supérieure à 5 100.
- En général, tout aliment préparé avec amour. L'expression magnétique de l'amour imprègne de l'énergie primordiale. Toute structure peut être restructurée par l'influx magnétique de l'amour.
- Des élixirs de pierres précieuses de bonne qualité.
- Des huiles essentielles de bonne qualité.

Ne soyez pas dupes des étiquettes « biologique », car on peut cultiver biologiquement des semences d'OGM et Terminator. Puisque le corps devient ce que nous lui donnons à manger, les aliments et les légumes génétiquement modifiés auront une influence négative sur la structure cellulaire.

Les substances généro-actives

Elles comprennent :

- Tous les fruits et légumes provenant de semences patrimoniales qui sont dans la première moitié de leur vie. Par exemple, les jeunes carottes, les pommes de terre, les petits choux et les fruits pas trop mûrs, c'est-à-dire de quelques semaines, selon la nature du fruit et du légume.
- En général, toutes les nouvelles pousses, y compris les vertes. La qualité de l'eau utilisée reflétera le potentiel de VG et de LB.
- L'eau de source, de puits et de ruisseau, en général.
- L'eau rechargée avec une LB plus élevée que la VG ; une VG supérieure à 1 700 et une LB supérieure à 1 750.
- La plupart des tisanes à base d'herbes cultivées naturellement, à partir dc semences patrimoniales.
- Toutes les teintures d'herbes de bonne qualité, imprégnées du magnétisme de l'amour.
- Les huiles essentielles de bonne qualité.

Les substances dégénéro-actives ou dévitalisées

Celles-ci comprennent :

- Toute eau déminéralisée.
- L'eau distillée, ozonée, traitée aux UV, déionisée et obtenue par osmose inversée.

- L'eau électriquement réinonisée.
- Toute boisson et nourriture chauffée au micro-ondes, ne serait-ce que deux secondes.
- Tous les aliments commercialement préparés, en conserve, et la restauration rapide.
- Tout alcool commercial : vin, bière, spiritueux.
- Les boissons gazeuses.
- Tout fruit ou légume dans la seconde moitié de son cycle de vie.
- Tout ce qui est *blanc* : le sel, le sucre, le vinaigre, le pain, les pâtes, le riz, le lait pasteurisé et homogénéisé.

LES FRUITS ET LÉGUMES DU JARDIN

Lorsque les fruits et légumes du jardin sont cultivés commercialement de façon à grossir par l'usage d'engrais chimiques, d'herbicides, d'un sol déminéralisé et d'une eau de mauvaise qualité, ils sont déficients en VG et en LB. De même, s'ils sont récoltés dans la seconde moitié de leur cycle de vie, ils sont déficients en VG et en LB. On peut affirmer la même chose des fruits et légumes de jardin moyens, qui atteignent de fortes tailles après des mois de croissance.

On tire un double bienfait à cultiver un légume avec de l'eau structurée : il peut atteindre une forte taille, tout en restant dans la première moitié de son cycle de vie, sans produire de semences. En général, avant qu'une plante commence à fabriquer des semences, elle est dans la première moitié de son cycle de vie. Par exemple, lorsqu'un plant de pommes de terre a encore ses fleurs ouvertes, durant les quatre semaines suivantes environ, les pommes de terre se trouvent dans la première moitié de leur cycle de vie. Leur taille va de petite à moyenne, selon la qualité de l'eau employée. Certaines des pommes de terre peuvent être assez grosses si la plante a été arrosée d'eau structurée.

L'eau structurée donne des plantes structurées, lesquelles donnent des aliments structurés qui, à leur tour, nous aident à structurer nos cellules.

La vérité sur la vitalité

Autrement dit, côté santé, les aliments et les liquides que nous consommons augmentent la vitalité du corps ou lui en enlèvent. Les aliments morts, acides ou pauvres en vitalité et en nutrition ont une vitalité générale inférieure à celle de notre corps. Le corps doit abandonner une énergie précieuse pour les transformer. Par contre, les fruits et légumes vivants, dans la première moitié de leur cycle de vie, de même que l'eau énergisée, ont une vitalité générale supérieure à celle de notre corps. Cela permet à ce dernier d'en tirer de la vitalité, ce qui entraîne un accroissement des réserves énergétiques. Il faut y penser chaque fois qu'on mange ou qu'on boit quelque chose.

Nous voulons tous être en santé, bien aller et avoir de l'énergie. Est-il étonnant que ces trois états soient reliés ? Lorsque le corps est incapable de produire suffisamment d'énergie en vue de satisfaire ses besoins pour son fonctionnement quotidien, sa détoxication et sa réparation, il vieillit. C'est aussi simple que cela. Si nous voulons de la santé et tout ce que cela implique, nous devons prendre soin d'optimaliser la nutrition, la qualité de l'eau, le repos, la détoxication et l'apport d'oxygène pour maximaliser la production d'énergie.

Maintenant que nous avons posé les bases nécessaires pour comprendre la santé, la maladie et le fonctionnement du corps, examinons comment nous pouvons détoxiquer le corps pour l'aider à être plus efficace. C'est essentiel pour renverser les problèmes de santé existants et retrouver la santé.

LA DEUXIÈME CLÉ :
SE NETTOYER

13

La détoxication et la guérison

Qui a la santé a l'espoir ; et qui a l'espoir a tout.

– Proverbe arabe

Louis Pasteur a défendu la théorie selon laquelle les microbes, ou bactéries, causent des maladies. Cependant, juste avant sa mort, il a modifié sa position en affirmant que « le microbe n'est rien ; le terrain est tout[1] ». Autrement dit, le milieu qui entoure nos cellules détermine leur santé. Les bactéries et virus nuisibles ne peuvent se développer dans un corps sain.

Le terrain est tout

Le mot « terrain » désigne habituellement un sol, mais quand il est question du corps humain, il signifie un milieu biologique. Tout comme les fermiers doivent se préoccuper des nutriments sains et de l'état du sol pour produire des récoltes viables, nous devons nous soucier de la santé électrique et chimique du terrain biologique du corps. Le facteur principal de l'affaiblissement de notre terrain biologique est l'acidification graduelle des tissus corporels, laquelle réduit le contenu en oxygène de tout le corps. Lorsque ce dernier est acide, des états de maladie ont déjà commencé à l'envahir. Tous les signes du vieillissement – cheveux gris, perte du tonus et de la masse musculaire, rides, peau amincie et décolorée, affaiblissement de la vue, manque d'énergie et problèmes digestifs – sont reliés à un excès d'acidité dans le corps. On peut remédier aux problèmes de vieillissement, mais uniquement en rétablissant le terrain.

Le processus débute par une détoxication du corps qui a pour but de rendre celui-ci moins acide. Cela sous-entend l'élimination des aliments, des boissons, des pratiques nocives, des attitudes négatives, des facteurs de stress et des contaminants environnementaux qui ont un effet délétère sur le pH, l'oxydation et l'état électrique du corps. Cela sous-entend aussi l'introduction, dans notre alimentation et notre mode de vie, des aliments, des boissons et des pratiques qui favorisent un sain équilibre acido-basique et réduisent les facteurs de stress oxydatifs du corps. Nous arriverons à ralentir et à renverser le vieillissement dans la mesure où nous prendrons toutes les mesures nécessaires pour rétablir la santé du terrain.

Abandonner les stimulants

Au chapitre 6, nous avons découvert que les stimulants sont des substances qui poussent le corps à augmenter son métabolisme. Les stimulants déclenchent une réaction anormale d'accélération dans le corps, qui tente alors d'expulser les toxines ainsi introduites. Ce processus peut nous donner l'impression que le stimulant nous apporte un supplément d'énergie, mais le stimulant ne contient aucune énergie. Il ne fait qu'inciter le corps à utiliser ses propres réserves de nutriments pour accroître son métabolisme. Cela entraîne un épuisement des réserves de nutriments et un « épuisement » précoce du corps. Dans notre société, les principaux stimulants alimentaires sont la caféine, la nicotine, la viande rouge, le sucre et le sel. Ils sont toxiques et très acidifiants. Lorsque nous cessons d'introduire des stimulants dans notre corps et que nous les remplaçons par des aliments alcalins et riches en minéraux, notre corps peut commencer à refaire ses réserves et à passer à une meilleure santé. Mais il y a un prix temporaire à payer. Le corps dépend peut-être depuis si longtemps de la stimulation de ces aliments qu'il y est accro. Lorsque nous cessons de les prendre, nous n'avons plus cette montée d'adrénaline, et l'impression d'énergie est aussitôt réduite. Car c'était en réalité une fausse énergie. Elle était une réaction semblable à celle provoquée par une drogue, c'est-à-dire par une substance qui fait réagir le corps.

Prenez, par exemple, une personne qui boit plusieurs tasses de café par jour. Lorsqu'elle cesse soudainement et complètement d'en consommer, dès le milieu de la matinée elle se sent fatiguée et irritable, et peu après, elle a un début de mal de tête. La fatigue est due à l'absence de la stimulation énergétique provoquée par l'adrénaline. Le mal de tête est causé par l'affluence de toxines qui entrent dans le système sanguin pour être éliminées du corps, et irriguent des nerfs du cerveau. Dès que l'apport de caféine cesse, le corps profite de cette occasion pour éliminer les poisons qu'il accumulait lorsque cet apport était continu. Dans sa sagesse, il sait qu'il doit se nettoyer, car ces poisons nuisent à sa survie à long terme.

En fin de compte, en interrompant l'usage de stimulants, on peut s'attendre à un inconfort temporaire. Mieux vaut éliminer graduellement le nombre et la quantité de stimulants de notre alimentation et de notre mode de vie. Avec le temps, à mesure que ces stimulants sont remplacés par des aliments sains, de l'eau pure, de l'air frais, de l'exercice, des attitudes positives et des suppléments reconstituants pour la santé, le corps se nettoiera et commencera à produire plus d'énergie. Nous aurons alors un nouveau sentiment de vitalité, authentique et durable.

Les formes de dépendances alimentaires

Nous devenons tous dépendants de certains aliments pour obtenir divers résultats, qu'ils soient physiques (plus d'énergie), psychologiques ou émotionnels (nous sentir mieux, plus calmes, plus heureux) ou chimiques (satisfaire une fringale). Une partie malade ou malsaine du corps est ainsi aux commandes. Il est relativement facile de comprendre une dépendance à la caféine, à la nicotine, à l'alcool et aux drogues, mais un peu plus difficile de considérer comme des drogues le pain, les pâtes, la viande et les desserts.

L'ultime dépendance, pourtant pas si évidente, est celle que nous avons presque tous pour les aliments cuits. C'est ce qui nous rend malades ; songez à l'expérience des chats de Pottenger. La dépendance envers la cuisson est enracinée et établie par des millénaires de coutumes, de traditions et de pratiques, et nous la jugeons normale. Mais vu notre conformation physique, elle n'est pas normale ; elle détruit notre santé. Les nouveau-nés ont encore une intelligence innée, et ils repoussent la nourriture cuite. Les bébés tentent habituellement de recracher les préparations alimentaires cuites et en conserve lorsqu'on leur présente pour la première fois de la nourriture solide. Après la persistance et les cajoleries de la mère, ils finissent par céder et l'accepter. Avant longtemps, ils deviendront également dépendants du sucre, du sel et de la nourriture cuite. Les humains sont la seule espèce qui fait cuire sa nourriture. Pendant que nous enlevons les stimulants de notre alimentation, nous devrions également nous mettre à manger plus de fruits et de légumes crus, et à réduire notre quantité d'aliments cuits.

Le tabac

Si vous êtes un fumeur, le premier pas et le plus important de votre programme de santé, sans exception, c'est d'arrêter de fumer. Facile à dire, mais très difficile à faire pour la plupart des gens.

Nous avons discuté brièvement de la nicotine au chapitre 7, « Que faisons-nous de travers ? ». Cette substance est extrêmement toxique pour le corps et, comme vous le confirmera tout fumeur ou ex-fumeur, très addictive. On m'a dit qu'elle l'est même encore plus que les drogues dures. Si vous voulez sérieusement retrouver et améliorer votre santé, il ne fait aucun doute que vous devez cesser de fumer ! « Oh, rétorquerez-vous, j'ai essayé bien des fois, mais c'est si difficile ! Comment pourrais-je devenir et rester un non-fumeur sans devenir à moitié fou ? » Voilà une bonne question. Comme je ne fume pas, je ne prétends pas être une autorité dans ce domaine. À part le timbre antitabagique, la gomme à la nicotine et divers autres médicaments et herbes pour aider à écraser, un autre programme, dont j'ai entendu parler, peut être utile.

Le Dr Herbert DeloRey a connu un grand succès en aidant les gens à cesser de fumer par la technique suivante, laquelle peut exiger beaucoup de temps, selon qu'on est un gros fumeur ou non. C'est tout simple : évaluez d'abord le nombre de cigarettes que vous fumez présentement au quotidien et faites-en votre ration maximale absolue pour la journée, sans exception, pendant 21 jours. Par la suite, pour chaque période de trois semaines, réduisez la ration d'une cigarette, jusqu'à ce que vous finissiez par ne plus avoir qu'une cigarette pour la dernière période de trois semaines, puis aucune.

Le Dr DeloRey explique comment cela fonctionne. En adoptant cette réduction très graduelle de l'apport de nicotine toutes les trois semaines, on laisse croire au corps qu'il s'ajuste à une réduction graduelle de sa dépendance. De plus, il faut prendre une cuillerée à thé de crème de tartre [sous forme de poudre] dans un verre de jus d'orange fraîchement pressé (non concentré ni transformé) chaque soir avant d'aller au lit. Cela aide à éliminer la nicotine du corps. Comme la nicotine a tendance à s'accumuler autour de deux glandes du cerveau, l'hypothalamus et l'amygdale, le mélange de tartre et de jus d'orange débarrasse ces glandes de la nicotine pendant le sommeil. Lorsque la nicotine est éliminée du corps, cela provoque habituellement une fringale de nicotine. Cependant, puisque cela a lieu durant le sommeil, la fringale passe largement inaperçue et le corps s'ajuste. Grâce à cette approche lente et régulière de l'abandon du tabac, affirme le Dr DeloRey, beaucoup de gens ont eu plus de succès qu'auparavant. Si rien d'autre n'a marché pour vous, cette méthode peut valoir la peine d'être essayée, car votre programme de santé dépend du fait d'éliminer la nicotine de votre mode de vie.

Détourner « l'autobus de la maladie »

Pour guérir consciemment, il faut comprendre ce que cela implique. Il faut être conscient de ce que fait le corps au cours de diverses étapes, et pourquoi. Ainsi, on peut coopérer avec lui et rester patient durant le processus.

Une voie tortueuse

Certains seront peut-être surpris de traverser encore des périodes de maladie alors qu'ils font tout ce qu'il faut et qu'ils vont beaucoup mieux. Mais notre corps se corrige et s'assainit par étapes. La voie de la vitalité normale n'est pas dépourvue de moments difficiles. La guérison véritable n'est pas seulement le retrait des symptômes, mais l'inversion complète du processus de maladie.

Les figures 13.1 et 13.2 illustrent les processus de maladie et de guérison. Ces diagrammes et explications ont été créés par monsieur V. E. Irons et sont repris ici avec la permission de V. E. Irons, Inc.

La pente descendante vers la maladie

Au cours de la première partie de la vie, nous ne passons pas directement de la santé à la maladie – cela survient par étapes. Des accumulations toxiques, dues à notre mode de vie, réduisent graduellement les capacités de détoxication et de production d'énergie du corps. Avec le temps, l'immunité générale du corps est affaiblie.

Le corps se débat pour sortir de chaque crise de maladie en tentant de se détoxiquer et de se réparer. Mais à mesure que les poisons continuent de surcharger l'organisme, chaque retour à un état de santé apparente est atteint avec une vitalité plus basse. C'est le mouvement vers la maladie dégénérative.

La pente ascendante vers la santé

Tout comme le chemin vers la maladie n'est pas en droite ligne, celui du retour à une santé énergétique comporte également des étapes. On revient graduellement à la santé grâce à des périodes de détoxication et de régénération. On se sent d'abord beaucoup mieux, puis on a un recul, puis une remontée, puis un retour en arrière. Mais chaque fois, les réactions ascendantes vont plus loin que les réactions descendantes. Le corps gagne en vitalité et en immunité à mesure qu'il se nettoie et se reconstruit.

La guérison complète exige du temps. Le corps ne peut tout restaurer simultanément. Certaines parties, certains organes, certains muscles sont habituellement plus détériorés que d'autres. Il faut s'attendre à des réactions et à des perturbations en cours de route. Si on fait tout le nécessaire, ce sont de simples corrections en cours de guérison. Les rechutes sont les moments naturels d'une guérison complète, pendant lesquels la force et la vitalité sont en reconstruction dans notre corps.

LES RENVERSEMENTS DE GUÉRISON

Lorsqu'on met un terme à nos pratiques nuisibles afin de se rapprocher de la santé, le corps commence par corriger et éliminer les états de maladie. C'est le « processus

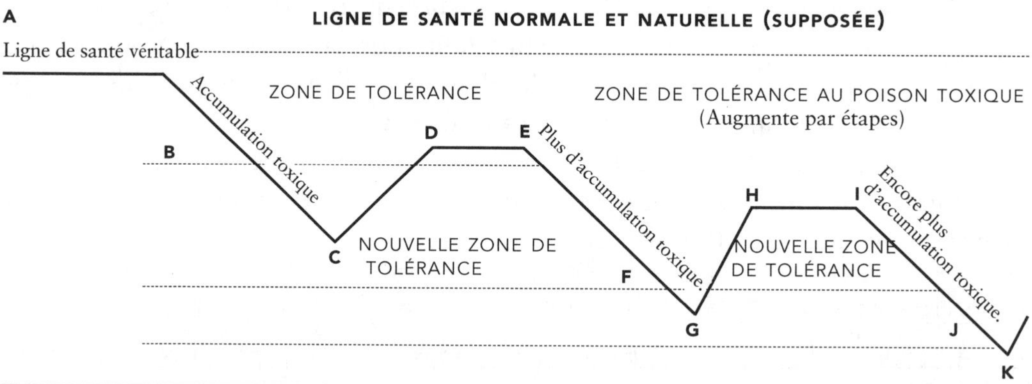

Figure 13.1 La pente descendante vers la maladie

A. La ligne de santé naturelle et sans douleur – une santé vive.
B. Le point où les poisons dépassent la zone de tolérance physique et où vous êtes assez malade pour appeler un médecin.
C. La crise de maladie. Le point auquel la toxicité diminue et où vous commencez à vous sentir mieux.
D. Vous vous rapprochez davantage de la ligne A. Vous avez l'impression que « ça va », mais vous n'avez pas la vitalité active d'autrefois.
E. Le point où, de nouveau, vous accumulez petit à petit des poisons toxiques plus vite qu'ils ne peuvent être éliminés.
F. L'arrivée à un nouveau point de tolérance plus bas qui entraîne une nouvelle maladie aiguë intolérable et nécessite un appel au médecin.
G. Fin de la crise. Vous commencez à vous sentir mieux.
H. Vous vous rapprochez davantage de la ligne A de la santé naturelle. Vous allez bien, mais vous n'avez pas votre vitalité naturelle, car il reste des poisons que votre corps a appris à tolérer.
I. Encore une fois, vous accumulez des poisons plus vite que vous ne les éliminez.
J. Nouveau point de tolérance, plus bas, et nouvelle crise, lesquels nécessitent un nouvel appel au médecin.
K. Fin de la dernière crise et début d'un rétablissement temporaire, et ainsi de suite, jusqu'à ce que chaque nouvelle crise abaisse la réserve de vitalité et augmente la réserve permanente de toxicité, avec ses symptômes chroniques[2].

de renversement ». Le corps ne peut surmonter ou dominer les états de maladie établis sans les retracer, car il doit les corriger. Ce qui est entré doit sortir. Un état instauré doit être interrompu. Les états qui ont été traités au moyen de médicaments ou d'antibiotiques, par exemple, ont été mis en attente. La guérison naturelle et

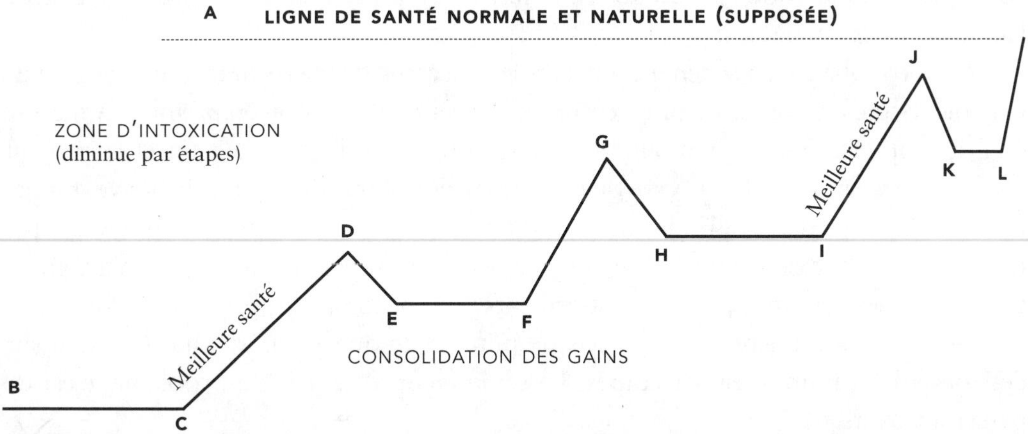

Figure 13.2 La pente ascendante vers la santé

A. Votre ligne de santé naturelle originale.
B. Votre mauvaise santé avec ses nombreux symptômes, maux, malaises et poisons, après des années de consommation d'aliments raffinés, déminéralisés, dévitalisés, et de calories vides.
C. Le point auquel vous décidez de faire quelque chose, en reconnaissant que la méthode naturelle est la seule façon de vous reconstruire.
D. Sur le chemin du retour à la santé, vous faites l'expérience d'une réaction – des glandes ont récupéré autant qu'elles le peuvent, tandis que d'autres retardent ou mettent plus de temps à se remettre en forme. Votre vigueur renouvelée vous rend plus actif, et vous avez poussé votre activité nouvelle un peu trop loin pour des glandes, des muscles, et autres, qui traînent, et vous souffrez d'une rechute ou d'une réaction.
E. Vous commencez à perdre la foi en la méthode naturelle.
F. Il faut du temps aux réserves corporelles pour se stabiliser et laisser les retardataires rattraper les autres. C'est votre point de danger. Avez-vous ce qu'il faut ? Vous direz-vous : « C'est peut-être bon pour les autres, mais pas pour moi ! » ou tiendrez-vous le coup ?
G. Votre corps est maintenant prêt à effectuer un nouveau bond vers une vitalité meilleure et plus saine.
H. Encore une fois, des parties du corps ont trop d'avance sur les glandes, les organes ou les muscles dévitalisés. L'excès d'exubérance jette une tension sur les unités en avance, d'où un revers qui mène à I. Tenez le coup !
I. À J., la stabilisation gagne du terrain.
J. Le début d'un autre bond vers la santé[3].

complète n'a pas eu lieu ; seul le symptôme a été enlevé. Les états de maladie doivent être retrouvés et renversés pour que le tort soit défait.

Constantine Hering, né en Allemagne en 1800, a apporté de nombreuses contributions à l'étude de l'homéopathie. Il est aujourd'hui connu pour son observation du processus de guérison, maintenant appelé la « Loi de la guérison de Hering ». Selon cette loi, durant un processus de guérison et de renversement, le corps guérit à partir de l'intérieur : de la tête jusqu'au bas, et dans l'ordre inverse de l'apparition des maladies.

Le corps obéit à un schéma clair dans le processus de guérison même. Les états de maladie les plus graves et les plus récents reçoivent de l'attention en premier. À mesure qu'il les élimine, le corps remonte le temps, pour ainsi dire, retrouvant et corrigeant d'autres états dans l'ordre inverse de leur apparition. Pour que tout cela arrive, rappelez-vous, le corps doit continuer de recevoir une nutrition et un repos réguliers, supérieurs à ce qu'il exige pour mener des activités quotidiennes, afin qu'il n'ait pas à puiser dans ses propres réserves de nutriments pour accomplir le processus.

Telle est la guérison. Il n'y a pas de pilule magique. Le corps ne bâtit que sur des fondations fermes, et par étapes. La seule façon de sortir du problème, c'est de passer à travers.

Les crises de guérison

Un renversement de guérison est aussi une crise de guérison. C'est un tournant dans le cours d'une maladie, une période de nettoyage intense, mais nécessaire, alors que le corps se prépare à guérir.

Le corps ne peut accomplir de détoxication et de guérison sérieuses tout en fournissant de l'énergie pour les activités quotidiennes. Il doit se reposer. Voilà pourquoi on a l'impression d'avoir moins d'énergie durant un rhume ou une grippe. Ce sont des moments d'intense nettoyage interne. Ce n'est pas que le corps a moins d'énergie, mais qu'il redirige celle-ci vers la guérison.

On connaîtra peut-être encore des périodes de maladie et de manque d'énergie. Cependant, durant une crise de guérison, c'est très différent. Cette fois, sous l'influence d'un mode de vie sain, le corps connaît des symptômes reliés à une saine crise de guérison, contrairement à une crise de survie par la maladie. À la fin d'une telle crise, le corps aura acquis de la vitalité, sans en perdre. Au lieu de s'affaiblir, il se renforce.

Une crise d'énergie est une période accélérée de renversement des symptômes chez une personne qui est devenue assez forte pour rejeter des déchets toxiques accumulés dans le passé.

Plus on retrouve la santé, moins les crises de guérison sont intenses. C'est logique, puisque la quantité de toxines à éliminer du corps diminue, tandis que les organes et les tissus se renforcent. La guérison du corps ne nous ralentit pas toujours complètement. On remarquera un peu moins d'énergie pendant un certain temps, alors que le corps travaille à un état interne, avant de retrouver un sentiment de vitalité renouvelée et augmentée.

Non seulement le corps guérit-il des zones présentant des symptômes faciles à remarquer et à identifier, dont les allergies, l'asthme et l'arthrite, mais il agit aussi sur des problèmes physiques internes et des aspects émotionnels. Pendant la correction des états internes, on peut remarquer une période de faible énergie sans raison apparente. Tant qu'on pratique un mode de vie sain, on peut être assez certain que le corps est en train de guérir et a besoin d'un supplément d'énergie en vue de ce processus. À mesure que le corps physique guérit, il fait remonter des crises émotionnelles, pour les corriger. Les vieux sentiments d'infériorité, la tristesse, la dépression, la colère et les conflits émotionnels peuvent se manifester. Ils doivent aussi être éliminés, car d'une manière ou d'une autre, ils sont reliés au développement d'une maladie. Il faut être patient et assumer ces périodes. Le corps travaille pour nous ramener à la santé complète, « holistique », du corps, de l'esprit et de l'âme.

Une crise de guérison dure habituellement trois ou sept jours. Cependant, si une énergie de guérison adéquate est disponible, le corps peut subir plusieurs crises de guérison consécutives[4]. Il faut tenter de ne pas interférer avec le processus par l'absorption de médicaments pour soulager la douleur ou l'inconfort. Sinon, cela ralentit le processus correctif naturel, ou cela peut l'arrêter. De même, il n'est pas indiqué de stimuler le corps pour le nettoyer, ni de concentrer la guérison sur une partie non prioritaire. Dans ce cas, le corps devra se refocaliser et consacrer de l'énergie et des nutriments à traiter les médicaments. Il doit changer de priorité. Rappelez-vous que le corps utilise son intelligence innée pour guérir du mieux possible et survivre, et il le fait sur une base prioritaire Nous devons travailler avec le corps, et non le contrarier. Laissez-le vous dire à quoi il travaille, et à quel moment. Il sait !

Le corps commence à guérir lorsqu'il est prêt

Le corps n'amorcera pas une crise de guérison avant d'avoir accumulé assez d'énergie et de nutriments pour mener à bien le processus de guérison désiré. Plus le corps est fort, plus il a de vitalité, plus grande ou plus intense sera la crise de guérison. Un corps très malade, sans grande vitalité, aura tendance à avoir des crises de guérison moins intenses et plus courtes au départ. Le corps sait ce qu'il est capable de traiter. Cependant, il tente de se détoxiquer chaque fois qu'il en a l'occasion.

Lorsqu'on absorbe plus de nourriture saine que de nourriture malsaine, la balance penche en faveur du corps. Celui-ci peut alors détourner une partie de ses efforts de survie vers la guérison, et commencer à se détoxiquer. La lymphe détourne les toxines des zones de stockage cellulaire vers le circuit sanguin pour les transporter au foie, où elles sont séparées des autres composantes du sang. De là, elles sont envoyées dans le côlon et éliminées. Durant ce processus, la circulation du sang passe par le cerveau. Les toxines transportées par le sang irritent les nerfs du cerveau, causant un mal de tête. Personnellement, quand mon alimentation et mon mode de vie sont sains, le signe classique de détoxication que mon corps m'envoie périodiquement est un mal de tête frontal, de bénin à moyen. Bien qu'il soit désagréable, ce genre de mal de tête est toujours tolérable et disparaît à la fin du cycle de détoxication. On peut aider le corps à traverser ces périodes en buvant plus d'eau saine.

Coopérer avec notre guérison

Pendant une grave crise de guérison, il faut se reposer pour conserver l'énergie, et manger peu, ou même pas du tout. Lorsqu'ils ne se sentent pas bien, les animaux jeûnent et se reposent en silence. C'est le moyen de guérir le plus rapide et efficace. Ainsi, le corps n'a pas besoin de nourriture pour trouver de l'énergie, car il a déjà accumulé l'énergie requise par cette guérison. S'il avait besoin d'énergie alimentaire, il n'aurait pas entrepris cette crise. Continuer à prendre des repas réguliers durant la crise de guérison requiert beaucoup d'énergie pour la digestion et le corps est alors obligé d'interrompre ses activités de guérison. Cela interfère également avec la détoxication concentrée et les processus d'élimination. Il vaut mieux boire de la bonne eau et des jus de fruits et de légumes frais et dilués, ou consommer un petit bouillon de légumes. Ainsi, le corps reçoit des vitamines et des minéraux sous forme liquide qu'il peut rapidement utiliser sans dépenser des quantités excessives d'énergie pour la digestion. Une alimentation en jus frais n'exige que le dixième de l'énergie nécessaire pour digérer des aliments solides.

La nausée résulte d'une concentration de toxines dans l'intestin. Cela peut découler d'une suralimentation ou de l'absorption d'une nourriture trop toxique ou avariée. Lorsqu'une surcharge toxique est éliminée du corps, le foie, qui normalement métabolise les déchets, peut devoir directement expulser des toxines dans les intestins, où elles causent de l'irritation et de la nausée. Lorsque cela se produit, le corps n'a surtout pas besoin de recevoir plus de nourriture. Il provoque la nausée pour éliminer les toxines par les vomissements ou la diarrhée, ou du moins pour signaler la nécessité d'un jeûne jusqu'à ce qu'il ait rétabli un équilibre digestif.

Pour coopérer avec le corps durant une crise de guérison, il faut consommer des liquides sains, dormir et se reposer autant que possible, et rester au chaud. Il s'agit en somme de conserver de l'énergie pour qu'elle puisse être consacrée à la guérison. Aussi, comme il se déverse alors plus de déchets toxiques, il est utile de dégager l'intestin par un lavement à l'eau légèrement chaude, une ou deux fois par jour, ou d'avoir une irrigation de côlon. Cela facilite l'élimination des toxines, et ainsi elles ne sont pas réabsorbées dans la circulation.

Si, pour quelque raison, il devient nécessaire d'interrompre une crise de guérison, on peut consommer des légumes cuits, des céréales, des viandes, des pommes de terre, ou boire du café.

Combien de temps faut-il pour retrouver la santé ?

Combien de temps faut-il au corps pour guérir, une fois que nous avons commencé à manger convenablement et que nous avons adopté un mode de vie sain ? La réponse à cette question varie d'une personne à l'autre. Le Dr Joel Robbins enseigne qu'en général il faut un an pour chaque tranche de sept ans d'erreurs. Mais ne vous découragez pas. Comprenez d'abord pourquoi cela peut être aussi long et comment ce temps peut être raccourci.

Le temps réel requis dépend en premier lieu de la gravité de la maladie et de notre volonté de donner au corps ce dont il a besoin pour se guérir. Cela dépend aussi de la maladie en question, de la vitalité et de la capacité digestive du corps, des attitudes de la personne, de l'environnement dans lequel cette dernière vit et travaille, de la rapidité avec laquelle elle passe à une alimentation saine, des suppléments qu'elle consomme, et de ses pratiques de vie.

Il a fallu du temps à nos états corporels pour se développer. Le corps doit repasser chronologiquement par les états de maladie pour les renverser et les guérir. Les graves problèmes mettent du temps à se développer et sont donc profondément installés. Ils ne peuvent être corrigés et remplacés immédiatement par des tissus complètement sains.

Plus tôt et plus complètement on adoptera un mode de vie sain, plus tôt on retrouvera la santé. Par exemple, le fait de consommer chaque jour des jus de fruits et de légumes frais peut permettre d'atteindre en un mois ce qui pourrait normalement en prendre six avec une saine alimentation de nourriture solide[5]. Le fait de restaurer les enzymes digestives et les bactéries amies, et de consommer des aliments complets renfermant des minéraux alcalins peut considérablement réduire le temps de rétablissement. La physique quantique a maintenant démontré qu'en trois ans il ne nous reste plus une seule vieille cellule. Le corps peut se régénérer à 98 % en un an, grâce à un bon programme d'enzymes, d'aliments complets et à une détoxication appropriée[6]. En définitive, le temps de guérison dépend de l'âge, de l'état de santé présent, des attitudes et des croyances, de la détermination, des circonstances, et de la capacité de chaque individu. Il dépend aussi de notre volonté de changer de mode de vie et de consacrer l'argent requis à restaurer dans le corps les enzymes, les nutriments et un sain équilibre du pH. Il peut falloir un an ou deux, ou dix. Pour la personne d'âge moyen qui entreprend un sérieux changement de mode de vie et fait tout ce qui est utile, il est raisonnable de s'attendre à des changements positifs en quelques semaines ou quelques mois. Des changements significatifs peuvent survenir en un an ou deux, et un retour à la santé complète, en aussi peu que de deux à cinq ans.

La détoxication

Le processus d'élimination des déchets et des réserves acides toxiques du corps est fondamental et absolument nécessaire dans notre quête d'une amélioration de la santé et de la vitalité. Lorsque ses besoins sont adéquatement comblés sur une base constante, le corps se détoxique naturellement. Cependant, lorsqu'il y a une accumulation de toxines parce que les exigences du corps ont été contredites durant des années et qu'on a abusé d'éléments toxiques – aliments, boissons, produits chimiques, médicaments, tabac, et autres facteurs de stress –, le corps a besoin d'aide pour se nettoyer et renverser les états de maladie dégénératifs.

Dans le processus de détoxication, nous pouvons directement travailler à éliminer les toxines du côlon et du foie. Une fois ces organes moins congestionnés, d'autres également se décongestionneront petit à petit.

Les bienfaits de la détoxication

Une détoxication efficace et régulière améliore la santé. Lorsqu'on enlève des matières fécales durcies, ces plaques mucoïdes qui se sont accumulées pendant des années sur les parois du côlon, le corps se met à fonctionner plus efficacement. Les poisons et toxines sont efficacement éliminés et les bons nutriments provenant des aliments sont facilement absorbés à mesure que le pH cellulaire se rapproche de 7,0. La digestion et la fonction immunitaire s'améliorent. Le système endocrinien travaille plus harmonieusement. Le système lymphatique devient plus fluide et permet un drainage efficace et l'élimination de débris cellulaires. On remarque une différence, car on a plus d'énergie et on se sent mieux.

L'irrigation du côlon

Tant que le côlon demeure toxique, le foie et les autres organes restent congestionnés. Lorsqu'on dégage la pollution de fond, la pression est soulagée et le reste du corps peut commencer à se débarrasser de ses toxines. Cela se poursuit pendant un certain temps, car il faut parfois des années pour nettoyer complètement un corps qui a été intoxiqué toute sa vie. Une alimentation qui comprend suffisamment de fibres, de fruits et de légumes crus est la meilleure façon naturelle de nettoyer le côlon et doit toujours être prioritaire pour la santé de celui-ci. Les boutiques d'alimentation naturelle proposent aussi plusieurs produits de nettoyage et de régénération du côlon, à base d'herbe ou oxygénants, également disponibles sur Internet.

Lorsqu'on nettoie le côlon de ses débris, il faut augmenter les réserves de probiotiques (la flore amie), pour restaurer les bactéries symbiotiques de cette partie du corps.

La thérapie du côlon, un raccourci vers la santé

Chaque maladie réagit au traitement plus rapidement et plus efficacement après l'administration d'une série de séances d'irrigation du côlon[7].

La détoxication des organes et des tissus du corps se produira dans le cadre d'un bon régime à base de fruits et de légumes crus, d'eau saine et d'exercice. Cependant, pour vraiment accélérer le processus et aider le corps à retrouver la santé et à ralentir le vieillissement, rien n'est plus immédiatement efficace qu'une profonde thérapie du côlon, laquelle comprend l'irrigation, l'hydrothérapie et des lavements à haute dose. Les lavements ordinaires n'atteignent que les vingt ou trente derniers centimètres de l'intestin, tandis que l'irrigation agit sur les deux mètres du côlon.

L'irrigation du côlon est essentiellement composée de lavements à volume élevé, au moyen de plusieurs litres d'eau à chaque séance, pour nettoyer en douceur et en profondeur tout le gros intestin. L'eau est injectée au moyen d'un tube inséré dans le rectum, une centaine de millilitres à la fois ; on la laisse ensuite s'expulser, transportant avec elle des déchets du côlon. Cette procédure, d'ordinaire menée par un thérapeute du côlon, dure de 30 à 60 minutes. Pendant ce temps, 15 à 30 litres d'eau passent dans le côlon. Le sujet, étendu sur le côté ou sur le dos, se détend pendant que le thérapeute accomplit son travail. Le processus n'est pas inconfortable. Après deux ou trois séances d'irrigation, les bienfaits de la réjuvénation sont habituellement assez évidents. En plus d'enlever les poisons, l'irrigation exerce les muscles du côlon, aide à redonner sa forme au côlon, et stimule ses points réflexes qui se rapportent à d'autres organes et parties du corps.

Les irrigations du côlon sont sécuritaires et elles se pratiquent depuis des siècles. Les craintes actuelles à propos de la thérapie du côlon sont basées sur la désinformation. Des documents sur l'usage de lavements en Égypte remontent à environ 1 500 av. J.-C. Dans les années 1800 et au début des années 1900, en Amérique du Nord, les lavements étaient d'usage courant pour maintenir la santé. Jusqu'aux années 1930, des appareils d'irrigation du côlon étaient aussi courants dans les hôpitaux et les bureaux de médecins, jusqu'à l'introduction généralisée de laxatifs chimiques et de médicaments[8]. L'hydrothérapie du côlon, même lorsqu'elle est fréquente, ne chasse pas la flore intestinale amie. Des bactéries saines sont constamment introduites dans le côlon à partir de l'intestin grêle. Les parois du côlon, tout comme celles de notre bouche, sont composées de tissus mous, et l'irrigation ne leur cause aucun tort, pas plus qu'à notre bouche. Ce qui change l'équilibre chimique du côlon, ce sont les mauvaises habitudes alimentaires, l'usage de médicaments et d'antibiotiques, l'exposition aux insecticides et aux produits chimiques, de même que les toxines et autres organismes attrapés au cours de voyages et qui épuisent la flore amie et favorisent une augmentation de bactéries ennemies.

Certaines personnes soucieuses de rester jeunes et en santé ont des appareils de thérapie du côlon à la maison ; elles s'en servent deux ou trois fois par semaine. Ainsi, et grâce à une bonne alimentation, les états acides n'ont aucune chance de s'accumuler dans leur organisme. Il en résulte une augmentation de l'énergie, une peau plus en santé, avec moins de rides, une digestion améliorée ainsi qu'une meilleure fonction intestinale. Les bienfaits sont systémiques, ce qui signifie que toutes les fonctions du corps sont améliorées.

On peut se procurer deux types d'appareils domestiques de thérapie du côlon. Celui qui a le meilleur rapport qualité-prix utilise un « Colema Board » ; l'autre est plus coûteux, mais plus automatisé et moins salissant[9]. On peut trouver de l'information sur les deux appareils par une recherche sur Internet.

Le Dr Norman Walker, qui a mené une vie active jusqu'à son décès à 109 ans, était un ardent défenseur du nettoyage du côlon. Il suggérait au moins six irrigations du côlon par année, pendant toute la vie[10], comme mesure préventive.

Si nous voulons régénérer notre santé et entretenir notre capacité de rester en forme pour le reste de nos jours, nous devons envisager d'inclure la thérapie du côlon dans notre régime de santé.

Le nettoyage du foie

Le foie est l'organe maître et une glande ; il accomplit plus de 600 fonctions. S'il n'est pas dégagé, il ne peut fonctionner efficacement. Ce serait comme un radiateur de voiture bouché et rouillé, qui ne refroidit pas l'eau du moteur ; il faut le nettoyer. De même, il faut peut-être nettoyer le foie plusieurs fois pour en augmenter l'efficacité générale. Les déchets acides accumulés dans ses tissus, articulations et couches de graisse ne peuvent être éliminés tant que le côlon et le foie sont congestionnés et fonctionnent au ralenti. À mesure que s'améliore la fonction du foie, les toxines du reste du corps peuvent également être libérées et éliminées. C'est ainsi que se déroule le processus de détoxication.

L'une des principales fonctions du foie est de produire de la bile afin d'émulsifier et de décomposer les graisses (les lipides) au cours du processus digestif. Le foie ne peut en produire suffisamment lorsqu'il est congestionné par des toxines, des cristaux de cholestérol et des pierres. La digestion en souffre. Voilà en partie pourquoi certaines personnes consomment les meilleurs aliments et suppléments sans en retirer entièrement les bienfaits : la digestion est la clé de voûte de la santé, et la bile est nécessaire pour digérer les graisses.

L'élimination des calculs biliaires du foie et de la vésicule est peut-être la procédure la plus difficile et la plus désagréable que nous puissions entreprendre sur la voie de l'amélioration de la santé, mais elle est nécessaire si nous voulons suspendre et ralentir le vieillissement. À mesure qu'on s'y habitue, on ne la trouve pas si mal. D'après plusieurs, même si elle est un peu déplaisante, elle est absolument sécuritaire. Cependant, il ne faut pas tenter ce nettoyage lorsqu'on est gravement malade, car ce processus oblige le corps à utiliser beaucoup d'énergie.

Il y a plusieurs approches de nettoyage du foie. Essentiellement, il s'agit de réduire l'effort du foie, par l'élimination des viandes rouges, des graisses concentrées et des aliments raffinés, et par la consommation de liquides et d'herbes qui permettent de ramollir en quelques jours les dépôts du foie. Puis, la veille du nettoyage, il faut boire un mélange de jus de pamplemousse frais et d'huile d'olive, se mettre immédiatement au lit, et rester étendu aussi immobile que possible durant la nuit. Au matin, des pierres de tailles diverses devraient être éliminées en plusieurs selles. On trouvera une formule de nettoyage en douce sur le site Web de Linda Page, et une recette plus abrupte en tapant dans Internet le nom du Dr Hulda Clark. Selon le Dr Clark, il faut répéter les nettoyages jusqu'à ce que soient éliminées près de 2 000 pierres de taille variable, en plus de nombreux cristaux de cholestérol et de toxines semblables à de la crasse[11]. La plupart des toxines sont extraites du corps sous forme liquide. Ce n'est qu'après avoir complété ce processus qu'on peut s'attendre à surmonter les allergies, les graves problèmes digestifs, les troubles intestinaux comme le syndrome de l'intestin perméable (*leaky gut syndrome*), et des douleurs persistantes.

Résumé de la détoxication[12]

- La détoxication est le processus d'élimination des toxines par le corps.
- La détoxication du corps porte bien des noms, dont : crise de guérison, renversement, réactivation, et crise de nettoyage.
- La détoxication aggrave les symptômes au départ.
- La détoxication a lieu par cycles de 3, 7, 14 ou 21 jours, ou par une combinaison de ces nombres.
- La détoxication peut acidifier le pH au départ, à mesure qu'on dégage les toxines. (Gardez toutefois votre régime alcalifiant ; votre pH remontera à mesure que votre corps se détoxiquera.)

- On peut passer par plusieurs cycles de détoxication avant de retrouver une parfaite santé.

D'autres méthodes de détoxication

Il y a d'autres façons d'aider le corps à se détoxiquer. Certaines des principales sont résumées ci-dessous.

L'EAU

L'eau est essentielle à tous les processus vitaux. L'élimination efficace des déchets et toxines du corps ne peut avoir lieu en l'absence d'une bonne eau propre. Il faut boire régulièrement suffisamment d'eau. Si on attend d'avoir soif avant de boire, c'est qu'on est déjà déshydraté.

LE JEÛNE

Le jeûne est la création délibérée de conditions qui permettent au corps de retrouver l'excellence de son état original. Il est fort bienfaisant pour les systèmes et organes digestifs de se reposer d'une charge continue d'aliments. Nous ne pouvons à la fois manger et nous détoxiquer. Il est contre-indiqué d'absorber des aliments solides pendant des journées de jeûne. L'apport d'aliments nuit à l'élimination des toxines. Les jus de fruits et de légumes frais sont l'exception.

Le jeûne est souvent le seul moyen pour le corps de se détoxiquer assez rapidement en cas de maladie chronique. Il est également utile afin de prévenir la maladie ou des conséquences graves pour l'intégrité du corps et sa capacité d'entretenir la santé. La bibliographie de ce livre comprend plusieurs bons ouvrages qui exposent des programmes de détoxication, de jeûne et de santé du côlon.

À mon avis, un bon régime de détoxication est celui qui repose les organes de la digestion et de l'assimilation. Pendant ce temps de repos, on s'abstient de consommer des aliments solides et on prend quelques suppléments de source alimentaire naturelle afin d'assurer au corps un apport en minéraux, en enzymes et en flore intestinale. Pendant un programme de détoxication, il est également nécessaire d'avoir de bonnes selles au moins une fois par jour. La stagnation intestinale augmente la toxicité, bloque la guérison et enlève au jeûne sa raison d'être. Pendant le jeûne, il est également utile d'avoir un lavement par jour, pour éliminer les toxines et empêcher leur réabsorption dans le sang, les organes et les tissus. L'usage de l'irrigation du côlon serait encore plus efficace. (Voir l'annexe 5 : Le lavement, mode d'emploi.)

Les jus de fruits et de légumes frais

On peut obtenir d'excellents résultats en combinant le jeûne à la consommation de jus de fruits et de légumes crus et frais, tout en réduisant au minimum les jus d'agrumes, sauf le citron au réveil. (Voir la section sur les jus, au chapitre 21.)

Le maître nettoyeur

Stanley Burroughs a développé un jeûne de nettoyage, appelé « régime limonade », et publié la brochure *The Master Cleanser*, en 1976. C'est un nettoyage très efficace de tout le corps utilisé par beaucoup de gens aujourd'hui. Ce régime consiste à combiner 2 cuillerées à soupe de jus de citron ou de lime frais, 2 cuillerées à soupe de véritable sirop d'érable, et environ un dixième de cuillerée à thé de poivre de Cayenne dans 300 ml d'eau froide ou moyennement chaude. Il est recommandé d'en boire de six à douze verres chaque jour. Lorsqu'on a faim, on en prend tout simplement un autre verre. Ce jeûne est commode et aisé, car il n'entraîne aucune perte d'énergie. Parmi les symptômes de détoxication, on peut remarquer des maux de tête allant de légers à modérés. Les buveurs de café, par exemple, peuvent ressentir des maux de tête assez forts pendant au moins deux jours, car leur corps élimine rapidement les toxines en réserve. Pendant tout jeûne de nettoyage, les maux de tête sont un signe évident de détoxication. La meilleure façon de mettre fin à ce jeûne est d'y aller graduellement : deux jours de jus d'orange frais, puis des fruits frais pendant une ou deux journées, pour finalement revenir à une alimentation normale.

Selon moi, si ce type de jeûne alcalin est si efficace, c'est qu'il fournit les vitamines et les minéraux requis par le jus de citron et le sirop d'érable, et qu'il soulage les organes de la digestion. Cela permet au corps de se concentrer sur l'élimination des toxines et de retrouver son équilibre acido-basique. M. Burroughs suggère de suivre le régime de nettoyage pendant au moins dix jours, selon la gravité des problèmes de santé. Sa brochure contient d'autres instructions, de même que des consignes précises aux diabétiques.

Le jeûne à la pastèque

Un jeûne de nettoyage facile est un régime à base de pastèque. La pastèque est un fruit très agréable à manger qui satisfait le besoin pressant de mastiquer quelque chose, est presque entièrement composé d'eau, fournit des sucres simples, contient des enzymes et des minéraux, et n'exige que très peu d'énergie pour sa digestion. La pastèque est également fort alcaline. Bienfait secondaire : c'est un diurétique naturel. Pour un jeûne de plus de trois ou quatre jours à la pastèque, il peut être bien de consommer un produit de phytonutriments verts, en plus d'une huile pressée à froid, d'enzymes et de suppléments probiotiques, en fonction des besoins individuels.

Le corps a besoin de ces minéraux de source alimentaire ; il les utilisera directement, sans interférer avec le processus de détoxication en cours.

Rompre un jeûne

Il est très important de bien interrompre un jeûne avant de passer aux aliments solides. Pendant un jeûne, surtout à l'eau, les organes de digestion et d'assimilation sont au repos. Ils ne produisent ni ne sécrètent de produits chimiques digestifs et d'enzymes. Si on avale de la nourriture solide (surtout des aliments cuits) après le jeûne, c'est tout un choc pour le corps, et cela peut provoquer de graves problèmes de digestion. L'organisme a besoin d'être doucement ramené à l'action. Le mieux est de commencer par des jus de fruits dilués et des bouillons de légumes. Par la suite, on peut réintroduire de petites quantités d'aliments solides, tout d'abord les plus faciles à digérer. Il faut ramener les protéines en dernier et en petites quantités, surtout les viandes, jusqu'à ce que l'organisme se soit adapté et se sente de nouveau normal. Pendant cette phase de transition, il peut être utile d'ajouter aux repas des suppléments d'enzymes digestives. Plus le jeûne est long, plus il devrait se terminer graduellement.

Les saunas à infrarouge

Les saunas remontent aux bains publics de Rome et de l'Empire ottoman[13]. Les Finlandais et les Russes vénèrent les saunas pour la santé, la beauté, la relaxation et les bienfaits sociaux depuis plus de deux mille ans. Dans toute leur histoire en Amérique du Nord, les Amérindiens ont utilisé les saunas.

Un sauna traditionnel est une petite pièce, généralement chauffée à une température variant de 60 à 110 degrés Celsius, dans laquelle une ou plusieurs personnes, dénudées, s'assoient ou s'étendent pendant un certain temps, alors que leur corps, plus chaud, transpire. Durant ce processus, le corps se détend et le métabolisme et la circulation s'accélèrent, ce qui permet aux cellules d'éliminer plus efficacement les toxines, tels les produits chimiques et les métaux lourds[14]. La haute température du corps, appelée hyperthermie, imite un état de fièvre, normalement créé par le corps pour combattre les infections et les virus. Dans ces conditions, les réactions immunitaires s'améliorent et la guérison de nombreux états, y compris les infections et les tumeurs, est plus rapidement atteinte[15].

La chaleur à infrarouge est celle qu'on ressent quand le corps est exposé à la lumière du soleil. Lorsqu'un nuage nous donne de l'ombre, on se sent immédiatement plus au frais, bien que la température n'ait pas changé, car on ne reçoit plus le rayonnement infrarouge du soleil. Le corps humain reçoit et émet aussi de l'énergie infrarouge[16].

Le Dr Tadashi Ishikawa, du Japon, a reçu en 1965 un brevet de radiateur infrarouge à zircon céramique, utilisé dans les premiers systèmes thermiques à infrarouge pour la guérison. Cela mena au développement du premier sauna à infrarouge éloigné (IFE), ou plus simplement, du sauna à infrarouge, lequel peut maintenir une température d'air plus basse et plus facilement tolérable, entre 43 et 60 degrés Celsius.

Tandis que les saunas traditionnels chauffent l'air et la surface de la peau, les ondes des saunas à infrarouge pénètrent les couches de la peau, créant un profond effet chauffant sur les tissus, les muscles et la graisse. À mesure que la circulation sanguine augmente pour rafraîchir le corps, ce dernier subit un conditionnement cardiovasculaire et un effet calorifuge, en même temps qu'il transpire. Puisque des toxines sont accumulées dans les tissus adipeux, les cellules de graisse, chauffées, dégagent des toxines dans la sueur qui est ensuite éliminée par la peau. Et parce que les organes internes sont largement à l'abri des effets hyperthermiques directs du sauna, la détoxication peut avoir lieu sans imposer de stress au foie ou aux reins[17]. Le Dr Zane Gard rapporte « d'importantes réductions des taux de toxines corporelles et l'amélioration d'une large gamme de problèmes médicaux » résultant de la thérapie par le sauna[18]. Dans son article « The Ultimate Solution to Disease », le Dr Sherry Rogers recommande le sauna à infrarouge comme la meilleure façon de retirer les métaux lourds et les résidus de pesticides du corps[19].

Tous les saunas procurent des bienfaits pour la santé, et leur usage régulier paraît raisonnable dans notre monde moderne où il devient difficile d'éviter d'absorber les toxines présentes dans la nourriture et l'air. Cependant, comme me l'a expliqué un manufacturier de saunas à infrarouge, beaucoup de faussetés circulent sur le marché concernant l'analyse des toxines dans la transpiration et la supériorité des caractéristiques de saunas. Effectuez des recherches avant de décider d'en acheter un. Certaines mises en garde sont formulées quant aux unités importées bon marché, car elles sont faites de matériaux et de composants inférieurs qui ne satisfont pas les normes de sécurité nord-américaines. Lorsque vous avez l'intention d'acheter un sauna à infrarouge, cherchez-en un qui est bien construit, qui contient un véritable appareil de chauffage à la céramique ou les nouveaux panneaux de chauffage au carbone, qui ne compte pas de contreplaqué dans sa construction et qui respecte les normes de sécurité nord-américaines.

La détoxication comme mode de vie

Quel que soit le mode de détoxication que vous adoptez, vous devez l'appliquer graduellement pour retrouver une santé vivante. Soyez patient. Ne précipitez pas le processus de détoxication, car il faut de l'énergie et du temps pour que le corps guérisse. Nous avons tous suffisamment de toxines en nous pour nous garder à l'œuvre pendant des années. L'objectif est d'aider le corps à retrouver un équilibre acido-basique neutre.

Jusqu'ici, nous avons acquis des connaissances sur les fonctions du corps, le mode de développement de la maladie, les besoins de santé, et la façon de se détoxiquer. Nous nous concentrerons à présent sur l'alimentation. L'eau est le sujet du prochain chapitre. Nous explorerons différents types d'eau, y compris celles qui sont vendues dans le commerce, et leur rapport avec notre santé.

LA TROISIÈME CLÉ :

SE NOURRIR

14

L'eau pour la vie

La structure moléculaire de l'eau est l'essence de toute vie.
– Dr Albert Szent-Györgyi, récipiendaire du prix Nobel

Notre besoin en eau

En tant que soutien de la vie, notre besoin en eau arrive en seconde place, tout juste derrière notre besoin en oxygène. Sans une quantité d'eau suffisante, on meurt ; avec l'eau de la meilleure qualité, on peut vivre. Avant de commencer à étudier l'eau, je n'avais aucune idée de son caractère complexe et particulier. Notre corps est composé presque aux trois quarts d'eau, et chaque cellule dépend d'une bonne réserve. Le cerveau est de l'eau, à presque 90 %. Les messages des neurones sont transmis par l'eau aux extrémités nerveuses, et tous les nutriments du corps sont transportés par l'eau. L'eau maintient l'équilibre et la température du corps, lubrifie les tissus, dilue la concentration de poisons, élimine les déchets et les toxines, hydrate la peau et sert d'amortisseur aux articulations, aux os et aux muscles. L'eau est une force de guérison très importante. Chaque jour, l'activité physique normale peut utiliser près de trois litres d'eau de remplacement. Une activité intense, un climat chaud, une alimentation forte en sel de table augmentent ce besoin.

Lorsque le corps reçoit suffisamment d'eau, il peut fonctionner efficacement. C'est reconnu, le manque d'hydratation de ses tissus est un facteur important du processus du vieillissement. Même une déshydratation de 1 ou 2 % peut en affecter toutes les fonctions. Parmi les symptômes de déshydratation, on relève les maux de tête, l'irritabilité, l'impatience, l'agitation, l'insomnie, la sécheresse de la peau, la perte d'appétit, la constipation, le gain de poids inexpliqué et l'enflure des mains et ou des pieds à cause d'une rétention d'eau. La perte graduelle d'eau dans le corps est un facteur de vieillissement qui contribue de manière importante à la formation de rides.

Les besoins en eau varient selon la taille du corps, l'activité physique, la température de l'air et la transpiration. Le corps exige normalement environ huit verres d'eau par jour, ou environ 33 ml par kilo de poids. Les fruits et les légumes crus fournissent une partie de l'eau de notre alimentation ; le reste est composé de ce que nous buvons. Si on a souvent soif, c'est un signe de déshydratation.

La couleur et la quantité de l'urine indiquent si on boit assez d'eau. Il faut uriner à quelques heures d'intervalle, et l'urine devrait être d'une couleur de paille pâle ; si elle est d'un jaune foncé, il faut boire davantage d'eau.

La qualité de l'eau

La qualité de l'eau que nous consommons est un facteur important. Elle devrait être aussi pure que possible, dépourvue de chlore, de fluor, de bactéries, de virus et de parasites. L'eau de source pure et naturelle est très bonne, mais pas toujours disponible. La plupart du temps, l'eau du robinet des villes doit être purifiée des produits chimiques et des toxines. L'eau peut alors être propre et convenir davantage, mais ce n'est toujours pas la plus favorable à la santé.

Avez-vous remarqué que plus on boit de l'eau, plus on va uriner ? Est-ce naturel ? En fait, non. La plus grande partie de l'eau entre et sort de nous parce qu'elle n'est pas absorbée sur le plan cellulaire, où elle est nécessaire. Cela étant, elle ne peut pas facilement hydrater le corps. Par conséquent, on se déshydrate lentement, ce qui provoque une concentration de toxines dans les cellules, car il n'y a pas assez d'eau pour les évacuer. Ces réserves toxiques changent le fonctionnement normal de la cellule et provoquent le développement de maladies. Au moment où nous remarquons que la peau est ridée, nos cellules sont déjà déshydratées, toxiques et sous-alimentées. Pourquoi ?

La recherche sur l'eau

En 1912, le Dr Alexis Carrel, un chercheur en médecine au Rockefeller Institute, a immergé des tissus embryonnaires d'un cœur de poulet dans de l'eau de mer contenant des nutriments. Ces cellules étant quotidiennement nourries et nettoyées à l'eau légèrement alcaline, elles continuaient à vivre. En fait, les mêmes cellules étaient encore en vie 32 ans plus tard, à la mort du Dr Carrel, qui avait prédit que celles-ci pouvaient être indéfiniment maintenues en vie : « La cellule elle-même est immortelle. C'est surtout le milieu liquide dans lequel elle flotte qui dégénère. Renouvelez ce milieu périodiquement, donnez à la cellule tout le nécessaire pour sa nutrition, et la vie peut durer éternellement[1]... »

C'est assez renversant, car la durée de vie normale d'un poulet est d'environ sept ans. Cela nous apprend que si les cellules sont nettoyées et nourries continuellement, elles peuvent vivre très longtemps. Il s'agit de faire absorber de l'eau qui convient aux cellules.

La clé : la structure de l'eau

Le Dr Mu Shik Jhon était considéré comme un expert dans le domaine de la mécanique statistique des liquides. Ses recherches sur les qualités de l'eau se sont étendues sur plus de quarante ans. Le Dr Jhon a conclu que l'eau la plus saine pour consommation humaine est celle qui a un pourcentage élevé de molécules hexagonales, car elle hydrate et détoxique le mieux. Elle favorise naturellement les fonctions métabolique et immunitaire, la santé, et ralentit le vieillissement[2]. Car dans l'eau à structure hexagonale, l'hydrogène est mieux lié, ce qui élève la tension superficielle et améliore sa capacité de s'élever dans les capillaires[3].

Les corps en santé ont des pourcentages élevés d'eau à structure hexagonale. La recherche du Dr Jhon a également révélé que l'eau contenant surtout des molécules pentagonales est énergétiquement inférieure à l'eau hexagonale, et moins saine à consommer, car elle accélère le vieillissement du corps[4]. L'imagerie par résonance magnétique (IRM) a montré que le vieillissement est dû à une perte d'eau à structure hexagonale dans les organes, les tissus et les cellules, et non seulement à une perte d'eau tout court[5].

L'eau de neige des montagnes immaculées renferme un fort pourcentage de molécules hexagonales[6], mais bien des gens n'ont pas accès à ce type d'eau. Comme vous le lirez plus tard, il existe des appareils de structuration de l'eau qui peuvent améliorer la structure de l'eau du robinet.

Les pensées changent la structure de l'eau

Au chapitre 12, nous avons vu le travail du Dr Masaru Emoto. En observant les cristaux de glace, celui-ci a découvert que l'eau a une capacité de mémoire. Il a démontré que bien des facteurs affectent sa structure. Une fois congelée, l'eau pure et naturelle forme de magnifiques cristaux de glace, semblables à des cristaux de neige. Emoto a découvert que plus l'eau est polluée, plus ces cristaux de glace se déforment et se brisent. En outre, l'eau distillée perd sa structure interne. Elle ne forme pas de cristaux.

Mais surtout, la découverte du Dr Emoto révèle que nos pensées, nos paroles et nos émotions peuvent changer de façon importante la structure de l'eau. Cette recherche indique, en conclusion, que l'eau peut absorber et accumuler de l'information, pour ensuite la transmettre à d'autres organismes vivants.

L'eau absorbe la conscience des individus ou des groupes qui l'entourent, et en définitive, celle de la population mondiale. Nos pensées et nos paroles en modifient la structure. À son tour, cette eau absorbée par notre alimentation, nos boissons et notre respiration nous affecte de manière positive ou négative. Sachant cela, quelles qualités croyez-vous que l'eau absorbe dans votre vie ? Comment l'influencez-vous ? Comment vous influence-t-elle ? Personnellement, je ne tiendrai plus jamais l'eau pour acquise, comme un simple facteur d'hydratation. J'ai développé un profond respect pour elle et pour le rôle qu'elle peut jouer afin aider mon corps à rester en santé.

L'eau reçoit son énergie de la lumière

Comme il est indiqué au chapitre 12, les biophotons sont de minuscules corps énergétiques qui baignent dans les liquides cellulaires de tous les organismes vivants[7]. Ils rechargent les cellules et leur servent de moyens de communication. Ils vibrent en un constant échange énergétique avec la Force de Vie universelle de tous les organismes vivants, source d'énergie pure ou primordiale. Elle ne se perd jamais ; elle ne fait que changer de forme. L'eau est vivante dans la mesure où elle contient des biophotons de qualité. L'eau qui manque de biophotons de source primordiale est privée d'énergie optimale.

La meilleure eau potable

La recherche des Drs Jhon et Emoto nous amène à conclure que la structure moléculaire de l'eau pure et vivante est de forme hexagonale. De première importance est l'organisation des cristaux d'eau, comme l'ont montré les photographies du Dr Emoto. Toute pollution, ou tout changement de la pureté de l'eau, entraîne une décomposition de cette structure cristalline hexagonale, ce qui réduit sa force vitale.

La meilleure eau à boire est celle qui a des molécules hexagonales et un maximum d'activité biophotonique.

Les différents types d'eau

Examinons certaines des eaux présentement offertes sur le marché, ainsi que des méthodes de traitement.

L'eau en bouteille

En Amérique du Nord, la plus grande partie de l'eau en bouteille est de bonne qualité. Elle est propre, car les lois américaines et canadiennes imposent des normes strictes aux producteurs. À mon avis, cependant, les prétendus bienfaits de l'eau embouteillée pour la santé, que proclament certaines agences de marketing, sont largement exagérés, car l'eau cherche naturellement un équilibre neutre. Les qualités spéciales de l'eau, même si elles existaient, changeraient avec le temps. De plus, des produits chimiques peuvent filtrer dans l'eau à partir des bouteilles et des canalisations de plastique, ce qui la polluerait.

L'EAU GAZEUSE

L'eau gazeuse en bouteille est une boisson répandue que bien des gens considèrent comme une bonne eau. Elle est produite par injection de gaz carbonique dans l'eau. Cependant, cela donne de l'eau acide. L'eau se combine au dioxyde de carbone pour former de l'acide carbonique ($H_2O + CO_2 \rightarrow H_2CO_3$). Le pH de l'eau gazeuse en bouteille varie habituellement de 4,2 à 4,7. Cela contredit nos efforts d'alcalinisation destinés à améliorer la santé.

L'EAU DE SOURCE ET DE PUITS ARTÉSIEN

Le plus souvent, l'eau de source et de puits artésien compte une force vitale naturelle et s'avère de bonne qualité.

L'EAU PURIFIÉE PAR DISTILLATION ET OSMOSE INVERSÉE

L'eau purifiée est dépourvue de contaminants chimiques et bactériens, de même que de minéraux. Voilà pour la bonne nouvelle. Toutefois, selon moi, elle n'est pas recommandable à long terme, car les processus de purification déstabilisent sa structure moléculaire. De plus, l'eau obtenue par distillation et osmose inversée n'est pas neutre, comme on le croit ; elle est acide, avec un pH d'environ 5,7 à 6,0. Avec le temps, cette eau peut retirer au corps ses ressources alcalines.

Le travail du Dr Emoto sur différents échantillons d'eau distillée a révélé que, même si leurs échantillons congelés montraient des formations diverses, aucun de ces derniers n'avait de structure cristalline organisée. C'est la structure de l'eau qui lui permet de garder l'essence de force vitale, ou énergie photonique. L'eau obtenue par distillation et osmose inversée a très peu d'activité biophotonique.

Le concept d'« eau purifiée » est controversé. D'après certaines sources, même médicales, l'eau distillée répond exactement aux besoins du corps, car le foie filtre les minéraux inutilisables de l'eau ordinaire. Malheureusement, ce qu'on néglige, c'est sa nature acide, son manque d'énergie biophotonique et sa structure moléculaire.

L'eau distillée ne se retrouve pas dans la nature ; c'est une substance artificielle et étrangère au corps. Elle a le seul avantage de pouvoir enlever les minéraux inutilisables du corps. Parce que l'eau distillée est dépourvue de minéraux, elle cherche naturellement à équilibrer cette déficience, comme l'explique le Dr M. T. Morter :

> Lorsque l'eau distillée est absorbée par le corps, une partie des minéraux inorganiques inutilisables qui sont accumulés dans le corps remplissent les espaces disponibles dans l'eau distillée et s'éliminent[8].

Il faut comprendre que le corps cherche toujours une recharge d'énergie. Quand on consomme des aliments et des liquides déficients en énergie, le corps doit utiliser ses propres réserves énergétiques pour les traiter, ce qui entraîne une perte nette d'énergie. Boire de l'eau obtenue par distillation ou osmose inversée peut convenir durant de courtes périodes de détoxication, mais à long terme, elle peut provoquer la dégénérescence et l'épuisement des réserves énergétiques du corps.

L'eau ionisée

Les défenseurs de l'eau ionisée insistent sur ses propriétés antioxydantes – sa capacité de neutraliser dans le corps des millions de radicaux libres (des électrons instables, non appariés) et ainsi de ralentir le vieillissement. On peut voir l'antioxydant comme un agent antirouille. L'eau ionisée est également alcaline. Cependant, comme cette eau n'a pas d'activité biophotonique, elle ne peut maintenir longtemps sa structure moléculaire. Elle ne correspond pas à la définition d'une eau structurée et chargée.

Je sais qu'on procure un bienfait au corps en l'aidant à neutraliser les radicaux libres au moyen d'une eau ionisée, mais c'est tout de même comme prendre un médicament pour éliminer un symptôme. La raison principale pour laquelle les radicaux libres ont le dessus, c'est l'apport d'air, de nourriture et d'eau qui sont malsains. Nous devons tout de même traiter la cause. Ce que le corps cherche dans toute forme d'eau, c'est de l'énergie – il a besoin des biophotons et des minéraux. Le corps est toujours à la recherche d'une recharge électrique. En ce qui concerne l'activité électrique, l'eau ionisée ne suffit pas.

Les appareils de traitement magnétique

Ces appareils polarisent les minéraux de l'eau, ce qui résout les problèmes de dépôts minéraux dans les conduites d'eau. Faire circuler de l'eau à proximité d'aimants réduit également sa tension superficielle. Mais comme nous l'avons appris au chapitre 12, les aimants sont des appareils d'énergie dérivative et, en tant que tels, ils ne peuvent produire de véritables énergies primordiales régénératrices. Ils rechargent l'eau jusqu'à leur fréquence énergétique, sans plus. Par conséquent, lorsque nous buvons de l'eau tirée de ces appareils, nous limitons notre apport potentiel en énergie.

Autres appareils de tonification de l'eau

Il y a sur le marché beaucoup d'autres appareils de traitement de l'eau qui en améliorent prétendument l'énergie ; certains montrent même une augmentation de biophotons sous le microscope. Mais sont-ils valables ? Le fait d'utiliser l'eau de ces appareils entraîne-t-il vraiment un accroissement de ses bienfaits ? L'eau traitée au moyen de ces appareils donne-t-elle des plantes, des fruits et des légumes structurés ? Pour le démontrer, ceux qui développent ces unités doivent effectuer des tests sur des organismes vivants.

L'eau vivante énergisée

L'eau vivante possède de l'énergie et elle est naturellement structurée. Par conséquent, elle favorise la vie de tout ce qui la consomme, que ce soit une plante, un animal ou un humain. Sous sa forme originelle dans la nature, l'eau ruisselle des montagnes sur du sable, des cailloux et des pierres, recueillant des minéraux en cours de route. Elle est chargée de l'énergie électrique du magnétisme terrestre et d'énergie cosmique ; elle recueille également les rayonnements infrarouges du soleil et, idéalement, elle a un pH légèrement alcalin.

L'énergie de l'eau est une énergie lumineuse, soit des biophotons, lesquels sont des émissions de lumière moléculaire qui régularisent la croissance et la régénération cellulaire, et contrôlent tous les processus biochimiques[9].

L'ACCÈS À LA SOURCE D'ÉNERGIE PRIMORDIALE

Au chapitre 12, nous avons vu le travail sur l'énergie accompli par le couple Excelex. Cet homme et cette femme ont cherché et développé des méthodes de nettoyage des énergies fatiguées et des méthodes d'élévation des énergies vibratoires pures dans le corps humain. La clé de ce processus a été de découvrir comment accéder à l'énergie primordiale des biophotons, qu'ils appellent la Force vitale de l'Amour universel (ou FVAU), et comment créer de l'eau à structure hexagonale.

Poussé par l'Esprit à comprendre davantage, M. Excelex a développé divers produits permettant d'élever la « lumière blanche » et la « vitalité générale » des organismes vivants. D'une importance cruciale a été son usage des cristaux de quartz, de certains minéraux, ainsi que d'un dispositif permettant de rompre la membrane de tension superficielle de l'eau, en plus de vibrations d'amour conscient, afin de développer un appareil de recharge de l'eau provenant de source primordiale.

Pendant six ans, M. et Mme E. Excelex ont cultivé des fruits et des légumes dans leur jardin et leur serre. Tout était cultivé à partir de méthodes naturelles. Leur eau provenait d'un ruisseau de montagne clair et pur. Les légumes étaient bons, des points de vue qualité et goût. Mais un facteur très intéressant est apparu au cours de la sixième année, après qu'ils eurent commencé à arroser une partie des plantes et des arbres avec de l'eau structurée qui avait circulé dans l'une de leurs unités d'énergie de source primordiale du nom d'Hexahedron 999[10]. En effet, les fruits et les légumes poussaient plus vite et leur taille avait presque doublé ! En outre, leur goût était remarquable.

On juge l'arbre à ses fruits

Il existe de nombreux appareils de régénération de l'eau sur le marché. Tous ont pour prétention de donner à l'eau plus d'énergie ou de propriétés bénéfiques pour la santé. Mais comment distinguer la théorie de la preuve, les faits de la fiction ? Voilà la question. Quelle différence ces sortes d'eau font-elles quant à l'énergie et à la croissance des organismes vivants ? S'il n'y a pas de différence par rapport à la vitalité, ou qu'il y en a peu, ce n'est là que théorie et peut-être même qu'une bonne technique de marketing. Ce qui devrait vraiment retenir notre attention, ce sont les résultats !

Comparaison d'eaux différentes du point de vue énergétique

Voici une liste comparative d'énergie moyenne de diverses sortes d'eau. Elle provient de la recherche effectuée par M. et Mme Excelex.

Remarquez que les valeurs varient quelque peu selon la source utilisée et la longueur et la taille des conduites par lesquelles l'eau chargée doit circuler dans la maison. Une valeur arbitraire de 100 a été accordée pour l'eau distillée, comme base de l'évaluation.

Eau	***Vitalité générale***	***Lumière blanche***
Distillée	100	90
Osmose inversée	130	110
Ionisée	150	140
Municipale	150-400	130-350
Ruisseau (propriété Excelex)	3 600	3 800
Structurée au moyen d'un petit appareil Hexahedron 999	15 000*	15 000*
Structurée par un gros appareil Hexahedron 999	50 000*	55 000*

Tableau 14 Comparaison de l'énergie de l'eau

** Lectures minimales effectuées au point de sortie de l'appareil.*

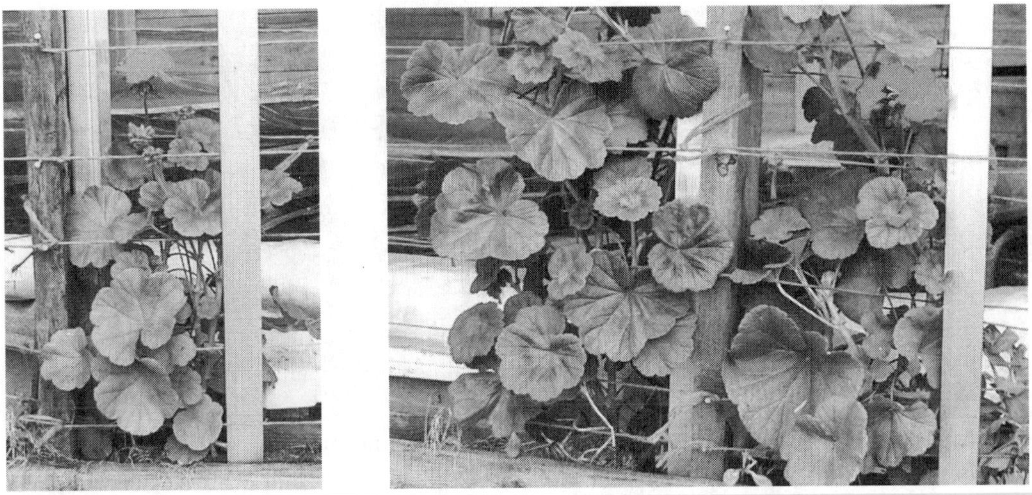

Figure 14.1 Géraniums
Le géranium de gauche a reçu de l'eau du ruisseau ordinaire. Celui de droite a reçu de l'eau structurée Hexahedron.

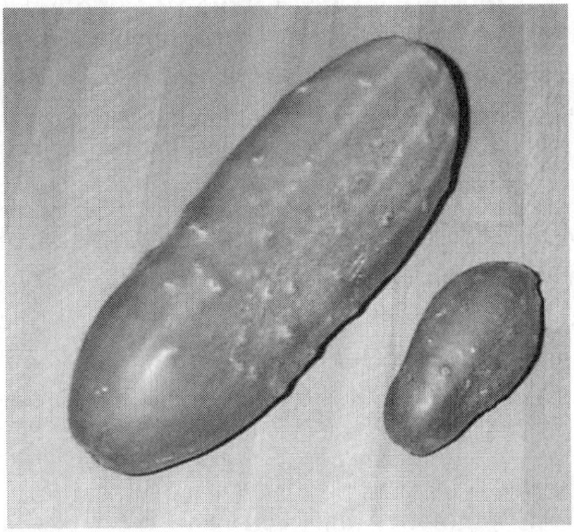

Figure 14.2 Concombres
À droite se trouve un concombre à marinade de taille normale, habituellement la taille optimale pour consommation. Celui de gauche a reçu de l'eau structurée Hexahedron, et sa taille moyenne atteint au moins 454 grammes. Selon M. Excelex : « À cette taille, on s'attendrait à ce que ces concombres soient pleins de gros pépins et un peu secs, mais ce n'était pas le cas. Ils avaient un goût de melon sucré. »

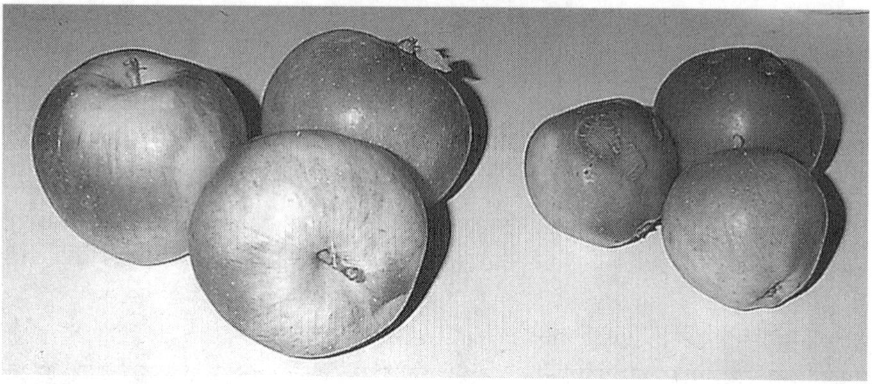

Figures 14.3 Pommes

La propriété sur laquelle les Excelex ont vécu pendant cinq ans avait des pommiers abandonnés, produisant de petits fruits galeux. En 2002, ils ont arrosé un arbre à l'occasion avec de l'eau structurée par Hexahedron. Les fruits de cet arbre avaient jusqu'à deux fois la taille normale et ils étaient à 90 % dépourvus des défauts et des croûtes des fruits normaux (à droite). Les plus grosses pommes étaient abondantes et délicieuses.

Si ces chiffres ne semblent pas précis, nous voyons clairement, au moyen des photos des figures 14.1, 14.2 et 14.3, comment les plantes et les arbres réagissent à l'eau restructurée. Les photos ont été prises par les Excelex pour illustrer les différences entre l'eau de ruisseau ordinaire et l'eau structurée par l'Hexahedron.

Les biophotons de l'eau

Lorsque les molécules de l'eau ont une structure hexagonale, elles contiennent naturellement une abondance de biophotons. Ces images de biophotons dans une goutte d'eau ont été prises avec un stomatoscope à grossissement de 30 000. À la connaissance des chercheurs Excelex et de l'auteur, le détail du biophoton qui apparaît à la figure 14.5 [image de droite] est publié ici pour la première fois dans un livre.

Ces dernières années, les fabricants de purificateurs d'eau ont commencé à parler d'eau à structure hexagonale, mais cette eau n'est pas la même. Le couple Excelex a découvert différentes sortes de structures hexagonales dans l'eau, selon sa source. À l'aide d'un stomatoscope, ils ont constaté qu'il peut y avoir plusieurs niveaux de biophotons hexagonaux dans l'eau. On peut voir des exemples de niveaux d'hexagones dans *Les messages cachés de l'eau*, un livre du Dr Masaru Emoto[11]. Les cristaux d'eau glaciale montrent de un à trois niveaux de structures hexagonales, tandis que les cristaux de la nappe phréatique de Nouvelle-Zélande montrent au moins sept couches hexagonales.

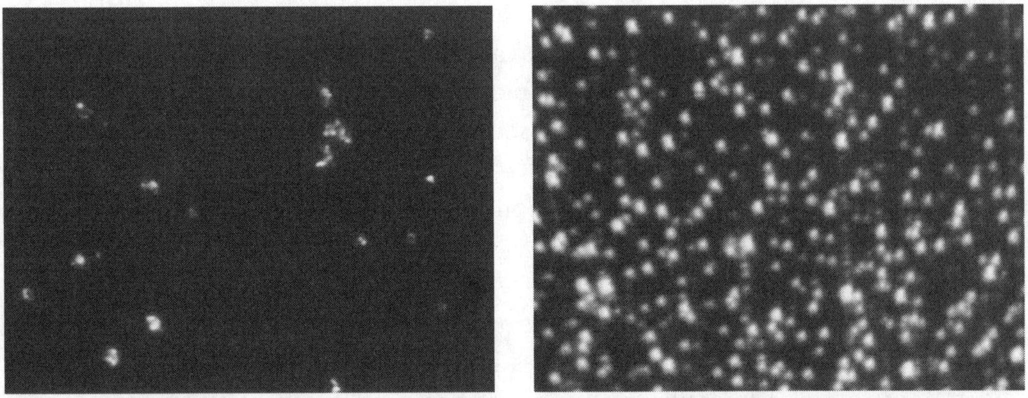

Figure 14.4 Biophotons d'une eau de robinet municipale et d'une eau municipale après restructuration avec un Hexahedron 999.

À gauche : Eau chlorée, Kildare (Québec).

À droite : Même eau municipale après passage dans une unité de filtration et de restructuration Hexahedron 999.

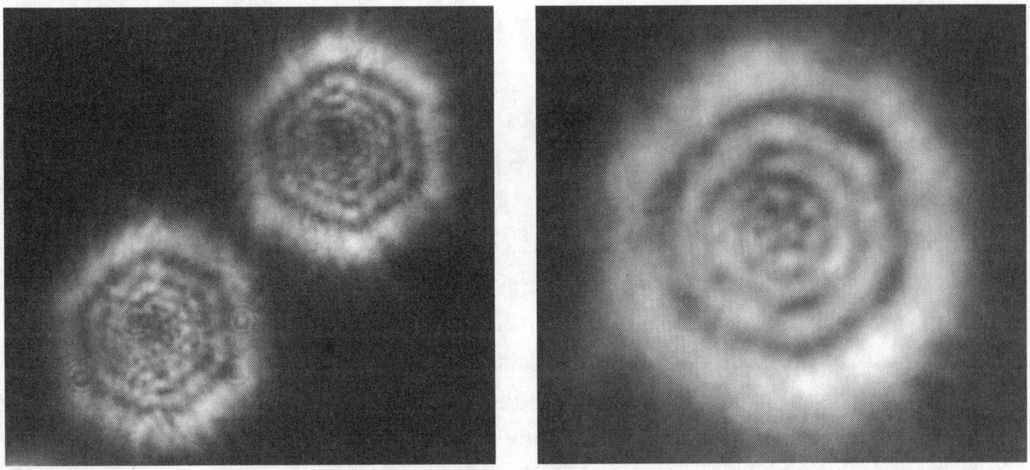

Figure 14.5 Deux biophotons et un biophoton unique

À gauche : Deux biophotons montrant une structure hexagonale et dégageant une énergie lumineuse.

À droite : Un biophoton unique et brillant présentant des structures hexagonales concentrées avec une étoile à six pointes au centre.

Les Excelex ont également observé que les biophotons composés de plusieurs niveaux de structures hexagonales ont un rayonnement lumineux (champ d'énergie) plus brillant que celui d'un biophoton composé d'un seul hexagone. Cette lumière plus brillante indique clairement une énergie plus élevée dans l'eau, qui explique pourquoi les plantes ayant reçu de l'eau structurée se sont tellement mieux développées que d'autres auxquelles on avait donné une eau différente.

En conclusion, plus le nombre de biophotons hautement structurés est élevé dans la nourriture et l'eau que nous consommons, plus notre corps a d'énergie à sa disposition. Cela éclaire la citation du Dr Carey Reams au début du chapitre 12 : « Nous ne vivons pas de la nourriture ; nous vivons de l'énergie qui s'y trouve. »

L'EAU LA PLUS SAINE

Après avoir vu les résultats de l'utilisation sur les plantes d'une eau énergétique bien structurée, et après avoir observé les images de biophotons dans l'eau, on n'a aucun doute quant à la meilleure eau pour la santé et la vitalité. Cela doit être de l'eau structurée et chargée de biophotons de source primordiale. C'est là une véritable percée dans la compréhension, l'application et le potentiel de l'énergie de l'eau pour la santé. La découverte du couple Excelex est essentiellement que « la vie engendre la vie » !

On trouvera plus d'information sur la production d'eau structurée aux deux adresses Internet suivantes : www.eauvivante.excelexgold.com, et www.opalessence.com.

Consignes sur l'eau potable

À l'état naturel, les fruits et les légumes crus renferment de 75 à 90 % d'eau. Ils devraient constituer les sources principales d'eau pour le corps. En raison de leur contenu élevé en fibres, ces aliments contribuent également à l'efficacité du cycle d'élimination du corps. Ils contiennent aussi des minéraux organiques déjà assimilables par le corps. L'eau des fruits et des légumes crus est « vivante ». Selon la quantité de fruits et de légumes que nous mangeons, notre activité physique et la température de l'air, notre corps requiert chaque jour l'équivalent de six à huit verres d'eau, ou environ 33 ml par kilogramme de poids corporel. Toutefois, les liquides tels le café, le thé, les boissons gazeuses et l'alcool ne répondent pas à nos besoins quotidiens en eau.

Le corps réclame une quantité adéquate de bonne eau pour sa santé, mais un excès peut également le stresser. Lorsqu'elle est consommée pendant les repas, l'eau interfère avec la digestion. Par ailleurs, boire des quantités excessives d'eau surcharge les reins. Comme on l'a noté plus tôt, trop d'eau obtenue par distillation et osmose inversée peut contribuer à des déséquilibres nutritionnels et à de l'acidité dans le corps. Boire au réveil un ou deux verres d'eau avec un jus de citron fraîchement pressé nettoie et réhydrate.

En général, la soif doit nous guider lorsqu'il s'agit de boire plus de liquides autres que des jus de fruits et de légumes crus. Si on boit beaucoup d'eau afin de maintenir l'humidité des selles, on doit également adresser le problème de constipation. Lorsqu'on a un régime sain, lequel évite les aliments stimulants et toxiques et comprend d'amples quantités de fruits et de légumes frais et crus, on a très peu soif.

L'eau est d'une importance cruciale pour la vie. Nous devons garder à l'esprit les consignes suivantes quand nous en buvons :

1. Il faut en boire suffisamment chaque jour pour satisfaire les besoins du corps en eau.
2. Toute eau vaut mieux que pas du tout.
3. L'eau doit être filtrée pour éliminer les produits polluants et chimiques, puis reminéralisée au moyen de minéraux ioniques ou de sel de mer.
4. L'eau énergisée est meilleure.
5. L'eau énergisée et de source primordiale, filtrée et à structure hexagonale, fournit un maximum de force vitale et est de loin supérieure à d'autres eaux, à moins qu'on ait accès à une source d'eau pure, alcaline, vivante et naturelle, ou à de l'eau de neige fondue.

Nous devons tous manger et nous anticipons habituellement les repas. La plupart des gens choisissent leurs repas uniquement en fonction de leurs goûts ou de ce qui satisfait leur faim sur le coup. Mais comprenons-nous de quels aliments notre corps a vraiment besoin pour être en santé ? Nous allons maintenant examiner de plus près les qualités et les ingrédients requis dans la nourriture pour se construire une santé.

15

La véritable nourriture du corps

Que ta nourriture soit ton médicament...

– Hippocrate (460 av. J.-C.)

Nous n'aurions pas besoin de médicaments ni de suppléments alimentaires si notre corps recevait la nourriture essentielle dont il a besoin. Hélas, ce n'est pas le cas de la plupart d'entre nous. Nous n'avons plus conscience de ce que nous devons manger pour être en santé. La transformation commerciale des aliments et les intérêts du marketing ont augmenté notre confusion. Nous avons perdu contact avec la simplicité et la pureté de ce que la nature nous offre. Nous modifions nos aliments et y ajoutons des produits chimiques, tout en nous demandant pourquoi notre santé se détériore, et nous tentons ensuite de retrouver la santé par la prise de médicaments. Tout ce temps, une solution simple était pourtant à notre portée.

Dans son livre *The Elixir of Life*, paru en 1952, Arnold DeVries écrit ceci :

> L'élixir de vie est si ordinaire, si facile à obtenir, qu'on l'a constamment oublié, à la recherche de substances plus insaisissables et mystérieuses [...] C'est dans les aliments naturels, ceux que la main de l'homme n'a pas changés, que se trouvent les éléments vitalisants qui déterminent l'état de la santé humaine[1].

Ce ne sont pas tous les aliments et les suppléments qui ont ces éléments vitalisants essentiels. Nous devons comprendre la différence entre les aliments qui contribuent à notre santé et d'autres qui l'affaiblissent.

Les éléments essentiels de l'alimentation

LA NOURRITURE VÉRITABLE PAR RAPPORT À LA MALBOUFFE

La vraie nourriture contribue à la santé. La malbouffe contribue à la maladie ; dénaturée, elle a peu de propriétés favorables à la santé, sinon aucune.

Notre corps cherche toujours de la nourriture qui a des composantes utilisables[2] :

- Du glucose – pour l'énergie.
- Des protéines – (acides aminés) pour la construction et la réparation des tissus.
- Des acides gras – pour la construction des membranes et la circulation de l'énergie.
- Des minéraux ioniques sous forme alimentaire – des catalyseurs et des éléments constitutifs.
- Des enzymes (vitamines) – des catalyseurs.
- De l'eau – le milieu nécessaire aux processus chimiques.

Les vrais aliments[3]

- sont comestibles et produits par la nature,
- se consomment sans aucune espèce de transformation,
- se consomment avec délectation, sous forme de repas entiers.

Les vrais aliments nous sont livrés « tout compris » par la nature. Ils comportent tout ce que le corps doit transformer et assimiler pour les utiliser[4]. La nourriture qui ne contient pas ces éléments ou qui renferme des additifs toxiques peut être considérée comme de la malbouffe.

Les vrais aliments ont un effet alcalin sur le corps ; la malbouffe a un effet acide. Les aliments cuits sont incomplets, car, tout au moins, cette cuisson détruit les enzymes, une partie des éléments nutritifs, et contraint la lysine (un acide aminé), de telle façon que le foie ne peut plus se servir des protéines pour fabriquer des éléments d'acides aminés et des hormones. La cuisson est une sorte de transformation ; la nourriture n'est plus naturelle.

Les aliments traités et emballés, tels le sucre et la farine blanche raffinée, ainsi que les produits faits à partir de ceux-ci, tels les bonbons, les eaux gazeuses, les desserts, les céréales pour petit déjeuner et le pain, sont presque entièrement dépourvus d'acides gras, de minéraux et d'enzymes. De plus, ils forment des acides, et on y a ajouté des produits chimiques toxiques comme agents de conservation pour en prolonger l'entreposage et en améliorer la saveur. Lorsqu'il manque à la nourriture au moins un des six ingrédients essentiels énumérés ci-dessus, le corps doit emprunter des ressources à ses propres tissus pour la transformer. Les toxines constituent une charge supplémentaire à éliminer, car elles sont nocives et dangereuses pour la santé. Le corps tente d'éliminer les toxines par la stimulation ; le métabolisme s'emballe, ce qui exige de l'énergie et des nutriments.

La digestion des nutriments se résume à une formule simple : il faut des enzymes pour obtenir des protéines ; il faut des protéines pour obtenir des minéraux ; et il faut des minéraux pour obtenir des vitamines[5]. Chaque élément dépend de celui qui le précède pour que la digestion soit complète.

Avec une nourriture dont tous les éléments sont vivants, la digestion est complète et les selles sont aisées, exhalant très peu d'odeurs.

Les aliments biologiques crus

Les aliments crus, de culture biologique, sont les plus naturels et les plus nourrissants qui soient. Ils sont vivants (s'ils ne sont pas irradiés), et surtout alcalins. Les fruits et les légumes biologiques sont les plus riches en vitamines et en minéraux, et dépourvus d'herbicides et de pesticides. La nourriture crue a encore toutes ses enzymes et elle est au mieux pour être consommée. En combinant ces deux aspects, le cru et le bio, on obtient la meilleure nourriture possible. Non seulement est-elle meilleure pour la santé, mais elle a meilleur goût.

Si le cru vous ennuie, lisez *RAW: The Uncook Book*, de Juliano Brotman, un délice et une inspiration à lire et à utiliser. Juliano a ouvert un restaurant de cuisine entièrement crudivore à San Francisco qui a rapidement attiré l'attention du *San Francisco Chronicle*, de *USA Today*, du magazine *People*, du *New York Times* et du *Vegetarian Times*. Grâce à ses créations alimentaires, il est devenu la coqueluche de la ville. Sa nourriture est « non cuite, non transformée, et incroyablement délicieuse ». Ce volume relié est un peu cher, mais il en vaut le coût pour l'intérêt, la variété et le plaisir qu'il peut ajouter à un menu crudivore. Sa table des matières énumère une large gamme de plats : soupes, salades, pains, collations, sushis, pizzas, plats principaux, desserts, boissons, vinaigrettes et sauces. Ces plats sont de la cuisine végétalienne, et rien n'est chauffé à plus de 38 degrés Celsius.

Deuxième livre de cuisine : *The Raw Gourmet*, de Nomi Shannon. Et un troisième livre explique à fond pourquoi il est intelligent de manger cru. Il s'agit de *Nature's First Law: The Raw-Food Diet*, écrit par Stephen Arlin, Fouad Dini et David Wolfe.

L'intérêt pour le crudivorisme est à la hausse, et on trouve de plus en plus de renseignements sur les bienfaits de sa préparation et de sa consommation.

Le tournant vert

La famille Boutenko, d'Ashland, en Oregon, a vaincu de graves problèmes de maladie dégénérative en se convertissant au crudivorisme. Après plusieurs années de ce régime, toutefois, ses membres ont atteint un stade où leur progrès en santé a plafonné et où ils ont commencé à ne plus ressentir leur énergie et leur vitalité d'antan[6]. À la recherche d'une solution, Mme Victoria Boutenko s'est mise à étudier le régime des chimpanzés, lesquels partagent avec les humains 99,4 % de leur séquence d'ADN[7]. La plupart d'entre eux ont un sang de type A, tandis que très peu sont de type O[8]. Sa recherche l'a menée à découvrir que les chimpanzés sont d'une santé remarquable et qu'ils résistent à la maladie grâce à un régime naturel qui comprend 50 % de fruits et de 25 à 50 % de verdure, selon la saison. Ils ne mangent de racines qu'en temps de sécheresse ou lorsque les fruits et la verdure ne sont pas disponibles[9]. Voilà qui est très intéressant, car en général, lorsque nous mangeons des légumes racines comme des carottes, des navets, des betteraves et du panais, nous jetons les queues. Toujours à la recherche d'une explication, Victoria a découvert que les queues vertes des légumes offrent de meilleurs bienfaits que les racines. Les avantages sont doubles : la nutrition et les fibres alimentaires. Les queues vertes des légumes racines déjà énumérés contiennent beaucoup plus de chlorophylle, de vitamines et de minéraux alcalins[10], ainsi que des acides aminés essentiels[11]. Si les humains préfèrent manger les racines, c'est parce qu'elles recèlent « beaucoup plus de sucre et d'eau. Les queues sont amères à cause de leur abondance de nutriments[12] ». La verdure contient également des fibres alimentaires solubles et insolubles, nécessaires à la santé du côlon.

Bien qu'elle ait tenté de manger à la manière des singes, Victoria était loin de pouvoir mastiquer et avaler la quantité de verdure requise. Elle a donc décidé de passer au mélangeur des feuilles d'épinard et de chou frisé avec de l'eau. Mais l'odeur était infecte et le goût, désagréable. Puis, à partir des notes de Jane Goodall, la célèbre chercheuse qui a consacré sa vie aux grands singes, dont les chimpanzés, elle a remarqué que ces derniers mangeaient surtout des fruits le matin et des feuilles vertes l'après-midi – mais souvent combinées à des fruits. Lorsque Victoria a passé au mélangeur sa combinaison de verdure bio et d'eau avec des fruits bio, sucrés et mûrs, la différence l'a étonnée. Le résultat était onctueux, savoureux et agréable à boire. C'est ainsi qu'est né son « *smoothie* vert ».

Lorsque Victoria s'est mise à préparer et à consommer des *smoothies* verts, son énergie, sa vitalité et son sentiment de bien-être sont aussitôt revenus et ses fringales d'aliments moins santé ont disparu. Sa famille en a pris note et, comme elle, a bientôt apprécié cet ajout au régime, profitant à son tour de ces nouveaux bienfaits pour la santé.

Pour élargir sa recherche, Victoria a fait équipe avec le Dr Paul Faber, de Roseburg, en Oregon, pour mener une recherche de trente jours auprès de 27 volontaires qui ressentaient des symptômes d'acidité à l'estomac. Les résultats furent remarquables : 66,7 % des participants montraient une « très grande amélioration » de leurs symptômes d'hypochlorhydrie. De plus, tous les participants avaient meilleure santé, certains d'une façon spectaculaire[13].

Si l'inclusion du *smoothie* vert apporte des changements si positifs pour la santé, cela semble dû au fait de broyer à haute vitesse des feuilles vertes entières. Le mélangeur brise complètement la structure cellulaire des plantes et rend tous les nutriments disponibles en abondance, sous une forme immédiatement digestible. On ne parvient pas à cette efficacité par la seule mastication.

L'expérience de Roseburg a démontré que la consommation régulière de *smoothies* verts peut améliorer radicalement la santé en un temps relativement court. Les bienfaits pour la santé semblent associés à une amélioration des taux d'acide chlorhydrique dans l'estomac, ce qui améliore la gestion et l'absorption des nutriments de tous les aliments consommés.

Nourrir les bébés et les enfants

Tout, dans ce livre, s'applique également aux enfants. Pour qu'ils soient en santé, nous devons leur donner de la nourriture saine. La mère doit préparer son corps du point de vue nutritionnel, bien avant la grossesse, par la détoxication, la consommation de jus frais en abondance, d'aliments crus, d'acides gras essentiels comme les huiles de chanvre et de lin, et par l'oxygénation, l'exercice et le repos. Lorsque les bébés sevrés du lait maternel passent à un régime d'aliments solides et cuits, ils essaient de cracher cette nourriture, car ils savent intuitivement qu'elle est morte. Cependant, la persistance et les cajoleries de maman et de papa les font céder et accepter cette nourriture cuite et inadéquate. Leur instinct naturel, qui les amène à préférer les aliments sains, est graduellement réprimé.

Plusieurs processus malsains s'enclenchent petit à petit dans le corps d'un bébé quand ce dernier commence à manger de la nourriture cuite. Premièrement, celle-ci ne se digère pas complètement, et les selles deviennent nauséabondes. La matière non digérée est, littéralement, pourrie. Deuxièmement, le corps se met à puiser dans ses réserves nutritives pour entretenir les activités de survie. Si ce schéma alimentaire se poursuit, des déficiences nutritionnelles se développent peu à peu. Troisièmement, les toxines de la nourriture incomplètement digérée et assimilée commencent à s'accumuler dans les organes d'élimination. Quatrièmement, les toxines retenues s'entassent dans divers tissus de tout le corps, dont elles réduisent l'efficacité générale. Lorsque la congestion des organes, l'accumulation des toxines et les déficiences nutritionnelles sont telles que le corps ne peut plus maintenir l'homéostasie – habituellement à un âge ultérieur –, des symptômes de maladie se mettent à apparaître.

Il faut nourrir les bébés au lait maternel – tandis que la mère s'alimente correctement – jusqu'à ce qu'ils aient des dents pour mastiquer. Le lait maternel est un aliment naturel. Il contient tout ce qu'il faut, dans les proportions exactes qui conviennent à la croissance et au développement d'un bébé. Les bébés ne commencent à produire d'enzymes digestives qu'à l'arrivée de leurs premières dents : autrement dit, ils ont beaucoup de difficulté avec des aliments solides. Si, pour une raison quelconque, la mère est incapable de nourrir son enfant au sein pendant longtemps, le meilleur substitut est le lait de chèvre cru, mélangé à parts égales avec du jus de carottes frais, le jus d'une branche de céleri, et de l'eau pure. Le lait de vache n'est pas recommandé, même cru, car sa teneur en calcium et en protéines est trop élevée, en plus de son manque d'équilibre acido-basique. Il ne faut pas donner de produits pasteurisés aux bébés, et il ne faut recourir au lait maternisé en conserve qu'en dernier recours. Ce sont des aliments morts qui produisent du mucus et conduisent vitement aux problèmes de sinus, aux otites, aux allergies et aux troubles pulmonaires[14].

Les bébés et les enfants adorent les aliments crus et entiers. Une fois qu'on a sevré un bébé, on doit d'abord lui présenter des fruits crus, puis, quelque temps après, des légumes, qu'on peut broyer dans un mélangeur, un robot culinaire ou un extracteur à jus. À mesure qu'ils grandissent, les bébés peuvent graduellement absorber une plus grande variété de fruits et de légumes entiers. Faites de ce type d'aliments une portion importante de leur apport, et observez les résultats.

On trouvera d'autres renseignements sur l'alimentation des bébés et des enfants dans la brochure du Dr Robbins, *Pregnancy, Childbirth and Children's Diet*[15].

Les enzymes

Une enzyme est « une molécule de protéine qui catalyse des réactions chimiques d'autres substances sans être elle-même détruite ou altérée à la fin de ces réactions[16] ». Les enzymes sont si essentielles à la santé qu'elles méritent un traitement particulier. Ces catalyseurs vivants activent toutes les réactions biochimiques de notre corps. Sans une quantité suffisante d'enzymes, le corps dégénère et tombe malade.

À part les blessures physiques traumatiques, aucune maladie ne peut subsister dans notre corps si nos ressources enzymatiques sont complètes et fonctionnent parfaitement. Il est important de comprendre l'envergure et la nécessité des enzymes :

> Environ 5 000 enzymes distinctes ont été isolées et identifiées jusqu'ici, mais d'après certaines autorités, il en faut environ 100 000 pour faire fonctionner le corps, chacune ayant une tâche particulière [...] Malgré ce grand nombre, il n'y en a que trois grands types : les enzymes digestives, qui digèrent la nourriture ; les enzymes métaboliques, qui font fonctionner le corps ; et les enzymes alimentaires, qu'on retrouve dans les aliments crus[17].

Les enzymes ont des effets certains dans notre corps. On estime qu'il s'y crée chaque jour plus de 20 milliards de nouvelles cellules, chacune étant le lieu de nombreuses réactions biochimiques qui, toutes, sont initiées et accélérées par les enzymes.

Le Dr Edward Howell a découvert le principe de la nutrition enzymatique en 1932. Sa recherche et son enseignement ont été importants quant au rôle des enzymes dans la nutrition, la santé humaine et la maladie. Il a découvert qu'il faut consommer un complément intégral d'enzymes digestives, dans ou avec la nourriture, pour que sa valeur nutritionnelle complète soit livrée aux cellules du corps. Lorsque la nourriture est digérée de manière incomplète, elle devient toxique et elle alourdit le corps. Le corps produit un taux élevé de globules blancs en réaction au manque d'enzymes dans la nourriture cuite, afin de dégager les toxines supplémentaires laissées par des aliments incomplètement digérés. Le Dr Howell a fait cette découverte en observant que ses patients leucémiques avaient tous un taux élevé de globules blancs. Lorsqu'il faisait jeûner ses patients, afin que leur corps n'ait pas besoin d'enzymes pour digérer de la nourriture cuite, le taux de globules blancs baissait. À mesure que les patients retrouvaient leurs forces, il travaillait à refaire leurs réserves d'enzymes en les nourrissant d'aliments crus, ce qui entraînait des améliorations considérables de leur santé.

Selon le Dr Howell, puisque la cuisson détruit généralement les enzymes, un régime sans enzymes entraînerait une hypertrophie du pancréas, puis une augmentation des maladies dégénératives chroniques et du cancer. Le pancréas est la glande maîtresse de la digestion ; pour fabriquer plus d'enzymes en l'absence d'une source alimentaire saine, il augmente de taille. Il finit par céder aux déficiences et à l'épuisement, et succombe à la maladie. Les enzymes créent et soutiennent toutes les fonctions corporelles. Pour rester jeune et en santé, il faut conserver un niveau optimal d'activité enzymatique[18].

Qu'est-ce qui tue les enzymes ?

Tous les aliments crus contiennent des enzymes ; ce qui les détruit, c'est le traitement que nous accordons à la nourriture. Les additifs chimiques, l'irradiation et l'exposition à l'oxygène tuent les enzymes. Les fluorures et la nicotine sont deux des tueurs d'enzymes les plus puissants. Cependant, le principal tueur d'enzymes est la chaleur de cuisson. Les enzymes sont détruites lorsque la nourriture est chauffée à plus de 44 à 49 degrés Celsius. Lorsque nous mangeons de la nourriture cuite, le corps doit tirer des nutriments des réserves de ses propres tissus pour fabriquer des enzymes digestives. Plus on oblige le corps à cela, moins il a d'énergie et de nutriments pour générer les autres enzymes métaboliques nécessaires à l'ensemble de ses fonctions. Avec le temps, cela entraîne des déficiences en enzymes, en vitamines et en minéraux, et, en définitive, des maladies dégénératives.

Dans un régime sain, les enzymes doivent faire partie de tous les aliments et suppléments. Sans le soutien d'enzymes spécifiques, aucun aliment ni supplément n'a de propriété thérapeutique et stabilisatrice.

Les enzymes travaillent en équipe

Bien que les enzymes s'acquittent de fonctions importantes et particulières dans le corps, d'autres éléments nutritionnels ont besoin d'enzymes pour contribuer à la santé.

Les protéines, les minéraux et les vitamines offrent peu de bienfaits permanents ou nutritionnels s'ils ne collaborent pas avec les enzymes. L'absence d'un participant réduit de 95 à 99 % l'efficacité de toute l'équipe[19].

Notre banque d'enzymes

À la naissance, nous avons une saine réserve d'enzymes. Le Dr Howell la qualifie de « compte en banque d'enzymes[20] ». Quand nous étions jeunes, la plupart d'entre nous pouvaient se permettre de manger de tout, dans n'importe quelle combinaison. Mais après des années d'habitudes alimentaires malsaines, nos réserves d'enzymes s'épuisent et nos fonctions métaboliques sont moins efficaces et commencent à ralentir. Si notre estomac n'a pas la combinaison exacte d'enzymes requise, la nourriture n'est pas complètement digérée, elle devient toxique et se putréfie ; nous ne pouvons bénéficier de la pleine valeur nutritive des aliments. Nos enzymes digestives doivent se renouveler continuellement à même une source extérieure, la nourriture crue. L'une des premières indications de la diminution de l'activité enzymatique, surtout avec l'âge, est l'apparition de problèmes digestifs.

Des tests ont montré que le taux d'enzymes dans la salive des jeunes adultes est trente fois plus élevé que chez les gens de plus de 69 ans[21]. Heureusement, nous pouvons enrichir notre alimentation d'enzymes vivantes pour faciliter la digestion et faire des dépôts dans notre compte bancaire enzymatique. Chaque fois que nous consommons des aliments cuits ou transformés, nous devons les compléter par des enzymes de source végétale de bonne qualité, pour aider le processus digestif. Les enzymes prises à jeun sont également utiles, car elles vont tout droit au foie et, de là, dans le corps, où elles servent à la détoxication et aux réparations. L'essentiel, pour épauler une réserve enzymatique défaillante, est d'y ajouter des enzymes digestives. Les enzymes sont si importantes pour le corps que tout excédent est ajouté à sa réserve pour usage ultérieur[22].

Avec le temps, à mesure que nous améliorons notre régime par des aliments riches en enzymes et des suppléments, nous pouvons renflouer notre compte en banque d'enzymes. Cela veut dire effectuer régulièrement des dépôts plutôt que des retraits. Grâce à une bonne réserve d'enzymes et à une réserve régulière d'enzymes actives dans des aliments crus et alcalifiants, il nous est possible de renverser et d'éliminer les états de maladie, et d'écarter les effets du vieillissement. Non seulement pourrons-nous vivre plus longtemps, mais notre qualité de vie sera bien meilleure. L'énergie, la force, la santé et la longévité sont directement proportionnelles à nos réserves d'enzymes[23]. Chaque enzyme consommée dans la nourriture ou sous forme de suppléments représente une enzyme en moins à puiser dans les ressources du corps.

Les principales enzymes digestives

Il y a quatre grands types d'enzymes digestives : l'amylase, la lipase, la protéase et la cellulase. Le corps est capable de fabriquer les trois premières dans le pancréas. Mais il y a un hic : les enzymes pancréatiques ne fonctionnent que dans l'intestin grêle, qui est alcalin, non dans l'estomac, qui est acide. Elles ont un pH qui va de 7,8 à 8,3. Bien que les enzymes pancréatiques soient très puissantes, leurs zones de travail et d'influence sont restreintes. Par comparaison, les enzymes végétales, beaucoup plus performantes, fonctionnent dans l'estomac et l'intestin grêle[24]. Les enzymes à base de plantes fonctionnent dans une gamme de pH allant de 2 à 12.

En tant que supplément, chacune des quatre principales enzymes digestives joue un rôle différent :

1. L'amylase décompose les glucides.
2. La lipase décompose les graisses.
3. La protéase décompose les protéines.
4. La cellulase décompose les parties solubles des fibres alimentaires.

Le corps ne peut fabriquer de cellulase, il doit la tirer d'aliments riches en fibres alimentaires, ou de suppléments. La cellulase a la tâche très importante de transférer des nutriments par les parois intestinales et d'expulser les toxines des métaux lourds, ce qui peut soulager de nombreuses réactions allergiques aux produits chimiques.

Les acides aminés

La protéine a vingt-deux acides aminés connus, dont huit (ou neuf, selon les sources consultées) sont essentiels à la santé humaine. La valeur de la protéine dépend de son profil d'acides aminés. Le corps ne peut fabriquer de protéines à partir des aliments que si les huit acides aminés essentiels sont présents *en même temps, au même repas*[25]. La lysine est l'un de ceux-là. Elle est considérée comme *limitative*, car si elle est absente, elle peut « presque neutraliser les sept autres acides aminés sur le plan de la formation de protéines[26] ». La lysine peut être inactivée par la chaleur[27]. C'est un point important à retenir, car pour être complète, la digestion a besoin de lysine active[28]. Autrement dit, chaque fois qu'on mange des protéines cuites, on ne peut complètement les digérer. Cela prive le corps des éléments de base des acides aminés essentiels ; notre faim est satisfaite, mais nos réserves nutritives s'épuisent.

Les acides aminés complets sont indispensables à la santé. Lorsque la lysine active n'est pas disponible pendant la digestion, les autres acides aminés ne peuvent être suffisamment décomposés pour traverser les parois de l'intestin grêle et, de là, se rendre au foie. Ce dernier finit par manquer d'acides aminés complets, nécessaires à la fabrication d'enzymes métaboliques et d'hormones[29,30]. La matière non digérée passe dans le côlon, où elle se putréfie, génère des toxines et laisse une odeur infecte dans la salle de bains. Un manque d'acides aminés essentiels dans l'alimentation crée des déséquilibres hormonaux et des maladies dégénératives.

La flore intestinale

La flore intestinale est composée de bactéries amies, ou probiotiques, qui vivent et travaillent dans l'intestin. Après les enzymes, les bactéries intestinales amies constituent le seul autre groupe d'organismes qui accomplissent des transactions saines dans notre corps. Elles forment une part nécessaire du processus biologique, car elles produisent des enzymes, des vitamines et des antibiotiques, et créent des matrices électriques capables d'inhiber les cancers, de désactiver les virus, de réduire le cholestérol et d'améliorer le système immunitaire. À cause de notre alimentation moderne, des aliments transformés, de l'eau chlorée et fluorée, des antibiotiques pharmaceutiques et de la toxémie intestinale, les populations de bactéries amies sont largement réduites dans l'intestin. Il faut donc les réintroduire régulièrement en complétant l'alimentation au moyen d'un probiotique, qui est une formulation synergique de bactéries naturelles et vivantes. Il existe de nombreuses variétés de probiotiques. L'acidophilus et le bifidus, les souches les plus courantes, se vendent dans les boutiques d'alimentation naturelle. D'autres, comme L. salivarius et L. plantarum [L pour Lactobacillus], sont plus efficaces[31].

Les fibres alimentaires, amies du côlon

Les fibres alimentaires sont essentielles au processus de détoxication. Le côlon en dépend pour bien éliminer. Les fibres alimentaires absorbent et retiennent les toxines des polluants chimiques, des cellules mortes et des déchets du côlon en vue de les éliminer. Sans fibres alimentaires adéquates, il est quasi impossible d'éliminer complètement. Les fibres alimentaires sont le balai et l'éponge des intestins. Elles préviennent la constipation, les hémorroïdes et la diverticulite, et peuvent jouer un rôle dans le contrôle du poids, la régularisation des sucres sanguins, et la réduction du risque de maladie cardiaque et de certains cancers. Les fibres alimentaires absorbent bien des fois leur poids en eau, ce qui donne des selles plus molles et plus massives. Lorsqu'on ajoute des fibres alimentaires au régime, il faut également boire plus d'eau.

Il y a deux sortes de fibres alimentaires, les solubles et les insolubles, et aucune n'est décomposée à des fins nutritives. Mélangées à un liquide, les fibres solubles forment un gel qui rend les selles molles et leur permet de mieux passer dans le côlon. Les fibres insolubles, telle une éponge, retiennent les toxines et balaient les parois du côlon durant l'élimination. La cellulose, l'hémicellulose et la lignine sont des types de fibres insolubles qui se retrouvent dans les pommes, les betteraves, les brocolis, les poires et les céréales entières. Les aliments comme l'avoine, le son d'avoine, les téguments de graines de psyllium ainsi que les graines de lin sont riches en fibres solubles et insolubles.

Si nous ne consommons pas suffisamment de fibres, les déchets s'accumulent dans le corps, réduisant son efficacité et préparant le terrain à des maladies dégénératives.

Les minéraux

Les minéraux servent au corps dans presque toutes ses fonctions et font intimement partie de sa structure. On distingue les minéraux principaux et les oligo-éléments. Les principaux minéraux, en pourcentage décroissant du poids corporel, sont le calcium, le phosphore, le potassium, le soufre, le chlore, le sodium, le fluor, le magnésium, le fer, le manganèse, le silicium, le cuivre et l'iode. Les oligo-éléments sont ceux qu'on ne retrouve qu'en quantités minuscules, bien que nécessaires, dans le corps. Ils comprennent le zinc, le cobalt, le molybdène, l'aluminium, le chrome, le plomb, le néodyme, le sélénium, le titane, l'étain, l'argent, le rubidium, le nickel, le néon, le strontium, l'argon, le béryllium, le bore, le cérium, l'hélium, le lanthane, le scandium, le vanadium, et d'autres encore.

Le corps a besoin de la gamme complète et de l'assortiment équilibré des minéraux que la nature fournit sous forme d'aliments cultivés dans un sol riche bien minéralisé. Si le sol est épuisé de certains de ses minéraux, les aliments qu'on y cultive seront également déficients. Le goût relativement sucré est une façon de déterminer si les aliments crus ont un contenu adéquat en minéraux. Plus le goût d'un fruit ou d'un légume est sucré, plus forte est sa concentration en minéraux[32]. En général, les végétaux de production industrielle, vendus en épicerie, sont cultivés dans des sols déficients en minéraux. Lorsqu'on les consomme, on doit prendre des minéraux extraits d'aliments ou d'herbes, ainsi que du sel de mer naturel, pour s'assurer d'obtenir tous les minéraux requis par le corps.

Les bonnes huiles et les mauvais gras

Il faut d'abord comprendre que le corps a besoin d'huiles alimentaires. Il ne peut produire certains acides gras et acides gras essentiels (AGE) qui sont présents dans les bonnes huiles pressées à froid. Suivre trop longtemps un régime faible en gras peut mener à des maladies dégénératives et à la mort.

Il faut connaître la différence entre les bonnes huiles, exigées par notre corps, et les mauvaises huiles et les mauvais gras, qui mènent à la maladie dégénérative. Une excellente référence à ce sujet est *Fats that Heal, Fats that Kill*, du Dr Udo Erasmus. Dans ce livre, l'auteur affirme ceci :

> Les maladies dégénératives associées à des gras tuent prématurément plus des deux tiers des gens qui vivent actuellement dans des pays riches et industrialisés[33].

Souvent, il suffit de traiter correctement la malnutrition et la pollution pour renverser totalement plusieurs états dégénératifs, tels que les maladies cardiaques, le cancer, le diabète de type 2, l'arthrite, la sclérose en plaques, l'asthme et l'hypoglycémie. Pour affronter la malnutrition et la pollution interne, il faut notamment changer la nature et la quantité des gras que nous absorbons, ainsi que leur transformation et leur utilisation[34].

Les acides gras essentiels et les gras insaturés sont bons pour le corps. Les acides gras trans et les huiles hydrogénées sont nocifs.

Le corps se sert des acides gras essentiels pour construire la structure cellulaire, générer de l'énergie électrique et fabriquer des hormones. Ces acides sont requis pour les impulsions nerveuses, le développement et le fonctionnement du cerveau, la santé de la peau, la digestion, la fonction des organes internes, le système cardiovasculaire et le système immunitaire. Ils sont d'une importance cruciale pour la santé. La plupart des gens ont une déficience en huiles, car leur alimentation manque de bonnes huiles.

Tous les acides gras essentiels proviennent d'une nourriture véritable. Une carence en au moins un des acides gras essentiels est habituellement associée à des états de maladie dégénérative. Sur la voie de la santé, il est bon de prendre un complément d'huile de chanvre, d'olive, de lin, seules ou en combinaison. Elles sont riches en acides linoléique et alpha linolénique – couramment appelés oméga-3 et oméga-6 –, les composantes essentielles d'huiles bonnes pour la santé.

L'Organisation mondiale de la santé, Santé Canada, le Japon et la Suède recommandent de prendre des huiles dans un ratio de 1 : 4 d'oméga-3/oméga-6. Parmi les huiles naturelles, l'huile de chanvre est celle qui s'en rapproche le plus, avec un ratio d'au moins 1 : 3. Udo Erasmus indique qu'« on peut l'utiliser toute sa vie sans jamais souffrir d'une déficience[35] ».

À des fins thérapeutiques, Erasmus suggère d'utiliser une proportion plus élevée d'oméga-3 pour corriger des états dégénératifs. Il a découvert que l'huile de lin, avec un ratio de 4 :1, donne de bons résultats. Lorsqu'on constate une amélioration, on recommande à long terme une teneur plus basse en oméga-3, car l'usage prolongé d'une huile riche en oméga-3 peut mener à une déficience en oméga-6. Une déficience en oméga-6 peut présenter des symptômes comme la sécheresse des yeux, des palpitations, des douleurs aux jointures, et une peau mince et fragile. Erasmus recommande un ratio d'oméga-3/oméga-6 de 2 :1 pour l'entretien, après correction ou renversement de l'état[36]. On y parvient en mélangeant environ trois parties d'huile de lin pour une partie d'huile de chanvre. Le lecteur devra faire des recherches supplémentaires pour déterminer la proportion la mieux adaptée à sa propre situation.

Les suppléments d'huiles

Un bon indice du besoin de supplément d'huile est la peau sèche. Si elle est sèche ou desquamée lorsqu'on la gratte, c'est que le corps requiert un supplément d'huile. On peut en prendre plusieurs cuillerées à soupe par jour, jusqu'à ce qu'on ait de nouveau une peau douce. À cette fin, on trouvera de bonnes huiles dans les boutiques d'alimentation naturelle. Il faut les conserver au réfrigérateur et respecter la date de péremption. Autrement, elles deviennent rances et toxiques pour le corps. Il est préférable de garder les suppléments d'huiles au congélateur pour préserver leur fraîcheur. Ainsi, on peut les conserver pendant de longues périodes et les réchauffer légèrement sous le robinet pour usage immédiat.

Gras saturés et insaturés

Les huiles insaturées, ou les gras insaturés comme on les appelle parfois, sont liquides à la température de la pièce. Elles sont ainsi nommées parce que deux atomes d'hydrogène au moins manquent à leur structure moléculaire. Les légumes crus, les fruits, les céréales, les noix et les graines contiennent naturellement des gras insaturés.

Les gras saturés n'ont pas d'ouvertures dans leur structure chimique. Ils sont habituellement solides à la température de la pièce. Les gras saturés de source naturelle se trouvent surtout dans le gras animal, les viandes, les produits laitiers, les œufs et les huiles tropicales.

Le corps les synthétise également à partir de glucides. Contrairement à ce qu'on croit souvent, tous les gras saturés ne sont pas responsables des nombreuses maladies dont on les accuse. En fait, les gras saturés sont fort utiles au corps – pour l'énergie, pour construire des membranes cellulaires, incorporer du calcium à la structure osseuse, et renforcer le système immunitaire. Cependant, les acides gras à longue chaîne, qu'on trouve surtout dans les produits animaux et laitiers, ont tendance à s'unir ou à se rassembler, ce qui cause une adhérence des plaquettes sanguines. Voilà pourquoi les gens qui consomment de grandes quantités de produits animaux et laitiers souffrent d'une incidence plus élevée de maladies cardiovasculaires.

Les AGE insaturés, comme ceux que renferment les huiles de graines et de poisson, empêchent les gras saturés de se rassembler, en les gardant dispersés. Cela explique peut-être pourquoi les Inuits qui gardent une alimentation traditionnelle ont une incidence très basse de maladies cardiaques. La graisse des animaux terrestres ne contient pas d'AGE oméga-3, contrairement à la graisse des mammifères marins et des poissons.

Les acides gras trans

Les acides gras trans contribuent au risque de développement de maladies cardiovasculaires. Ils se forment lorsque les huiles ont été « transformées » par hydrogénation, et on les baptise aussi huiles hydrogénées. L'hydrogénation sous-entend le chauffage des huiles à une température élevée en présence d'un catalyseur métallique tel que le nickel ou l'aluminium, ce qui provoque un transfert d'atomes d'hydrogène dans la molécule d'huile, laquelle devient alors droite ou raide. Lorsqu'elles sont hydrogénées, les huiles qui sont liquides à une température de la pièce deviennent solides et faciles à étendre, comme la margarine. Évidemment, la chaleur élevée de cette transformation détruit les enzymes, les vitamines et les nutriments de l'huile naturelle. En enlevant les qualités nutritives des huiles comestibles, on leur retire leur capacité naturelle de se gâter, ce qui donne au produit une plus longue période de conservation.

Il ne faut pas consommer les huiles dont l'étiquette indique qu'on les a soumises à l'hydrogénation, car elles causent un abaissement important du « bon » cholestérol (HDL) et une grave augmentation du « mauvais » cholestérol (LDL). On a établi une relation forte entre les huiles hydrogénées et les maladies cardiovasculaires, le diabète et d'autres graves problèmes de santé[37]. Les huiles hydrogénées et les acides gras trans se retrouvent dans des produits tels que la margarine, la graisse végétale et le saindoux, les huiles végétales transformées, le fromage fondu, le beurre d'arachide transformé, les frites, les bonbons et les biscuits.

Les huiles de supermarché

La plupart des huiles de supermarché sont faites de graines qu'on a soumises à de nombreux processus destructeurs afin d'aboutir à des produits qui peuvent rester sur les rayons pendant de longues périodes sans se gâter. Ces processus incluent le nettoyage mécanique, le chauffage à une température élevée, l'extraction à une pression élevée, l'extraction au moyen de solvants, le dégommage à l'acide phosphorique, le raffinage à l'hydroxyde de sodium, le blanchiment, la désodorisation, l'hydrogénation et, souvent, l'ajout d'antioxydants chimiques de synthèse[38]. Essentiellement, des graines nourrissantes sont transformées en huiles dépourvues d'éléments nutritifs et qui contiennent des acides gras trans et des produits chimiques toxiques. Le produit final est commercialement commode, mais dangereux pour la santé du consommateur.

La cuisson avec des huiles ou des graisses

Il ne faut pas chauffer les huiles comportant des AGE. Même les huiles de bonne qualité commencent à se dénaturer à des températures supérieures à 160 degrés Celsius ; des acides gras trans se forment peu à peu. Lorsqu'on voit fumer l'huile dans un poêlon, des substances nocives sont déjà en train de se produire.

Les huiles polyinsaturées, qui incluent les huiles végétales de tournesol, de carthame, de soja et de maïs, sont les pires pour la cuisson à cause des acides gras trans créés par l'hydrogénation. Par contre, les gras saturés, comme le beurre et l'huile de noix de coco, peuvent servir à la friture ou à la cuisson à basse température sans en être affectés. Si vous devez faire frire des aliments, le fait d'ajouter de l'eau dans le poêlon ou le wok permet de maintenir la température autour de 100 degrés Celsius. Mieux encore, faites mijoter les aliments dans l'eau et ajoutez une bonne huile à un stade ultérieur.

Le cholestérol

Le cholestérol est un sujet généralement mal compris, et qui effraie. Malgré sa mauvaise réputation, le cholestérol est essentiel au corps. Le sujet est devenu ce qu'Erasmus qualifie d'« alerte au cholestérol » :

> L'alerte au cholestérol fait faire de bonnes affaires aux médecins, aux laboratoires et aux compagnies de produits pharmaceutiques. C'est aussi un truc de marketing important pour les fabricants d'huiles végétales et de margarine, qui peuvent

annoncer des produits « sans cholestérol ». En fait, 999 personnes sur 1 000 (ou 499 sur 500, selon la source consultée) peuvent contrôler leur taux de cholestérol et, surtout, leur santé cardiovasculaire, par une amélioration nutritionnelle. Les professionnels de la santé n'ayant aucune formation en nutrition ne peuvent nous aider à atteindre cet objectif[39].

Le corps fabrique du cholestérol dans le foie et les cellules de la peau, peu importe qu'on l'absorbe dans l'alimentation ou non. Nous n'avons pas besoin d'en tirer des aliments. Le corps utilise du cholestérol pour fabriquer des hormones stéroïdes et de la vitamine D. Le cholestérol, une composante de toutes les cellules, se retrouve en grandes quantités dans les tissus nerveux et le cerveau. Il est également nécessaire à la structure des tissus corporels, il contribue à la digestion des graisses, et sert parfois d'antioxydant. Mais le cholestérol fait également partie de la trousse de réparation du corps, et c'est ici que réside la confusion à l'égard des maladies cardiaques.

Lorsque les parois des artères sont en partie affaiblies à cause, par exemple, d'une infection à long terme, du tabac, d'un faible apport en antioxydants, d'un affaiblissement du système immunitaire ou de taux élevés d'insuline[40], le corps se sert du cholestérol pour les réparer et les guérir[41]. Avec le temps, des minéraux artificiels transportés dans le sang – surtout le calcium – adhèrent aux zones de cholestérol gras, faisant durcir des artères par la plaque. Cela peut augmenter la résistance à la circulation du sang, entraîner de l'hypertension, réduire la circulation d'oxygène vers les tissus et les cellules, et finalement créer de graves problèmes cardiovasculaires. Le problème majeur n'est pas le cholestérol, mais le durcissement minéral. Dans son livre *The Cholesterol Hoax*, Sheldon Zerden affirme que « le mythe du cholestérol représente la plus grande escroquerie de l'histoire de la nutrition[42] ».

Pour corriger ces problèmes, il faut éliminer le calcium artériel et les dépôts minéraux par la chélation, l'adoption d'un sain apport alimentaire, et une régularisation du taux de sucre sanguin. Lorsque nous consommons un excès de calories provenant d'aliments cuits et transformés, de gras malsains et de sucres, ou lorsque nous sommes soumis au stress, notre corps est obligé de fabriquer plus de cholestérol. La principale source des impuretés et des dépôts sanguins qui causent la maladie cardiaque est un régime entièrement composé d'aliments dénaturés et cuits[43]. Une fois fabriqué par le corps, ou introduit dans celui-ci, le cholestérol ne peut se décomposer. Il faut l'éliminer par les selles, notamment en augmentant l'apport en fibres alimentaires. Advenant un manque de fibres alimentaires, la plus grande partie du cholestérol est réabsorbée par l'intestin et propagée de nouveau dans le corps.

En résumé, le cholestérol sert un objectif essentiel du corps. C'est pourquoi ce dernier en fabrique. Lorsque le cholestérol devient un problème, c'est habituellement à cause d'un manque d'enzymes et de fibres. Le problème est aggravé par l'apport de cholestérol anormal et dénaturé par des aliments cuits de source animale. Pour contrôler les problèmes de cholestérol, il faut s'assurer d'un apport adéquat d'enzymes, de minéraux et de vitamines par la consommation régulière de légumes verts frais, de fruits et de légumes crus, et éviter la consommation de sucres raffinés et de gras animal saturé.

La viande et les produits laitiers les plus sains

Il faut ajouter ici un commentaire à l'intention de ceux qui continuent d'intégrer la viande et les produits laitiers à leur alimentation, régulièrement ou périodiquement. Tout d'abord, retenez ceci : comme toutes les viandes et tous les produits laitiers sont très acidifiants, ils appauvrissent les réserves du corps en minéraux alcalins, afin de neutraliser leurs sous-produits digestifs. Les mangeurs de viande et de produits laitiers doivent également inclure des quantités suffisantes de fruits alcalins, de légumes et de sel marin dans leur alimentation, faute de quoi ils s'exposent à l'acidose, à une diminution des taux d'oxygène cellulaire, et à la manifestation éventuelle d'états morbides.

La viande et les produits laitiers de production conventionnelle, à la ferme industrielle, contiennent des antibiotiques, des hormones et des produits chimiques, à cause de la nourriture et des injections qu'on donne aux animaux pour prévenir la maladie et améliorer la croissance. Pour le corps humain, ce sont des toxines et des perturbateurs d'hormones. Les produits laitiers ont été pasteurisés, ce qui rend leurs nutriments quasi indisponibles pour l'assimilation.

Nonobstant les désavantages susmentionnés, il y a des faits dont il faut rester conscient afin de choisir des produits animaux plus nourrissants. Si possible, essayez toujours d'acheter de la viande qui provient d'animaux qui ont été élevés en plein air, sur des terres biologiques. Cela signifie que leur fourrage n'a pas été arrosé de pesticides, d'herbicides, de fongicides ni d'engrais de synthèse. Les animaux ne doivent pas provenir de parcs d'engraissement où on leur donne du maïs et des céréales avant l'abattage. De même, les produits de volaille et les œufs doivent provenir d'un élevage biologique certifié et de poulets élevés en plein air. Ces produits agricoles, ainsi que la viande de gibier et de poissons sauvages, contiennent moins de graisse, plus d'acides gras équilibrés oméga-3 et 6, et ne renferment aucun résidu d'antibiotiques ni d'hormones de croissance. Lorsque vous achetez du lait et du fromage, recherchez les produits biologiques, obtenus en élevage à base de fourrage, et crus (non pasteurisés) ; les éléments nutritifs qu'ils contiennent sont largement supérieurs et mieux assimilables par le corps.

Quelques aliments intéressants et bénéfiques

L'Aloès

L'aloès, une plante semblable au cactus, fait partie de la famille du lis. Le jus et le gel alcalifiants de l'aloès sont depuis longtemps employés pour leurs propriétés quant à la nutrition et la guérison. C'est l'un des aliments les plus sécuritaires et les plus doux pour toutes sortes de problèmes intestinaux, surtout grâce à son effet thérapeutique sur les villosités de l'intestin grêle. Des villosités en santé améliorent l'absorption des nutriments.

Certaines des propriétés de l'aloès sont la guérison des blessures, des brûlures et des lésions de psoriasis; l'atténuation des lésions dues aux engelures; la réduction de l'enflure due à l'arthrite; la promotion d'un bon fonctionnement des tissus internes; ainsi que la digestion et la santé intestinale. Des études menées sur des animaux ont montré ses bienfaits possibles pour l'entretien de la fonction rénale, de la santé cardiaque, de la croissance cellulaire générale, des taux de sucre sanguin et du système immunitaire.

Le jus à l'état brut de la feuille d'aloès contient plus de 200 nutriments et ingrédients biologiquement actifs, notamment des vitamines, des minéraux, des oligo-éléments, des enzymes et dix-huit acides aminés. C'est un bon alcalifiant.

À l'achat du jus d'aloès, il faut porter attention aux différences de qualité. Les produits bon marché sont dilués, insuffisamment stabilisés, ou raffinés au point de ne laisser que de 10 à 15 % de l'extrait d'aloès vraiment bénéfique. Les produits sont tirés de diverses parties de la plante; il y en a trois principaux:

1. le gel d'aloès, qui sert de remède à domicile pour soulager et guérir les brûlures mineures, les écorchures, et les piqûres d'insectes;
2. le jus d'aloès, souvent dilué ou transformé pour lui enlever son goût désagréable, et consommé pour ses bienfaits nutritionnels et thérapeutiques, mais ce traitement ne lui laisse qu'une fraction des nutriments de la plante originale;
3. le concentré de feuilles entières d'aloès, un produit de qualité supérieure et de prix élevé, fait de feuilles d'aloès entières et fraîches, pressées à froid. Ce pur produit de la feuille entière contient le maximum d'ingrédients valables pour la guérison et la nutrition.

Le vinaigre de cidre de pomme

Le vinaigre de cidre de pomme non pasteurisé (VCP) est, dit-on, l'un des aliments parfaits de la nature. Lorsqu'il est non filtré et non pasteurisé, c'est un aliment vivant qui a encore ses enzymes. Le VCP brut et non pasteurisé a une couleur brunâtre et un sédiment naturel appelé « mère », habituellement visible au fond du contenant. C'est celui qu'il faut se procurer. L'étiquette doit mentionner « non pasteurisé ». Le VCP pasteurisé ou distillé de vinaigre blanc n'a aucun des éléments bénéfiques du VCP brut ; il acidifie le corps.

Le VCP naturel contient un grand nombre de vitamines, de minéraux, d'enzymes, de pectines et d'autres nutriments présents dans les pommes. Depuis les temps bibliques, il sert d'agent de nettoyage du corps, d'antiseptique et de remède. Bien qu'il soit acide dans l'estomac, il a un effet général alcalifiant sur le corps. Il favorise la production d'acide chlorhydrique dans l'estomac, une meilleure digestion, et il contribue à assainir le côlon.

Le VCP renferme une foule de minéraux, dont le potassium, le calcium, le magnésium, le fer, le silicium, le soufre et le phosphore. Il est particulièrement remarquable pour son contenu élevé en potassium, parfois appelé le minéral clé, car il est nécessaire à toutes les cellules de notre corps. Il a notamment pour fonction de garder leur souplesse aux tissus et sa jeunesse à la peau, de synthétiser les déchets toxiques pour favoriser leur élimination, de permettre la contraction musculaire, d'aider à équilibrer le sucre sanguin et la pression sanguine, de produire de l'énergie, d'aider la digestion et de neutraliser des acides dans le corps. Normalement, le potassium reste surtout à l'intérieur des cellules, contrebalancé par le sodium à l'extérieur de celles-ci, mais la déficience en potassium laisse entrer le sodium dans les cellules, en même temps qu'un excès d'eau, ce qui en fait éclater un grand nombre, entraîne une rétention d'eau, ainsi qu'une lésion des muscles et des tissus conjonctifs. Et prendre des diurétiques pour réduire la rétention d'eau peut exacerber une déficience en potassium, ce qui accroît le problème. Lorsqu'on a une telle déficience, on vieillit prématurément et on commence à développer une peau flasque, des rides et des ridules au visage et au cou. Les aliments raffinés perdent un grand nombre de leurs minéraux, y compris le potassium, lors de la mouture ou du raffinage.

On trouvera un exposé intéressant des bienfaits du VCP dans le livre du Dr D. C. Jarvis, *Folk Medicine* [*Ces vieux remèdes qui guérissent*]. Le Dr Jarvis, médecin de campagne dans le Vermont, au début du 20e siècle, a consigné ses observations sur les bienfaits du VCP dans l'alimentation des humains et des animaux. Il a noté que les chiens de chasse qui recevaient des rations de VCP dans leur alimentation quotidienne avaient au moins deux fois plus d'endurance, un meilleur appétit, ainsi qu'une plus grande capacité que les autres à garder leur poids pendant la saison de chasse.

Le VCP a beaucoup d'autres usages non nutritionnels. En voici quelques exemples : il sert d'agent de nettoyage ; à enlever les bactéries, les champignons et les résidus de pesticides des fruits et des légumes ; à rétablir l'équilibre acide de la peau après un bain ou une douche ; d'insectifuge ; d'antibiotique et d'antiseptique naturel ; et à faciliter la digestion. Il n'est pas nécessaire de réfrigérer le VCP. On peut en mettre dans les salades de crudités et les soupes. On peut ajouter une ou deux cuillerées à thé de VCP dans un verre d'eau avec un peu de miel non pasteurisé, et boire ce mélange au réveil pour nettoyer le système digestif et aider à refaire les réserves de nutriments.

Un livre excellent est entièrement consacré aux bienfaits du VCP : *Apple Cider Vinegar: Miracle Health System*, de Paul et Patricia Bragg.

Le pollen d'abeille

Beaucoup de gens consomment régulièrement du pollen d'abeille et ne jurent que par ses bienfaits nutritionnels. C'est l'un des aliments les plus complets de la nature. Cependant, il ne faut pas le confondre avec le pollen des fleurs et des arbres, susceptible de causer des symptômes d'allergie.

Le pollen d'abeille est très alcalin. Il est composé d'environ 25 % de protéines et il contient au moins 18 acides aminés. Il compte aussi 28 minéraux, une gamme complète de vitamines, 11 enzymes ou coenzymes, 11 hydrates de carbone, et des hormones. Il a en outre des propriétés antioxydantes, ce qui en fait un éboueur des radicaux libres dus à une exposition aux radiations et aux polluants chimiques.

Le pollen d'abeille améliore l'énergie, l'endurance et la force, de même que la performance des athlètes. Il aide également à réduire les symptômes d'allergie, de rhume des foins et d'asthme. En commençant par une petite quantité, disons un huitième de cuillerée à thé, et en l'augmentant graduellement jusqu'à une ou plusieurs cuillerées à thé par jour, la plupart des gens peuvent profiter de bienfaits nutritionnels et thérapeutiques de cet aliment naturel.

La chlorelle

La chlorelle est un aliment relativement méconnu, même si, pour beaucoup de gens, c'est « l'aliment le plus splendide du monde ». À l'instar de la spiruline, c'est une microalgue d'eau douce. La densité de ses nutriments est si élevée que, selon l'édition spéciale de 1989 du rapport de l'Organisation mondiale de la santé, la chlorelle fournit tous les minéraux, les acides aminés, toutes les vitamines, les enzymes, ainsi que la chlorophylle nécessaires au corps humain pour rester en santé. Elle a notamment une propriété dite Facteur de croissance de la chlorelle, qui favorise la réparation et la croissance des tissus. Facilement digestible, cet aliment alcalin convient à tous les âges, des jeunes enfants aux personnes âgées.

La chlorelle est particulièrement précieuse pour sa capacité d'élimination des toxines de notre époque. Antioxydant puissant et alcalin, de source alimentaire, elle permet de se détoxiquer des métaux lourds, des produits chimiques, des pesticides et des insecticides.

La chlorophylle liquide

La chlorophylle liquide est un facteur puissant d'élaboration et d'alcalinisation du sang. La molécule de chlorophylle a une composition remarquablement similaire à celle du sang humain, à cette différence près que sa molécule renferme un atome de magnésium au lieu de fer. Elle a aussi un contenu élevé en fer bioviable. Un article de l'*Idaho Observer* cite Ingri Cassel, président de la branche locale de l'organisation Vaccination Liberation, concernant la valeur de remplacement de la chlorophylle dans le sang. Il y est question de deux personnes qui ont réussi à normaliser leur numération globulaire et leur taux de plaquettes en buvant un demi-litre de chlorophylle liquide la veille d'une transfusion sanguine déjà programmée[11].

La chlorophylle aide à construire les globules rouges, qui transportent de l'oxygène vers toutes les cellules du corps. L'ajout de chlorophylle à notre alimentation, surtout dans les régimes thérapeutiques, réduit l'acidité de l'organisme, améliore le système immunitaire, calme le système nerveux, aide à détoxiquer les organes (surtout le foie) et à éliminer les dépôts laissés par des médicaments et les métaux lourds.

L'huile de noix de coco

L'huile de noix de coco est l'une des plus saines qui soient pour l'alimentation et la cuisson. Malheureusement, elle a acquis une réputation fausse et imméritée depuis la campagne médiatique contre les gras saturés. Il y a plus de cent ans, les nombreux bienfaits de l'huile de noix de coco étaient bien connus et largement recommandés. Que s'est-il donc passé ?

Des intérêts commerciaux, surtout aux États-Unis, ont convaincu les fabricants d'aliments d'abandonner l'usage de cette huile tropicale en faveur d'huiles transformées, fabriquées à partir de diverses cultures « domestiques », dont le soja. Mary Enig souligne que de mauvaises pratiques de recherche étaient aussi à blâmer : « Les problèmes de l'huile de noix de coco ont débuté il y a quatre décennies, lorsque des chercheurs ont donné à des animaux de l'huile de noix de coco hydrogénée qu'on avait altérée à dessein pour la priver complètement de tout acide gras essentiel[45]. » Comme on l'a déjà souligné, l'hydrogénation des huiles génère des acides gras trans, qui sont très malsains. Voici un autre exemple de tromperie en vue d'un gain commercial aux dépens de la santé des gens.

L'huile de noix de coco est considérée comme un acide gras saturé à chaîne moyenne (AGSCM).

Comme le corps ne l'emmagasine pas sous forme de graisse, il :

> […] métabolise les AGS à chaîne moyenne de la même façon qu'il métabolise les AGS à chaîne courte : pour la production d'énergie. Il ne les met pas en réserve sous forme de graisse. C'est pourquoi on ne les utilise pas comme triglycérides à chaîne moyenne (TCM) dans l'alimentation de ceux qui ont des problèmes de digestion et de foie[46].

D'autres recherches indiquent que les AGSCM sont aisément décomposés par la salive et les sucs gastriques, et qu'ils sont prêts, par conséquent, à être absorbés directement de l'intestin grêle au foie, sans recevoir d'autres enzymes digestives du pancréas[47].

Parce qu'elle est facile à digérer, l'huile de noix de coco présente de nombreux bienfaits pour la santé de tous, jeunes et moins jeunes, malades et bien portants. Elle fournit une source rapide d'énergie qui favorise la santé. Dans plusieurs articles de recherche, on dit qu'elle soulage des états comme le surpoids, les maladies cardiaques, le cholestérol élevé, des problèmes intestinaux tels la maladie de Crohn et le syndrome du côlon irritable, les infections par le candida et le giardia, le diabète, la fatigue chronique, les problèmes de thyroïde et de peau. Le Dr Joseph Mercola qualifie l'huile de noix de coco « d'huile la plus saine qu'on puisse consommer… et l'un des aliments les plus nourrissants[48] ».

Lorsqu'on achète de l'huile de noix de coco pour la consommation, plutôt que pour la cuisson, il faut chercher l'extravierge. Cette huile délicieuse goûte et sent vraiment la noix de coco. À son état solide sous les 24 degrés Celsius, elle est d'un blanc pur. Très stable, l'huile de noix de coco peut rester longtemps à la température de la pièce sans montrer de signes de rancissement.

Le colostrum

Le colostrum est généré par le corps de tous les mammifères femelles vers la fin de la grossesse, et sécrété par les glandes mammaires durant au moins quarante-huit heures après l'accouchement. C'est l'aliment de première importance qui donne au bébé sa base nutritive pour la vie. Il contient de puissants facteurs de développement du système immunitaire et de la croissance, des anticorps, des vitamines, des minéraux, des enzymes, des acides aminés, en plus d'autres substances qui fortifient le corps contre des micro-organismes nocifs et des toxines environnementales. La recherche a identifié au moins cinquante processus, du développement du système immunitaire à la croissance de toutes les cellules du corps, qui sont déclenchés par le colostrum, chez le nouveau-né. Les preuves démontrent que ces mêmes bienfaits modulateurs du système immunitaire sont également à la disposition des adultes qui prennent des suppléments de colostrum[49]. Selon les conditions, on rapporte des améliorations sur des périodes variant d'une semaine à plus de six mois, à mesure que le corps se rebâtit et se renforce[50].

Le colostrum pour usage humain provient du bétail laitier, car sa composition ressemble à celle du colostrum humain, en plus concentré. Durant les 48 premières heures après la naissance, une vache sécrète environ 34 litres de colostrum. Le veau a besoin d'environ 15 litres, ce qui veut dire que le reste peut être recueilli. Pour assurer un maximum de pureté et de force, le colostrum doit être cueilli au cours des 24 heures qui suivent la naissance du veau. Un bon produit de colostrum est séché en poudre, de manière à éviter l'excès de chaleur qui détruirait ses enzymes et son immunoglobuline. On considère généralement que le colostrum le plus pur vient de Nouvelle-Zélande, où les fermes sont biologiques ou presque, ce qui signifie que les vaches broutent l'herbe vivante de pâturages en santé, dépourvus d'insecticides, d'herbicides et d'antibiotiques.

La nature a conçu le colostrum pour être le premier aliment à consommer après la naissance. C'est peut-être le seul supplément qui puisse aider tous ceux qui le prennent.

Les graines de lin

Les graines de lin sont un aliment de qualité aux nombreux bienfaits. Gandhi affirmait ceci : « Lorsque la graine de lin deviendra un aliment habituel du peuple, la santé s'améliorera[51]. » Les graines de lin sont une riche source d'acides gras essentiels, de lignane (reconnue pour ses propriétés anticancer), de tous les acides aminés essentiels à la santé, de même que de fibres alimentaires solubles et insolubles, toutes deux si importantes pour la santé du côlon. Elles ont aussi une abondance de vitamines et de minéraux. Cependant, afin de tirer les bienfaits nutritionnels des graines de lin, il faut les moudre avant de les prendre, car leur tégument n'est pas digestible. La graine de lin sèche se moud facilement au moyen d'un moulin à café ou d'un mélangeur.

Le chanvre : les graines, l'huile et la protéine

Tout d'abord, une précision à propos du chanvre. Ce n'est pas de la marijuana ! Bien que les deux plantes soient reliées au *Cannabis sativa*, le lin industriel, dont sont tirés les produits alimentaires, est fort différent. Il contient des quantités infimes (moins de 1 %) de tétrahydrocannabinol (THC), le principal composant psychoactif de la marijuana. L'histoire de cette confusion est intéressante et, avec le recul, triste et exaspérante pour la santé des gens et l'économie de l'Amérique du Nord.

Avant la loi fiscale américaine sur la marijuana de 1937, le chanvre était largement cultivé et utilisé surtout dans la fabrication des cordages, des vêtements et du papier. Le chanvre est la fibre naturelle douce la plus forte et la plus durable du monde. Par exemple, une frégate de grande taille exigeait autrefois plus de soixante tonnes de cordage pour le gréement et l'ancrage, en plus des voiles, toutes fabriquées à partir de chanvre. On trouvera dans Internet une abondance de renseignements sur l'histoire et les usages actuels des produits du chanvre.

Le chanvre est cultivé depuis des milliers d'années. Avant 1937, il servait à fabriquer plus de 25 000 produits. On l'a décrit comme la plante la plus utile connue de l'homme. Selon diverses sources, le chanvre peut servir à fabriquer presque tout ce qui est maintenant fait à partir du coton, des arbres ou du pétrole. Comme le chanvre est une plante annuelle de culture facile et rapide, c'est une ressource perpétuellement renouvelable. Mais il menaçait les puissants intérêts commerciaux de l'industrie du nylon, alors en émergence. On raconte que DuPont, un producteur pétrochimique, s'associa à Randolph Hearst, le magnat des journaux, dont la compagnie était le principal utilisateur de pulpe de bois traitée chimiquement et un grand détenteur de permis d'abattage forestier. Ensemble, ils organisèrent « une campagne de peur hystérique empreinte de racisme et de désinformation » qui reliait le chanvre industriel à son cousin, le cannabis, lequel pouvait contenir d'importantes quantités de THC[52]. Cette campagne fut si acharnée et efficace que « chanvre » devint synonyme de « marijuana », ce qui entraîna sa prohibition par le gouvernement américain en 1937. Encore aujourd'hui, on confond le chanvre et la marijuana, surtout en Amérique du Nord, mais cela change petit à petit.

Tandis que le développement d'une industrie du chanvre est gravement restreint aux États-Unis, le chanvre industriel actuel est cultivé dans de nombreux pays, dont le Canada, la Chine, la Russie, la Hongrie, l'Allemagne, les Pays-Bas, la France, l'Espagne, l'Angleterre et la Pologne.

« Alors, quels sont les bienfaits du chanvre ? » demanderez-vous.

La graine de chanvre

Lorsqu'on parle de chanvre en tant que source alimentaire, on réfère à sa graine. Techniquement, la graine de chanvre est un fruit, car à la différence de la noix ou de la plupart des graines, elle ne contient aucun inhibiteur d'enzymes. On peut la consommer immédiatement et elle est aussitôt digestible. La graine de chanvre est une « centrale d'énergie nutritive ». La graine de chanvre écalée, appelée souvent noix de graine de chanvre ou noix de chanvre, est composée d'environ 34 % de pure protéine digestible et de 31 % d'acides gras essentiels (AGE). C'est une riche source d'AGE et de pure protéine digestible, ainsi que de vitamines, de minéraux et d'antioxydants.

L'huile de chanvre

L'huile tirée des graines de chanvre est une excellente source équilibrée d'acides gras essentiels oméga-3 et oméga-6. Le Dr Joana Budwig, mise en nomination sept fois pour un prix Nobel, est une pionnière de la recherche sur les AGE. Elle a découvert que lorsque l'alimentation comprend des quantités adéquates d'AGE, les membranes cellulaires continuent de fonctionner convenablement et sont riches en électrons. Les AGE sont également importants parce qu'ils améliorent notre capacité d'absorber et d'utiliser l'énergie des rayons de soleil. Selon les biologistes quantiques, pour que cet enrichissement solaire soit possible, les cellules doivent contenir de l'« énergie semblable » à celle des aliments riches en énergie solaire emmagasinée à partir des rayons du soleil. Ces électrons (des biophotons) sont abondants dans les huiles de graines non traitées. Le Dr Budwig a découvert que lorsque des patients ayant une intolérance au soleil recevaient une alimentation riche en AGE, ils pouvaient très bien tolérer le soleil[53].

La protéine de chanvre

Lorsque des graines de protéines entières sont pressées à froid pour en extraire l'huile, il reste une croûte sèche. Cette croûte peut ensuite être moulue à basse température pour devenir une poudre de protéine de chanvre qui peut, selon la variété des graines et la région de leur culture, fournir en moyenne 48 % de protéines. La protéine de chanvre contient tous les acides aminés connus, y compris les acides aminés essentiels. Cela en fait une source très importante. Pendant le processus de digestion, notre corps enchaîne divers acides aminés pour fabriquer des protéines. Environ 75 % de nos tissus sont faits de protéines. Une déficience en ces « matériaux de construction » que sont les acides aminés provoque des carences du système immunitaire et d'autres états de maladie. Notre corps doit avoir une réserve régulière et adéquate de protéines utilisables à l'état brut.

Idéalement, nous devons consommer des acides aminés similaires à ceux qu'utilisent nos tissus humains. C'est exactement là que brille la protéine de chanvre.

> Le corps a besoin des types nécessaires d'acides aminés en quantités suffisantes pour fabriquer des protéines telles que les globulines [...] La meilleure façon de s'en assurer est de consommer des aliments riches en protéines de globuline. Puisque la protéine de graine de chanvre est à 65 % de la globuline, en plus de contenir des quantités d'albumine, sa protéine est déjà disponible sous une forme assez semblable à celle qu'on retrouve dans le plasma sanguin. Manger des graines de chanvre donne au corps tous les acides aminés essentiels requis pour le maintien de la santé et fournit les types et les quantités nécessaires d'acides aminés dont le corps

a besoin pour fabriquer l'albumine du sérum humain et les globulines du sérum, telles les gammaglobulines, qui améliorent le système immunitaire[54].

De toutes les plantes du règne végétal, la protéine de chanvre est celle qui se rapproche le plus du profil de notre protéine humaine. Les graines de chanvre renferment tous les acides aminés essentiels et les acides gras essentiels nécessaires pour maintenir une vie humaine en santé.

Récemment, le gouvernement canadien a mis fin à cinquante ans d'interdiction de la culture du chanvre. Les agriculteurs munis d'un permis spécial cultivent maintenant du chanvre industriel, à condition que leurs plantes n'aient pas plus de 0,3 % de l'ingrédient psychoactif. La graine dont proviennent l'aliment protéique et l'huile n'a pas de THC, car seule la fleur en contient.

Le développement et la mise en marché d'aliments fabriqués à partir du chanvre industriel en sont encore aux premiers balbutiements. La plupart des boutiques d'alimentation naturelle commencent à connaître et à offrir ces aliments nourrissants. À mon avis, ces produits doivent faire régulièrement partie de notre alimentation afin que notre corps obtienne les meilleures protéines et huiles insaturées. La graine de chanvre crue fournit les deux. Elle a une délicieuse saveur de noisette et se mange telle quelle, ou parsemée sur les salades et autres aliments. L'huile de chanvre peut être mélangée à des *smoothies* ou prise à la cuillère. Elle a une couleur verte et un goût agréable. La protéine de chanvre peut être ajoutée à d'autres aliments, mélangée à des boissons santé, ou pressée sous forme de barres. Elle ne doit jamais être chauffée, car la chaleur altère sa structure électrique et détruit ses propriétés vitalisantes.

Le temps viendra bientôt où cette plante, diffamée à tort, sera reconnue pour ses nombreux usages industriels et comme source de nutrition sans pareille.

Le citron

Le Dr Cary Reams, un physicien, est connu pour avoir développé en 1976 la théorie biologique de l'ionisation, centrée sur l'importance de l'équilibre du pH dans le corps. Au cours de sa recherche sur les aliments, Reams a découvert que les électrons de tous les aliments, sauf un, ont un spin, ou mouvement cinétique, qui va dans la même direction. Les électrons du citron tournent cependant dans la direction opposée. C'est là une découverte importante, car le chevauchement d'électrons tournant en sens contraire provoque de la résistance et un dégagement d'énergie[55].

Le Dr Reams a traité des milliers de patients au stade terminal, avec un succès dépassant les 90 %. En particulier, il utilisait du jus de citron frais dans de l'eau distillée afin de restaurer l'équilibre de la bile[56]. À partir de ces impressionnants résultats, il apparaît évident qu'il faut équilibrer l'énergie du corps pour que le foie fonctionne efficacement.

Bien que le jus de citron soit naturellement acide, il a, une fois digéré, un puissant effet alcalifiant sur le corps. Le citron frais est également efficace pour relâcher et éliminer le mucus.

Le sel de mer naturel

Au Moyen Âge, on échangeait le sel, once pour once, contre de l'or pur. Les légions romaines étaient payées en sel. Fait à remarquer, le mot « salaire » a la même racine latine que « salé ».

Notre corps a besoin de sel, mais pas du sel de table ordinaire (chlorure de sodium) ni d'aucun autre sel raffiné. Certains éléments du sel de mer sont essentiels à la vie[57]. Sans une assise de sel convenablement équilibrée, il nous manque des électrolytes et « nos piles sont à plat ». Le sel de table raffiné et même un grand nombre des sels de mer transformés, vendus dans les boutiques d'alimentation naturelle, peuvent entraîner une calcification pathologique et une décomposition des tissus cellulaires.

Notre sang a besoin de sel entier et naturel pour fonctionner, car nos cellules doivent baigner dans un liquide à base de sodium. Il faut une quantité suffisante d'acide chlorhydrique dans l'estomac pour bien digérer les aliments et émulsifier les gras et les huiles. Pour produire de l'acide chlorhydrique, il faut la bonne proportion de chlore. La solution se trouve dans le sel de mer naturel et entier. Certaines variétés de sel de mer naturel, non transformé et cristallin, sont aussi vendues dans les boutiques d'alimentation naturelle.

Il existe une différence entre le sel des mers vivantes et le sel des mines ou des mers mortes. Les cristaux de sel extraits de l'eau de mer pure et vivante sont gris et contiennent un riche complément d'éléments minéraux, dans les exactes proportions nécessaires au soutien et au développement de la vie. Ce sel a encore son énergie vitale. Le sel de mine raffiné a perdu une partie de ses minéraux et de ses oligo-éléments[58]. Le sel de mer vivant contient environ 84 % de chlorure de sodium, tandis que le chlorure de sodium du sel de mine est d'environ 98 %. Le sel de mine est déficient en oligo-éléments et déséquilibré en ce qui concerne la santé véritable. En plus du sodium et du chlore, le sel de mer naturel contient au moins 82 autres oligo-éléments. Le corps a besoin de minéraux qu'il ne peut utiliser qu'en quantité infime, à raison de quelques parties par million, sous forme d'ions. Le sel de mer naturel recharge les cellules, tout comme des piles. Il améliore également la digestion en favorisant la production d'acide chlorhydrique, il stabilise les fonctions et les fluides corporels, et fournit du sodium naturel qui répond aux besoins du système en vue de neutraliser l'acide du corps.

Lorsque le sel est transformé, ou même chauffé par ébullition, l'iode naturel, nécessaire à maintes fonctions hormonales et métaboliques, est détruit.

Du point de vue théorique, le sel de mer est un mélange complexe et équilibré de minéraux essentiels dont le corps a faim et besoin dans des proportions quasi exactes[59]. L'analyse chimique du sel de mer naturel montre une composition presque identique à celle du « mini-océan » salé du liquide amniotique dans lequel baigne le fœtus. Pour illustrer à quel point le sel est naturel et essentiel à la santé et à la vie, rappelez-vous l'expérience du Dr Alexis Carrel, décrite au chapitre 14. Celui-ci a gardé un cœur de poulet battant et vivant pendant plus de trente ans dans une solution de sel de mer. Il a démontré que des cellules vivantes peuvent rester en vie presque indéfiniment lorsqu'on leur fournit les nutriments et l'environnement dont elles ont besoin.

Il faut renouveler le sel dans le corps, car à mesure que ce dernier transpire, il perd des électrolytes ainsi que des sels et des fluides. Sans une assise de sel suffisamment équilibrée, on voit s'aggraver chacun des problèmes qui exigent une réparation et une régénération. Le sel bien équilibré est le principal nettoyeur des veines et des artères. Il a la capacité de dégager la plaque, ainsi que les huiles et le cholestérol des parois des artères[60].

Le sel de mer naturel sous sa forme cristalline peut être ajouté à la nourriture en fin de cuisson, ou saupoudré légèrement, finement moulu, sur des fruits et des légumes frais et crus. On peut également en placer quelques cristaux sur la langue après avoir bu de l'eau. Nous n'avons pas à nous inquiéter de l'accumulation de sel de mer naturel dans le corps, car lorsqu'il est sous sa forme équilibrée et naturelle, le corps prend ce dont il a besoin et élimine le reste[61]. En général, les gens découvrent qu'ils s'en servent trois fois moins que d'autres types de sel. Un équilibre de la santé générale dépend d'une réserve régulière de bon sel d'océan naturel.

La spiruline

La spiruline est l'un des aliments alcalins les plus concentrés et les plus nourrissants. C'est l'une des 32 000 espèces d'algues sur terre. Certaines sont très riches en nutriments, tandis que d'autres renferment des poisons mortels. Un homme que j'ai connu est mort de manière horrible après avoir mangé un type d'algue qu'il avait trouvé au sommet d'une montagne, croyant que c'était une variété nourrissante. C'était cependant une variété vénéneuse qui, malheureusement, a attaqué son système nerveux.

Microalgue de culture biologique certifiée développée à Hawaii, *Spirulina pacifica* est une variété supérieure d'algues bleu-vert. Elle est composée à environ 60 % de protéines, bourrée d'enzymes, en plus de 18 des 22 acides aminés et de 92 oligo-éléments d'acide gamma-linoléique (AGL). Elle contient en proportion 58 fois plus de fer que l'épinard cru et 28 fois plus que le foie de bœuf cru. Source naturelle la plus riche de vitamine B12 (de quatre à six fois plus que le foie de bœuf cru), elle a des quantités élevées de superoxyde dismutase (SOD), un puissant antioxydant, des vitamines (y compris toutes les vitamines B), ainsi que d'autres nutriments[62]. La recherche indique que la spiruline est plus digestible que la plupart des autres aliments. C'est un aliment entier, aux fortes propriétés de détoxication.

Les seuls légers inconvénients de la spiruline sont son odeur et son goût prononcés d'algue. Mais tout compte fait, c'est un superaliment dont chacun peut bénéficier.

Les germes [ou jeunes pousses]

S'il y avait un « club de superaliments », les germes en feraient sûrement partie. Lorsqu'on les compare aux céréales ou aux graines qui leur donnent naissance, ils ont un contenu en vitamines de trois à six fois supérieur, qui peut même aller jusqu'à quatorze fois. Ce sont des entrepôts nutritionnels, une mine d'or de crudités pour le corps.

Les germes renferment des vitamines vivantes, des minéraux, des protéines, des phytochimiques et des enzymes en quantités étonnantes, ainsi que des acides gras essentiels. Ils sont faibles en calories. Le taux enzymatique des germes serait de dix à cent fois supérieur à celui des légumes ou des fruits, selon l'enzyme et la graine qu'on fait germer. Aucun autre aliment n'a un contenu supérieur en enzymes. Les germes sont hautement appréciés pour leurs propriétés de détoxication, de guérison et de régénération.

Faire germer une graine crue la prédigère : ses féculents sont décomposés en hydrates de carbone plus simples. En même temps, la protéine est décomposée en acides aminés libres. Cette prédigestion signifie que le germe exige du corps moins d'enzymes pour compléter sa digestion avant d'être utilisé. La digestion et l'absorption de la nourriture deviennent plus efficaces.

Même si les noix crues, les graines et les céréales ont une valeur nutritive élevée, elles ont des limites. Les inhibiteurs gardent les enzymes en état de dormance jusqu'à ce qu'elles aient été activées par l'eau. Lorsqu'on consomme des noix, des graines et des céréales sèches, le corps doit d'abord sécréter un supplément d'enzymes pour neutraliser les inhibiteurs.

Cependant, lorsque des noix, des graines ou des céréales crues sont trempées dans l'eau, leurs enzymes s'activent. Elles commencent à pousser, ce qui augmente leur contenu nutritionnel. La plupart des germes sont prêts à être mangés en quatre ou cinq jours. Leur contenu nutritionnel et enzymatique est alors à son sommet. Manger des germes frais à ce moment de leur développement est une excellente façon d'introduire une grande quantité d'enzymes dans l'alimentation.

Après le cinquième jour, le contenu en enzymes diminue de façon importante, alors que le germe commence à allonger. Aussi, faut-il réfrigérer les germes immédiatement après leur récolte, car leur contenu en enzymes diminue rapidement à la température de la pièce.

Les germes vendus dans le commerce sont généralement exposés à la température de la pièce pendant plusieurs jours. De plus, certains germes commerciaux sont traités au moyen d'inhibiteurs de moisissures, pour leur garder leur apparence fraîche pendant qu'ils sont exposés. Mieux vaut en cultiver chez soi.

Il est très facile de cultiver des germes. On obtiendra ainsi des aliments nourrissants et délicieux à n'importe quelle période de l'année, de façon peu coûteuse, à l'intérieur et sans sol. De plus, tout le germe est comestible ; rien ne se perd en cours de préparation. Il n'est pas étonnant qu'on qualifie les germes de « supplément idéal » et « d'aliment de l'avenir ». Il exise plusieurs bons livres sur les germes et la germination, dont *Sprouts – the Miracle Food: The Complete Guide to Sprouting*, de Steve Meyerowitz. Les méthodes générales de germination, il est vrai, peuvent être quelque peu fastidieuses, étant donné le temps requis pour tremper et rincer les graines. Heureusement, il existe une alternative plus commode. Gene Monson, de Lake Mills, dans le Wisconsin, a développé un système presque sans rinçage et plus rapide. Son site Web, www.sproutamo.com, présente son appareil à germination ainsi que des consignes utiles sur la germination de diverses graines, noix et céréales.

Les baies de goji et le chocolat brut

Beaucoup de gens considèrent les baies de goji et le chocolat brut (les fèves de cacao non rôties) comme des superaliments.

Les baies de goji ont longtemps été vues comme un précieux secret de santé de l'Himalaya, tandis que le cacao brut est censé avoir été découvert par les Aztèques et les Mayas de l'Amérique du Sud il y a plus de 2 000 ans. Leurs bienfaits pour la santé ne sont parvenus que récemment au reste du monde.

À l'état brut, ces deux aliments contiennent un taux extrêmement élevé d'antioxydants. Par exemple, les baies de goji et le cacao ont respectivement environ 20 et 10,4 fois plus de pouvoir antioxydant que l'épinard. Ils possèdent de nombreux autres nutriments importants. Les traditions les tiennent tous deux pour des aliments de longévité, de force et de puissance sexuelle. On peut les manger tels quels ou les incorporer à des préparations alimentaires crues, comme les *smoothies*, les laits fouettés, les mélanges *trail mix*, les biscuits et la crème glacée maison.

La plupart des fruits et des légumes de nos supermarchés actuels ne contiennent pas la gamme complète de nutriments des fruits et des légumes d'autrefois. À cause de techniques agricoles excessives, les sols sont dépourvus de nombreux oligo-éléments dont notre corps a besoin pour être en parfaite santé. Si on ne peut consommer d'aliments biologiques, on peut éviter et combler les déficiences minérales en recourant aux suppléments. Dans le prochain chapitre, nous examinerons les critères de choix de bons suppléments et nous envisagerons quelques solutions de remplacement.

16

Les suppléments

[...] et que ton médicament soit ta nourriture.

– Hippocrate (460 av. J.-C.)

Le commerce des suppléments

Les suppléments ont pour but de compenser les déficiences nutritionnelles de nos aliments ou de corriger des déficiences déjà présentes en nous. Les ingrédients des suppléments véritables sont tirés d'aliments entiers ; ils nourrissent le corps au moyen de nutriments équilibrés que celui-ci peut utiliser pour se guérir. À mon avis, lorsque le corps a été privé de nutriments essentiels ou a subi l'outrage de substances toxiques, des suppléments s'avèrent nécessaires pour corriger les déficiences.

Beaucoup de gens prennent des suppléments sous une forme ou une autre pour s'assurer de compenser une lacune dans leur nourriture. Le commerce des suppléments est une industrie immense, multimilliardaire, mais tous les suppléments ne fournissent pas les forces vitales dont le corps a besoin pour se régénérer. Un grand nombre de vitamines vendues dans les pharmacies, et même dans les boutiques d'alimentation naturelle, sont des dérivés chimiques, synthétiques qui, par conséquent, ne contiennent pas les composantes organiques requises par le corps pour élaborer la santé. En fait, ces dérivés peuvent même contribuer à des déséquilibres en vitamines et en minéraux.

Lorsqu'on achète de tels produits, savons-nous vraiment s'ils conviennent à notre corps ? En tenant pour acquis que notre corps manque de vitamines, de minéraux ou d'enzymes, savons-nous s'il peut utiliser ces suppléments ou si ces derniers ne font que lui imposer un surplus de stress et de toxines ?

La nature et la synthèse

Tous les suppléments ne sont pas créés avec la même valeur nutritive Les vitamines en provenance de la nature guérissent. Les vitamines de synthèse stimulent, mais ne guérissent pas.

Le Dr Royal Lee, fondateur des Standard Process Laboratories, fait remarquer ceci :

> Les complexes naturels diffèrent des vitamines cristallines de synthèse de bien des façons :
>
> 1. Ils sont colloïdaux, de nature protéinique, sous forme d'enzymes ou de coenzymes.
> 2. La vitamine cristalline même est associée d'une façon cruciale au produit naturel, et on ne peut l'en séparer sans détruire son activité biologique. Si on la sépare, il faut la recombiner aux autres ingrédients du complexe pour qu'elle puisse servir de nutriment.
> 3. Le complexe naturel porte des activateurs d'oligo-éléments, sans lesquels la vitamine n'est pas un bon catalyseur biochimique.
> 4. Si on ingère des vitamines cristallines dites à « teneur élevée », il faut les prendre dans une combinaison qui convient, sous forme de complexe, avant de pouvoir apprécier leur fonction vitaminique. Entre-temps, la plupart des composants cristallins (sinon tous) s'évacuent par les reins[1].

Les complexes naturels ont une activité ionique, facteur extrêmement important de l'absorption d'un nutriment. Plus le nutriment est petit, plus il a la capacité de se combiner à d'autres éléments et de former la matrice électrique requise pour transférer de l'énergie à une cellule. Les vitamines de synthèse, dont la structure n'est pas ionique, n'ont pas cette capacité et ne sont pas non plus des complexes intégraux.

Tout aliment ou toute vitamine doit contenir les enzymes vivantes appropriées pour être utilisable par les cellules. Les enzymes rendent possible le transport des nutriments dans les parois cellulaires. La nourriture vivante est complète : ses enzymes favorisent sa digestion et son assimilation. La plupart des suppléments de vitamines et de minéraux ne contiennent pas d'enzymes et sont créés ou traités chimiquement dans des laboratoires. Ces produits de synthèse grand public assurent de bons profits et une bonne durée de conservation, mais ils sont stimulants, toxiques, et nocifs pour le corps. Ils sont artificiels et le corps ne peut s'en servir pour être en santé.

Un exemple de vitamine de synthèse qu'on fait passer pour une vraie est la vitamine C. L'acide ascorbique n'est pas de la vitamine C, mais plutôt une fraction, ou la couche extérieure, du complexe de vitamine C biologiquement utilisable, comme il est montré à la figure 16.1.

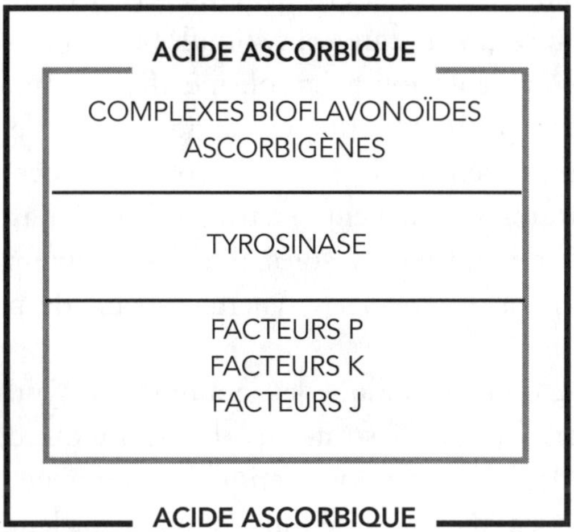

Figure 16.1 Complexe entier de vitatime C

De même, l'alphatocophérol, vendu sous l'appellation vitamine E, n'est qu'une partie du complexe vitamine E. Comme le souligne Richard Murray :

> [...] Les vitamines de synthèse ne sont pas du tout des vitamines, mais des *fractions* d'un complexe vitaminique... une copie d'une simple partie du complexe nutritionnel réel, biologiquement actif et physiologiquement précis. Il est impossible qu'une fraction d'une vitamine puisse être appelée vitamine. Par analogie, c'est essentiellement comme si un vendeur d'automobiles vous tendait un volant en vous disant que c'est une voiture[2].

Utiles ou nuisibles ?

Pour être utile au corps, un supplément doit contenir des enzymes et être d'origine biologique. Il doit aussi dériver de sources alimentaires naturelles. Il faut en outre que les vitamines et les minéraux soient livrés en quantités infimes, comme dans l'aliment naturel et entier. Ainsi, le corps peut les utiliser pour corriger des déficiences sans causer d'autres problèmes. Quel aliment, d'après vous, peut bien contenir 500 mg d'une vitamine ou d'un minéral quelconque ? La nature ne fournit de nutriments qu'en combinaisons petites et équilibrées.

Tout supplément administré en mégadose stimule le corps et crée un déséquilibre dans l'organisme. Le corps doit s'efforcer d'éliminer l'excès et, ce faisant, il épuise encore davantage sa réserve d'autres nutriments essentiels. On peut se demander : « Comment est-ce possible ? Quand je prends certaines vitamines à forte dose, je me sens mieux. » C'est peut-être vrai, mais ce sentiment vient de la stimulation, tout comme les buveurs de café sont stimulés par la caféine. On se sent mieux parce que le corps a augmenté son métabolisme afin d'éliminer le supplément, qui, sous cette forme et dans cette quantité, est toxique. Avec le temps, ces doses peuvent occasionner d'autres déficiences et user le corps. La même situation de stimulation s'applique à certains suppléments et traitements à base d'herbes. Comme le corps ne peut se servir de nutriments isolés, il ne les accepte pas. Il a besoin de combinaisons précises qui fonctionnent en synergie, avant de pouvoir les reconnaître comme des aliments.

En fin de compte, on constate que les vitamines de synthèse sont nocives pour l'organisme. Des essais faits sur des rats en laboratoire ont démontré que les rats à qui on avait donné des vitamines synthétiques mouraient plus tôt que ceux qui n'avaient rien eu[3]. Les vitamine synthétiques stimulaient leurs différents systèmes à un point tel que leur métabolisme s'épuisait beaucoup plus rapidement que la normale.

Malgré les avertissements qui précèdent, les suppléments peuvent jouer un rôle important pour combler de vieilles dettes laissées par des années de consommation alimentaire déficiente en nutriments. Lorsqu'on choisit des suppléments de vitamines et de minéraux, il faut s'assurer qu'ils proviennent de sources alimentaires biologiques entières, qu'ils renferment des enzymes et qu'ils ont été fabriqués avec un minimum de transformation. Ces suppléments agissent lentement, mais sûrement et de façon continue, sans le stress d'une augmentation du métabolisme pour éliminer des substances artificielles, incomplètes et toxiques.

Un régime composé d'aliments naturels, crus, biologiques, mûrs et frais (ou pas très cuits) fournit au corps des réserves de vitamines et de minéraux avec leurs composantes synergiques complètes. Les bons suppléments peuvent aider à compenser les déficiences en minéraux des aliments de culture conventionnelle.

Les suppléments alimentaires

Il est parfois difficile de distinguer un aliment d'un supplément, sinon, peut-être, en termes de quantité. Plusieurs des aliments dont nous avons parlé au chapitre 15, dont le colostrum, le pollen d'abeilles et les aliments tirés du chanvre, peuvent servir de suppléments à un régime régulier. Deux autres aliments, hautement concentrés et fort prometteurs en tant que suppléments alimentaires de source biologique, sont le phytoplancton marin et la feuille de stevia.

Le phytoplancton marin

Le phytoplancton marin est formé de microscopiques organismes végétaux unicellulaires qui constituent le fondement de la chaîne alimentaire de tous les animaux vivant dans l'océan. Beaucoup d'espèces de baleines en mangent ; elles développent beaucoup de force et d'endurance, et vivent de 80 à 150 ans. La plus grande est le requin-baleine, qui dépasse les 150 ans et reste sexuellement actif jusqu'à sa mort[4].

Le phytoplancton est responsable de la production d'une portion importante de l'oxygène terrestre, ainsi que de la régulation de l'atmosphère. Par la photosynthèse, le phytoplancton utilise la chlorophylle et la lumière pour libérer de l'oxygène dans l'eau et, en cours de processus, convertir d'immenses quantités de dioxyde de carbone dans la matière vivante[5]. Il a aussi la capacité de convertir la lumière solaire, l'eau et les minéraux en acides aminés, en acides gras, en hydrates de carbone et en vitamines.

Jusqu'à récemment, le phytoplancton était considéré comme un aliment réservé aux créatures aquatiques. Mais cela a changé grâce à la recherche de Tom Harper, un mariculteur de l'île de Vancouver, qui cultive du phytoplancton en milieu contrôlé, pour nourrir les crustacés qu'il élève. En 2004, Tom a reçu un diagnostic de cancer rare, du nom de mésothéliome, qui est le plus souvent associé à l'exposition à l'amiante, et auquel presque personne ne survit. Selon ses médecins, il n'avait que quelques mois à vivre. Tout en se livrant à son travail d'élevage de phytoplancton pour nourrir les crustacés, à titre expérimental, Tom a commencé à consommer chaque jour une demi-cuillerée à thé de ces algues concentrées, avec un verre d'eau. En quelques semaines, son rétablissement a étonné ses médecins. Une biopsie subséquente n'a révélé aucune tumeur maligne. De plus, son diabète s'était également corrigé. En six mois, il avait réduit ses besoins quotidiens en insuline de 88 unités à zéro ; son taux de sucre sanguin était revenu à la normale[6]. Bref, Tom était de nouveau en pleine santé.

Le Dr Bob Rowe estime que les éléments nutritifs contenus dans le phytoplancton réparent et régénèrent les mitochondries, ces composantes de la cellule qui génèrent son énergie. Des mitochondries en santé sont réglées de manière à utiliser pleinement le sucre pour fabriquer la molécule énergétique adénosine triphosphate (ATP), dont dépendent 90 % des fonctions cellulaires. Une énergie soutenue est essentielle à la santé de tous les organismes. Tandis que le Dr Rowe constate des « améliorations renversantes » et très rapides de nombreux états de maladie avec ses patients en chiropraxie[7], il fait également une mise en garde : ce concentré unique d'algue marine « n'est pas une panacée ni un traitement pour une maladie particulière ; il fonctionne en fournissant les nutriments essentiels nécessaires à une santé optimale[8] ». Voici certains des facteurs de santé du phytoplancton qu'il a observés : il est anti-inflammatoire, antiallergique, antioxydant, anticataracte, antitumeur et antidépresseur. Le phytoplancton semble pouvoir réparer le foie et le système nerveux, améliorer la fonction endocrinienne, et corriger les troubles du sommeil et les problèmes de poids. Nous ne faisons qu'à en connaître à peine les bienfaits[9].

Le phytoplancton pour consommation humaine peut s'avérer une découverte importante dans l'élaboration de la santé, pour renverser les états de maladie et fournir au monde une source alimentaire viable et écologique. À ce stade-ci, le phytoplancton semble fournir tous les nutriments de base requis par les cellules du corps sous une forme alimentaire entière, naturelle et non transformée. On trouvera d'autres renseignements sur le phytoplancton marin au www.umac-core.com.

La feuille de stevia, un édulcorant naturel

Sous sa forme pure, le *Stevia rebaudiana*, une herbe naturelle native du Paraguay et du Brésil, est 200 ou 300 fois plus sucré que le sucre, sans effet secondaire. Il est presque dépourvu de calories ; il ne favorise pas la carie dentaire, car il n'est pas ingéré par la plupart des bactéries courantes ; il contient une gamme nourrissante de vitamines et de minéraux ; et on a remarqué ses bienfaits chez les diabétiques et les hypoglycémiques[10]. Le stevia est approuvé comme source alimentaire en Amérique du Sud et centrale, en Corée, à Taiwan, au Japon et en Chine, et à ce titre, il sert d'édulcorant dans de nombreux produits alimentaires[11]. Cependant, aux États-Unis et au Canada, sans doute à cause, en grande partie, d'inquiétudes soulevées par l'industrie du sucre à propos d'un concurrent potentiel, le stevia n'est à ce jour approuvé qu'en sa qualité de supplément alimentaire. Il est disponible dans la plupart des boutiques d'alimentation naturelle.

Les alternatives aux antibiotiques

L'argent colloïdal

Un colloïde consiste en minuscules particules qui flottent dans un liquide malgré l'attraction terrestre ; celles-ci demeurent en suspension. Les liquides troubles, comme les jus de fruits et le lait, sont des exemples colloïdaux d'eau contenant des macromolécules en suspension. Une particule d'argent colloïdal est si infime qu'on pourrait en aligner 750 sur un seul globule rouge. C'est cette petite taille et la charge électrique de chaque particule d'argent colloïdal qui lui donnent la capacité d'entrer dans les cellules et de se combiner à d'autres oligo-éléments.

L'argent colloïdal est en fait de l'argent colloïdal ionique[12]. Au moyen d'un faible voltage, on disperse de l'argent dans de l'eau sous forme de particules (ou ions). Ces ions s'agglutinent ensuite pour former le colloïde. Ils sont plus faciles à absorber, ce qui les rend beaucoup plus efficaces que les plus grosses particules. Bien qu'une concentration de 3 à 5 parties par million (ppm) paraisse presque négligeable, elle s'est avérée très puissante contre les agents pathogènes.

La recherche sur l'argent colloïdal indique qu'il s'agit d'une ressource efficace contre les infections et les agents pathogènes, mais que les médecins ou le grand public en savent très peu à ce propos. Avant 1938, il était pourtant couramment utilisé par les médecins.

Selon Alexander G. Schauss, Ph. D., de la Johns Hopkins University, on a publié des preuves scientifiques considérables concernant l'efficacité de l'argent en tant qu'antiseptique contre « plusieurs centaines d'organismes pathogènes ». Il souligne également que l'argent n'est pas un antibiotique, car, par définition, les antibiotiques sont des dérivés d'organismes vivants[13].

À l'Agence américaine de protection de l'environnement, le Centre de contrôle des poisons considère l'argent colloïdal comme inoffensif et n'indique pas son taux de toxicité dans son évaluation[14]. En application locale, l'argent colloïdal peut combattre ou prévenir les infections en cas de coupure, de blessure, de brûlure, de démangeaison, d'insolation et de piqûre d'insecte. Il peut également servir à stériliser l'eau potable[15] et être pris par voie orale pour combattre les infections légères[16]. La seule précaution à prendre est de ne pas en ingérer une grande quantité pendant une longue période de temps, car cela pourrait entraîner une décoloration permanente de la peau en un bleu-gris, appelée argyrie[17]. L'argent colloïdal serait également efficace contre les agents pathogènes de la guerre biologique, tels que la maladie du charbon et la peste bubonique[18]. En 1919, Alfred Searle, fondateur de Searle Pharmaceuticals, mentionnait des expériences au cours desquelles l'argent colloïdal protégeait les lapins contre dix fois la dose mortelle des toxines du tétanos et de la diphtérie[19].

L'argent est un oligo-élément. Il est présent dans le corps en quantités minuscules et ce dernier s'en sert pour créer des cellules saines et entretenir le système immunitaire. Les gens obtenaient auparavant des quantités adéquates d'oligo-éléments comme l'argent en mangeant des plantes cultivées dans un sol riche en nutriments. Mais nos sols se sont appauvris d'un grand nombre de leurs oligo-éléments. En général, l'argent y est encore présent, mais en très petites quantités.

L'argent colloïdal agit en mettant hors d'état la respiration des bactéries, des virus et des champignons, ce qui les amène à suffoquer et à mourir très tôt après le contact[20]. Il favorise la réparation des cellules et la guérison des tissus et des os[21]. L'argent colloïdal en concentrations de 3 à 5 ppm est d'un usage très sécuritaire, et on ne lui connaît aucun effet secondaire[22]. Cependant, le nitrate d'argent et d'autres formes d'argent en diverses concentrations perturbent l'équilibre des sels du corps, s'avèrent corrosifs et provoquent de la douleur[23].

Les recommandations quant à l'usage d'argent colloïdal varient d'un fabricant à un autre. Certains conseillent d'en prendre au moins une cuillerée à thé aux repas, et d'autres, de le garder en bouche pendant un moment pour mieux l'absorber. En général, lorsque vous en insérez une cuillerée à thé (utilisez toujours une cuillère de plastique, car l'argent forme une connexion électrique avec une cuillère de métal) dans votre bouche, l'argent colloïdal est rapidement absorbé dans le système sanguin et rapidement transporté vers les cellules. Il lui faut habituellement de trois à quatre jours pour suffisamment s'accumuler dans les tissus et développer une force majeure de lutte aux bactéries. Il est éliminé du corps après environ trois semaines. L'argent colloïdal s'achète dans les boutiques d'alimentation naturelle ou en passant par d'autres compagnies qui en vendent des suppléments. Pour un usage à long terme et régulier, on peut acheter un appareil permettant de fabriquer de l'argent colloïdal pour quelques sous par litre[24].

L'extrait de pépins de pamplemousse

L'extrait de pépins de pamplemousse est relativement nouveau, par comparaison avec les autres remèdes décrits dans cette section, qui sont connus et employés depuis de nombreuses années. Un physicien yougoslave, Jacob Harich, a découvert l'extrait de pépins de pamplemousse liquide vers 1985. C'est un mélange amer et acide tiré de pépins de pamplemousse séchés et moulus qui s'avère une importante alternative aux médicaments toxiques et aux produits nettoyants chimiques. Il a une grande variété d'applications, car il peut entre autres servir de fongicide, d'antibactérien, d'antiparasite, d'antiviral, d'agent de conservation des aliments et des médicaments, et d'agent de désinfection. Il tue les germes sans nuire aux personnes. Il a d'abord attiré l'attention des fermiers par sa capacité de protéger les fruits et les légumes, le poisson et la volaille des bactéries, des champignons et des parasites. La recherche démontre que l'extrait de pépins de pamplemousse est en somme efficace pour une très grande gamme d'applications[25].

On rapporte à présent que certains hôpitaux utilisent l'extrait de pépins de pamplemousse en concentrations d'une douzaine de gouttes pour quatre litres d'eau, dans le but de tuer le streptocoque, le staphylocoque, l'aspergillus, la salmonelle et de nombreux autres agents pathogènes dans les salles d'opération, les buanderies et sur les tapis. De plus, on s'en sert dans des inhalateurs pour traiter les infections respiratoires, et on le prend par voie interne pour divers problèmes intestinaux[26].

J'ai découvert que c'est un remède très utile, commode et efficace à garder dans ma trousse de voyage à l'étranger, dans d'autres parties du monde, où je pourrais être exposé à des bactéries nocives dans la nourriture ou l'eau potable susceptibles de causer des malaises intestinaux et de la diarrhée. Il peut être utile de prendre deux à cinq gouttes dans un verre de jus ou d'eau, au besoin, jusqu'à ce que le problème soit maîtrisé.

L'EXTRAIT DE FEUILLES D'OLIVIER

L'extrait de feuilles d'olivier est l'un des remèdes les plus anciens[27]. Les chercheurs ont déterminé qu'il a de fortes propriétés bactéricides, virucides et antiparasitaires. Ils affirment qu'il aide également à entretenir une bonne tension artérielle, qu'il augmente la circulation du sang dans les artères coronariennes, qu'il soulage l'arythmie et empêche les spasmes des muscles intestinaux. Il a aussi une action antimicrobienne sur au moins 140 maladies infectieuses, dont la maladie du charbon, le pied d'athlète, les infections de la voie urinaire, le virus d'Epstein-Barr, l'herpès, l'hépatite, la méningite virale, la pneumonie, la salmonelle, la variole, la tuberculose, l'infection vaginale à champignons microscopiques [la candidose], et bien davantage. L'extrait de feuilles d'olivier se prend sous forme de capsule.

L'HUILE DE MELALEUCA

L'huile de melaleuca est fabriquée à partir des feuilles de melaleuca, ou *tea tree*, une plante australienne. Les aborigènes d'Australie l'utilisent depuis des siècles en appliquant des feuilles écrasées sur des coupures, des contusions et des infections de la peau, et en inhalant des vapeurs de feuilles écrasées pour traiter des rhumes. L'huile de melaleuca est un antiseptique et un anti-inflammatoire très puissants. Elle pénètre facilement la peau pour soulager des états tels que l'eczéma, le psoriasis, la varicelle et le zona, les réactions à l'herbe à puce, les piqûres d'insectes, les coupures et les brûlures mineures. Elle est non toxique en application locale. On la prend également par voie interne pour neutraliser les toxines et bactéries nuisibles du système digestif et respiratoire. Comme une quantité minuscule suffit, vous devrez faire bien attention avant d'en prendre par voie interne.

Comme pour d'autres remèdes mentionnés dans cette section, l'huile de melaleuca est disponible dans la plupart des boutiques d'alimentation naturelle.

Le rôle des antioxydants en santé

Les antioxydants jouent un rôle très important dans le maintien de la santé et le ralentissement du vieillissement. Ce sont les « soldats » qui gardent au minimum le nombre de « terroristes » cellulaires dans le corps. Ce sont les équipes de réparateurs qui travaillent à corriger toute lésion déjà présente. Un antioxydant sert aussi à neutraliser l'oxydation.

L'oxydation et les radicaux libres ont déjà été brièvement traités, mais nous les explorerons ici en détail.

L'oxydation

L'oxydation est le processus de changement des atomes d'un élément en les combinant à l'oxygène pour former un oxyde. Lorsqu'une substance brûle ou rouille, elle est oxydée. L'oxygène devient instable et, en essayant de redevenir stable, il provoque une décomposition d'autres éléments avec lesquels il entre en contact. Les atomes instables qui causent l'oxydation sont appelés « radicaux libres ». Dans le corps humain, cette déstabilisation continuelle mène au vieillissement et à la maladie. Le rôle des antioxydants est de neutraliser et d'éliminer les radicaux libres avant qu'ils n'aient l'occasion d'exercer des ravages.

Les radicaux libres

Les radicaux libres sont des atomes d'électrons non appariés, ce qui les rend instables, hautement réactifs, et capables de causer des lésions biologiques. Ils sont fortement oxydants.

À l'état réactif, les radicaux libres cherchent constamment l'équilibre. Mais en tentant de se stabiliser, ils nous enlèvent des molécules stables, ce qui cause une réaction en chaîne – semblable à la rouille – de décomposition cellulaire dans le corps. Comme un atome avec un électron non apparié vole un électron d'une autre membrane cellulaire pour se stabiliser, celui qui est volé subit l'instabilité et une lésion, poursuivant la réaction en chaîne. Les radicaux libres causés par une mauvaise alimentation, la fumée, les produits chimiques et l'irradiation agressent le corps et augmentent les lésions cellulaires. Avec le temps, les lésions s'étendent à toutes les parties de la cellule, y compris la membrane, les graisses, les protéines et l'ADN. Sans antioxydants pour contrarier ce processus de décomposition, un vieillissement en résulte.

Les sources d'antioxydants

Une saine alimentation à base de fruits et de légumes crus contient des antioxydants de source naturelle. Beaucoup de suppléments, tels que les vitamines A, C, E, le sélénium et le coenzyme Q10, sont des antioxydants. Plus récemment, des antioxydants plus puissants ont été découverts et développés, comme le pycnogénol, un extrait aqueux de l'écorce du pin maritime français ; l'extrait de pépins de raisin ; les tocotriénols ; l'ester de vitamine C ; l'acide alphalipoïque ; le DMAE ; et les acides alpha et bêta hydroxy.

Par ailleurs, une mauvaise alimentation, les aliments transformés, les viandes fumées, la fumée de tabac, les infections, l'alcool, le stress, la pollution de l'air, les pesticides et les radiations favorisent tous l'oxydation du corps humain. Même si on réduit au minimum les effets de ces agents de développement des radicaux libres, étant donné notre mode de vie moderne, urbain, industrialisé et technologique, on ne peut complètement les éviter. Il faut donc adopter des mesures actives antioxydantes contre eux.

Les hormones de jeunesse

L'HORMONE DE CROISSANCE HUMAINE

Lorsque nous atteignons la cinquantaine, notre corps commence à montrer les signes distinctifs du vieillissement : rides, peau flasque, perte musculaire, perte de cheveux, diminution de l'énergie et de la libido. Les chercheurs ont maintenant déterminé que ces changements de notre état corporel sont liés de près à la diminution des taux d'hormone de croissance humaine (ou HGH, *Human Growth Hormone*).

La HGH est sécrétée par l'hypophyse. Elle est ensuite transportée par le sang vers le foie, où elle est convertie en facteurs de croissance, dont les plus importants sont le facteur de croissance insulinomimétique de type 1 (IGF-1). C'est le facteur responsable de la production de nos attributs de jeunesse. Le problème, c'est que la production de HGH passe généralement de 100 % à vingt ans à 40 % à quarante ans, pour atteindre 5 % à quatre-vingts[28]. Notre usine à jeunesse ralentit tout simplement, à mesure que nous avançons en âge. La bonne nouvelle, c'est qu'il est maintenant possible de prendre des suppléments alimentaires – des précurseurs de HGH – pour favoriser de nouveau une saine production de HGH. Il suffit de 30 à 60 jours pour commencer à voir se renverser certains des signes du vieillissement énumérés ci-dessus.

VOTRE PROPRE PRODUCTION D'HORMONES

Si vous voulez augmenter votre propre production de HGH, votre corps a besoin d'acides aminés et d'acides gras essentiels sous leur forme naturelle. Par conséquent, assurez-vous que votre régime comprend de bonnes sources de protéine crue, tels le chanvre traité à faible température, la spiruline, la chlorelle, les algues et les suppléments d'acides aminés de sources végétales. Des acides gras essentiels sont contenus dans les noix et les graines, le poisson, les huiles de poisson, et les huiles pressées à froid à partir des graines de lin et de chanvre. Ce sont les éléments de base qu'utilise le foie pour fabriquer des hormones et des précurseurs d'hormones pour le cerveau et les glandes du système endocrinien.

Les suppléments anti-âge

Quand on a découvert la possibilité de donner à l'hypophyse les précurseurs nécessaires pour qu'elle augmente sa production naturelle de HGH, de nombreuses compagnies ont suivi le mouvement anti-âge. Si vous décidez de passer à ce genre de supplément, assurez-vous de choisir un produit entièrement fabriqué à partir d'ingrédients naturels. Cherchez essentiellement un supplément qui nourrira le corps au lieu de le stimuler.

Tandis que nous faisons de nouveaux plans pour être en santé physiquement, nous devons travailler avec nos forces créatives intérieures – les pensées, les attitudes, les émotions et les croyances qui sous-tendent ce qui se manifeste dans notre vie physique. Et cela commence par le fait de cultiver la conscience.

LA QUATRIÈME CLÉ :

CROIRE

17

La conscience

La connaissance de soi est le début de la sagesse.

– J. Krishnamurti

La santé complète

C'est par la conscience qu'on arrive à la santé complète. La conscience, c'est la reconnaissance totale de qui on est maintenant, en train de devenir qui on veut être. C'est le fait d'être conscient de notre façon d'agir et de réagir aux événements de notre vie.

Être conscient, c'est être en état de connaître, en demeurant vigilant dans l'observation et l'interprétation de ce que l'on voit, de ce que l'on entend, de ce que l'on sent et de ce que l'on pense. La conscience exige d'être pleinement présent, d'accorder une attention active. Si on n'est pas conscient, on ne peut être véritablement libre, car on fonctionne à partir de programmes préétablis dans notre subconscient, sous l'attention consciente. On ne pourra jouir d'une pleine santé physique, mentale, émotionnelle et spirituelle, à moins de devenir conscient.

La santé n'est pas une simple question de corps physique. C'est l'intégration holistique des quatre corps physique, mental, émotionnel et spirituel. Chacune de ces expressions a un corps énergétique – aucune n'est séparée des autres ; toutes sont reliées, car tout est énergie.

Le corps physique

Parce que la santé se manifeste clairement dans notre corps physique, nous avons naturellement tendance à nous occuper des aspects physiques de notre être afin d'améliorer notre santé. Ainsi, ce livre est en grande partie consacré au développement de notre conscience de ces aspects. Mais tout aussi importante est notre compréhension de la façon dont notre esprit, nos émotions et notre âme contribuent à déterminer l'état ultime de notre santé. Nous avons besoin de la conscience de ces aspects invisibles de notre constitution et de la manière dont ces énergies peuvent affecter positivement ou négativement notre santé et notre bien-être. En définitive, tout, dans notre vie, est formé à partir d'une énergie spirituelle et universelle.

Le corps mental

Le corps mental est créé par l'esprit ou l'intellect. C'est notre part pensante. C'est le corps énergétique de nos pensées. L'esprit est l'outil qui nous sert à générer des pensées, à formuler des croyances et à porter des jugements. Il nous permet de devenir conscients, de formuler des intentions, de prendre des décisions, et d'exercer notre libre arbitre. Notre intellect est à notre service, mais beaucoup de gens sont tellement hypnotisés par le constant bavardage du mental qu'ils se prennent pour lui.

DEUX ESPRITS

Lorsqu'on prend une décision, on dit qu'elle s'impose à notre esprit. Mais des gens affirment aussi avoir l'esprit tiraillé lorsqu'ils tentent de se décider. C'est vraiment le cas, très souvent, car les croyances de base conflictuelles de l'inconscient tiraillent les pensées de l'esprit conscient. Comment fonctionnent ces deux esprits ?

Le conscient

Le conscient est l'esprit dont nous avons conscience. C'est ce grâce à quoi nous pensons. C'est la part de nous qui sert à exprimer notre personnalité. Il a la capacité de penser au passé, au présent et au futur. Il nous permet également de juger, d'évaluer des faits et de choisir. L'esprit conscient est le fondement de notre libre arbitre[1]. Il est actif lorsque nous sommes à l'état de veille, mais lorsque nous dormons, le subconscient prend la relève.

Le subconscient

À l'état de veille, le subconscient dirige notre pensée à partir des « coulisses », même si nous n'en avons pas conscience. C'est le cerveau véritable qui sous-tend notre façon de penser, car il a été programmé par nos expériences de vie. Pourtant, le subconscient ne fonctionne qu'au présent. Il ne forme aucun jugement ; il ne fait que répondre à la programmation de nos croyances essentielles.

Notre subconscient nous permet de fonctionner automatiquement dans des activités telles que la respiration, la conduite automobile, ou le fait d'écarter nos mains d'une cuisinière brûlante. Il peut également séparer le vaste réservoir d'informations emmagasinées dans notre mémoire pour nous aider à résoudre des problèmes, à tracer des plans et à trouver quelque chose que nous avons égaré. Mais jusqu'à ce que nous ayons modifié nos croyances essentielles, notre subconscient nous amène également à faire à répétition des choses que nous avons consciemment souhaité ne plus faire, comme effectuer encore de mauvais investissements, fumer, boire de l'alcool à l'excès, ou épouser le même genre de personne deux ou trois fois.

La capacité du conscient à traiter l'information est minuscule par rapport à celle du subconscient. Le conscient peut traiter des stimuli d'information sur l'environnement à raison d'une quarantaine à la seconde, tandis que le subconscient le fait au rythme de 20 millions à la seconde[2]. Le subconscient est comme un superordinateur, une ressource incroyable. La clé est de s'assurer qu'il est programmé pour donner des résultats positifs dans notre vie.

L'esprit est toujours en train de fonctionner

Lorsque nous mangeons des aliments transformés, nous provoquons un déséquilibre dans notre corps. Sans nous en apercevoir, nous faisons de même avec nos pensées. Nous transformons des pensées sur des conversations que nous avons eues en nous les rappelant et en les repassant à maintes reprises. Nous les pimentons en répétant des mots qui nous ont été dits ou que nous aurions voulu dire en réaction. Ces reprises verbales silencieuses sont continuelles. Parfois, nous nous défoulons et nous jurons de nous venger en esprit. Nous alimenter à répétition de nourriture transformée installe la maladie dans notre corps. Transformer des pensées et des événements du passé perpétue la maladie dans nos corps mental et émotionnel.

Même si notre conscient est préoccupé par des pensées que nous croyons maîtriser, c'est notre subconscient superpuissant qui dirige en réalité le spectacle à partir des croyances qui y sont gravées. Si notre conscient nous permet de penser, mais que nos pensées inconscientes dirigent notre cogitation, qui sommes-nous ?

Vous n'êtes pas votre mental

Le titre du premier chapitre du livre essentiel d'Eckhart Tolle, *Le pouvoir du moment présent*, est « Vous n'êtes pas votre mental ». Je dis bien « essentiel », car ce livre m'a libéré du constant bavardage de mes pensées pour m'amener à une vie de liberté mentale, émotionnelle et spirituelle. Il m'a ouvert la porte d'une nouvelle vie de tranquillité émotionnelle.

À première vue, la phrase « Vous n'êtes pas votre mental » peut paraître troublante, car nos pensées sont toujours avec nous. Cependant, il y a tout un autre domaine de notre vie dont nous n'avons peut-être pas conscience. C'est que nous croyons généralement, ou acceptons tout simplement, que notre mental, ou notre esprit, est nous. Nous pensons que ce qui génère nos pensées montre clairement qui nous sommes. Mais ce n'est vrai qu'en partie. Voilà peut-être un concept nouveau, mais le comprendre peut mener à la paix intérieure et expliquer pourquoi notre existence se déroule comme elle va.

Vous n'êtes pas vos pensées ! Pour le comprendre, dites-vous et acceptez qu'en tant qu'humains vous êtes constitués de trois parties : le corps, l'esprit et l'âme. Le corps et l'esprit sont faciles à saisir, car nous les utilisons chaque jour. L'âme n'est pas bien comprise, sauf dans un contexte éthérique ou religieux. Si vous pouvez accepter l'idée que vous étiez un esprit avant d'arriver dans votre corps, dans le ventre de votre mère, et que lorsque vous mourrez, votre esprit quittera votre corps, vous pourrez suivre ce que je vais dire maintenant. S'il vous est pénible d'accepter que l'âme fait partie de la nature humaine, vous aurez peut-être de la difficulté.

Tout, dans l'univers, est énergie. L'énergie n'est jamais détruite. Elle ne fait que changer de forme, et la forme nous inclut. Même si nous occupons temporairement un corps, nous sommes l'énergie ou l'esprit éternel. L'énergie crée la matière, que ce soit des objets physiques ou des parties de notre corps ; les scientifiques le démontrent chaque jour. Nos pensées sont des énergies qui créent des résultats positifs ou négatifs, que nous nous en rendions compte ou non. Les pensées, au départ, sont le fruit de notre esprit.

Voici la clé qui permet de comprendre. Vous, le vrai vous, êtes une âme – le « cœur » essentiel de vous, pas celui qui pompe ! Votre esprit et votre corps reflètent qui vous êtes dans l'instant. Ce sont vos miroirs ; ils représentent votre planche à dessin. Ce sont des outils qui aident votre âme à exprimer qui vous êtes dans le contexte global de qui vous voulez être, mais ils ne sont pas vous. Tant que votre esprit occupe l'avant-scène, il est susceptible de devenir votre sentiment du soi, appelé l'ego.

L'EGO VEUT CONTRÔLER

Le terme « ego » peut avoir bien des significations, mais dans ce contexte-ci, c'est essentiellement une conscience et une préoccupation envers soi. L'égoïsme est une tendance à être centré sur soi et à ne considérer que soi et ses propres intérêts – comme dans l'orgueil ou la suffisance. L'ego dissimule toujours ses limites en donnant des excuses et en jetant le blâme[3]. Il peut rapidement se sentir offensé pour une chose qu'on nous a dite. Si nous entretenons des plaintes, c'est que l'ego règne sur notre esprit.

L'ego est cette part de soi qui est créée et perpétuée par des pensées constantes associées à notre valeur ou à notre importance en tant qu'individus, dans la famille, le groupe ou la société dans lesquels nous vivons et travaillons. Il a fait ses débuts lorsque nous avons quitté le monde de l'enfance et de la spontanéité innocente pour entrer dans le monde adulte de la pensée calculée et de la feinte. Nous avons dès lors commencé à projeter de nous une image qui allait nous rendre acceptables aux yeux des autres.

L'ego est fondé sur une identification inconsciente avec l'esprit, mais c'est un faux moi, un imposteur[4]. Puisque l'ego se nourrit du bavardage mental, la vie de l'esprit égoïque est une illusion.

Lorsque l'ego est maître de la situation, nous réagissons aux circonstances de la vie comme un robot, sans nous en apercevoir. Notre moi véritable est l'âme humble, patiente, affectueuse et confiante qui se tient derrière le bruit, la distraction et la confusion de notre esprit. Lorsque nous disons que nous ne sommes pas notre esprit, il serait plus correct de dire que nous ne sommes pas notre mental associé à l'ego. Cependant, pour voir à travers l'illusion du bavardage mental et fonctionner naturellement à partir de l'âme, nous devons prendre conscience de notre corps émotionnel.

Le corps émotionnel

Notre corps émotionnel comprend l'énergie globale de nos sentiments, ainsi que la mémoire de nos sentiments passés. Les sentiments sont de l'énergie, et les sentiments accumulés sont de l'énergie accumulée. En principe, les émotions sont de l'énergie en mouvement. Elles sont faites pour être générées, vécues et exprimées – et libres de partir. Faute de conscience, nous gardons nos sentiments, qui deviennent de l'énergie bloquée. Nous croyons généralement nous protéger, mais nous nous empêchons plutôt de croître et de ressentir la plénitude du bonheur et de la joie que la vie a à offrir. Les sentiments et les émotions pénibles concentrent notre attention sur le drame de notre vie ; notre âme reste cachée, et notre enfant spontané et authentique a peur d'aller jouer.

Lorsque nos émotions sont positives et qu'elles circulent naturellement, notre corps émotionnel est détendu et contenté. Lorsque nous sommes mécontents et inconscients, l'énergie émotionnelle est bloquée et notre corps émotionnel reçoit une charge négative.

Notre charge émotionnelle négative

Les expériences pénibles vécues dans l'enfance et ultérieurement renforcées par d'autres blessures émotionnelles s'accumulent en nous sous la forme d'une charge émotionnelle négative qui se trouve dans notre subconscient, restreignant notre capacité de faire l'expérience intégrale du bonheur, du succès et de la joie. Cette charge envahit notre existence, colorant notre champ de vision et empêchant le développement d'une véritable intimité en relation. Notre charge émotionnelle négative peut se manifester dans des traits de personnalité comme une attitude pessimiste, le contrôle ou la manipulation, le fait de critiquer, la susceptibilité et l'indignation, les éclats de colère et même de rage, le blâme, le sentiment de persécution, le manque d'estime de soi et le fait de s'attendre à ne pas recevoir l'abondance et le bonheur dont semblent profiter les autres. Nous pouvons développer un complexe de pauvreté, ou une conscience de la persécution, qui perpétue ensuite ces situations dans notre vie. Cette charge émotionnelle accumulée, ou « corps de souffrance » émotionnel selon Eckhart Tolle[5], est un champ d'énergie négatif. Elle occupe notre attention et nous laisse croire que la douleur fait partie de qui nous sommes, mais il s'agit uniquement de l'ego, non de la personne véritable que nous sommes chacun en tant qu'âme aimante.

Nos croyances subconscientes, renforcées par nos expériences conscientes, nous ont amenés à nous identifier à notre mental égoïque. Nous avons perdu contact avec le sentiment original de notre nature véritable. Cela provoque en nous un grand conflit, car nous ne sommes pas notre moi authentique ; nous ne vivons pas dans la vérité. Par conséquent, nous essayons de fuir l'angoisse mentale. Comme nous ne voulons pas sentir la douleur, nous avons recours à des sédatifs pour tenter de nous évader. Comme nous ne savons pas comment guérir le conflit, nous continuons à vivre inconsciemment. Mais « l'amour, la joie et la paix ne peuvent fleurir à moins que vous ne soyez libéré de la prédominance du mental[6] ».

La dépendance et la maladie

Tant que nous restons inconsciemment dirigés par notre ego, nous avons très peu de contrôle sur nos sentiments et nos émotions ; nous sommes à leur merci. L'ego se nourrit du conflit et génère un flux constant de monologues intérieurs qui provoquent de la douleur dans notre corps émotionnel. Pour y échapper, nous tentons de diverses façons de nous sentir mieux. L'apaisement de la douleur à répétition se change en dépendance. Mais la douleur revient toujours. Notre sagesse innée tente d'attirer notre attention, afin que nous puissions changer nos croyances dysfonctionnelles. Une personne dépendante est prise au piège de sa prison mentale.

La dépendance peut adopter bien des formes ; certaines sont socialement acceptables, d'autres non. Lorsque le stress émotionnel est trop grand, nous nous tournons vers des formes d'évasion comme la nourriture, le sucre, les boissons gazeuses, l'alcool, la nicotine, le sexe, la colère destructrice, la manipulation et la domination des autres, le jeu, ou les drogues légales et illégales. Lorsque le stress n'est pas soulagé par un sédatif, qui est toujours une solution temporaire, et lorsqu'il n'est pas traité par une résolution du conflit émotionnel sous-jacent, des symptômes de maladie apparaissent petit à petit. Le problème de la dépendance et la douleur émotionnelle continuent d'être présents. Dans les deux cas, tout notre corps reflète la maladie et le déséquilibre de notre vie, afin que l'on puisse s'équilibrer et croître dans la liberté, en tant qu'âme, sans le poids de l'ego.

La raison d'être de la douleur émotionnelle

Dans la vie, rien n'est un hasard ; tout a une cause et une raison d'être. Le plus difficile, pour nous, c'est de nous en apercevoir. La douleur émotionnelle est particulièrement difficile, car c'est un déséquilibre qui affecte notre capacité de voir objectivement. Mais c'est dans ce déséquilibre inhérent que se trouve la raison d'être de notre douleur.

L'un de mes livres préférés depuis l'âge de vingt ans est *Le Prophète*, un chef-d'œuvre écrit par Khalil Gibran en 1923. Dans un style poétique majestueux, ledit Prophète partage sa sagesse sur les expériences et les défis courants de la vie. Lorsqu'une femme lui demande de parler de la douleur, il dit : « Votre douleur est l'éclatement de la coquille qui enferme votre entendement. » Pour moi, cette phrase est tellement profonde ! Lorsque nous éprouvons de la douleur par la conscience de l'instant présent, si nous ne tentons pas de l'écarter, elle peut nous amener à comprendre notre part émotionnelle, qui pleure pour être guérie. La douleur émotionnelle a pour but d'attirer notre attention, afin que nous puissions modifier notre façon de penser et nos croyances.

Le corps spirituel

Le corps spirituel est notre corps éternel. C'est la matrice de l'énergie de l'âme – la vie que nous sommes. L'âme entre dans le corps physique alors que nous sommes dans le ventre maternel. Tout au long de la vie, elle nous guide doucement pour nous aider à créer ce que nous voulons sur le plan physique, à partir de nos diverses énergies. Notre âme est censée être responsable de notre esprit, qui, à son tour, est responsable de nos pensées. Notre esprit veut créer, ou recréer, qui nous sommes vraiment, soit l'amour et tout ce que cela signifie. Lorsque nous sommes en contact avec cette source d'amour, nous créons la vie à partir de l'âme, non à partir de l'esprit égoïque.

La prise de conscience

Lorsqu'on commence à observer ses pensées, on se rend compte du fait qu'on n'est pas celles-ci, mais plutôt l'observateur. Voici comment Eckhart Tolle exprime cette forme de conscience :

> Ainsi, quand vous observez une pensée, vous êtes non seulement conscient de celle-ci, mais aussi de vous-même en tant que témoin de la pensée. À ce moment-là, une nouvelle dimension entre en jeu. Ceci est le début de la fin de la pensée involontaire et compulsive[7].

Nous voyons alors qu'il y a en nous deux parties : notre ego et notre âme. Jusque-là, nos pensées auront été produites et continuellement recyclées sous l'influence réactive de l'ego. Mais maintenant que notre âme observe les pensées, elle prend part au tableau et se met à exercer une direction.

Prendre le contrôle

Lorsque nous écoutons nos pensées, nous sommes dans l'instant présent, dans la conscience et la maîtrise. Notre bavardage mental se rapporte toujours au passé ou au futur, mais le passé n'est qu'un souvenir et le futur n'est qu'imagination. Tant qu'on entretient des souvenirs stressants, on ne peut avancer vers la paix intérieure. Ce moment présent est la seule réalité ; c'est là que gît notre pouvoir. Vivre dans le PRÉSENT, telle est notre paix. Nous pouvons apprendre à indiquer à notre mental sur quoi il doit se concentrer.

Lorsque nous sommes aux commandes de notre esprit et de nos pensées, nous commençons naturellement à nous sentir plus confiants. Nous créons un présent fort et responsable, et un avenir en harmonie avec l'âme et la vie.

Lorsque nous sommes conscients de nos pensées, l'étape suivante consiste à prendre conscience des sentiments générés par celles-ci. Nos sentiments créent nos attitudes et nos émotions. Le fait de prendre conscience de nos sentiments, et de leur manifestation dans notre corps, nous permet de comprendre nos attitudes et nos émotions. Tel est le sujet du prochain chapitre.

18

Les attitudes et les émotions

On ne peut guérir sa propre douleur en la propageant chez les autres.

– Keith Atlea, chef du conseil des Ahousaht, tribu autochtone de l'île de Vancouver

Une attitude mentale positive, qui reflète l'équilibre des trois aspects de notre vie, le mental, l'émotionnel et le spirituel, est essentielle à un programme de santé complet. Nous devons assumer la responsabilité de notre vie mentale et corriger résolument les attitudes négatives, les émotions et les expériences qui influencent notre comportement et affectent notre santé.

Les attitudes

Les attitudes influencent notre caractère et notre bien-être. Elles se forment à partir de nos croyances et deviennent le gouvernail de notre vie. Si on a le cœur et l'esprit ouverts, on peut continuellement apprendre et améliorer son caractère. Si on a l'esprit fermé et un regard négatif sur la vie, on a tendance à écarter les occasions d'apprentissage et d'amélioration du caractère, et à demeurer coincé dans le passé.

Les pensées

Au chapitre précédent, nous avons brièvement exploré divers aspects de notre mentalité. Laissé à lui-même, l'esprit égoïque recycle nos pensées et dirige notre vie à partir d'un point de vue réactionnel, qui porte des jugements catégoriques. Cela se produit sans même que nous en ayons conscience. Lorsque nous prenons conscience du bavardage mental, nous pouvons commencer à prendre une position d'observateur et à voir à travers l'illusion de l'identification à nos pensées. Mais nous devons le faire nous-mêmes. Personne d'autre ne le fera à notre place.

Les émotions

Le mot émotion vient du latin *emovere*, qui signifie « exciter, agiter, remuer, ou bouger ». Les émotions sont de forts sentiments généralisés, aux manifestations à la fois psychologiques et physiologiques. Les émotions fortes génèrent dans notre corps des produits chimiques qui influencent notre santé. Par exemple, rappelez-vous à quel point vous vous sentiez heureux et plein d'énergie lorsque vous étiez amoureux. Inversement, lorsque vous êtes triste ou découragé, vous avez de la difficulté à sortir du lit; vous vous sentez fatigué, et la motivation nécessaire pour démarrer et entreprendre les tâches à accomplir vous manque.

Nos pensées créent nos émotions, et nos attitudes influencent nos pensées; elles sont reliées. La conscience de ces trois éléments est un aspect essentiel de la santé consciente. Notre réaction émotionnelle devant une expérience, quelle qu'elle soit, est directement reliée aux pensées que nous entretenons à son égard. Sont-elles heureuses, pleines d'espoir, affectueuses, ou tristes, haineuses, remplies de crainte ou de colère ? C'est notre perception des événements qui détermine notre ressenti. Nous pouvons sentir l'émotion, mais en avons-nous conscience ? Sans cette conscience de nos émotions, nous sommes comme un vaisseau sans gouvernail ballotté par les vents des circonstances de la vie. On nous provoque et nous ne comprenons pas pourquoi, nous contentant de réagir. Nous pensons qu'on nous fait quelque chose, mais ce qui provoque nos réactions émotionnelles, ce sont nos propres attitudes et pensées à propos des paroles ou des gestes des autres. L'expérience de nos émotions vient de ce que nous nous disons à nous-mêmes.

Au lieu de masquer nos réactions de douleur par des éclats de colère, la soumission, une activité incessante ou des substances toxicomanogènes, nous devons prendre conscience de nos émotions à mesure qu'elles surviennent, en identifiant à quel endroit elles se manifestent dans notre corps et ce que nous révèle la douleur qui y est associée. Le corps nous parle et tente d'attirer notre attention pour nous aider à redevenir entiers. Nous devons comprendre son langage.

Comprendre la négativité

Les attitudes et les émotions négatives ne sont pas agréables. Nous n'aimons pas en avoir ni fréquenter ceux qui en montrent. Lorsque nous sommes dans un état négatif, ou auprès d'une personne négative, nous avons envie d'élever nos défenses. Cette réaction émotionnelle possède un schéma correspondant dans notre corps physique. Nous fonctionnons de même sur le plan cellulaire. La recherche du Dr Bruce Lipton a complètement révisé le point de vue généralement accepté sur le fonctionnement des cellules. Celles-ci ne fonctionnent pas seulement à partir de l'intérieur, en tirant leurs consignes des gènes, mais aussi à partir de l'extérieur, en tirant leurs consignes de l'environnement émotionnel et chimique. La membrane de chaque cellule perçoit ce dont cette dernière a besoin pour se développer et survivre à même son environnement, puis elle envoie une directive à ses protéines[1].

Le Dr Lipton montre que chaque cellule a de l'intelligence et que ce qui s'applique à l'une s'applique aussi aux communautés de cellules. Le corps est une communauté d'au moins 70 trilliards de cellules ; c'est une vaste intelligence collective cellulaire. Dans son livre *Biologie des croyances*, le Dr Lipton explique que les cellules grandissent ou se protègent. Lorsque des cellules perçoivent de la nourriture dans leur environnement, elles s'y dirigent pour leur croissance. Lorsqu'elles sentent leur bien-être menacé, elles passent au mode protection et s'éloignent[2].

À la naissance, nous réagissons naturellement à la bonne nourriture et à l'amour ; comme nous nous sentons vigoureux et soutenus, nous grandissons. Mais lorsque nos récepteurs corporels perçoivent les toxines ou les produits chimiques des émotions qui provoquent la peur, nous passons en mode protection ; nous battons en retraite et cessons de grandir. Notre corps se mobilise pour se protéger, en utilisant ce qu'on appelle l'axe HHS, ou hypothalamus-hypophyse-surrénales[3]. Il perçoit les menaces par l'entremise de l'hypothalamus, qui envoie un message à la glande maîtresse, l'hypophyse, qui envoie ensuite un signal aux surrénales pour qu'elles dégagent de l'adrénaline, hormone du stress. L'adrénaline initie une réaction de lutte ou de fuite. Dans un but de survie, elle détourne la circulation sanguine des organes internes et du cerveau vers les muscles. Nous accélérons et passons à un état de haute tension. La digestion et la nourriture interne, en plus de la pensée intelligente, passent au second rang devant la force brute. Pendant ce temps, notre système immunitaire est réprimé. Nous prenons de la force physique, mais perdons de la force intellectuelle ; nous sommes en mode protection[4].

Essentiellement, les émotions positives nous aident à nous développer, tandis que les émotions négatives nous aident à survivre.

L'amour ou la peur

Nos émotions ont un but. Les émotions et les attitudes positives, tels la joie, l'espoir, l'optimisme, la satisfaction et la gratitude, sont fondées sur l'amour et nous donnent un bon sentiment de nous-mêmes. Nous nous sentons alors en expansion ; nous développons une image de soi positive et nous grandissons. Les émotions négatives, tels la colère, le ressentiment, la culpabilité, l'anxiété et la dépression, sont basées sur la peur et sur des sentiments d'impuissance et de manque de confiance en soi. Sous l'influence des émotions négatives, nous nous sentons vulnérables, nous élevons nos défenses et nous ralentissons notre croissance. L'amour nous encourage à grandir ; la peur nous décourage et nous fait passer en mode protection. L'amour engendre la santé et la production d'énergie, tandis que la peur engendre la maladie et l'épuisement.

Les émotions négatives troublent le rythme cardiaque et le système nerveux autonome. Les émotions positives régularisent la variabilité du battement cardiaque et équilibrent le système nerveux autonome et l'efficacité cardiovasculaire[5].

La réaction chimique de notre corps au stress émotionnel négatif est acide. Comme nous l'avons appris, les états acides préparent un milieu à la maladie. Nous devons prendre conscience de nos habitudes de santé émotionnelle négatives, afin de les rendre positives, ce qui a un effet alcalifiant sur le corps. En passant à des attitudes positives, nous soulageons le corps de son stress et l'aidons à être en santé.

Les attitudes négatives contrecarrent la guérison, même si elles semblent apporter une satisfaction ou un soulagement temporaire lorsque nous les exprimons. Réagir à des situations par la colère, la peur, l'inquiétude, le chagrin, l'apathie ou la rébellion provoque la maladie dans notre corps, car l'énergie de nos pensées, de nos croyances et de nos attitudes est reliée à nos organes corporels par des voies énergétiques. Lorsque nous laissons une vision négative du monde dominer notre pensée, cela change subtilement la circulation d'énergie vers les organes corporels. Avec le temps, cette baisse d'énergie modifie la fonction cellulaire, ce qui précipite le développement de la maladie. Lorsque la technologie médicale est en mesure d'identifier sa présence, l'état de maladie est bien avancé.

C'est d'abord par notre mental que nous devons changer notre vie. Pour nous rétablir d'une maladie, nous devons nous ouvrir à une nouvelle vision de la vie. Cela exige du courage. On y arrive par un désir sincère de changement.

Lorsque nous assumons la responsabilité de nos pensées, avec une attitude d'acceptation, de gratitude, de générosité, de pardon, d'humilité et d'amour dans nos pensées et nos actions, les caractéristiques négatives de notre tempérament, telles que l'égoïsme, l'amertume, la culpabilité, le regret et la condamnation de soi, commencent à perdre de leur pouvoir et à disparaître. Nous avons reprogrammé notre subconscient. Nous sommes passés de la centration sur soi à la centration sur l'autre, et avons appris à vivre dans l'instant présent.

Devenir conscient du point de vue émotionnel

Gary Zukav et Linda Francis sont les auteurs du livre *The Heart of the Soul: Emotional Awareness*[6]. Cet ouvrage m'a été fort utile pour comprendre mes émotions et prendre conscience de mes réactions dans diverses situations. Grâce aux explications fournies dans ces pages, j'ai appris à sentir où se manifestent les émotions dans mon corps, ce qui m'a ensuite permis de déceler soit l'amour soit la peur derrière mon émotion du moment. J'ai pu observer le plaisir ou la douleur dans l'instant présent et garder une conscience des émotions.

Pour parvenir à nous assumer et à nous développer spirituellement, il est essentiel de vivre consciemment nos émotions dans l'instant présent, comme nous le faisons avec nos pensées. Tout le pouvoir de comprendre et de changer se trouve dans le présent. Le développement de la conscience émotionnelle est un processus continu d'observation et de reconnaissance de nos émotions changeantes. Au départ, cela peut nous sembler fastidieux, mais à mesure que nous développons une conscience du moment présent, cela devient une évidence, un processus d'observation de la reconnaissance de notre nature. Nos émotions peuvent alors rester en mouvement. Elles ne se bloquent pas. À mesure que nous cultivons cette habileté, nous pouvons fonctionner à partir de l'âme dans nos relations. Nous développons une conscience émotionnelle.

En prenant conscience de nos pensées et de nos émotions à mesure qu'elles se présentent, nous pouvons choisir la direction à donner à notre vie, car notre avenir se crée à partir du présent. C'est la clé d'une liberté émotionnelle qui s'assume.

La liberté émotionnelle

Nous pouvons apprendre à maîtriser nos pensées et nos émotions en reprogrammant notre subconscient. La manière la plus fondamentale d'y parvenir consiste à identifier les schémas de pensées négatives que nous voulons changer et à répéter ou entretenir à leur place des pensées positives, assez souvent et longtemps pour qu'elles se rendent à notre mémoire subconsciente. Nous avons l'intention de devenir une personne différente, et nous y arrivons ! Mais il faut du temps.

Nous pouvons apprendre d'autres techniques pour apporter du soulagement et changer nos schémas de pensée et leurs résultats subséquents dans notre vie. Tout cela exige une introspection personnelle, afin de pouvoir identifier des facteurs de notre vie qui ne fonctionnent pas au meilleur de notre intérêt. Citons, par exemple, des techniques comme la Programmation neurolinguistique (PNL), la Technique de liberté émotionnelle (TLE) et la Brain Gym. La PSYCH-K^{md}, approuvée par le Dr Bruce Lipton, fonctionne quant à elle en un laps de temps relativement court pour corriger les croyances subconscientes dysfonctionnelles, par la synchronisation des hémisphères du cerveau. Une recherche sur Internet vous renseignera sur ces programmes.

Un autre programme, « The Healing Codes », a été développé par les Drs Alex Lloyd et Ben Johnson. Il est basé sur l'activation de « commutateurs d'énergie » dans le corps, ce qui permet de neutraliser l'énergie destructrice d'images émotionnelles malsaines, basées sur la peur et entretenues dans la mémoire cellulaire. Lorsque la menace perçue est retirée, le corps peut passer à un mode de guérison par la croissance, fondé sur l'amour et une saine image de soi. Le stress s'élimine alors du corps, « ce qui permet au système neuro-immunitaire de reprendre sa tâche de guérir tout ce qui va de travers dans le corps[7] ». Ce système, même s'il est un peu coûteux, serait appuyé par des témoignages sur divers cas de guérison, dont celle du Dr Ben Johnson, guéri de l'ALS (ou maladie de Lou Gehrig).

Tout processus de changement efficace doit comprendre la culture de la conscience de ce qui va ou non dans notre vie. Cela doit nous aider à traiter efficacement nos blessures et nos croyances sous-jacentes, en les amenant à la surface pour les reconnaître et leur permettre de sortir de notre corps de douleur subconscient. Comme ce processus peut nécessiter un certain temps, il faut être prêt à reconnaître la douleur lorsqu'elle entre dans notre conscience ; il faut être focalisé sur l'instant présent. Si nous laissons notre mental ressasser sans cesse les expériences passées, celles-ci continueront de se répéter dans notre vie. La seule réalité est dans le présent. Le seul moment où l'on fait quoi que ce soit, c'est maintenant.

Les pensées et émotions positives guérissent

À la différence de leurs contreparties négatives, les pensées et les émotions positives procurent le calme, la guérison et la régénération de tout le corps. Les attitudes de bonheur, de gratitude, d'amour, de pardon, de patience et d'autres encore nous permettent de nous détendre, réduisent le stress et soutiennent toutes les fonctions corporelles. Le rire, en particulier, guérit.

La gratitude et l'amour

Tout ce que nous faisons, que ce soit manger, travailler ou jouer, devrait l'être avec gratitude et amour. Ces deux attitudes jouent un grand rôle dans notre bien-être émotionnel. La gratitude est un sentiment d'appréciation. Et bien que l'amour nous soit très familier en tant qu'émotion, l'amour à l'état pur est une façon d'être dans le monde et de s'y rattacher ; c'est une attitude[8]. L'amour reconnaît que tout contribue à la création de Dieu. Il renferme des qualités comme l'acceptation, la tolérance, le don, le partage et l'amitié.

La gratitude et l'amour sont les conditions essentielles de la paix et de la stabilité émotionnelle. Ils engendrent l'humilité et la modestie de caractère, et aident à développer une manière douce d'être en relation, avec un air de confiance sans prétention. La gratitude et l'amour sont les clés de l'harmonie, non seulement dans nos relations avec les gens, mais aussi par rapport à ce que nous mangeons et buvons. Rappelez-vous ce que le Dr Masaru Emoto a démontré, à savoir que dans des échantillons d'eau congelés, les paroles de gratitude et d'amour envers cette eau provoquent la formation de cristaux de glace magnifiques et organisés. À leur tour, ces structures harmonieuses nourrissent notre corps lorsque nous les consommons. Les paroles suivantes attribuées à Jésus nous pressent de suivre cette approche : « Recevez toujours avec amour, car c'est l'amour qui instruit la nourriture sur la façon de nourrir notre corps[9]. »

Entrer en contact avec nos sentiments

Si les pensées sont les forces génératrices qui créent ce que nous voulons dans la vie, les sentiments constituent notre boussole. Ils nous montrent si nous sommes dans la bonne direction.

La vie, avec ses pressions et ses émotions variées, peut être troublante. Nous sommes tous confrontés à des décisions, des accords et des relations qui, parfois, ne fonctionnent pas de manière heureuse. Et souvent, en repensant au cheminement qui nous y a amenés, nous nous rappelons que nous étions plus ou moins à l'aise quant à tout cela à l'époque. Mais nous n'avions peut-être pas suffisamment conscience de ce que ressentait notre moi authentique. Nous devons prendre conscience de nos sentiments et de nos émotions à mesure qu'ils se présentent. Nous devons écouter notre cœur.

Une recherche effectuée par l'institut HeartMath à Boulder Creek, en Californie, a révélé que le cœur physique est bien plus qu'une pompe, car il a sa propre intelligence. Tandis que le cerveau croit connaître des situations au moyen d'informations, le cœur comprend sur un plan intuitif. Il influence le fonctionnement du cerveau[10]. Idéalement, le cœur et le cerveau doivent collaborer. Nous avons besoin de prendre conscience de ce que dit le cœur, autant que de ce que nous pensons.

Nos sentiments nous montrent la vérité

Nos sentiments nous apprennent ce qui est vrai. Au fond, sur le plan du moi authentique, nous sommes en contact avec l'âme – c'est notre moi réel. Les sentiments sont le langage de l'âme.

Chacun de nous veut connaître la vérité en toute situation. C'est ce que nos sentiments ont pour but de nous dire. Dans son livre *Questions et réponses au sujet de Conversations avec Dieu*, Neale Donald Walsch nous conseille le test du ventre. Restez attentif aux sensations ressenties dans votre ventre ; soyez conscient de ce qui s'y passe. Votre ventre est-il calme ? A-t-il senti l'excitation de l'anticipation ? Avez-vous un estomac délicat ou tendu par la colère ? Walsch avance que le ventre ne ment jamais, qu'il sait toujours ce qui est bien[11].

Si nous n'aimons pas ce que sent notre ventre, nous savons que quelque chose n'est pas bon pour nous à ce moment-là. Notre ventre nous indique simplement que nos pensées vont à l'encontre de notre intérêt à long terme, que nous devons peut-être changer d'idée et adopter de nouvelles pensées. Les émotions suivent toujours les pensées.

Comment voulons-nous « être » ?

Nous sommes à même de mesurer l'état de notre caractère en répondant aux questions suivantes : « Est-ce que j'aime – au sens vrai, humble et désintéressé du terme ? » ; « Suis-je qui je dis être ? » ; « Suis-je authentique, ou est-ce que je projette une fausse façade aux autres ? » ; « Ma vie est-elle profondément satisfaisante ? » ; « Suis-je en paix avec moi-même ? ». L'ultime objectif de la vie est d'atteindre un état de paix intérieure et de joie. C'est possible si nous sommes prêts à travailler à nos sentiments de désespoir, de peur, de colère et de ressentiment pour passer à l'acceptation, au pardon, à la raison et à l'amour inconditionnel. En définitive, notre but serait de personnifier une attitude de compassion envers tous les autres.

Être authentique

Nous savons tous intérieurement si nous sommes sincères ou non. Lorsque nous le sommes, nous faisons preuve d'authenticité et de vérité. Nous ne jouons aucun rôle ; notre moi véritable apparaît. Il est honnête, ouvert, direct, et dépourvu d'ego. Il ne fait pas semblant d'être quelqu'un d'autre ; il est qui nous sommes. Il est transparent. Notre moi authentique, c'est l'enfant en nous qui est d'un naturel spontané, car il est toujours dans l'instant présent. Il n'a d'autre intention que d'être lui-même. Être authentique ouvre la porte à la vérité, au bonheur, à l'épanouissement et à la joie de vivre. Cela aide à réapprendre qui l'on est en tant qu'être aimant, et ce, dans toutes nos paroles et nos actions. C'est pour cela que nous avons été créés. Si nous n'en sommes pas encore là, c'est du moins pour cela que nous sommes venus.

S'organiser

Remodeler notre caractère exige un examen honnête et l'identification des attitudes positives et négatives qui sont à l'œuvre dans notre vie. Cela veut dire devenir conscient de l'influence des attitudes et des émotions sur notre santé. Cela signifie aussi assumer la responsabilité de nos attitudes et nous engager à changer celles qui sont négatives. Peu importe l'influence de nos parents, de nos amis ou de nos partenaires, peu importent nos expériences de vie, nous demeurons tout de même responsables de nos attitudes, et les seuls à pouvoir les changer. Blâmer les autres ne mène nulle part, sinon à une ornière. Assumer la responsabilité personnelle de notre situation de vie est le premier pas vers l'amélioration de nos attitudes.

Pour guérir sur le plan mental et émotionnel, il faut être reconnaissant et indulgent, et accepter la responsabilité des conséquences de nos gestes et de nos décisions. C'est lorsque nous avons des difficultés que nous devons nous demander : « Qu'est-ce que cela peut m'apprendre ? Qu'est-ce que je fais de travers et que je devrais changer ? » Les défis et les revers sont des occasions de changer nos attitudes et nos croyances.

Pourquoi notre vie se déroule-t-elle ainsi ? Y a-t-il quelque chose qui la pousse dans la même direction depuis des années ? Quand nous affirmons vouloir changer, et même prendre des résolutions, pourquoi certains d'entre nous semblent-ils impuissants à mener à bien l'atteinte de différents objectifs de vie ? Il y a une réponse, et elle dépend de ce que l'on croit.

19

La puissance des croyances

Que vous pensiez pouvoir le faire ou non, vous avez raison.

– Henry Ford

Nos croyances ont-elles une influence ?

Nos croyances sont si fortes qu'elles créent notre santé, notre bonheur et notre vie. Les croyances de notre inconscient, qu'elles soient positives ou négatives, se reflètent dans nos situations de vie.

Chaque maladie reflète un système de fausses croyances en nous. Notre corps nous parle. Un processus de maladie est la preuve que quelque chose ne fonctionne pas dans notre esprit ; c'est là que réside le pouvoir d'un changement durable[1]. La douleur de la maladie est le cri du corps qui nous demande de changer la cause sous-jacente : les croyances qui ne fonctionnent pas dans notre meilleur intérêt.

La recherche du Dr Bruce Lipton, dont il a été question plus haut, prouve que la biologie de nos cellules est contrôlée par notre esprit[2]. C'est surtout parce que nos pensées, issues de nos croyances, provoquent une réaction chimique différente dans notre corps, selon que l'on se sent en sécurité ou menacé, joyeux ou agacé, positif ou négatif. Au moyen de leurs récepteurs, les cellules réagissent à leur environnement par la croissance ou par la défense. Un milieu sain suscite une réaction de croissance ; un environnement toxique, une réaction de défense.

Ce qui compte, ce n'est pas nécessairement ce qui est vrai, mais ce que nous croyons vrai, notre perception. Les études sur l'effet placebo le démontrent : notre esprit peut guérir notre corps. Des documentaires télévisés ont montré la guérison complète de gens qui croyaient vraiment qu'on avait effectué une opération chirurgicale sur eux ou qu'un certain médicament leur avait été administré, même si la chirurgie n'avait pas eu lieu et que le médicament n'était qu'une pilule de sucre.

Les fabricants de médicaments sont inévitablement contrariés par le fait que dans la plupart de leurs essais cliniques, les placebos, de « faux » médicaments, s'avèrent tout aussi efficaces que les cocktails chimiques savamment conçus[3].

Lorsque notre esprit croit que quelque chose est vrai, notre corps réagit en conséquence et le fait arriver. C'est ainsi que nous créons notre réalité.

Comment se forment nos croyances

Petit enfant, nous concluons des accords en notre for intérieur, à partir de nos expériences à la maison et de la culture de notre milieu, sur ce qui doit être vrai[4]. Lorsque nous acceptons ces perceptions, elles deviennent nos croyances et nous les emmagasinons dans nos banques de souvenirs. Depuis le ventre de notre mère jusqu'à l'âge de six ans environ, nous sommes tels des disques durs d'ordinateurs, enregistrant toutes nos expériences et nos perceptions dans la mémoire de notre subconscient. Et ces croyances deviennent les programmes automatiques qui dirigent notre existence et planifient nos futures expériences de vie, peu importe qu'elles soient vraies ou non. Nous téléchargeons les croyances de nos parents et nous nous comportons en fonction de celles-ci[5]. Essentiellement, ces croyances – nous sommes talentueux ou non, méritants ou indignes, en sécurité ou en danger, en santé ou malade, par exemple – deviennent des programmes qui créent notre réalité d'adultes. Pourtant, la majorité des croyances que nous acceptons ne sont pas vraies[6]. Elles ont été formées d'après nos sentiments, alors que nous interprétions les situations dans lesquelles nous nous trouvions ou auxquelles nous étions soumis. Exactement comme des cellules ou la communauté de cellules que nous sommes, nous avons adopté des comportements de protection dans l'intérêt de notre survie ou de notre croissance, alors que nous nous sentions confiants et libres d'explorer notre monde et de développer nos talents.

Cela fait toute une différence que nous ayons été élevés dans un milieu où chacun est respecté ou critiqué, encouragé ou abusé, un milieu de calme ou d'anxiété, de bonheur ou de colère, de sécurité ou de peur, car ces facteurs deviennent les filtres par lesquels nous voyons le monde.

De l'enfance à l'âge adulte

Les petits enfants sont d'un naturel spontané et joyeux. Ils vivent au présent et n'ont aucune prétention. Ils ne font pas semblant d'être autre chose que ce qu'ils sont : authentiques, curieux et sensibles. Ils posent des questions innocentes et directes. Ils sont ouverts et confiants. Ils prennent à la lettre et croient ce que les adultes leur disent. Les petits enfants fonctionnent à partir de l'âme. Mais un jour, ils commencent à modeler leurs croyances et leurs comportements sur leurs expériences et sur ce qu'ils croient vrai. Lorsque des expériences négatives les affectent, ils apprennent à retenir leur innocence et leur spontanéité ; ils passent de l'authenticité au fait de faire semblant. À cause de sentiments de malaise et de la douleur émotionnelle, ils se mettent à penser au « moi » d'une façon protectrice, à s'identifier à leur mental. L'ego, ce sentiment d'égocentrisme, se forme petit à petit. Leurs pensées se détachent de la réalité présente et passent à la fantaisie du passé et de l'avenir dans lesquels le mental invente des histoires reliées à leurs expériences. Par conséquent, les enfants commencent à modifier leur comportement et font semblant d'être autre chose que ce qu'ils sont naturellement. Ils apprennent à enfouir leur douleur et à retenir une partie de leur moi véritable et entier. Mais cette douleur enfouie et ce faux moi ont un prix. Le moi enfant est réprimé à cause de la peur et le faux moi adulte apparaît pour le protéger. Cela entraîne une perte du moi authentique. Les enfants observent les adultes dans leur monde et entreprennent de les imiter, de fonctionner à partir du mental.

En tant qu'adultes, si nous n'avons pas affronté nos croyances dysfonctionnelles, nous perpétuons le schéma de vivre par le biais de notre mental, ce qui signifie que nos dysfonctions continuent de se répéter.

Le sentiment de quelque chose de plus grand

Tout au long des siècles, dans toutes les tribus, nations et cultures, on a senti, cherché et pratiqué une communication mentale avec Dieu, ou le Grand Esprit – peu importe le nom donné à cette force ou cette présence. Même les soi-disant incroyants ont recours à une prière rapide dans un moment de crise extrême. Lorsque des groupes de gens partagent des croyances communes sur le fonctionnement du monde spirituel, des religions naissent. On cherche un sens, un sentiment de maîtrise, un moyen de comprendre la place que l'on occupe dans le cosmos. Y a-t-il une différence entre la religion et l'âme ?

La religion et la spiritualité

Selon le dictionnaire, la religion est une croyance en une puissance divine ou surhumaine, ou en des puissances auxquelles il faut obéir et qu'il faut vénérer en tant que créateurs et maîtres de l'univers. Et c'est aussi l'expression de cette croyance au moyen d'une conduite et d'un rituel.

La spiritualité se préoccupe de l'âme, souvent considérée comme le plus haut sommet de l'esprit, du fait de montrer un grand raffinement de la pensée et du sentiment. La religion nous enseigne que ce qui survient dans notre vie est aux mains d'une puissance qui nous est extérieure, que notre bonheur, notre succès ou notre situation sont liés à la volonté de cette puissance – peu importe ce qu'elle décide –, habituellement en fonction de notre comportement et de notre foi.

La religion considère en grande partie les humains comme des êtres séparés de Dieu. La spiritualité considère quant à elle qu'ils ne font qu'un avec Dieu ; elle comprend que tout est relié. La religion se concentre sur la puissance extérieure, tandis que la spiritualité se concentre sur la puissance intérieure. La spiritualité nous invite à voir nos pensées et nos sentiments comme des reflets de la source créatrice dans notre vie. Étrangement, les grands maîtres des religions nous ont enseigné que « le royaume de Dieu est au milieu de nous[7] ». Ils ont essayé de montrer la voie, mais les groupes religieux n'ont rien compris. Les adeptes de toutes les grandes religions finissent par vénérer le messager au lieu d'accueillir le message et de se transformer. Au cours des siècles, pourquoi avons-nous écouté sans comprendre ? Pourquoi nous battons-nous encore les uns contre les autres ?

La sagesse de la kabbale

Il y a plus de 4 000 ans, la sagesse collective de l'époque, la kabbale, était consignée dans le Livre de la formation. On dit qu'il a été écrit par Abraham, le patriarche fondateur du judaïsme, du christianisme et de l'islam. La kabbale fut plus tard complétée et rédigée en 23 volumes, le Zohar, censés contenir toutes les instructions pour comprendre « le jeu de la vie[8] ». Mais cette information, qui devait libérer le peuple de ses chaînes mentales, ne fut pas appréciée par l'establishment religieux, désireux de garder son contrôle sur le peuple. Voilà pourquoi, au cours des siècles, il a fait tout en son pouvoir pour persécuter les kabbalistes et détruire leurs écrits. Heureusement, l'establishment n'y parvint pas. Ce secret gardé pendant des millénaires est maintenant connu du public.

Nous vivons dans deux mondes

Nous habitons deux mondes, mais nous n'en voyons qu'un. La kabbale enseigne que notre réalité se divise en deux parties. Le monde physique perçu par nos cinq sens comprend 1 % de notre réalité, tandis que la vaste majorité de notre réalité comprend le royaume de l'âme, les 99 % qui restent. Le 1 % est la source d'obscurité, de lutte et de chaos dans notre vie. Les 99 % sont une source d'épanouissement durable, de joie et de Lumière[9]. La Lumière, avec une majuscule, est la source de notre lien avec Dieu.

Selon la kabbale, les interprétations ordinaires des textes sacrés sont trompeuses, car tout y est en codé. Les textes sacrés ne doivent pas être pris à la lettre. Ce que nous prenons au sens littéral est, en fait, symbolique ; il y a un sens caché, plus profond. Sans comprendre les symboles, nous cherchons aux mauvais endroits des solutions à nos problèmes et demeurons inconscients de la façon d'accéder à la puissance miraculeuse que Dieu nous a donnée.

Pourquoi ne voyons-nous pas ?

Quelle est la raison de l'illusion apparente qui fait obstacle à notre compréhension et à notre progrès au jeu de la vie ? Une force semble s'opposer à nous, qu'on a appelée, dans l'histoire, le diable, Lucifer, l'Ombre, l'Ennemi, le Trompeur, et Satan. La kabbale qualifie cette force d'Adversaire, et l'Adversaire n'est autre que notre ego[10] ! C'est notre faux ego susceptible qui nous trompe et nous fait réagir à des situations présentes dans notre vie, brisant notre lien avec les 99 % que représente le monde de l'épanouissement, de la joie et de la Lumière. Nous réagissons impulsivement, nous prenant au piège de notre charge émotionnelle. Aveuglés par nos émotions réactionnelles, nous ne voyons pas ce qui se passe vraiment, car nous ne comprenons pas. Lorsque nous passons de l'innocence et de la clarté de l'enfance à la feinte qui caractérise l'âge adulte, nous nous prenons au piège de l'illusion de notre ego ; notre vision de la réalité est obscurcie. Notre ego nous coince dans le monde du 1 %, à moins que, ou jusqu'à ce que nous utilisions notre libre arbitre pour résister au besoin pressant de réagir, nous détachant ainsi de l'ego et passant à la Lumière.

Dès lors, la solution aux problèmes de notre vie est de passer aux actes, de sortir de notre mental et de rester dans l'instant présent, de passer à la création consciente. Au cours des siècles, l'humanité a tenté de le faire par la prière. Mais sans connaître les « règles du jeu », les résultats ont été, au mieux, désinvoltes.

La clé perdue de la puissance de la prière

La prière a un sens différent selon les individus, mais en principe, ce sont des paroles adressées à Dieu. Certains croient au pouvoir de la prière pour l'expérience de la voir à l'œuvre dans leur vie. D'autres, même s'ils n'ont peut-être jamais fait l'expérience personnelle de résultats tangibles de la prière, en maintiennent néanmoins une pratique privée en raison de leur éducation et du sentiment de sécurité qu'elle semble leur apporter en période de solitude. La Bible renferme maints récits de miracles ayant résulté de la prière. Mais les grandes questions sont les suivantes : « Si la prière est efficace, comment fonctionne-t-elle, et pourquoi ? Quand on prie pour d'autres, pourquoi un tel reçoit-il une "guérison miraculeuse" et tel autre non ? Si la prière agit pour une personne, pourquoi n'agit-elle pas pour une autre ? Y a-t-il plus de pouvoir dans une prière de groupe que dans une prière individuelle ? » Ce sont là des questions valables auxquelles des réponses commencent à apparaître.

Dans la plupart des cultures européennes et occidentales, la foi dominante est le christianisme et le principal texte sacré est la Bible. Mais lorsqu'on se met à examiner l'histoire de la Bible, la manière dont elle a été écrite et rassemblée, certains faits très intéressants se manifestent. Dans son étude intitulée *The Constantine Conspiracy* (également mentionnée au chapitre 19), le rabbin David M. Hargis souligne que sous la direction de l'empereur romain Constantin, un fort groupe d'évêques, appelé le Concile de Nicée, s'est rassemblé pour travailler ensemble, de 318 à 325 apr. J.-C., à l'élaboration de la doctrine de l'Église[11]. Ce groupe a également décidé des textes anciens qui seraient inclus dans ce que nous appelons aujourd'hui la Sainte Bible[12].

Le Concile de Nicée a retiré de nombreux manuscrits originaux de l'information importante sur l'âme et la vie. Ce n'est qu'en 1946, lors de la découverte des Manuscrits de la mer Morte, qu'on s'en est aperçu. Le rouleau d'Isaïe se trouvait parmi ces documents. Il contient des renseignements sur la prière, perdus jusqu'alors, et assez renversants : le secret d'une prière efficace semble être une combinaison de pensée, de sentiment et d'émotion.

Dans la Bible, il est dit que « tout ce que vous demanderez dans une prière pleine de foi, vous l'obtiendrez[13] ». Mais nulle part dans la Bible on ne retrouve cette sagesse d'Isaïe et des esséniens, à savoir que la pensée, le sentiment et l'émotion constituent le levier de la manifestation de nos prières.

Serait-ce la raison pour laquelle certaines personnes semblent recevoir une réponse à leurs prières, ou des miracles, contrairement à d'autres ? Lorsque nous comprenons que tout est électrique, y compris les pensées, les sentiments et les émotions, il s'ensuit peut-être logiquement que dire ou répéter les mots d'une prière, c'est une chose, mais qu'ajouter la charge électrique du sentiment, de l'émotion, et de la croyance, ou visualiser des choses comme si elles étaient déjà accomplies, c'en est une autre. Prier avec passion semble être la clé pour se relier à la puissance créatrice universelle.

Les paroles sont électromagnétiques et créatrices

Au chapitre 2, nous avons examiné l'idée que tout, dans l'univers, est électrique. Tout est une expression de l'énergie – même la matière apparemment solide. Étant donné leur nature électromagnétique, toutes les choses peuvent communiquer sur le plan cellulaire.

Dans l'exposé sur l'eau et la mémoire au chapitre 12, j'ai présenté le travail du Dr Masaru Emoto, qui a démontré par la photographie que des mots et des sons différents produisent des schémas cristallins différents dans de l'eau glacée. Des paroles positives et joyeuses génèrent des cristaux de glace d'une symétrie magnifique. Des paroles négatives, colériques et décourageantes donnent des cristaux de glace complètement désorganisés et misérables. Les paroles ont un pouvoir créateur ou destructeur.

Dans la Bible, au début de la Genèse, se trouve le chapitre sur la « création ». Le premier verset dit ceci : « Au commencement, Dieu créa les cieux et la terre. » Remarquez que chaque fois que Dieu crée quelque chose, la Bible dit : « Dieu dit. » Dieu est également appelé, dans la Bible, « la Parole ». À présent, examinez bien ce qui suit. Au chapitre 1, verset 26 de la Genèse, il est dit : « Puis Dieu dit : "Créons l'homme à notre image, à notre ressemblance." » Dieu, le Maître Créateur, a fait de nous des créateurs ! Ce n'est pas une simple déclaration religieuse. La clé de la création est dans les mots que nous employons, ainsi que dans notre intention et notre croyance. Consciemment ou non, nous créons les situations de notre vie par nos pensées, nos paroles et nos émotions. De plus, dans Matthieu, chapitre 12, verset 37, Jésus dit ceci : « Car c'est d'après tes paroles que tu seras justifié et c'est d'après tes paroles que tu seras condamné. »

Même si on choisit de ne pas avoir de religion ou de ne pas croire, il faut songer avec soin, du moins à la preuve physique de l'« effet des mots », tel qu'il est démontré par les cristaux de glace de Masaru Emoto. L'influence des mots sur la manifestation physique a depuis été répétée et vérifiée par d'autres chercheurs, dont Bruce Lipton, biologiste cellulaire.

Le Dr Len Horowitz affirme que la physique des sons, y compris ceux de la parole orale, incorpore des phénomènes électromagnétiques et des ondes en mouvement dans l'espace. La création de miracles par la prière exige que la prière soit verbale et orale, de même qu'une attitude de lien fidèle et juste avec Dieu[14]. La personne qui prie doit être en harmonie avec la force universelle de l'Amour. Selon mon interprétation, cela signifie avoir une attitude d'intention aimante.

La religion et la science en accord

Le Dr David Yonggi Cho, un pasteur chrétien de la Corée, a établi une congrégation de 50 000 membres. Au cours d'une discussion avec l'un des principaux neurochirurgiens coréens, il a appris que la science avait récemment découvert que le centre cérébral de la parole gouverne tous les nerfs du corps. Le Dr Cho était d'accord, précisant qu'il le tenait de la Bible, où on peut lire ceci : « La langue est le plus petit membre du corps, mais elle peut le brider au complet. » Le médecin a ensuite parlé de sa découverte que le simple fait de prononcer des paroles positives ou négatives permet de contrôler le corps et de le manipuler à sa guise[15]. Si on pense et qu'on dit qu'on est fatigué, faible, malade ou vieux, le contrôle central de la parole donne ces ordres au corps, lequel réagit en conséquence et commence à se désintégrer. De même, les pensées et les paroles qui expriment l'énergie, la force, la santé et la jeunesse sont exécutées par le centre de contrôle de la parole dans le cerveau, en suscitant une réaction positive et régénératrice par l'intermédiaire des nerfs qui parcourent tout le corps.

Les paroles ont une immense influence sur notre santé. On a écrit beaucoup de livres sur le thème « Ce que vous dites est ce que vous recevez ». L'un de ces ouvrages, signé Karen Burton Mains, s'intitule *You Are What You Say: Cure for the Troublesome Tongue*[16]. La recherche de pointe est en train d'éclairer de manière puissante nos capacités créatrices, positives et négatives, et le message est clair : Si vous souhaitez ce qu'il y a de mieux en termes de santé, de bonheur et de prospérité, observez vos pensées, car ce sont les paroles qui créent votre réalité ! Nous avons tous la capacité de canaliser nos pensées dans une direction positive.

Les affirmations

Louise Hay est l'auteure à succès de 27 livres, dont *Heal Your Body*. Elle a découvert qu'il y a une cause à chaque problème physique de notre vie ; la manifestation des symptômes résulte de schémas de pensée. Selon elle, pour renverser la maladie il suffit de renverser les schémas mentaux. *Heal Your Body* contient un court guide de référence des schémas mentaux qui sous-tendent probablement diverses maladies du corps. En outre, il fournit des affirmations de guérison appropriées qu'elle encourage à répéter plusieurs fois pendant un mois. Ce bon livre a réconforté beaucoup de gens, mais il pourrait s'avérer utile de pousser ce conseil un peu plus loin.

La plupart des affirmations sont formulées au présent et portent sur quelque chose que l'on désire à l'avenir. Dans son livre *Law of Attraction*, Michael Losier explique pourquoi de nombreuses affirmations n'apportent pas les résultats escomptés. À son avis, lorsque vous les répétez, les paroles suscitent une réaction ou une vibration subconsciente basée sur le sentiment qu'elles éveillent en vous. Par exemple, si vous souffrez d'embonpoint et que vous répétez l'affirmation « J'ai un corps mince », vous savez que c'est un mensonge, car actuellement vous n'avez pas un corps mince. Il y a un conflit, et la vibration qui en résulte est négative. C'est parce que vos paroles ne sont pas en phase avec vos croyances, vos sentiments et votre réalité actuels. Cependant, une affirmation de désir telle que « Je suis excité à la pensée d'avoir un corps mince » est croyable ; elle provoque des sentiments positifs et peut s'accorder à votre subconscient. À condition, bien sûr, que vous suiviez également un programme de nutrition et d'exercice conçu pour susciter le résultat positif souhaité. Les affirmations ne fonctionnent pas si elles ne font qu'énoncer ce que l'on veut. Elles ne fonctionnent que lorsqu'elles énoncent quelque chose que nous savons déjà vrai. Alors, pour que les affirmations de ce que l'on désire soient efficaces, nous devons ressentir l'excitation, la possibilité et l'espoir[17]. Encore une fois, comme pour le secret de la prière, c'est l'émotion qui allume notre puissance créatrice.

Le même principe créateur qui consiste à utiliser l'émotion s'applique également aux visualisations. Il faut sentir ce que l'on visualise pour que cela s'active[18].

La visualisation

Nous vivons une époque passionnante que certains appellent « la fin des temps » et d'autres, le début de l'« âge de l'éveil ». C'est la fin de l'obscurité et l'émergence de la lumière. C'est l'éveil à la nature véritable de l'univers, et l'apprentissage du fonctionnement en harmonie avec elle. Ce livre a pour but de faire la lumière sur ce processus à l'égard de la santé.

Ce qui aide également à répandre cette nouvelle vision des choses, c'est un certain nombre de jeunes gens extrêmement doués, qu'on appelle souvent enfants indigo ou cristal. L'un d'entre eux est un jeune homme appelé Adam. Il a la capacité innée de voir des schémas et des émanations énergétiques autour des êtres vivants, même sur le plan cellulaire, et d'aider à restructurer ces énergies pour redonner la santé. Selon Adam, nous pouvons tous harmoniser notre énergie et nous guérir. Pour cela, l'outil principal qu'il enseigne est la visualisation. En bref, ce processus consiste à visualiser mentalement une zone de dysfonction corporelle en train de retrouver la santé, et à voir se produire la guérison dans les images mentales que nous créons. On trouvera plus de renseignements sur Adam au www.dreamhealer.com.

La visualisation fonctionne grâce à la capacité créatrice de nos esprits conscient et subconscient. Un hypnotiseur accompli m'a dit que le subconscient voit en images. Ce qu'il entend, il le convertit en une image visuelle, il y croit et il le reproduit dans la vie de la personne. Que l'hypnotiseur travaille pour divertir ou pour aider les gens à guérir leur vie, il tire parti de ce processus créateur automatique en nous tous.

Changer ses croyances pour changer sa vie

La série de livres *Conversations avec Dieu*, de Neale Donald Walsch, se résume à deux questions que nous devons nous poser pour déterminer pourquoi nous sommes en vie : « Qui suis-je ? » et « Qui est-ce que je veux être ? ».

En tant qu'humains, nous sommes formés d'un corps, d'un esprit et d'une âme. Le corps est la demeure physique temporaire de l'âme. L'esprit est notre générateur de pensées, notre outil de création. L'âme est l'énergie de qui nous sommes. C'est la part éternelle de notre être.

Dieu, ou le Créateur, ou la Puissance universelle, ou Tout Ce Qui Est, selon le terme qu'on préfère, a créé l'univers et tout ce qu'il contient. L'univers continue de se créer et de prendre de l'expansion. Comme nous l'avons vu, nous sommes aussi des créateurs. Nous créons notre réalité. Nous sommes responsables de tout ce qui survient dans notre vie.

Notre âme veut créer, ou recréer, qui nous sommes vraiment. Mais voici le point crucial : nous ne pouvons créer qu'à partir de nos pensées et de nos croyances fondamentales. Nous ne pouvons qu'amorcer le processus en utilisant des programmes de données déjà implantés en nous, comme pour un ordinateur. Notre corps est une manifestation ou un reflet de nos croyances, de même que des croyances entretenues sur le plan cellulaire. Agissez-vous à partir de la colère, du ressentiment et de la peur, ou bien du pardon, de la gratitude et de l'amour ?

L'amour est la force créatrice de l'univers. Comme elle fait partie de cette énergie créatrice, notre âme est également pur amour. Comme elle est l'essence d'amour de qui nous sommes, notre âme désire toujours ce qu'il y a de mieux pour nous. Dans les coulisses de notre conscience se trouve le maître éternel, l'âme. Le mental est le serviteur, mais tel un enfant turbulent, il cherche à contrôler par l'intermédiaire de l'ego. Le subconscient ne peut fonctionner logiquement que par l'intermédiaire de nos croyances fondamentales – ce que nous pensons de nous-mêmes. Si ces croyances sont basées sur l'insécurité, la pauvreté, la maladie ou le vieillissement, il ne peut que les créer dans notre vie. Par contre, si elles sont centrées sur la sécurité, l'abondance et la complétude, notre subconscient travaille fidèlement à créer celles-ci dans notre vie.

Notre corps fonctionne à partir de souvenirs subconscients emmagasinés, mais notre âme nous amène toujours à devenir la meilleure vision que nous puissions entretenir de nous-mêmes. L'âme est la véritable puissance créatrice, mais comme Dieu, et en tant qu'aspect de Dieu, elle n'interfère jamais avec nos décisions ou notre libre choix. Elle continue de doucement suggérer. Si vous êtes en train de lire cet ouvrage, c'est parce que votre âme a porté cette information et cette connaissance à votre attention. Savoir, c'est pouvoir, et le pouvoir de changer et de devenir une version plus grande de qui on est présentement commence toujours par la pensée.

Notre corps est un système énergétique qui peut être dirigé par nos pensées. La clé d'un corps sain, en plus des aliments que nous consommons, est la programmation de notre subconscient au moyen de pensées positives et saines. Nous devons surveiller notre monologue intérieur et visualiser la santé désirée. Nous devons avoir en notre pouvoir les messages énergétiques que nous envoyons à notre subconscient. Vous vous dites peut-être : « D'accord, mais comment faire ? » L'histoire qui suit vous donnera la solution.

Le changement et la guérison

Lila Dahl habite à Victoria, en Colombie-Britannique. Elle est l'auteure du petit livre important *Change Your Mind Change Your Life*. Alors que Lila avait le cancer pour une seconde fois et qu'elle était très malade, ses médecins lui ont dit qu'elle n'avait plus que deux mois à vivre. Ce qui est arrivé par la suite est un témoignage étonnant de la puissance de l'esprit et de la créativité en chacun de nous. Lila est retournée chez elle, mais elle a pris une décision sous la forme d'une pensée : « Personne ne va me dire quand je vais mourir », et elle a crié : « Je vais vivre ! » Cela lui a ouvert une toute nouvelle vie. Comme elle le dit, « j'ai réalisé que j'avais à me détacher de mes schémas de pensée malsains ».

Le livre de Lila nous amène dans un processus détaillé d'identification des décisions malsaines, enracinées, ou des croyances fondamentales que nous entretenons sur le plan subconscient à propos de nous-mêmes et de la vie. Il nous montre comment nous détacher de ces croyances et, finalement, comment enregistrer et ancrer à leur place des décisions et des croyances saines. Il en résulte une nouvelle création de la réalité en cours. Nos programmes de données intérieures sont renouvelés un à la fois, afin que notre expérience extérieure puisse changer.

La confirmation de la recherche scientifique

Le Dr Bruce Lipton affirme que nous ne sommes pas victimes de nos gènes, que nous avons un énorme potentiel pour déterminer l'issue de notre santé. Il nous appartient de changer ou de contrôler notre environnement, et nous le faisons au moyen de l'énergie de nos pensées et de nos croyances. Il est maintenant entendu que les cellules peuvent réécrire des programmes génétiques existants, surtout créés à partir de nos perceptions et de nos croyances au cours du développement fœtal et de la petite enfance. Le Dr Lipton explique que durant cette période, nous sommes surtout dans les états hypnotiques de la conscience thêta et delta. C'est notre principale période de programmation subconsciente, similaire à celle du disque dur d'un ordinateur[19]. C'est la source emmagasinée de la charge émotionnelle négative que beaucoup d'entre nous ont et portent jusqu'à la vie adulte. Ainsi, que nous soyons craintifs, pessimistes, confiants, heureux ou optimistes, nos cellules tirent leurs ordres de nos pensées et se mettent à agir en conséquence, en dirigeant notre santé vers la maladie ou l'harmonie.

Notre monde extérieur est un reflet des croyances subconscientes qui créent notre réalité. La santé consciente, c'est devenir conscient du fait que c'est en train d'arriver, et diriger le processus avec intention.

L'intention – donner une direction à notre vie

Tout ce que nous accomplissons dans la vie – que ce soit grand ou petit – découle d'un processus de création. Cela débute par l'intention. Nous pensons à un but, nous avons l'intention consciente de l'atteindre, et nous mettons en mouvement des gestes physiques dans cette direction.

À partir de concepts tirés du livre *The Active Side of Infinity* (*Le voyage définitif*), de Carlos Castaneda, le Dr Wayne Dyer explique que l'intention est une force, un champ d'énergie dans l'univers auquel nous puisons et qui « fixe la voie vers l'accomplissement[20] ». L'intention est plus qu'une simple décision ; c'est une puissance universelle qui prépare le terrain à la création dans notre vie. Cependant, lorsque l'ego est aux commandes, la puissance de l'intention est désactivée[21].

Tout existe déjà en tant qu'énergie sous la forme de l'âme. Le processus de création consiste à se relier à l'esprit pour manifester nos désirs. Nous sommes toujours en train de créer les circonstances de notre vie, mais la plupart d'entre nous n'en ont pas conscience ; nous le faisons inconsciemment, par le biais de l'ego. Cependant, nous disposons également du libre arbitre pour nous relier consciemment à l'énergie universelle par l'intention et l'âme, et créer ainsi la vie de santé, de bonheur et d'harmonie que nous désirons tous.

Au chapitre suivant, nous verrons une conception fondamentale du fonctionnement de ce processus créatif, tout en suggérant des moyens pratiques de dégager et d'organiser notre mental pour nous relier à ce champ énergétique de la conscience. Nous pouvons créer une nouvelle vie, si nous le voulons.

20

Créer sa vie

Chacun pense à changer le monde,
mais personne ne songe à se transformer.

– Léon Tolstoï

Tout est relié

Tous les êtres et les événements de notre vie sont reliés, car ils font partie d'un même système énergétique universel. Le mot univers veut dire « toute la création intégrée en un seul système ». Rien n'est séparé ; tout fait partie de cet unique système, nous y compris.

La difficulté, c'est que nous nous considérons mutuellement comme des corps physiques individuels, séparés. C'est une illusion, car tout est énergie, sous des formes différentes. En tant qu'êtres énergétiques, nous faisons partie de l'énergie universelle. Alors, si nous faisons partie de cette grande unité, comment synchroniser notre énergie de manière à nous accorder à l'énergie universelle ? Quelle est notre place ici ? Pourquoi certains semblent-ils avoir plus de problèmes que d'autres ?

Pourquoi sommes-nous ici ?

Vous êtes-vous déjà demandé ce que vous étiez venu faire en ce monde ? Pourquoi vous êtes né avec ce corps, dans cette famille ? Pourquoi cet emploi, et ces relations ? Ce sont de grandes questions, sans doute les plus importantes que vous puissiez vous poser. La réponse est simple à énoncer, mais plus complexe à comprendre et à mettre en pratique. Notre raison d'être consiste ni plus ni moins à découvrir qui on est censé être, et à apprendre à l'exprimer. C'est passer de la création inconsciente à la création consciente ; traverser l'illusion de l'identification à nos pensées. Pour cela, il faut dépasser les distractions de notre mental bruyant et de notre ego dominateur.

Nous détacher de l'ego

Au chapitre 17, nous avons appris que l'ego est fondé sur l'identification inconsciente au mental – qu'il se nourrit du bavardage mental. L'ego se perpétue également par la douleur. Il se complaît dans la critique, les cancans et la comparaison avec les autres. Son comportement mental repose sur des sentiments d'insécurité, de manque d'estime de soi et de carence affective. Si nous laissons l'ego contrôler notre vie, il écarte même ce que nous désirons le plus : un sentiment continu de bonheur, de joie, de paix, de bien-être et de plénitude. L'ego demeure en réaction, toujours dans la pensée et l'émotion, appuyé sur le souvenir du passé ou l'appréhension de l'avenir. Tel un magicien, il nous tient braqué sur l'illusion. Il nous garde dans l'ombre, incapable de voir la lumière de la réalité.

Pour se détacher du contrôle de l'ego, il faut être prêt à quitter les montagnes russes ; il faut abandonner les pensées qui nourrissent constamment le corps de douleur de désirs impulsifs et réactionnels. Nous devons apprendre à vivre au présent. D'ailleurs, le seul fait de connaître la nature de l'ego et son fonctionnement met les chances de notre côté ; nous sommes déjà sur la voie du succès, car notre conscience s'est élevée. La première étape est toujours la prise de conscience. Pour cela, il faut apprendre les règles du jeu de la vie. Cela signifie passer à la lumière de l'éveil, dissiper l'obscurité de l'incompréhension. Nous apprenons à créer notre vie consciemment, délibérément.

Passer de la réaction à l'action

Le secret, pour vaincre l'ego, consiste à rester conscient du moment présent et à résister. Prendre conscience des pensées à mesure qu'elles se forment, et résister à l'envie de jouer le jeu de l'ego, la réaction impulsive. Ainsi, nos relations avec les autres sont centrées sur le moment présent, sans être influencées par les susceptibilités émotionnelles du passé ou la peur de l'avenir. En restant dans le présent, il nous est possible d'être totalement authentiques.

Nous pouvons à chaque instant créer notre vie. Nous cessons alors de tout prendre pour soi et résistons à l'impulsion de réagir. Nous ne cédons pas à l'envie d'exprimer la colère ; ainsi, nous perdons graduellement notre peur. Nous observons et laissons venir les choses, car nous nous sommes rendu compte que tout arrive pour une raison. Nous cessons de livrer bataille et passons à l'initiative. Au lieu d'aller à l'encontre de l'énergie, nous collaborons avec elle. Par cette pratique consciente, nous arrivons à la transformation spirituelle et commençons à créer notre vie dans le monde des 99 %, celui des vibrations émotionnelles positives. Lorsque nous sommes soumis au contrôle de notre ego, nous vivons en réaction, dans le monde du 1 %.

Chaque fois que nous nous sentons frustrés, en colère, fâchés, et que nous réagissons à une situation, notre ego est aux commandes ; la part fausse de nous submerge notre moi réel et authentique. À ce moment, nous pouvons choisir de ne pas réagir. Nous pouvons nous dégager de la négativité qui consiste à critiquer et à blâmer les autres et les événements pour nos problèmes, car c'est ce qui nous empêche de nous libérer et d'atteindre la paix de l'âme. Nous pouvons choisir l'initiative plutôt que la réactivité. Nous pouvons délaisser les attitudes défensives pour l'amour, l'acceptation et l'accord de notre esprit et de nos gestes. Nous pouvons passer de l'égocentrisme à la sollicitude ; du désir de recevoir à celui de partager.

Le pardon, la clé de la liberté

Pardonner complètement à une personne qui vous a blessé ou trompé, et surtout vous pardonner, voilà la clé de la liberté et de la paix intérieure. Pour cela, il est nécessaire de pardonner à fond. Lorsqu'on libère quelqu'un de son esprit, on se libère aussi. Avec de la compréhension, il est facile de pardonner aux autres, car on s'aperçoit qu'ils ne font que vivre leur propre scénario, sous l'inspiration de leurs pensées, jouant leurs propres peurs et blessures. Sous l'emprise de leur ego, ils réagissent. Seul le pardon permet de rompre les cordes qui nous lient et nous retiennent. Cette liberté nous apporte la paix nécessaire pour devenir celui ou celle que nous voulons être. C'est ainsi que Jésus a pu exprimer de la compassion à ceux qui l'ont crucifié : « Père, pardonne-leur ; ils ne savent ce qu'ils font[1]. »

La rupture des liens par le pardon me rappelle une pratique de la Grèce ancienne. Lorsqu'une personne était condamnée pour meurtre, on attachait le cadavre de la victime au meurtrier, qui devait alors le traîner. C'est un peu ce qui se passe quand on refuse de pardonner à quelqu'un qui, croyons-nous, nous a trompé. Cet individu continue de tourmenter notre esprit et de nous alourdir. Le véritable pardon rompt ce lien et nous libère.

Au départ, le pardon est un acte conscient, mais à mesure qu'il devient une habitude, même quand on se sent agacé par quelqu'un, il devient une attitude, une façon d'être qui développe notre paix intérieure, et nous cessons de juger les autres.

Le sentiment de liberté

Me sentir libre d'être qui je suis vraiment, d'être authentique et de vivre dans le présent est la plus grande joie que j'aie jamais ressentie. Je connais alors une paix intérieure que je n'ai pas connue auparavant. Je suis enfin parvenu à la maîtrise de moi-même, sans blâmer ni réprouver qui que ce soit.

Lorsque nous sommes libres d'être qui nous sommes, avec une intention honnête et aimante, nous ne sommes plus limités par la peur. La colère cache toujours de la peur. Les gens en colère tentent de contrôler et d'influencer les autres par la force. La force n'est pas le pouvoir. Ce dernier est amour et vérité. Un bon exemple est celui de Mahatma Gandhi qui, par le pouvoir de la résistance passive, en prenant position en faveur de la vérité et de la dignité humaine, a vaincu l'oppression du peuple indien par l'Empire britannique, pour gagner l'indépendance en 1948. Gandhi a utilisé le pouvoir; les Britanniques ont tenté de recourir à la force. Le vrai pouvoir finit toujours par l'emporter.

Accéder à notre pouvoir subconscient

Notre subconscient est la centrale électrique de notre vie. Savoir s'y brancher est essentiel pour créer la vie que nous voulons. Lorsque nous sommes capables de maîtriser les pensées de notre esprit conscient, nous pouvons les utiliser pour donner des instructions différentes à notre subconscient. Pour cela, il faut ouvrir le subconscient aux suggestions. C'est ce que fait l'hypnotiseur. Il détend l'esprit de son client et y implante une suggestion. Le subconscient du client y croit et reproduit l'état ou l'habitude dans sa vie. Lorsqu'il est suggestible, le subconscient joue et reproduit littéralement cette croyance dans son expérience, comme avoir chaud ou froid, être incapable de marcher, pouvoir aboyer, ou faire quoi que ça soit d'autre. Nous pouvons accéder au pouvoir du subconscient en établissant à dessein cette suggestibilité en nous.

L'interface entre le conscient et le subconscient est au plus fort quand nous nous trouvons au deuxième palier de la conscience, en alpha. Dans ce moment de calme, le portail du subconscient est ouvert. C'est l'état dans lequel nous baignons juste avant de nous endormir ou au réveil, et que nous pouvons atteindre par la méditation, l'interruption délibérée du mental afin d'être dans le moment présent. C'est alors que le conscient peut parler au subconscient, qu'il peut faire des suggestions douces et confiantes qui seront appliquées par ce dernier. À mesure que l'on répète ces suggestions, le subconscient les reçoit comme des directives à reproduire dans la vie. Tout ce que nous désirons, qui a trait à la santé, à la prospérité, au succès ou aux relations, par exemple, doit être programmé dans notre subconscient. C'est ainsi que nos pensées deviennent notre réalité, que nous créons notre vie. Un excellent livre expose davantage ce processus : *Comment utiliser les pouvoirs du subconscient*, du Dr Joseph Murphy.

Mes croyances personnelles

Je voudrais exposer ici mes propres croyances concernant ce que nous, êtres spirituels et distincts, sommes venus faire ici sur la Terre, sous cet aspect individuel et dans ce cadre familial. Le lecteur tirera ses conclusions sur sa propre réalité. Rappelez-vous que la plupart de nos croyances sur la vérité sont conditionnées, qu'elles viennent des autres. Cette section devrait vous encourager à penser d'une façon autonome et originale, et à voir que vous êtes une personne merveilleuse, de naissance. Sur le plan de l'âme, vous êtes Amour, la force primordiale de création dans l'univers.

Nous nous trouvons dans un processus continu d'évolution en vue de devenir de plus en plus semblables à Dieu, le Créateur primordial, qui est pur amour. Dans ce contexte, l'amour n'est pas un sentiment, mais une manière d'être. Comme d'autres, je crois que nous ne sommes pas des êtres physiques ayant une expérience spirituelle, mais des êtres spirituels ayant une expérience physique. Nous sommes venus apprendre et grandir. En tant qu'âmes, nous avons toujours été et nous serons toujours semblables à Dieu, car nous en faisons partie. Celui-ci n'a pas de forme physique, mais grâce à nous, il fait l'expérience de la physicalité sur terre. Nous sommes créés à l'image de Dieu. Cela signifie que chaque seconde, par chaque pensée et chaque mot, nous créons notre réalité. On nous a donné la liberté de déterminer la réalité, notre vie. En d'autres termes, Dieu nous dit : « Ne pleurez pas ; si vous n'aimez pas votre réalité présente, changez-la. » Dieu nous a créés de façon que nous puissions modifier nos pensées, nos croyances et nos paroles, et, par conséquent, créer une nouvelle vie. C'est ainsi que cela fonctionne. Nous avons le choix. Nous ne sommes pas victimes de nos situations, sauf si nous choisissons d'y croire.

Quant à moi, j'en suis venu à croire qu'en tant qu'êtres spirituels nous avons choisi, avant notre venue sur terre, de naître dans telle famille ; nous connaissions à l'avance les défis potentiels à relever. Nous avons choisi cette famille parce que cela représentait pour nous un contexte parfait pour notre croissance spirituelle et l'atteinte de nos objectifs spirituels dans cette vie. De ce point de vue, nous ne sommes pas des victimes, mais les initiateurs mêmes de nos épreuves et de nos joies. Nous sommes responsables, car, au départ, nous avons choisi de venir.

Hélas, je constate que les humains sont également entêtés, myopes, et qu'ils ont tendance à s'apitoyer sur leur sort. À mesure que nous avançons dans la vie, ou bien nous ne voyons pas la lumière, ou il nous faut le stimulus de la douleur pour changer et croître. Mais nous devons nous demander si nous avons assez souffert. À 62 ans, j'ai fini par voir la lumière et par dire : « Ça suffit. » J'ai ouvert les yeux et j'ai « vu ». J'ai compris. J'ai finalement cessé d'être sous l'emprise de mon ego et j'ai reconnu mon âme. Si vous ne l'avez pas fait, à quel âge direz-vous à votre tour : « Ça suffit ; je reprends ma liberté d'être qui je suis à l'intérieur ; je reprends mon pouvoir et ma paix » ?

C'est toujours vous seul qui décidez. Dieu nous a offert le libre arbitre, le choix d'être ou non qui nous voulons, à chaque instant. Il nous permet de créer notre propre scénario. Personne d'autre ne peut choisir à notre place. Et personne d'autre n'est à blâmer, en définitive, pour notre situation, car ce serait encore être coincé en mode victime. C'est pourquoi Jésus a dit à ses disciples – s'ils croyaient et pratiquaient les vérités qu'il leur révélait – « et vous connaîtrez la vérité, et la vérité vous libérera[2] ». Dans l'Ancien Testament, Jésus s'attend toujours à ce que l'autre personne fasse le premier pas. Lorsque survient le changement désiré – par exemple une guérison –, il dit à cette personne : « Ta foi t'a sauvée[3]. » En vérité, c'est à partir de nos pensées et de nos croyances profondes (notre foi) que nous créons notre réalité présente.

Le processus de création en termes simples

Le processus créatif, des pensées à la manifestation, peut s'expliquer assez simplement. En fait, tout est un et simultané, sans division, mais il peut être utile de compartimenter le processus, comme le montre la figure 20.1.

Notre esprit compte deux parties : le conscient et le subconscient. Les pensées conscientes sont celles qu'il est possible de contrôler par la prise de conscience. Le subconscient est un serviteur dévoué et inconditionnel. Tout ce que pense le conscient, il l'accumule pour le répéter littéralement, sans discuter. Telle une photocopieuse, il reproduit exactement les pensées qu'on lui envoie. Il y a aussi l'Esprit-Dieu, ou Esprit universel. C'est là que se trouve toute la connaissance de l'univers et que se déroule le processus créatif qui engendre une manifestation dans notre vie. Voici le secret : notre conscient ne peut pas directement accéder à l'Esprit universel (ou Puissance universelle), mais le subconscient le peut. Dès lors, tout ce que nous accumulons dans notre inconscient [ou subconscient] par l'intermédiaire de nos pensées conscientes, positives ou négatives, est transféré à l'Esprit universel pour apparaître dans notre vie.

Comme le disent les programmeurs informatiques, « *garbage in, garbage out* ». Tant que nous envoyons à notre subconscient des pensées de négativité comme la

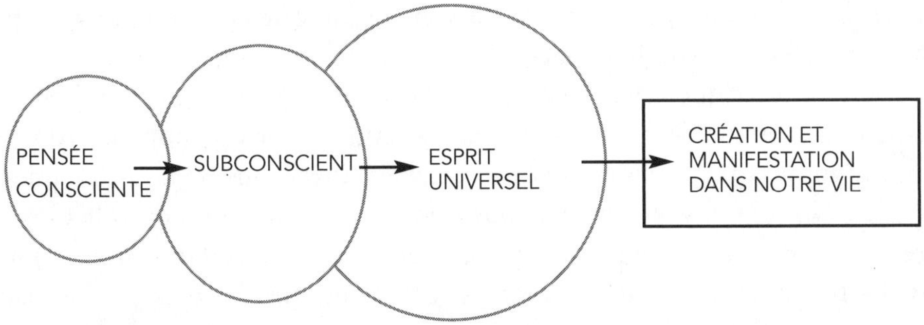

Figure 20.1 Processus de création et de manifestation

peur, la pauvreté, l'indignité et la maladie, c'est ce qui se traduit dans notre réalité. Mais lorsque nous reprogrammons notre subconscient par des pensées positives d'amour, d'abondance, de dignité et de santé, celles-ci finissent par se manifester dans notre vie. C'est ce qui s'est passé dans le cas de Lila Dahl. En utilisant ce processus exact, elle a vaincu le cancer prétendument incurable qui, de l'avis des médecins, allait la conduire à la mort en peu de temps. Elle a recréé sa vie.

Les relations

Pour voir qui nous sommes, nous n'avons de plus grand enseignant, ou miroir, que nos relations. Les relations, surtout intimes, constituent le véhicule principal de notre transformation et de notre croissance. C'est leur rôle principal. Tout ce que nous disons dans une relation, intime ou autre, parle de nous[4] ! Cela n'a rien à voir avec ce que dit ou fait l'autre personne. C'est son propre scénario. Ce que nous pensons, disons et ressentons, ainsi que nos réactions, constitue notre scénario, notre façon de créer notre vie. Pour créer une vie positive, l'essentiel est d'avoir conscience de nos actions et réactions, à mesure qu'elles se produisent. Le plus grand cadeau que l'on puisse se faire, à soi et à son partenaire, est de se représenter dans l'amour confiant, non dans la colère, et de devenir l'être merveilleux, assuré, heureux et magnifique que connaît l'âme qui nous habite. Nous avons tous été créés pour nous développer pleinement dans l'intimité du lien ; c'est une part essentielle de l'équilibre de la santé[5].

Tout l'univers physique est de l'énergie manifestée. Par conséquent, tout ce qui est physique vibre. Des choses différentes vibrent à des fréquences différentes. Des pensées et des croyances différentes vibrent aussi à des fréquences différentes. La peur fonctionne à une basse fréquence. L'amour pur vibre à la fréquence la plus élevée. Je mentionne cette vérité scientifique pour souligner que l'intention d'amour et la vérité que nous entretenons dans nos croyances, ou la personne que nous sommes dans notre processus évolutif, détermineront la fréquence vibratoire de notre être. À mesure que nous grandissons en amour et vivons davantage notre vérité, nous élevons cette fréquence.

Selon la physique énergétique, les choses d'une fréquence similaire vibrent ensemble ; le semblable attire le semblable. Autrement dit, nous attirons les personnes d'une fréquence similaire à la nôtre et, inversement, nous sommes attirés vers elles. Nous le faisons afin de nous donner à nous-mêmes un reflet de l'état de notre croissance. Si nous n'aimons pas ce que nous voyons dans nos relations, nous pouvons transformer qui nous sommes. En changeant d'attitude et de comportement, nous changeons de fréquence et attirons des gens différents.

Lorsque nous commençons à changer, la personne dont la fréquence vibratoire est inférieure, dans la relation, veut désespérément nous retenir à son niveau. En d'autres mots, « *misery likes company* ». Cette personne ne peut supporter ni sentir notre croissance. Elle sait d'instinct que nous nous éloignons d'elle, mais elle craint de regarder en elle et de changer. Elle tente donc de nous dominer. Si nous le lui permettons, nous perdons la liberté d'être qui nous sommes, notre authenticité.

Rappelez-vous que les gens avec qui vous êtes en relation sont là pour une raison, par exemple, comme le souligne Gabor Maté :

> Les partenaires se choisissent mutuellement. Avec un instinct infaillible, chacun trouve la personne qui correspond exactement à sa propre anxiété inconsciente, qui reflète ses propres dysfonctions et déclenchera toute sa douleur émotionnelle irrésolue[6].

La douleur ressentie nous invite à regarder en nous pour l'identifier et la traverser en corrigeant les fausses croyances ou idées préconçues qui en étaient la cause au départ. Lorsque nous commençons à grandir et que l'autre personne reste aux prises avec ses dysfonctions, cela peut s'avérer très difficile, mais personne ne doit rester quand il y a manipulations et abus. À travers tout cela, j'essaie de rester respectueux et intègre envers moi-même. C'est d'une importance capitale. Nous devons toujours nous aimer et nous respecter, et ce, pour aimer et respecter les autres.

Tout survient pour une raison

Je crois que tout a une raison d'être. Rien n'est un hasard ou une coïncidence, car tout, dans l'univers, est relié. Nous avons tout attiré, dans notre existence, pour voir et sentir l'espace de création de notre vie. Tout malheur a de bons côtés, si nous savons les voir. Lorsque nous finissons par sortir de l'emprise de l'ego, nous pouvons revoir les moments difficiles et en percevoir le but sous-jacent, dans le cadre de ce processus d'évolution qui nous a permis de devenir qui nous sommes maintenant. Encore là, les événements et les expériences sont des miroirs, des messagers et des défis à surmonter pour atteindre une plus grande harmonie avec notre âme. Tout a une magistrale raison d'être. En définitive, toute création vient de l'Âme. La seule guérison véritable et complète est un retour à la parfaite complétude, par l'intermédiaire de l'Âme.

Planifier la direction de votre vie

La suite de ce chapitre vise à offrir des idées pratiques auxquelles on peut réfléchir et qu'on peut consigner sur papier pour définir un cadre de priorités et une direction de vie. Il s'agit d'une étape importante de l'envoi de messages clairs au subconscient. À défaut d'être clairs quant à ce que nous voulons, comment nous attendre à ce que le bonheur et le succès se manifestent ? Voilà un exercice fort précieux.

Le but de la vie

Pour vous orienter dans la vie, vous devez être en phase avec votre passion. Votre but peut être distillé à partir de vos pensées, de vos rêves et de vos attentes.

Pour déterminer votre but, répondez par écrit aux questions suivantes :

1. Qu'est-ce que j'aime faire le plus ?
   - Qu'est-ce que j'aime faire, au point de perdre la notion du temps ?
   - Qu'est-ce que je ferais sans rémunération, juste pour le plaisir ?
2. Qu'est-ce qui me réussit ?
   - Quels sont mes talents naturels ?
   - Qu'est-ce que j'ai à apporter aux autres ?
   - Qu'est-ce que je prends plaisir à faire ?
3. Qu'est-ce que je veux accomplir dans la vie ?
4. Qu'est-ce que je suis prêt à faire pour l'accomplir ?
   - Suis-je prêt à sortir de ma zone de confort ?
5. S'il m'était impossible d'échouer, que serais-je en train de faire de ma vie ?

Devenez ce que vous pouvez être de mieux, et vivez-le – SOYEZ-LE !

Vous connaîtrez alors votre but dans la vie, car ce sera simple. Vous le sentirez. Il vous inspirera.

Votre but sera votre passion, votre stimulation !

Les valeurs

Nous devons fonder notre pensée, nos décisions et nos gestes sur un ensemble clair de valeurs auxquelles nous adhérons dans nos relations et nos activités. C'est ce qui forme la base de notre caractère. Les valeurs peuvent quelque peu varier d'une personne à une autre, mais en voici des exemples fondamentaux : l'honnêteté et l'intégrité, la loyauté, l'engagement, le respect, la confiance.

Rappelez-vous : « Ce qui est bien est bien, même si personne d'autre ne le fait. Ce qui est mal est mal, même si tout le monde le fait. »

Les priorités

Pour nous donner une direction et un sentiment de paix dans l'accomplissement de nos activités quotidiennes, nous devons clairement déterminer nos priorités avant de prendre des décisions. Les priorités qui fonctionnent bien pour certaines personnes, en ordre d'importance de la plus élevée à la moins élevée, sont : la vie spirituelle, le conjoint, les enfants, l'emploi ou la vocation, l'intérêt de vie ou les activités reliées à l'objectif de vie. Lorsque nos activités ou notre quête d'argent et de prestige constituent nos priorités fondamentales, cela mène inévitablement au déséquilibre et au malheur.

Lorsque nos valeurs sont fermes et nos priorités, bien définies, nous pouvons montrer de la force de caractère, agir avec intégrité, et donner une direction à nos activités et à nos relations tout en travaillant au succès véritable. Sur ces bases, il nous est possible d'établir et de planifier un but valable.

Consigner ses buts

En 1953, une étude sur l'efficacité des buts a été menée auprès d'étudiants de l'Université Yale, au Connecticut. Seulement 3 % des diplômés disaient avoir des buts écrits et précis. Lorsque, vingt ans plus tard, on interrogea les membres de cette même promotion, on découvrit que ces mêmes 3 % avaient un revenu excédant le total des 97 %[7].

Un but est un rêve pourvu d'une date limite. Si on ne l'écrit pas, ce n'est qu'un vœu pieux. Il faut un désir et une vision. Il faut aussi suivre notre âme là où elle veut, et savoir ce qu'on veut atteindre, où on va. « Si tu ne sais pas où tu vas, dit le proverbe, n'importe quel chemin t'y amènera. » Si nos buts ne sont que des rêves indéfinis, nous ne nous attendons pas clairement à ce qu'ils deviennent réalité. Lorsque nos buts sont tracés, nos pensées, nos énergies et nos talents créateurs sont concentrés sur leur réalisation. Nous tendons à attirer dans notre vie tout ce qui nous fascine, tout ce qui, pour nous, constitue un but vers lequel diriger notre attention.

Travaillez d'abord vos qualités intérieures et engagez-vous envers votre croissance personnelle. Voici ce qui favorise celle-ci :

- les gens que nous rencontrons et avec lesquels nous nous associons ;
- les livres que nous lisons, les livres audio, les conférences et les sermons que nous écoutons, les séminaires auxquels nous participons ;
- notre connaissance, notre compréhension et notre acceptation de nous-mêmes.

La croissance personnelle exige de l'effort et de l'engagement. La croissance et le changement n'ont lieu que lorsqu'on s'aventure hors de la zone de confort. Les solutions de votre vie sont en vous. Êtes-vous en croissance et en apprentissage ? Méditez et questionnez-vous ; les réponses vous viendront.

Les buts peuvent s'avérer nombreux et variés, mais ils doivent être vrais. Ils peuvent s'échelonner à court terme, à moyen terme et à long terme. Ils peuvent être intérieurs et extérieurs. Pour formuler et définir vos buts, dressez-en d'abord la liste au moyen d'un remue-méninges, sans les juger, et écrivez-les tous. Puis divisez votre liste par catégories – spiritualité, social, santé, matériel, carrière, loisirs, finances, relations, etc. – en identifiant la ou les catégories auxquelles chacun de vos buts correspond. Puis, examinez votre liste, une catégorie à la fois, et voyez si votre vie est équilibrée. La majorité des buts sont-ils regroupés en une ou plusieurs catégories ? Quelle motivation sous-tend chaque but ? Qu'essayez-vous d'accomplir ?

Pour nous amener efficacement vers un sentiment de plénitude durable, nos buts et nos visions doivent être :

- fondés sur nos valeurs ;
- positifs, actifs et créatifs – les occupations passives, pour spectateurs, comme le fait de regarder la télé, sont des passe-temps agréables, mais elles ne nous « recréent » pas et ne nous aident pas à grandir ;
- amorcés dès maintenant et rester des points de mire ;
- limités dans le temps, avec un échéancier et des visées d'accomplissement ;
- écrits de façon à pouvoir y revenir, en faire des buts de notre subconscient ;
- précis pour que nous sachions comment ils sont directement reliés à ce que nous voulons ;
- formulés sous forme de plan, avec une série d'étapes actives menant à leur accomplissement ;
- vraiment désirés. (Si nous ne désirons pas vraiment une chose, elle n'arrivera pas. Le désir est le point de départ, le carburant de l'accomplissement.)

Finalement, les buts focalisent nos activités pour nous permettre d'atteindre des objectifs. Mais rappelez-vous, le point de mire de votre vie doit aussi être agréable. Les buts servent à donner une direction. Utilisez-les pour vous guider, sans toutefois en devenir l'esclave. L'esclavage, quelle que soit sa forme, est un fléau contre-productif dans la poursuite du bonheur et de la santé. À l'adresse www.talklisten.com/exchange/2001/october, vous trouverez de l'information utile sur la détermination des buts.

La planification

Un plan est une carte qui nous amène où nous voulons aller. C'est un tracé de notre route qui nous permet d'atteindre nos objectifs et le succès. La plupart des gens ne s'organisent pas pour réussir ni pour échouer. Ils échouent à s'organiser, voilà tout. Organisez votre planification en ayant un objectif en tête.

Établir un plan est un processus qui consiste à décider d'un but à atteindre et à le décomposer en ses plus simples étapes. On peut commencer par le résultat, ou objectif final, à atteindre et reculer jusqu'au point actuel. Ayant identifié le chemin à reculons, on peut ensuite dresser, pas à pas, avec un échéancier pour chaque étape, le plan qui, à notre avis, nous mènera le mieux à l'accomplissement visé.

Une bonne planification prend en considération la priorité d'activités en termes de valeurs et de besoins. Cet important processus d'identification a pour but de permettre un usage efficace et rentable de notre temps. Autrement dit, c'est une bonne gestion du temps. Le dicton « qui va trop vite ralentit » est souvent vrai. Maintes fois, si on se précipite sans trop penser à bien faire, on bâcle la tâche ou le projet, et on doit par la suite en refaire une partie. De même, si on a plusieurs tâches à compléter et qu'on se contente d'y travailler plus ou moins au hasard, on ne fait sans doute pas le meilleur usage de son temps.

En ordonnant nos activités sous forme de priorités, il est possible de réduire notre stress, d'augmenter l'efficacité et la qualité de notre production, et d'accomplir davantage de ce qui compte vraiment dans notre vie.

Nous rapprocher de notre raison d'être

Lorsque vous avez une vision claire de votre raison d'être, que vous avez défini vos valeurs, vos priorités et vos objectifs, et que vous avez formulé un plan étape par étape, vous êtes à même de mettre ce plan en action. Avoir à la conscience un plan clair et y revenir périodiquement prépare notre subconscient à créer l'avenir envisagé. Notre vie peut progresser. On est alors motivé à s'améliorer et mieux placé pour effectuer les changements d'attitudes qui nous aideront à atteindre nos objectifs. On peut adopter des attitudes bénéfiques, comme le fait d'être détendu, assuré, patient, confiant, déterminé, calme et attentionné.

Vous devez pouvoir concentrer votre attention sur la création et l'accomplissement de votre raison d'être. Restez concentré et engagé quant à un projet, une carrière ou une relation. C'est une loi universelle ; on attire ce sur quoi on focalise. Concentrez-vous sur le progrès, l'accomplissement, l'abondance et le succès. Passer du temps à juger, à résister, à se plaindre, à critiquer, à craindre ou à s'inquiéter est contre-productif et ne contribue pas à l'atteinte d'un but positif ni à la santé physique. Une affirmation de Vladimir Kuskoff résume cette vérité : « Votre destin se trouve dans la majorité de vos pensées[8]. »

Une vie nouvelle et améliorée – physiquement, mentalement, émotionnellement et spirituellement – est là, vous n'avez qu'à la créer. Commencez par une vision qui vous donnera une image de ce que vous voulez. Planifiez votre moyen d'y parvenir. Travaillez chaque étape de votre plan avec détermination et engagement. Appréciez au passage les défis, les succès et les progrès. En faisant cela pour vous-même, vous créez consciemment votre nouvelle réalité et votre enthousiasme pour la vie.

Maintenant que nous avons couvert les quatre premières clés de la santé dans la conscience, passons à l'action en mettant cette connaissance en application. Dans les prochains chapitres, nous verrons les aspects pratiques du passage à un mode de vie plus sain. Si nous détenons une connaissance sans l'appliquer, rien ne change. C'est comme disposer d'un interrupteur sans l'allumer. La connaissance nous permet de former des croyances, mais nous devons appliquer celles-ci avant de pouvoir en profiter.

LA CINQUIÈME CLÉ :
APPLIQUER

21

Faire le passage

Un voyage de mille kilomètres commence par un seul pas.

– Confucius

La transition vers une alimentation plus saine

Une fois prise la décision de passer à des pratiques de vie plus saines, vous pouvez, avec le temps, constater des améliorations sur le plan de la santé. Pour vous aider à comprendre vos progrès et vous encourager, il est recommandé, au début de votre programme de transformation, de coucher sur papier tous les symptômes qui vous causent des problèmes. Donnez-vous une base, un point de départ. Inscrivez une date sur cette liste, puis revoyez et consignez votre progrès tous les deux ou trois mois. C'est très utile, car la plupart des gens oublient certains symptômes qui ne les dérangent plus. Ils ne voient plus que leurs soucis immédiats, sans s'apercevoir que leur liste de doléances raccourcit.

La dépendance aux aliments cuits

Les aliments cuits représentent une accoutumance, au même titre que l'alcool, les drogues ou la nicotine. Vaincre toute forme de dépendance exige de la compréhension et une discipline personnelle. Avec le temps et de la persévérance, il est possible de vaincre cette dépendance aux aliments cuits. Nos papilles gustatives peuvent s'éveiller au goût supérieur des jeunes fruits et légumes crus, et trouver les aliments cuits moins appétissants. À mesure que les cellules s'assainissent grâce à l'apport d'une nutrition véritable, l'intelligence du corps se met à agir plus efficacement, augmentant le désir du corps pour des aliments vivants.

Les calories des aliments crus

Les calories n'ont essentiellement rien à voir avec la nutrition, car une calorie n'est qu'une mesure de chaleur. Les aliments crus contiennent des calories autant que tous les autres éléments vivants nécessaires à leur utilisation[1]. Une nourriture surtout composée d'aliments cuits finit par rendre inefficaces les canaux d'élimination. Lorsque cela se produit, les calories alimentaires non éliminées doivent être emmagasinées sous forme de graisse. Si, d'autre part, le corps s'ajuste à une alimentation surtout crue, tous les organes commencent à fonctionner plus efficacement ; on tire une nutrition complète de la nourriture consommée, et toute calorie en excès est aisément éliminée par les selles. Preuve qu'un corps en santé a besoin de moins d'énergie pour fonctionner convenablement, les crudivores ont en général une température corporelle d'un degré Celsius moins élevée que les mangeurs de nourriture cuite[2].

COMMENT EFFECTUER LA TRANSITION

Ceci est très important. Selon la toxicité de votre alimentation actuelle et la rapidité de votre passage à des pratiques alimentaires saines, les réactions de votre corps à l'élimination des toxines peuvent varier de bénignes à plutôt graves. Par exemple, à mesure que les poisons s'évacuent, ils sont déversés dans le sang et remis en circulation dans le cerveau. Par conséquent, des terminaisons nerveuses sont irritées, ce qui entraîne des douleurs et des maux de tête. En cas de maladie grave, il n'y a peut-être pas d'autre choix, car la préoccupation première du corps est une rapide détoxication et un renouvellement des nutriments. Dans d'autres cas, il peut être préférable d'éliminer les mauvais aliments en les remplaçant graduellement. Les réactions de détoxication seront plus lentes, mais les bienfaits pour la santé seront plus graduels. C'est une question de choix personnel et de détermination.

En définitive, il s'agit d'éliminer les aliments toxiques. Le corps dépense de l'énergie et des nutriments pour les traiter, à l'entrée et à la sortie. Leurs toxines s'accumulent et contribuent à la maladie. Les premiers aliments à écarter sont la caféine, la nicotine, le sucre, le sel de table, les produits laitiers, l'alcool et la viande rouge (dans une large mesure). Les desserts, vu leur teneur généralement élevée en sucre, et parce qu'on les prend généralement après les repas, sont très éprouvants pour la digestion. Il faut éliminer cette pratique. Tous ces aliments génèrent beaucoup d'acide.

Pour passer à une alimentation plus saine, l'essentiel n'est pas tellement de se concentrer sur l'élimination des mauvais aliments que d'y ajouter davantage de bonnes crudités.

Le passage à une alimentation plus saine ne doit pas être considéré comme un régime « de soustraction » mais « d'addition ». Nous devons prendre des fruits ou des jus de fruits frais au petit déjeuner, et une grande salade de légumes crus et différents à l'heure du lunch et au repas du soir. Lorsque nous ajoutons des fruits et des légumes crus, nous consommons naturellement moins d'autres aliments. Avec le temps, et à mesure que le corps réagit aux nutriments entiers et frais, les aliments d'avant perdent peu à peu de leur attrait. Ce que nous prenions à chaque repas ou chaque jour, nous le mangeons cette fois tous les deux jours, puis deux fois par semaine, puis une fois par semaine, et ainsi de suite.

Il ne faut pas se sentir coupable d'un écart occasionnel. Il s'agit de ne pas se goinfrer des mauvais aliments. Par exemple, accordez-vous une pointe de pizza, mais pas trois ou quatre. Lorsque nous mangeons à l'extérieur et que nous n'avons vraiment pas le choix, il faut privilégier les salades et consommer de plus petites portions des autres aliments. Au besoin, un supplément d'enzymes digestives facilitera la digestion. Le lendemain, nous reviendrons tout simplement à nos saines habitudes.

Ce que nous pouvons ajouter de mieux à notre alimentation, ce sont des jus de fruits et de légumes frais. Il faut les consommer lentement, et à part. Considérez ces jus comme des repas ou des en-cas. Les jus frais sont meilleurs que tous les suppléments commerciaux de vitamines et de minéraux ; ils détoxiquent et restaurent la santé plus rapidement que tout le reste. Ce sont des aliments vivants et entiers, facilement digestibles.

Établissez un plan de transition pour vous-même ou votre famille : chaque semaine, vous vous rapprocherez un peu plus du régime idéal. Décidez que dans un an ou deux, vous mangerez selon, ou presque, les suggestions exposées dans la Liste de contrôle d'un mode de vie sain (voir plus loin dans ce chapitre). Par-dessus tout, ne rendez la tâche difficile ni à vous-même ni aux autres. Il faut du temps pour modifier des habitudes et des goûts. Avancez tout simplement avec détermination, et à mesure que vous ajouterez les bons aliments, la quantité et la fréquence des mauvais aliments diminueront. Effectuer la transition vers une meilleure alimentation et un mode de vie plus sain, et voir des changements positifs quant à notre santé, s'avère un processus stimulant et gratifiant. Cela vaut tous les efforts et la patience consacrés au processus de guérison. À long terme, vous serez récompensé par une plus grande énergie, moins de maladies et de douleurs, un corps plus fort et plus sain, et une meilleure jouissance de la vie. C'est ce que ce livre entend communiquer. De temps en temps, relisez les parties les plus signifiantes pour vous afin que l'information s'intègre à vos connaissances pratiques.

Simple et efficace

Le changement le plus simple et le plus efficace consiste à boire au réveil un ou deux verres d'eau avec le jus d'un demi-citron. À l'heure du lunch, préparez et consommez un *smoothie* vert (voir annexe 7). À elles seules, ces deux pratiques peuvent procurer des bienfaits pour la santé en un temps étonnamment court.

Restaurer l'équilibre acido-basique

En vérifiant le pH de notre salive et de notre urine, nous pouvons surveiller l'état de notre corps par rapport à notre mode de vie ; nous pouvons également déterminer la qualité de notre réserve de minéraux alcalins. Rappelez-vous : vérifier le pH donne un indice de la santé, mais ne permet pas d'identifier la maladie[3]. Pour vérifier votre pH, vous aurez besoin d'une réserve de papier tournesol de qualité, frais (et non éventé), d'une échelle de 5,0 à 8,0. Des boutiques d'alimentation naturelle et des pharmacies en ont. Certains marchands en ligne en vendent aussi.

Cet exposé et ces commentaires sont brefs et sommaires. Pour plus de renseignements, j'encourage les lecteurs à trouver un exemplaire de la brochure du Dr Ted Morter, *pH, Your Potential for Health*, ou d'autres livres sur les tests de pH. J'insiste sur le fait qu'il ne faut pas tenter de tirer des conclusions définitives de la lecture de tests de pH d'une journée. Une moyenne de plusieurs jours est un indicateur plus fiable.

En général, le pH salivaire, au réveil et avant le brossage des dents, donne la meilleure indication du pH cellulaire. La lecture du pH urinaire indique à quel point le corps tente d'éliminer les minéraux et substances inutilisables ou nuisibles. Normalement, le pH urinaire est surtout influencé par les aliments et les boissons consommés récemment.

Les tests

En utilisant des bandes réactives au pH, testez votre salive avant de sortir du lit. Bougez un peu la langue et déglutissez deux ou trois fois pour faire circuler la salive. Touchez votre langue avec la bande de papier tournesol pour imbiber celle-ci, puis retirez-la et faites la lecture. Puis, levez-vous et allez uriner pour vérifier le pH de votre urine. Vous pouvez placer brièvement la bande de papier tournesol dans la coulée d'urine et l'enlever, ou uriner dans un réceptacle, puis brièvement tremper la bande. Consignez les lectures de salive et d'urine.

La première lecture idéale, à la fois pour la salive et pour l'urine, est d'environ 7,0. Pendant la journée, les lectures de salive et d'urine varient selon ce que nous mangeons et buvons. Parce que le corps élimine l'excès d'acide à partir de la nourriture que nous ingérons, le pH urinaire de la journée est habituellement plus bas. Les lectures de pH idéales de la salive devraient être de 6,8 au réveil, de 7,0 après s'être levé, mais avant de manger, et de 8,5 après le petit déjeuner[4].

Lorsque le pH de la salive du matin est inférieur à 6,8, cela peut indiquer de faibles réserves alcalines ou des schémas émotionnels sous-jacents qui épuisent le corps. Cela déprime inévitablement le système immunitaire et la santé en général. Même les végétariens, dont la nourriture est principalement alcaline, peuvent avoir un pH salivaire peu élevé à cause d'attitudes négatives ou de stress émotionnel. Le Dr Morter affirme que le pH de la salive doit toujours s'élever immédiatement après un repas. Sinon, les réserves minérales du corps sont en panne et doivent être renouvelées[5]. Les chiffres de pH de l'urine du matin sont plus faciles à interpréter. Lorsque le pH est dans un sain équilibre (de 6,8 à 7,2), l'urine a très peu d'odeur. Lorsque le pH est inférieur à 6,8, il faut augmenter les réserves minérales alcalines. Pour cela, éliminez le plus possible d'aliments et de boissons acidifiants et augmentez votre apport alcalin.

Note : En cas de maladie grave, comme on l'a spécifié au chapitre 10, les premiers résultats de tests de l'urine du matin peuvent être trompeurs. Quand le corps combat des états graves, comme le cancer, il est si acide que les reins se mettent à produire de l'ammoniaque pour contrôler temporairement les dégâts, ce qui donne une lecture de pH plutôt normale, mais fausse.

Vérifier sa réserve minérale alcaline

La réserve alcaline d'une personne est directement reliée à son alimentation des mois et des années passés. Le pH salivaire constitue l'indication la plus précise des réserves minérales alcalines et le meilleur indice de la santé générale[6]. Vérifiez le pH de votre salive deux heures après avoir mangé. Puis, pressez le jus d'un demi-citron dans un verre d'eau et buvez. Après deux minutes, vérifiez de nouveau le pH de la salive. Chez une personne saine, ce pH ne devrait jamais être inférieur à 6,8 et doit augmenter après un verre d'eau citronnée. S'il reste le même ou diminue, c'est que les réserves alcalines sont faibles et qu'une alimentation alcalifiante de fruits et de légumes frais et crus peut être nécessaire pendant plusieurs mois pour reconstituer les réserves de minéraux alcalins.

Lorsque le pH est très acide

Lorsque les tests de pH de l'urine du matin sont régulièrement acides et inférieurs à 6,1, c'est que le corps a une grave déficience en minéraux alcalins, surtout en sodium et en potassium organiques. Pour être en bonne santé, il faut les renouveler. Il faut adhérer d'une façon plus stricte à une alimentation de nourriture et de boissons alcalines, en plus de suppléments alcalins, au besoin, et éviter les aliments acidifiants pour ramener le corps à un équilibre acido-basique plus sain. Il faut surtout ajouter des *smoothies* verts à son alimentation (voir annexe 7). Cependant, ces changements diététiques doivent être graduels, pour laisser au corps le temps de s'ajuster.

Ce degré d'acidité indique un autre problème, apparemment contradictoire. Bien que le corps ait un excès d'acide, l'estomac n'en génère pas suffisamment pour bien digérer et convertir la nourriture. Pourquoi ? Les cellules pariétales de l'estomac, qui fabriquent de l'acide digestif, sont si toxiques qu'elles ne peuvent agir efficacement. Des suppléments d'hydrochlorure de bétaïne, en plus d'enzymes digestives, peuvent s'avérer nécessaires en guise de mesure temporaire. Plus l'organisme est acide, plus il faudra de suppléments acides pour soulager ses symptômes d'inconfort digestif[7]. Ces symptômes sont souvent l'indigestion et les brûlures d'estomac, pour lesquelles le remède standard est l'antiacide. Malheureusement, c'est tout le contraire qui est requis, car cela ne traite pas la cause, soit un manque d'acide dans l'estomac[8].

Dans ces situations, en guise de mesure temporaire, je préfère utiliser du vinaigre de cidre de pomme non pasteurisé, riche en minéraux alcalins biologiques. On peut en prendre une cuillerée à thé à une once (5 à 30 ml) dans un peu d'eau avant les repas. Cela fournit à l'estomac et aux intestins un milieu correctif qui favorise la digestion et l'assimilation des minéraux.

Le vinaigre de cidre de pomme non pasteurisé est un aliment vivant acide dans l'estomac, mais qui laisse, après digestion, une cendre alcaline dans le corps. C'est la source alimentaire numéro un recommandée par le Dr Gabriel Cousens pour maintenir l'équilibre acido-basique essentiel du corps[9].

Le sel de mer brut est une source fort utile de sodium organique et d'autres minéraux. On peut prendre une demie à une cuillerée à thé de sel de mer dans un verre d'eau, au lever ou au besoin. Pour des états corporels gravement acides, un sel plus alcalifiant convient peut-être. (On en trouvera un exemple à www.eauvivante.excelexgold.com.) Le sel de mer brut est un sel naturel. N'utilisez pas le sel de table, NaCl, qui est toxique et que le corps ne peut utiliser ; il ne fait qu'aggraver les problèmes de santé.

Les bains sont utiles

Au cours de la période de correction de l'état acide, il est également utile de se tremper régulièrement dans la baignoire. Prenez au moins trois bains par semaine, de 30 à 40 minutes chacun, dans une eau très chaude à laquelle on aura ajouté deux ou trois poignées de cristaux de sel marin. Par la suite, asséchez-vous à la serviette, sans vous doucher. Les bains offrent deux avantages : ils éliminent les toxines du corps, et les minéraux alcalins du sel de mer sont absorbés pour renflouer les réserves alcalines. L'eau du bain doit cependant être filtrée pour la débarrasser du chlore, très nocif.

Patience et persistance

Un corps très acide est en manque de minéraux alcalins, sans doute depuis des années. Il peut falloir des mois d'alcalinisation pour bien corriger un déséquilibre du pH. Soyez patient, mais persistez. Au départ, lorsqu'on passe d'une alimentation malsaine à une alimentation saine et qu'on commence à utiliser des aliments et des suppléments alcalins, le pH de l'urine peut descendre et devenir plus acide. Ne vous alarmez pas, car c'est assez normal. À mesure qu'on lui fournira des minéraux alcalins, le corps éliminera les minéraux acides des régions où il était auparavant obligé de les accumuler. Cela contribuera immédiatement à corriger l'acidité la plus malsaine. Avec le temps et une abondance de minéraux alcalins, on notera un progrès régulier, et le pH atteindra un équilibre acido-basique.

Une fois cet équilibre atteint et stabilisé, on pourra avoir une alimentation moins stricte à l'occasion. En surveillant le pH de l'urine, on peut effectuer les corrections par l'alimentation et les suppléments, au besoin, pour garder le terrain cellulaire dans un état d'oxygénation optimale.

L'objectif ultime

L'objectif ultime de ceux qui veulent vraiment être en santé est d'éliminer de leur nourriture tous les aliments cuits et transformés. Rappelez-vous ceci : même si certains des chats de Pottenger recevaient le tiers de leur ration en nourriture crue, ils dégénéraient en trois générations, jusqu'à s'éteindre. Tendez à réduire graduellement la quantité d'aliments cuits. Le minimum de base pour éliminer les états de maladie et retrouver la santé, sans utiliser de nombreux enzymes et autres suppléments, est 75 % d'aliments crus et 25 % d'aliments cuits. Un meilleur ratio serait 90 % de cru et 10 % de cuit. L'objectif ultime est de 100 % d'aliments et de boissons crus et non transformés. Aussi, gardez le ratio alcalin/acide à au moins 80 % contre 20 %.

Intolérances ou allergies alimentaires possibles

Au début, en passant d'une mauvaise alimentation à l'introduction d'un plus grand nombre de fruits et de légumes crus, beaucoup de gens ont de la difficulté à digérer. Ils peuvent manquer d'acide chlorhydrique et d'enzymes digestives, et souffrir en plus d'une inflammation des intestins, car leur système digestif a été affaibli par des années d'abus. Les symptômes peuvent ressembler au syndrome du côlon irritable. Le système digestif, alors sensible, n'est pas habitué à décomposer des aliments crus et fibreux. Ceux-ci entrent donc dans les intestins sans être complètement digérés, ce qui peut irriter les parois de membranes muqueuses. L'organisme a besoin de temps et d'aide pour s'ajuster. Même si on consomme maintenant les bons aliments, le corps ne peut pleinement les digérer pour en recevoir les bienfaits. De plus, cette digestion incomplète crée des sous-produits toxiques qui épuisent le corps et nuisent au processus de guérison. Si on ressent de l'inconfort à cause d'un excès de gaz (dans l'estomac et le côlon), un ballonnement et une sensibilité au bas de l'abdomen, cela indique souvent un manque d'acide stomacal. Si on évite les aliments nocifs un certain temps, si on prend les suppléments nécessaires pour corriger l'excès d'acide, si on utilise des enzymes digestives aux repas et si on améliore la flore intestinale, le système digestif est à même de guérir et de se renforcer jusqu'à ce qu'on puisse graduellement réintroduire ces aliments dans le régime. Pour beaucoup de gens, une amélioration assez rapide survient tout simplement lorsqu'ils ajoutent des *smoothies* verts à leur alimentation.

Pour produire des hormones équilibrées

La bonne santé vient de saines pratiques de vie. Lorsqu'il est convenablement nourri, le corps génère naturellement des hormones équilibrées. Cependant, lorsque le régime est déficient depuis des années, en cas de stress excessif, après une intervention chirurgicale telle qu'une hystérectomie, ou à mesure qu'on approche de la cinquantaine, les hormones peuvent être en déséquilibre et les taux d'œstrogènes sont susceptibles d'augmenter hors de proportion en présence des autres hormones.

Les trois principales hormones (chez les hommes comme chez les femmes) qui doivent être en saine proportion sont l'œstrogène, la progestérone et la testostérone. Bien qu'une prépondérance de l'œstrogène puisse survenir assez tôt, elle apparaît généralement lorsque les femmes arrivent à la ménopause et les hommes, à son équivalent, l'andropause. Cela peut débuter vers l'âge de 45 ans et devenir plus remarquable chez la plupart des gens de 55 à 60 ans, à mesure que diminuent les taux de progestérone et de testostérone.

Une prépondérance de l'œstrogène peut avoir bien des causes, dont l'absorption de produits chimiques semblables à l'œstrogène à même l'alimentation et l'environnement, une thérapie de remplacement des hormones, des médicaments comme les contraceptifs, des régimes incorrects, et un stress prolongé. Des problèmes de santé peuvent alors y être associés, tels qu'un gain de poids (surtout à la taille), une baisse de libido, de l'anxiété, une dépression, un manque de clarté et une perte d'énergie. Les femmes peuvent avoir des menstruations difficiles, des douleurs aux seins et des sautes d'humeur cycliques. Les hommes peuvent commencer à remarquer le développement de seins féminins, la perte de masse et de force musculaires, et des problèmes de prostate qu'indiquent un besoin fréquent d'uriner, une difficulté à démarrer le jet d'urine, et l'incapacité de complètement vider la vessie. Si on ne le traite pas, cet état peut mener au cancer de la prostate.

La progestérone naturelle peut aider à corriger les ratios d'hormones. C'est un facteur clé de la création d'autres hormones, car elle accomplit de nombreuses fonctions dans le corps des femmes et des hommes[10]. La progestérone contrecarre la prépondérance de l'œstrogène et permet une hausse du taux de testostérone. Les suppléments de progestérone sont plus efficaces sous forme de crèmes contenant de la progestérone naturelle, car cette dernière est aussitôt absorbée et assimilée par la peau. Les suppléments oraux seraient beaucoup moins efficaces, car la progestérone, soluble dans la graisse, peut être éliminée par le foie.

On peut vérifier l'équilibre hormonal en envoyant un échantillon de salive à un laboratoire pour analyse. Je recommande fortement à quiconque pense avoir un problème de déséquilibre hormonal de chercher de l'aide concernant l'équilibre hormonal et les tests de salive. Une source possible d'information est le www.helpforhormones.com.

Écouter son corps

La section sur les symptômes et les causes, au chapitre 6, traitait du langage du corps. Notre principal problème est qu'on ne nous a pas enseigné à écouter, à comprendre et à répondre avec encouragement aux signaux envoyés par le corps lorsque ses besoins sont insatisfaits. Celui-ci veut toujours retrouver la santé.

À mesure que le corps se détoxique et guérit, les signaux qu'il envoie deviennent plus faciles à lire, comme si le brouillard s'évanouissait petit à petit. Dans le cas d'une indigestion, de flatulences ou de ballonnements après un repas, on sait qu'on peut aider à corriger la cause sans médicaments, lesquels ne font qu'éliminer temporairement le symptôme. La diarrhée et la constipation ne sont pas des mystères ; ce sont des réactions du corps, dont la correction exige votre coopération. Un mal de tête n'est pas causé par une déficience en analgésiques, mais par un stress corporel dû à des pressions émotionnelles ou à la présence de toxines que le corps tente d'éliminer.

Vous devez écouter votre corps et réagir de manière encourageante. Les symptômes de maladies ont des causes ; ce sont nos amis, des cris du corps pour nous amener à coopérer avec le processus de guérison, à corriger les causes sous-jacentes. À mesure que se manifestent des réactions d'inconfort, pensez à ce que vous avez fait ou mangé récemment qui les a provoquées. À partir de ces expériences, apprenez à éviter de faire ces choses qui irritent votre corps. Gardez l'œil sur le but : une bonne santé et une vitalité accrue. Notre mission est de restaurer la santé du corps et de renforcer à long terme le système immunitaire, non de rapidement remédier au symptôme. À chaque étape, tentez d'aider votre corps à devenir plus efficace et plus fort. Si possible, ne contribuez pas à l'user.

Un mot d'avertissement

Quiconque prend des médicaments sous la supervision de son médecin, en suivant ses conseils, doit continuer de le faire. Tout changement d'alimentation ou de traitement médical doit être effectué en consultation avec votre médecin holistique personnel. Les médicaments sont destinés aux cas d'urgence et ne doivent être pris que dans la mesure où l'urgence persiste. Votre but est de renforcer votre corps par une alimentation naturelle et des pratiques de vie régénératrices.

Conseils alimentaires destinés à maximiser la nutrition et la digestion

- Les céréales doivent être germées.
- Le meilleur pain est fait de céréales germées.
- Les noix et les graines crues doivent tremper une nuit durant pour désactiver les inhibiteurs d'enzymes qu'elles contiennent afin d'empêcher une germination prématurée. Tremper les noix et les graines les rend plus digestibles et augmente jusqu'à vingt fois leur contenu en enzymes.
- On peut préparer d'excellents substituts de lait dans un mélangeur, avec de l'eau vivante et des amandes crues, des graines de tournesol, des graines de sésame, de la poudre de noix de coco, seules ou en combinaison, au goût. On obtient un autre excellent substitut de lait en broyant des graines de chanvre avec de l'eau.
- Le maïs sucré est plus digestible lorsqu'il est consommé cru, ou du moins très légèrement cuit.
- Consommez régulièrement des jus frais de fruits et de légumes crus.
- Consommez si possible des aliments biologiques.
- Brossez les fruits et les légumes pour en enlever les pesticides, les toxines et la saleté, après les avoir fait tremper de 10 à 15 minutes dans de l'eau additionnée d'une cuillerée à soupe de vinaigre de cidre de pomme non pasteurisé.
- Cuisez légèrement les légumes à la vapeur ; ils doivent être encore un peu croquants.

- Faites sauter légèrement les légumes avec de l'eau, du beurre non salé ou de l'huile d'olive.
- Utilisez un minimum d'épices fortes.

Les jus

Consommer régulièrement des jus frais de fruits et de légumes crus est peut-être l'une des façons les plus rapides de retrouver une santé florissante. Le jus frais présente de nombreux bienfaits à cause de sa nature alcaline, d'une abondance d'enzymes et d'autres ingrédients vivants. Il faut surtout consommer des jus de légumes. Les jus de fruits sont saturés de fructose, un sucre simple, et sans la fibre du fruit entier, ils élèvent rapidement le taux de sucre dans le sang.

Pourquoi ajouter des jus frais à l'alimentation ? Pour plusieurs raisons. À cause de notre alimentation typique, nous avons presque tous un système digestif stressé et sous-efficace, un système intestinal dont la flore est insuffisante, des organes d'assimilation congestionnés et défaillants, et une surcharge régulière de toxines. Nous consommons les mauvais aliments, qui ne comblent pas nos besoins nutritionnels. Actuellement, les fruits et surtout les légumes produits commercialement ont des déficiences en vitamines et en minéraux à cause de l'épuisement des sols et de l'usage d'engrais chimiques. Ils peuvent satisfaire nos goûts acquis et notre faim, mais malheureusement leur contenu en minéraux et en vitamines ne comble pas les exigences nutritives des cellules.

Les avantages des jus frais de fruits et de légumes crus

Voici les avantages de la consommation de jus frais de fruits et de légumes crus, par rapport au fait de manger les fruits et les légumes entiers :

- Ils représentent un repas alcalin avec des nutriments concentrés.
- Ils comptent des enzymes vivantes et intactes – si on les consomme aussitôt.
- Ils exigent peu de digestion (environ 10 fois moins que les aliments solides), et ils sont aisément assimilés.
- Ils conservent l'énergie que le corps peut canaliser vers la guérison.
- Ils offrent une nutrition équilibrée.
- Ils contribuent largement à la détoxication du corps, en le rendant moins acide.
- Ils sont essentiels à une guérison rapide. Un mois d'un régime composé exclusivement de jus peut donner les mêmes résultats que six mois d'un régime sain d'aliments solides, composé surtout de fruits et de légumes crus.

Les désavantages des jus frais de fruits et de légumes crus

- La fibre est séparée du jus et rejetée, ce qui prive le côlon de ses bienfaits. Cette situation peut être tempérée en ajoutant aux jus des graines de lin fraîchement broyées.
- Les légumes racines, telles les carottes et les betteraves, sont moins nourrissants que leurs queues vertes.

Consignes de préparation et de consommation de jus frais

- N'utilisez que des fruits et des légumes de bonne qualité.
- Ne mélangez pas les jus de fruits et de légumes. Toutefois, les pommes sont compatibles avec les jus de légumes, et le céleri et la laitue se mélangent aux fruits. Les jus de tomate et de carottes ne font pas bon ménage.
- De 80 à 90 % des jus de légumes frais doivent provenir de votre région géographique, si possible.
- Il ne faut pas faire chauffer ni laisser reposer longtemps les jus, car cela tue les enzymes vivantes qu'ils renferment.
- Normalement, il faut se passer d'assaisonnements, sinon en ajoutant quelques grains de sel de mer séché naturellement, au goût.
- Consommez le jus le plus tôt possible après l'avoir extrait, car aussitôt préparé il commence à perdre des nutriments par l'oxydation.
- Buvez les jus lentement, pour leur laisser le temps de se mélanger convenablement à la salive et aux sucs digestifs.
- Il vaut mieux ne pas boire de jus aux repas. Un verre de jus est en soi un repas. Combiner le jus aux aliments solides peut surcharger la capacité du système digestif.
- Un sain régime de jus comprendrait chaque jour un plein verre de jus de fruits et un autre de jus de légumes. Pour corriger des problèmes de santé plus importants, on peut en consommer davantage à la place d'aliments solides. Dans le cas de maladies graves, il est parfois recommandé d'adopter, pendant une semaine à un mois ou davantage, un régime entièrement composé de jus, mais il faut d'abord consulter un praticien de la santé. Il faut limiter les jus de fruits à deux verres par jour. Les jus de légumes doivent constituer la majorité des jus consommés.
- Un excellent jus composé, pour nourrir et désacidifier le corps, comporte environ 80 % de carottes, avec du céleri, du persil, de la betterave et du gingembre frais.
- Une combinaison semblable est constituée de carottes, de céleri, de persil et d'épinards, pour leur contenu en fer.

- La pomme est compatible avec les jus de légumes ; on peut en ajouter pour sucrer toute combinaison.

Pour des renseignements et des indications plus détaillées sur les jus et leurs bienfaits, de nombreux livres sont disponibles[11].

Note : Les gens atteints d'un problème d'insuline doivent éviter de boire des jus de fruits et de légumes racines à cause de leur contenu élevé en sucre.

Une histoire de jus encourageante

Comme je l'ai mentionné au chapitre 4, je connais un homme qui a effectué un remarquable retour à la santé lorsqu'il a commencé à prendre une combinaison de jus de légumes frais. J'avais plusieurs fois rencontré cet homme (que nous nommerons Bruce) en toute amitié, pour discuter de différents aliments et suppléments susceptibles de l'aider à combattre son cancer. Il cherchait une solution et prenait ses propres décisions concernant le traitement. Ayant décidé d'employer des méthodes naturelles, il avait refusé les traitements médicaux conventionnels, mis à part un médicament, le Lupron, un bloquant de la testostérone destiné à réduire le taux de PSA dans la prostate. Et il avait eu une séance de radiothérapie à cause de l'aggravation récente de son état. Pendant un an et demi, il a mangé aussi naturellement que possible et préparé ses jus. Mais comme il le racontait, ces jus étaient faits de façon aléatoire et ne suivaient ni combinaison ni formule particulière. Pendant six mois, il a dépensé des milliers de dollars et consommé des quantités copieuses de suppléments de source naturelle, mais il lui manquait quelque chose, car son état continuait de s'aggraver.

Le jour où je l'ai rencontré, il ressemblait à un cadavre ambulant ; il m'a dit plus tard qu'il avait même commencé à préparer ses funérailles. Il était découragé, amaigri, et son énergie était très faible. Durant la semaine suivante, son anémie s'est aggravée et son teint a blanchi. Les tests sanguins, à l'époque, montraient une teneur en fer très faible et une numération globulaire de 89, par rapport à la normale d'environ 140. Son médecin lui a suggéré de prendre des comprimés de fer, mais il voulait d'abord explorer les sources naturelles de fer.

Bruce s'est donc mis à la lecture de *Fresh Vegetable and Fruit Juices*, du Dr Norman Walker. Il a décidé d'essayer l'une des formules de jus de légumes du Dr Walker pour le traitement de l'anémie. Il s'agissait d'une combinaison de carottes, de céleri, de persil et d'épinards dans certaines proportions. Chaque matin, il préparait ce jus et en buvait de 1,5 à 2 litres. En une semaine, son état sanguin s'est stabilisé et à la fin de la deuxième semaine, sa numération globulaire s'élevait. Bruce a également commencé à extraire le jus d'un citron entier, moins les pépins, dans un mélangeur, avec un litre d'eau et un peu de sirop d'érable, pour en faire son premier aliment du matin.

Que Bruce maintienne ses gains et revienne à la bonne santé, cela reste à voir. Il éprouve des difficultés financières et un stress considérable. À mon avis, cette nette amélioration était surtout due aux nutriments vivants et au flux de minéraux alcalins des jus frais, qui ont peu à peu réduit l'acidité de son corps. Je suis convaincu qu'un sain équilibre acido-basique est essentiel à l'élimination des états de maladie.

Tous les jus ne sont pas égaux

Un mot d'avertissement concernant les jus d'agrumes. Si on en consomme régulièrement, en quantités substantielles, les jus composés surtout d'oranges et de pamplemousse peuvent causer des problèmes, ce qui n'est pas le cas lorsqu'on mange des fruits mûrs et entiers en quantité modérée. La plupart des agrumes sont cueillis avant d'avoir mûri, ce qui rend leur jus plus acide.

D'autres problèmes ont trait aux jus de fabrication commerciale. D'abord, tous les jus en conserve et en bouteille sont chauffés, ce qui tue leurs enzymes. Ensuite, on ajoute de l'acide aux concentrés de jus pour les faire durer plus longtemps. Lorsqu'un verre de jus provient d'un concentré, il faut environ dix-huit verres d'eau pour en neutraliser l'acidité[12]. Enfin, la plupart des fruits commercialement cueillis, à l'heure actuelle, sont couverts de produits chimiques toxiques : agents de conservation, colorants artificiels, pesticides et cire. On en consommera inévitablement une partie, car au cours de l'extraction, le fruit entier est fortement pressé, avec la peau.

Tous les extracteurs ne sont pas égaux

Les extracteurs à jus qui enlèvent presque toutes les fibres des fruits et des légumes en retirent des nutriments avec la pulpe. Plus celle-ci contient d'humidité, plus la fibre éliminée est nutritive.

Un extracteur du type Norwalk vide la pulpe de fruit ou de légume de son jus au moyen d'une presse hydraulique, de manière à en extraire tous les minéraux. On raconte que même les animaux ne mangent pas la pulpe qui reste, car elle n'a plus aucun élément nutritif.

Certains extracteurs centrifuges arrivent assez bien à extraire un maximum de jus des fruits et des légumes ; d'autres non. Plus la pulpe expulsée est sèche, plus l'extracteur est efficace.

Les fruits et les légumes qui ont été finement broyés dans un mélangeur Vita-Mix® gardent tous leurs éléments nutritifs, ainsi que la fibre. Le Vita-Mix® fonctionne à très haute vitesse et broie la nourriture en lui donnant une texture fine et crémeuse. Cette façon d'extraire le jus est la plus saine, car on peut consommer l'aliment entier, comme la nature l'a voulu. Puisque l'aliment a été broyé, la digestion est plus facile. Ce type de jus est un aliment entier, qui doit être mélangé à la salive et consommé lentement.

Les aliments biologiques

Il est beaucoup plus sain de consommer des aliments de culture biologique, car ils sont cultivés dans des sols qui contiennent plus d'oligo-éléments. L'agriculture biologique est basée sur un système qui régénère et entretient la fertilité du sol. En utilisant de la matière organique, du compost ou du fumier animal, on améliore la qualité du sol, sans engrais chimiques. Des études ont démontré que les fruits et les légumes biologiques renferment beaucoup plus de minéraux et moins de métaux lourds que les cultures conventionnelles[13].

Lire les étiquettes !

Nous devons nous informer des ingrédients présents dans les produits que nous consommons, que nous étalons sur notre corps, ou avec lesquels nous nous lavons. Pour cela, il faut lire les étiquettes ! Si vous n'avez pas déjà pris cette habitude, vous aurez peut-être une surprise. Par exemple, la plupart des marques de pâte dentifrice contiennent trois ingrédients qui constituent des risques pour la santé si on en ingère trop. Le sorbitol est un liquide qui empêche la pâte dentifrice de sécher et sert de laxatif pouvant causer de la diarrhée chez les enfants ; le laurylsulfate de sodium, utilisé dans le nettoyage des planchers de garage et le dégraissage des moteurs, est potentiellement cancérigène et peut gravement irriter ; et le fluor est toxique si on en avale trop. Certaines étiquettes de pâte dentifrice recommandent de chercher immédiatement l'aide d'un professionnel ou de téléphoner dans un centre de contrôle des poisons si on en a avalé accidentellement une quantité anormale. Des pâtes dentifrices contiennent du TSP (trisodium phosphate), un nettoyant chimique tout usage très puissant qui porte l'avertissement suivant : « Chaque fois que vous manipulez du TSP, assurez-vous de porter des gants de caoutchouc ou un autre matériau protecteur. »

Beaucoup d'antisudoraux contiennent de l'aluminium, un métal lourd et toxique associé à la maladie d'Alzheimer, entre autres[14, 15]. Tandis que la fonction des déodorants d'aisselles est de refermer les pores de la peau afin qu'on ne transpire pas dans ces zones, certains des produits chimiques du déodorant sont absorbés par le corps, où ils s'accumulent sous forme de déchets toxiques. Si vous choisissez d'utiliser un antisudoral, lisez l'étiquette pour vous assurer que ce sont des ingrédients naturels.

Des additifs tels que les agents de sapidité, les colorants et les agents de conservation des produits alimentaires peuvent causer ou aggraver des problèmes qui vont des allergies au cancer. Tous les additifs synthétiques sont fortement acidifiants.

En fin de compte, la règle à suivre concernant les produits alimentaires transformés, les agents de nettoyage ou les articles d'hygiène personnelle qui viennent en contact avec le corps est celle-ci : si ce n'est pas naturel, le corps ne peut s'en servir pour être en santé. De plus, c'est peut-être tout à fait nocif. Que vous achetiez des produits à l'épicerie, à la pharmacie ou dans une boutique d'alimentation naturelle, la consigne, pour lire les étiquettes et choisir les produits, est la suivante : dès que vous avez trouvé un ingrédient qui est un produit chimique ou un mot que vous ne pouvez prononcer, replacez le produit sur l'étagère ! Votre santé en dépend, et votre corps vous en remerciera.

Liste de contrôle d'un mode de vie sain

QUOI CONSOMMER

- Des aliments entiers et naturels – de culture locale et biologique, si possible.
- Des aliments qui n'ont pas été modifiés génétiquement.
- De l'eau vivante et structurée.
- Des *smoothies* verts.
- Des jus de fruits et de légumes fraîchement préparés.
- Des aliments à teneur en cendres alcalines – fruits, légumes, noix et graines, tous crus. (À l'exception des arachides et du beurre d'arachide, lesquels sont difficiles à digérer, contiennent le moins de calcium et sont les noix les plus allergènes.)
- Des céréales entières. Les céréales germées sont les plus faciles à digérer.
- Des aliments acidifiants en quantité modérée. (Voir les annexes 1 à 4.)
- Des aliments en combinaisons digestives compatibles.
- Des enzymes digestives, lorsqu'on mange des aliments cuits, transformés ou irradiés.
- Des enzymes digestives à jeun pour obtenir des gains thérapeutiques.

- Deux ou trois onces (60 à 90 ml) de jus d'aloès par litre d'eau, pour nourrir le système intestinal et régénérer les villosités, afin d'améliorer l'absorption des nutriments.
- Des suppléments à faible dose de vitamines et de minéraux, extraits de concentrés d'aliments entiers et biologiques, et contenant des enzymes vivantes.
- De l'huile de chanvre pressée à froid, afin de fournir des acides gras essentiels équilibrés.
- De l'huile de foie de morue, pour les vitamines A et D, surtout l'hiver.
- De l'huile de noix de coco et du beurre biologique non salé.
- Une quantité limitée de protéines cuites. Cependant, chaque repas doit contenir une source de protéines de qualité qui se combineront convenablement aux autres aliments. La protéine de chanvre est excellente.
- Un bon probiotique, afin d'assurer une saine population de bactéries amies dans le côlon.
- Des antibiotiques et des médicaments uniquement lors de graves crises de santé. Dans ce cas, prenez des probiotiques immédiatement après.

Que faire régulièrement

La détoxication et la régénération des enzymes et des nutriments pour le corps sont des éléments continus et essentiels d'un bon programme de santé. Notre mode de vie, nos aliments et nos suppléments doivent toujours répondre à ces deux objectifs.

- Au réveil, prenez un ou deux verres d'eau chaude et pure avec un jus de citron frais, pour dégager et nettoyer le système digestif. Attendez quinze minutes avant de manger autre chose. (Certains aiment utiliser du vinaigre de cidre de pomme non pasteurisé, avec ou sans miel.)
- Complétez les repas au moyen de bonnes enzymes digestives de source végétale.
- Buvez des *smoothies* verts.
- Assaisonnez avec du sel de mer brut.
- Employez des huiles à contenu élevé en acides gras essentiels oméga-3 et en oméga 6.
- L'huile de chanvre est la mieux équilibrée. Les mélanges d'huiles de poisson (morue et flétan) conviennent également.
- Ne prenez pas de plein repas le matin ; attendez d'avoir faim. Un repas plus léger, comme un jus ou un fruit, aide le corps à se nettoyer de celui de la veille.

- Votre repas le plus consistant sera celui du midi. Prenez le temps de le digérer complètement. Idéalement, il devrait surtout être composé d'hydrates de carbone, plus faciles à digérer que les protéines et sources d'énergie plus rapides.
- Ne mangez pas en soirée, après le repas.
- Buvez des liquides une demi-heure avant, ou deux heures après les repas.
- N'avalez pas de liquides trop chauds ou trop froids ; cela peut stresser l'estomac.
- Respectez les bonnes combinaisons alimentaires.
- Ne faites pas d'excès aux repas (essayez plutôt de rester à 20 % de la satiété) ; au besoin, mangez plus souvent. Six petits repas sont plus faciles à digérer que trois gros.
- Mastiquez à fond chaque bouchée avant de l'avaler. Rappelez-vous que la digestion débute dans la bouche.
- Consommez surtout des fruits et des légumes crus, des noix, des céréales et des graines. Idéalement, deux fois plus de légumes que de fruits.
- Incluez une protéine de qualité à chaque repas.
- Jeûnez périodiquement pendant environ une journée à l'eau pure, aux jus frais ou à la pastèque. Cela donne aux organes de la digestion, de l'assimilation et de l'élimination une chance de se reposer et de se reconstituer.
- Buvez des jus frais de fruits et de légumes crus.
- Ne choisissez que les aliments que vous pourriez apprécier si vous n'aviez qu'un aliment par repas.
- Lisez les étiquettes des produits alimentaires, y compris ceux qui proviennent des boutiques d'alimentation naturelle, pour vérifier la présence d'additifs. Évitez les produits dont l'étiquette mentionne des produits autres que des aliments.
- Utilisez la friture et la cuisson avec modération. N'employez que de l'eau ou du bouillon. Ne préparez pas de friture à haute température avec des corps gras ou des huiles. Faites cuire au four tout ce qui peut l'être ; les températures des foyers de cuisson de la cuisinière sont trop élevées.
- Faites cuire les légumes à la vapeur, mais gardez-les un peu croquants.
- Consommez une variété d'aliments afin que votre corps puisse profiter des nombreux minéraux dont il a besoin pour être en santé. Utilisez les peaux comestibles des légumes et des fruits.
- Prenez soin de votre peau – brossez-la avec une brosse en fibre végétale ou une éponge végétale. Ne vous servez pas de savons (sauf s'ils sont à base d'huile), de lotions ni de vaporisateurs, sinon avec parcimonie. N'utilisez pas de déodorant à l'aluminium.

- Munissez votre pomme de douche d'un filtre au charbon, afin de filtrer le chlore, pour ne pas l'absorber par la peau.
- Prenez soin de vos dents – brossez-les régulièrement. Évitez le fluor, les amalgames au mercure et tout traitement de canal. Un bon site Web sur l'autotraitement des dents (sans dentiste) : www.mizar5.com.
- Portez des vêtements amples, en fibres naturelles. Évitez les tissus synthétiques – nylon, acétate, etc., qui brouillent l'équilibre électrique du corps.
- Si possible, exposez chaque jour votre peau au soleil pour de brèves périodes. La vitamine D, produite par l'action du soleil sur la peau, est nécessaire à la santé. Évitez les lotions de bronzage, car elles bouchent les pores ; vous pouvez les remplacer par de l'huile de chanvre, qui pénètre la peau et comporte un facteur de protection solaire naturel de 15.
- Adonnez-vous à l'exercice, comme la marche, la natation, le saut à la corde, le minitrampoline, l'aérobique, le soulèvement de poids, les étirements, etc.
- Prenez le temps de respirer profondément, notamment par le diaphragme, pour augmenter l'absorption d'oxygène et réduire le stress.
- Accordez-vous suffisamment de sommeil et de repos, en faisant des siestes au besoin. Pendant ces périodes, votre corps guérit et génère une énergie nouvelle.
- Détendez-vous et prenez le temps de faire ce que vous aimez.
- Adoptez des attitudes positives de gratitude, d'appréciation, de pardon.
- Définissez vos buts. Établissez des objectifs et dressez des plans pour les atteindre.
- Élaborez des relations avec d'autres. Exprimez l'appréciation, l'amour et le pardon. Exposez vos sentiments avec honnêteté. Soyez à l'écoute, afin de vraiment entendre et comprendre l'autre personne. Pratiquez une calme patience. Acceptez la responsabilité d'apprendre de vos expériences. Évitez de critiquer l'autre, de le blâmer ou de lui trouver des défauts. Si vous voulez un ami, soyez un ami, sans poser de conditions.
- Cherchez des solutions au lieu de vous attacher aux problèmes. Cherchez des accords de communication au lieu des désaccords. Rendez service sans qu'on vous le demande. Rappelez-vous la règle d'or.

Les aliments à éviter

- Les boissons : l'alcool, le café, le thé (sauf les tisanes sans caféine), le lait et toutes les boissons laitières, les boissons gazeuses, le cacao, le café instantané, les substituts de café, les boissons diététiques. Les boissons contenant du sucre ajouté, des agents de conservation, du sel et des colorants. Les jus de fruits pasteurisés et surgelés. L'eau du robinet qui n'a pas coulé depuis un certain temps (il faut d'abord dégager les résidus de cuivre et de plastique qu'elle a absorbés en séjournant dans la tuyauterie). L'eau fluorée, chlorée ou autrement contaminée. Le soda et les boissons gazéifiées.

- La caféine, la nicotine, le sucre, le sel de table, les viandes rouges (dans une certaine mesure), les épices fortes, le chocolat (fait de sucre), les gras trans et les huiles hydrogénées, les fritures, les produits laitiers (à l'exception du beurre non salé, en quantité modérée), les céréales et farines raffinées et leurs produits, les suppléments de vitamines et de minéraux de source non biologique, synthétique, ou à forte dose, les aliments « enrichis » ou contenant des additifs chimiques.
- Les aliments génétiquement modifiés.
- Les céréales et les graines transformées, emballées, soufflées, en flocons. Les céréales commerciales rôties. Les céréales contenant du sucre. Le riz blanc. Les graines rôties et salées ou rances. Tout ce qui contient des agents de conservation ou des additifs, y compris les vitamines et minéraux ajoutés.
- Les œufs : les préparations instantanées à base d'œufs. Les œufs de poules d'élevage commercial, nourries d'antibiotiques ou de moulée commerciale. Les œufs durs. (Qu'ils soient mollets, à la coque, pochés ou légèrement brouillés, les œufs sont très nourrissants, pourvu qu'ils proviennent de poules élevées en liberté.)
- Les fromages : évitez la plupart – surtout les tartinades colorées, transformées, crémeuses ou de fantaisie. Le fromage blanc de lait cru est acceptable.
- Les sucres et les friandises : blancs, bruns, raffinés, tous les sucres transformés, le glucose, le fructose, et ainsi de suite. Les bonbons, le chocolat, les desserts, les gommes, les édulcorants artificiels. (Le miel non pasteurisé et le sirop d'érable sont acceptables en quantité modérée.)
- Le blé et ses sous-produits (sauf les variétés originales : épeautre et kamut).
- Le pain et les pâtisseries : le pain fabriqué de n'importe quelle farine commerciale, de farine blanche ou moulue il y a plus de 48 heures. Le macaroni, le spaghetti, les pâtes. Les pains qui ont une teneur élevée en sel. Les rôties trop grillées. Les petits pains. Les pâtisseries, les biscuits salés ou sucrés, les gâteaux, les tartes, les crêpes, les gaufres, la pizza. Les pommes de terre et les croustilles au maïs, les bretzels, les amuse-gueules frits, et les beignes.
- Tous les aliments frits dans la graisse. Le saindoux, les corps gras à base d'huile végétale.
- Les beurres salés, vieux, rances. Les noix écalées il y a longtemps. Toute noix décolorée et peut-être moisie.

- Le poisson : contaminé, fumé, salé. Tous les crustacés, la barbotte ou poisson-chat, et les poissons charognards.
- Les viandes : toutes les viandes d'animaux et d'oiseaux. Le porc sous toutes ses formes – bacon, jambon, et ainsi de suite. (Le porc renferme de nombreux parasites. Des tests ont montré que les parasites du porc restent en vie, même dans la viande carbonisée[16].) Toutes les préparations à sandwich transformées et en conserve. Les saucisses, le saucisson de Bologne, le salami. La viande fumée, salée, colorée, ou la viande traitée aux nitrates ou aux nitrites. La viande bien cuite ou trop cuite.
- Les assaisonnements : le poivre, le sel fin, ou toute préparation contenant du sel. Le glutamate de sodium (MSG, de l'anglais *monosodium glutamate*), la protéine végétale hydrolysée, l'aspartame.
- Les légumes : trop cuits ou cuits jusqu'à être en bouillie, ou lorsque la couleur, le goût et la consistance ont subi des changements marqués. Les légumes en conserve, surgelés (sauf le maïs, les haricots, les pois), vieux, sulfurés, ou leurs versions à forte teneur en sodium.
- Les pommes de terre : frites, grillées, ou rôties sans la peau. Les croustilles. Toute pomme de terre molle, en bouillie, réchauffée, vieille ou instantanée.
- Les salades : à base de laitue iceberg. Les légumes sulfurés, arrosés de pesticides ou de produits chimiques. La salade de chou cru, en raison des agents de conservation.
- Les soupes : en boîte, en crème, déshydratées avec des additifs chimiques, instantanés ou en poudre.
- Les fruits : surgelés, arrosés d'insecticides, sucrés, en conserve. Tranchés et exposés à l'air. Cueillis et expédiés verts ou immatures. Sulfurés ou artificiellement colorés, ou traités avec des agents de conservation.
- Les jus (de fruits et de légumes) : en boîte ou en concentrés congelés. Sucrés ou édulcorés. Les jus synthétiques, instantanés ou en poudre.

Coups de circuit nutritionnels vers la santé

Au baseball, rien ne permet de gagner la partie plus vite qu'un coup de circuit. Il en va de même au jeu de la santé. Pour rapidement renverser des états de maladie dégénérative et retrouver une bonne santé, il faut poser des gestes qui ont une très forte influence sur la capacité de guérison du corps.

C'est très simple, en réalité. Cessez de faire ce qui nuit et commencez à faire ce qui aide. Par exemple, un merveilleux coup de circuit nutritionnel consiste à préparer des jus. Voici une brève liste des principales habitudes nutritionnelles à adopter pour accélérer et conserver les gains en santé.

- Évitez toute nourriture nocive.
- Jeûnez régulièrement en n'absorbant que des jus de fruits et de légumes frais, et de la pastèque.
- Buvez de l'eau énergisée, ou légèrement alcaline.
- Buvez régulièrement des jus frais et crus.
- Mangez régulièrement des graines et des céréales germées.
- Ne mangez que lorsque vous avez faim.
- Mangez 20 % de moins à chaque repas, pour mieux digérer et absorber moins de calories.
- Mangez 80 % d'aliments alcalins et 20 % d'aliments acides.
- Mangez 75 % d'aliments crus et 25 % d'aliments cuits. (Mieux vaut toujours consommer plus de crudités.)
- Combinez convenablement les aliments.
- Prenez des suppléments d'enzymes digestives, de bactéries pour le côlon et d'huiles de qualité.
- Ajoutez un supplément de source végétale et des préparations d'aliments entiers.
- Utilisez des huiles essentielles.
- Détoxiquez régulièrement le côlon en absorbant un doux produit assainissant à base d'herbes ou ceux qui augmentent l'apport d'oxygène au corps.
- Purgez votre foie.
- Adoptez des pensées et des attitudes positives.

Coopérer avec son corps

Coopérer avec son corps signifie :

- intégrer à son mode de vie les coups de circuit nutritionnels vers la santé ;
- pratiquer les principes énumérés dans les listes de contrôle d'un mode de vie sain ;
- reconnaître les symptômes par lesquels le corps nous signale qu'il a besoin de notre aide pour corriger les causes sous-jacentes de nos problèmes de santé.

À quoi ressemble la santé ?

Certaines des caractéristiques d'une personne en parfaite santé, dépourvue de toxines, seraient les suivantes[17] :

- Ni surpoids ni maigreur.
- Musculature solide.
- Ni faiblesse ni fatigue.
- Yeux brillants, les blancs ni jaunes ni injectés de sang.
- Aucune présence de maladie.
- Guérison rapide des blessures.
- Peau claire, douce et lisse.
- Haleine fraîche.
- Aucune odeur corporelle.
- Envie irrésistible d'aliments naturels.
- Perte du désir d'aliments et de substances toxiques. (La consommation d'aliments et de substances toxiques entraîne une réaction immédiate de nettoyage : vomissement, diarrhée, fièvre, symptômes de rhume, apathie, etc.)
- Selles régulières (une à trois fois par jour).
- Selles à l'odeur fruitée, ou sans odeur.
- Selles flottantes et bien formées.
- Urine sans odeur trop forte ni couleur trop foncée.
- Des pH salivaire et urinaire de 6,8 à 7,0 (échantillons du matin).
- Aucune fatigue, seulement une envie de s'endormir au coucher.
- Bon repos, bon sommeil.
- Énergie fraîche au réveil.
- Enthousiasme à propos de la vie.
- Capacité de gérer le stress.
- Sentiment d'accomplissement.
- Amour, pardon et acceptation de soi et des autres.
- Clarté et acuité de la pensée.
- Bonne mémoire.

Les grands guérisseurs naturels

- La foi : croire en soi et en l'intelligence intrinsèque de la nature dans son corps.
- L'espoir : la plus grande force de guérison. L'espoir de se rétablir, d'aimer et d'être aimé, de réussir.
- La joie. L'humour. Le rire. Ils sont très efficaces.
- La puissance de notre esprit. La décision. La détermination. La discipline.
- Les attitudes positives.
- Un mode de vie positif – sans excès ni abus.
- Le sommeil. Le repos. La détente.
- Le régime de vie équilibré et l'alimentation.
- Un sang pur. Une bonne circulation. De l'exercice.
- La maîtrise de soi. La modération.
- La propreté.
- La sagesse innée du corps. Le fait de le laisser prendre soin de lui-même. Lui fournir ce dont il a besoin.

Rappelez-vous : Aucun médicament, aucun aliment artificiel, synthétique, raffiné, transformé ou traité chimiquement, aucun comprimé ou supplément, aucune substance ne peut créer de nouvelles cellules ou guérir le corps.

La bonne nouvelle à retenir : « Il y a toujours de l'espoir en santé. » Peu importe l'état de maladie, aussi longtemps que le corps a de la vie et un peu d'énergie, il sait comment se rétablir. Votre corps a la capacité de guérir, mais il a besoin de votre entière coopération.

Le prochain chapitre vous indiquera pourquoi il y a toujours de l'espoir.

22

Il y a toujours de l'espoir

Tant qu'il y a de la vie, il y a de l'espoir !

– Théocrite, poète grec

Cette citation est si admirable ! Si vous retenez une seule idée de ce livre, ce devrait être que le corps humain est une création merveilleuse. Il a une intelligence innée. Il ne commet pas d'erreurs, au contraire de vous. Il cherche toujours à survivre et à être en meilleure santé, mais il a besoin de votre aide, de bons matériaux de base et d'une bonne attitude mentale de votre part. Il a besoin de vous pour appliquer les cinq clés de la vitalité et renverser la glissade dégénérative vers la maladie, le vieillissement prématuré et une mort prématurée.

Il n'est jamais trop tard

Dans bien des cas, des gens se sont rétablis de maladies qui, disait-on, les condamnaient. Laissez-moi vous en raconter quelques-uns. Ce premier cas est tiré d'une entrevue que m'a accordée Michael O'Brien, un ex-médecin. Michael s'est guéri après qu'on a appris à sa femme qu'il n'allait pas survivre au week-end. À la suite de cette expérience, il a quitté le milieu médical et s'est mis à faire des recherches, à enseigner la santé naturelle, et à formuler et fabriquer des suppléments qui permettent de restaurer la santé. Les deux anecdotes suivantes sont des transcriptions des propos de Michael[1].

Michael O'Brien – cancer du côlon, cirrhose du foie

J'ai eu le cancer du côlon et une cirrhose du foie. Les médecins affirmaient que je ne m'en sortirais jamais, mais je m'en suis sorti dans les deux cas. Le problème, c'est que lorsqu'on a été malade et qu'on retrouve la santé, on croit connaître les réponses. Et lorsqu'on pense connaître les réponses, on croit pouvoir tricher de nouveau avec son alimentation. Ce qu'on ne comprend pas, c'est qu'à la prochaine crise de santé on s'imaginera qu'on pourra toujours passer, le lendemain, à un régime santé. Mais le lendemain ne vient jamais, et avant longtemps on est en crise et on dépend alors de gens qui n'en savent pas autant que nous sur le retour à la santé.

J'ai souffert d'un cancer du côlon si grave que les médecins ont demandé à ma femme de me faire signer immédiatement les papiers nécessaires, parce que je n'allais pas passer le week-end. Ils me donnaient moins de deux jours à vivre. J'ai décidé de prendre des quantités massives d'enzymes, même si ça ne correspondait pas à la puissance que nous avons actuellement, et je me suis rétabli. J'ai tout simplement demandé à Dieu de me montrer comment aller bien. Je n'étais pas intéressé à être guéri. Le problème, c'est de guérir sans corriger le problème ; ainsi, on continue à faire les mêmes choses. Il y a deux mille ans, lorsqu'il guérissait les gens, l'homme qu'on appelait Jésus a dit : « Maintenant, allez et ne péchez plus afin que votre nouvel état ne soit pas pire qu'au départ. » J'en suis venu à comprendre la cause de mon cancer et j'ai cessé de faire ces choses à mon corps. J'ai également compris de quoi mon corps avait besoin pour se rétablir. C'est ce qui m'a permis de m'occuper du cas du Dr Bernard Jensen.

Dr Bernard Jensen – cancer de la prostate, cancer des os, et paralysie

Michael a été appelé à venir en aide au Dr Bernard Jensen, un ami de longue date à qui on n'avait donné que huit jours à vivre :

J'ai beaucoup appris du Dr Jensen et d'autres praticiens de la santé naturelle d'une autre époque. Il était très connu pour la purgation et la détoxication du côlon, et il a eu une immense influence dans ma vie.

À 85 ans, le Dr Jensen avait un cancer de la prostate et des métastases jusque dans les os. Sa femme m'a téléphoné et m'a demandé de l'aider. Sa famille et ses employés lui avaient rendu une dernière visite, et ses médecins avaient abandonné tout espoir. Pour tout le monde, le Dr Jensen était mort.

La première fois que je suis allé le voir, il ne pesait plus que 35 kilos. Il n'avait que la peau et les os, et voulait mourir. Je lui ai demandé s'il désirait vivre et, dans l'affirmative, pour quelle raison. Il fallait rallumer son désir de lutter pour sa vie. Je lui ai rappelé tous les vieux amis avec qui il avait travaillé au cours des années, ceux qui étaient les « plus grands » et qui étaient tous partis maintenant. J'ai ajouté : « Aujourd'hui, l'un des plus grands affronte la crise et doit la vaincre pour que le monde sache que nous pouvons gagner, au lieu d'abdiquer devant certains facteurs qui éliminent les gens ordinaires. Il faut que quelqu'un le fasse, et tu es le seul qui reste parmi les plus grands. Si tu ne le fais pas, personne ne le fera. » Ça l'a inspiré, et il m'a répondu : « Oui, je pourrais peut-être m'y mettre et montrer qu'on peut y arriver par des moyens naturels. »

Les études du Dr Edward Howell nous ont appris que lorsqu'on manque d'enzymes, on manque de vie. Alors, nous avons donné beaucoup d'enzymes digestives au Dr. Jensen. Chaque boisson était bourrée d'enzymes, de 200 à 500 par jour, sous forme de poudre. Nous lui avons aussi donné de grandes quantités de bactéries amies du côlon. Ces deux suppléments ont ramené dans son corps les « travailleurs » complètement épuisés par ses années de voyages et d'aliments cuits. Nous lui avons en outre donné des aliments pour son foie et tout son corps sous forme de TOCO^{md}, un produit que j'ai élaboré[2]. Une fois les « travailleurs » et les protéines complètes revenus dans son corps, le Dr Jensen a commencé à se reconstituer et à retrouver de l'énergie. En fait, seulement huit semaines et un jour plus tard, je marchais avec lui sur les collines de sa ferme de Californie. Il était complètement rétabli. La suite de cette histoire, c'est qu'environ six semaines plus tard, il est devenu paralysé dans un accident de voiture. De l'avis des médecins, il allait être en fauteuil roulant et ne marcherait plus jamais de sa vie. Encore une fois, nous lui avons donné beaucoup d'enzymes et d'aliments complets pour le corps, sous forme de complexe de tocotriénols et d'acides aminés. Il s'en est sorti, là encore ! Et il s'est débarrassé de son fauteuil roulant.

Voyez-vous, le corps humain est une création merveilleuse ; il a des mécanismes innés, naturels, pour se rétablir des blessures et des maladies. Lorsque nous comprenons cela et que nous lui donnons les matériaux dont il a besoin pour se purger et se nourrir, des choses très étonnantes peuvent survenir.

Pour en venir à l'essentiel

Le corps humain a une intelligence innée. Il sait comment être en santé et corriger des états de maladie. Il ne se trompe jamais et cherche toujours à revenir à l'homéostasie, à l'équilibre parfait. Mais il ne peut le faire que si nous éliminons de notre mode de vie les principaux ennemis de la santé. Ces facteurs de stress adoptent bien des formes ; ils sont d'ordre émotionnel, nutritionnel, physique et environnemental. Tout ce qui cause un stress indu au corps réduit sa capacité de générer la santé.

Dans une large mesure, cela signifie que la santé et le ralentissement du vieillissement se ramènent à cette question : À quel point le voulons-nous ?

Ce dont le corps a besoin pour se rétablir d'une grave maladie

- Le remplacement et le renouvellement de ses « travailleurs » – les enzymes et les bactéries amies de la flore intestinale. Il lui en faut en quantités importantes sur une courte période, car une personne au stade terminal n'a plus beaucoup de temps devant elle.
- Le réapprovisionnement en aliments concentrés, pour nourrir et reconstituer le corps : des jus frais, ainsi que des complexes entiers de vitamines, de minéraux, d'acides aminés et d'antioxydants.
- Le renflouement des réserves alcalines.
- La détoxication de l'intestin, du foie et de tous les tissus du corps.
- L'amélioration de la digestion et de l'absorption des nutriments.
- Le repos, surtout en période de maladie et en processus de guérison, car le corps doit être en mesure de faire face aux diverses réactions.
- Le dégagement des émotions négatives et des blocages d'énergie.

La restauration de la santé

Lisez, relisez et assimilez complètement dans votre mode de vie l'information du chapitre 11, « Ce dont notre corps a besoin pour être en santé ». Rappelez-vous que les bactéries microformes nuisibles ne peuvent vivre en présence d'oxygène ; lorsque le taux d'oxygène cellulaire est élevé, les maladies ne peuvent se manifester. Gardez vos réserves minérales alcalines élevées. Buvez chaque jour des boissons végétales vertes et concentrées. Évitez les aliments acidifiants et tous les sucres, ainsi que les aliments qui se convertissent en sucre. Absorbez chaque jour de six à huit verres de bonne eau.

Le corps humain se renouvellera s'il a les bons matériaux et un environnement propre à son travail.

Nourrissez et détoxiquez votre corps. C'est aussi simple que cela. Le nourrir veut dire manger une nourriture vivante et le respecter par des attitudes et des croyances positives. Pour le détoxiquer, il faut accorder une attention continue à l'élimination des toxines et des déchets pour qu'il soit plus efficace et moins acide.

À mon avis, pour retrouver la santé, malgré les symptômes et les déficiences nutritionnelles de longue date, il faut prendre les suppléments appropriés, car, à notre époque, la plupart des aliments ne contiennent pas la gamme complète de nutriments exigés par le corps. En choisissant des suppléments, assurez-vous qu'ils ont été élaborés en tenant compte de l'intégrité électrique de leurs composantes et préparés à basse température. Rappelez-vous que chaque combinaison d'aliments ou d'herbes produit un groupe différent de matrices électriques et que le corps, pour rester en santé, ne peut utiliser que les matrices électriques naturelles d'aliments complets.

Essayez de ne pas vous décourager en amorçant votre programme de santé. Il a fallu du temps pour arriver à l'état de santé et à l'âge que vous avez. Vos problèmes actuels ne peuvent tout simplement pas être corrigés en une semaine, ni en un mois, ni même en un an, dans la plupart des cas. Par périodes, vous aurez l'impression d'être en proie à des difficultés, alors que votre corps refait son chemin à rebours et corrige petit à petit les états de maladie et les blessures du passé. Votre progrès dépendra de votre détermination et de votre capacité de fournir régulièrement à votre corps les aliments complets nécessaires, la détoxication, les enzymes et les suppléments alimentaires requis, afin qu'il puisse effectuer son travail de guérison et retrouver la santé, son énergie et son apparence de jeunesse.

Rappelez-vous aussi, comme vous l'avez vu au chapitre 13, que votre corps guérit d'abord de l'intérieur vers l'extérieur. Vous remarquerez d'abord une augmentation de l'énergie, car vos organes et vos glandes seront en meilleure santé. Plus tard, ce sera au tour des rides et de la peau flasque. La plupart d'entre nous veulent paraître plus jeunes tout de suite, mais la disparition des rides n'est pas aussi essentielle à la santé que la restauration du fonctionnement efficace de nos organes internes. La qualité de la peau s'améliorera automatiquement quand le corps sera prêt. Il connaît les priorités de santé – les choses à accomplir en premier lieu. Contentez-vous de coopérer avec lui en comblant ses besoins au lieu de lui dicter ses tâches. Laissez-le travailler et il restera votre loyal et sage serviteur.

QU'EST-CE QUE ÇA COÛTE ?

De la discipline

Les vieilles habitudes et fringales nocives doivent disparaître – graduellement ou rapidement, vous devez vous en départir. Vous devez changer votre façon d'envisager la santé, la nourriture, les médicaments et les suppléments. Toute votre approche de l'alimentation consiste à adopter un régime surtout composé de fruits et de légumes crus.

De l'argent

Lorsque le temps n'est pas un facteur essentiel, la solution de rechange la moins coûteuse consiste à passer rapidement aux fruits et aux légumes, surtout crus et entiers, ainsi qu'aux jus frais et aux *smoothies* verts, de source biologique. Tous les ingrédients du retour à la santé sont présents dans ces aliments.

En cas de maladie très grave, il peut (mais pas nécessairement) vous en coûter plusieurs milliers de dollars en suppléments spécifiques, sur une période de 60 à 120 jours. Les états critiques exigent une action sérieuse. Par la suite, les coûts seront considérablement réduits, mais il faudra poursuivre un programme d'entretien afin de maintenir l'état de santé. Si vous pensez que tout cela représente beaucoup d'argent, considérez ce qu'il en coûterait de faire autrement, comme l'invalidité ou le fait d'aller dans un autre pays en vue de recevoir un traitement incertain contre le cancer.

Dans certains cas, les gens qui veulent sérieusement éliminer des états mineurs de maladie et régénérer leur vitalité et leur santé dépensent des centaines de dollars par mois pour nettoyer et reconstituer leur corps plus rapidement. Les coûts mensuels finissent par diminuer, car on se contente ensuite de maintenir un programme continu de reconstitution et d'entretien.

Il n'y a pas de règle absolue. Pour retrouver la santé, faites ce que vous pouvez, à votre rythme, et dépensez ce qu'il vous est possible en suppléments utiles. Rappelez-vous que votre nouvelle manière de manger et de vivre vous fera moins dépenser que ces aliments que vous aviez coutume d'acheter et ces habitudes d'autrefois. Vous pourrez donc dépenser moins, en changeant vos habitudes alimentaires. À long terme, l'argent et les efforts consacrés à votre santé s'avéreront le meilleur investissement possible.

Si vous ne pouvez vous permettre de suppléments coûteux

Si ces suppléments sont au-dessus de vos moyens, ne désespérez pas. Il reste beaucoup de possibilités. Même si vous n'avez pas l'argent requis pour acheter les suppléments coûteux pouvant contribuer à accélérer votre rétablissement, vous êtes en mesure d'effectuer des actions de base à peu de frais. Vous pouvez intégrer toutes les règles et recommandations sur la nourriture saine, le sommeil, l'exercice et la pensée. Voici quelques suggestions précises :

- Effectuez régulièrement une irrigation du côlon.
- Au réveil, prenez une eau citronnée.
- Buvez chaque jour des *smoothies* verts.
- Utilisez du vinaigre de cidre de pomme non pasteurisé et du sel de mer naturel pour réalcaliniser votre corps.
- Préparez et buvez autant de jus frais que possible, surtout de légumes. On trouve de bons extracteurs d'occasion dans les petites annonces.
- Utilisez du concentré de phytoplancton marin.
- Achetez de la poudre de protéines séchée à froid : chanvre, riz, ou tocotriénols.

- Autres suppléments alimentaires : mélasse, graines de tournesol et de citrouille, graines de lin et amandes crues.
- Achetez et utilisez périodiquement un probiotique, tel l'acidophilus additionné de bifidus.
- Travaillez à éliminer et à remplacer les émotions négatives qui sont à la source de vos problèmes physiques.

Pour les états chroniques qui ne répondent pas à ce que vous avez essayé, il vous faudra travailler avec acharnement à désacidifier votre corps. L'acidité va de pair avec un grave déséquilibre du pH.

NE PAS TRICHER

Que faire si, après avoir suivi votre nouveau programme pendant quelques mois, vous ne constatez pas beaucoup de changements et si vos problèmes de santé habituels persistent ? Qu'est-ce qui ne va pas ?

Si vous avez vraiment modifié votre régime en y incluant beaucoup plus d'aliments crus, si vous avez détoxiqué votre corps et si vous travaillez à vous instruire des choses qui contribuent à renouveler votre santé, mais que vos problèmes physiques ne semblent pas disparaître, une seule conclusion logique s'impose : vous trichez ! En fait, le pH de votre urine au réveil vous dira tout. Vous prenez encore des aliments toxiques pour votre corps : du sucre, du sel de table, du café, de la crème glacée, ou ces plats cuisinés que vous aimez tant, et ce, en quantité suffisante pour contrecarrer les effets de guérison d'une bonne alimentation et des suppléments vivants. Dans ce cas, votre corps doit détourner ses efforts de guérison pour traiter ces toxines à mesure qu'elles arrivent.

Votre corps ne se trompe jamais. Il est très intelligent, mais il ne fait pas de miracles. Si vous lui offrez de bons matériaux, il donnera de bons résultats. Avec des matériaux médiocres, il ne pourra fournir que des résultats médiocres.

En fin de compte, tout est une question de choix et de décisions. Si nous sommes incapables d'abandonner les choses que nous aimons manger, et que nous savons nocives, nous devons supporter l'inconfort qui accompagne les états dégénératifs à mesure qu'ils se développent.

Soyez averti. Lorsque vous visez à améliorer votre santé, tous vos gestes ont une conséquence, à court ou à long terme. Si vous trichez, vous ne trompez que vous-même.

Surmonter des états graves

Si vous voulez vaincre un état aussi sérieux que le cancer, vous devez procéder sérieusement.

Premièrement, vous devez comprendre à fond le fonctionnement de votre corps, et les aliments et suppléments qu'il doit recevoir. Vous devez savoir et croire. À défaut de croire, les progrès seront très minces.

Deuxièmement, vous devez vous détoxiquer, encore et toujours, pour réduire l'acidité du corps. Vous devez ramener le ratio acido-basique en équilibre. C'est une condition essentielle à l'augmentation maximale de l'oxygénation cellulaire. Rappelez-vous : les bactéries microformes nocives et les cellules cancéreuses ne peuvent survivre en présence d'oxygène.

Troisièmement, les déséquilibres nutritionnels accumulés avec les années sont considérables ; il ne suffit pas de passer à l'alimentation crue pour les corriger. Votre corps doit avoir les travailleurs et les matériaux de construction qu'il lui faut, sous forme de suppléments concentrés, et en quantité.

La détoxication doit commencer rigoureusement. C'est là que beaucoup de gens ont de la difficulté. Parce qu'ils ont l'habitude d'absorber des médicaments, ils semblent considérer les suppléments alimentaires comme des médicaments. Ce n'en sont pas ! Les suppléments alimentaires – enzymes, probiotiques, antioxydants et poudres protéinées aux acides aminés complets – sont les éléments fonctionnels d'aliments concentrés. Ce sont les matériaux de la vie. Ne soyez pas renversé en voyant plusieurs flacons ou boîtes de ces suppléments sur votre comptoir, ou mal à l'aise à l'idée de prendre à jeun dix, vingt capsules d'enzymes digestives ou plus à la fois. Dans des cas très graves, lorsque le temps manque, votre corps doit retrouver ses travailleurs *maintenant*. Pendant un certain temps, il peut en avoir besoin par centaines. Rappelez-vous que c'est de la nourriture concentrée. Ce sont des « médicaments » dont votre corps a besoin et qu'il sait utiliser.

En phase de rétablissement, vous êtes passé des aliments riches en fibres aux aliments concentrés. L'histoire du Dr Bernard Jensen, racontée plus haut dans ce chapitre, l'illustre clairement. Aussi, ne négligez pas le pouvoir de guérison du phytoplancton marin, exposé au chapitre 16.

Chaque cas est différent

Rappelez-vous ceci :

- Chaque corps est différent, a des difficultés, des défis et des déficiences qui lui sont uniques.
- Les attitudes mentales et émotionnelles divergent d'une personne à l'autre.

- Pour obtenir des résultats, il faut comprendre comment le corps travaille à guérir, dans quelle mesure vous coopérez avec lui en lui fournissant les éléments nécessaires, et comment le laisser agir sans interférer.
- Seules garanties : les principes de santé naturels présentés dans ce livre sont démontrés ; ces récits de guérison sont vrais.

Ne jamais abandonner

IL Y A TOUJOURS DE L'ESPOIR

Le dicton « Qui veut peut » est vrai. Votre corps a gardé la connaissance et la carte du retour à la santé. Mais il lui faut de l'inspiration. Vous devez avoir la volonté nécessaire pour qu'il puisse mener à bien ses décisions.

Ce livre vous a présenté en partie la meilleure connaissance disponible sur la santé. Il vous a donné les clés d'une bonne santé, dont l'efficacité a été démontrée à maintes reprises.

Si vous souffrez d'une maladie grave, je vous suggère de lire et de relire cet ouvrage. Revoyez surtout les sections qui vous semblent les plus pertinentes, jusqu'à ce que vous ayez intégré l'information. Elles vous aideront à former un nouveau regard et s'intégreront à vos nouvelles pensées et croyances.

Rappelez-vous : Votre esprit est votre « machine à créer ». Il crée des pensées, lesquelles deviennent vos croyances sous-jacentes et essentielles, et finissent par devenir votre réalité physique.

LES VÉRITÉS SUR LE CORPS HUMAIN

Rappelez-vous :

- Tant qu'il y a de la vie, le corps veut être en santé.
- Le corps sait comment être en santé.
- Le corps retrouvera la santé si on lui donne les bons « outils ».

120 JOURS POUR SE LIBÉRER

Ayant aidé un grand nombre de gens à vaincre des maladies critiques, Michael O'Brien est d'avis que tout état de maladie peut être vaincu en 120 jours, à condition, comme dans le cas du Dr Jensen, que la personne fasse tout ce qu'il faut dans ce but. Comme le dit Michael, « nettoyez et nourrissez votre corps ». Détoxiquez-le de ses accumulations de déchets acides, équilibrez son pH, renflouez ses réserves d'enzymes et de bactéries amies, et nourrissez-le de protéines aux acides aminés complets, pour lui permettre de se reconstituer. Ces trois nutriments doivent être consommés en quantité suffisante, avec beaucoup d'eau saine. Il faut strictement éviter tous les aliments malsains. Vous devez aussi revoir vos attitudes et vos croyances. Lorsque c'est fait, dit-il, « la guérison arrive ; je n'ai jamais vu échouer cette méthode ».

Il n'y a pas de maladie incurable

Voici une citation du Dr Christopher, tirée de son expérience :

> Il n'y a pas de maladie incurable, il n'y a que des gens incurables qui ne coopèrent pas, ou ne veulent pas coopérer, avec Mère Nature[3].

Pour Michael O'Brien, lorsqu'ils ne se rétablissent pas, il y a cinq raisons :

1. Ils croient que leur temps est venu de mourir !
2. Ils aiment être malades ; cela leur attire beaucoup d'attention !
3. Ils croient que leurs problèmes ne peuvent être réglés !
4. Ils se croient incapables de suivre les instructions !
5. Ils n'ont pas appris à aimer ou à pardonner ! (Apprenez à être sans haine ni peur. Abandonnez les émotions négatives.)

Je n'ai qu'une autre raison à ajouter à cette liste :

6. Ils ne sont pas prêts à s'affranchir de leur dépendance aux boissons malsaines, aux repas cuisinés, aux friandises et autres aliments acidifiants.

Tous ces choix sont basés sur l'attitude ou la volonté. La santé est un choix. Mais la maladie aussi ! Pour être en santé, nous devons choisir une approche vraiment efficace. C'est le conseil du Dr Joel Robbins :

> On peut gémir, pleurer, se faire psychanalyser, blâmer, courir, revivre le passé, cacher le passé, ou se résigner à une mauvaise mentalité ou attitude particulière. On peut aussi tenter de camoufler ou de recouvrir, ou noyer ses peines dans le sensationnalisme, la sensualité, l'alcool, la drogue, la nourriture ou toute autre forme d'évasion, afin d'être soulagé des luttes de la vie, mais aucune de ces approches ne résoudra vraiment le problème en permanence.

Ne soyez pas renversé devant tout ce qu'il y a à faire. Le seul fait de respirer est un signe que Dieu a de l'espoir. Faites comme Dieu : une journée à la fois. C'est un processus passionnant. Vous pouvez y arriver[4] !

Pour ceux qui ont la santé ou qui l'ont retrouvée, il reste une option : rester jeune même à un âge avancé. Au chapitre suivant, nous verrons ce qui aide à régénérer le corps et à ralentir son vieillissement.

23

Ralentir le vieillissement

La seule chose qui triomphe de la malchance, c'est le travail acharné.

– Harry Golden

Vieillir avec grâce

Certaines gens vieillissent avec grâce ; ils sont actifs et paraissent beaucoup plus jeunes que leur âge chronologique. D'autres vieillissent plus rapidement et peuvent même « mourir avant le temps ». Tout le monde finit par vieillir, mais à un rythme variable, selon la façon dont chacun coopère avec son corps. On peut vieillir plus lentement en gardant une grande partie de nos qualités de jeunesse jusqu'à un âge avancé. En reconstituant sa santé, on peut retrouver une partie de la vitalité perdue depuis sa jeunesse.

Ce chapitre s'adresse à ceux qui veulent se sentir vivants et plus jeunes à un âge avancé. Il porte sur le renversement des états de maladie qui accélèrent le vieillissement, et sur l'entretien de la jeunesse physique. Il s'adresse à ceux qui s'appliquent à rechercher la santé, non à ceux qui se contentent d'en rêver ou de la souhaiter. Pour avoir un corps plus jeune, il faut avoir le désir, la foi, la vision, l'autodiscipline, la détermination, la persévérance et la volonté financière nécessaires pour régénérer son corps. Il faut être prêt à céder une partie de ses plaisirs actuels, en faveur d'une récompense plus grande qui se manifestera quelques années plus tard. Il faut aussi être prêt à tenir bon, pendant les phases de nettoyage et les crises de maladie potentielles.

Qui n'aimerait pas se sentir jeune et le paraître ? N'est-ce qu'un rêve ? Pour la plupart des gens, oui. Mais pour ceux qui sont prêts à faire le nécessaire, c'est possible.

Ralentir l'horloge biologique

Le vieillissement rapide et la maladie découlent du fait que les tissus du corps sont surchargés de déchets acides. Par conséquent, les organes vitaux et les glandes endocrines deviennent moins efficaces ; la production d'oxygène et d'énergie cellulaires est réduite ; de plus en plus, les radicaux libres sapent les forces du corps. Pour renverser les dégâts causés par la maladie et ralentir le rythme du vieillissement déjà en cours, il faut détoxiquer le corps et l'esprit, restaurer le milieu acide de l'estomac et la circulation de la bile, corriger les déséquilibres hormonaux, équilibrer le pH, réduire au minimum les dommages causés par les radicaux libres, et augmenter au maximum la production d'énergie dans les mitochondries. C'est plus facile à dire qu'à faire ; il faut du temps, mais on peut y arriver. Cela doit devenir un mode de vie.

Le pouvoir du crudivorisme

Lorsqu'il est question de renverser le vieillissement, rien ne vaut un régime entièrement cru – mais il doit contenir suffisamment de verdure. Les *smoothies* verts semblent la meilleure façon de s'en assurer. Il faut toutefois noter qu'après avoir passé des années à surtout recevoir de la nourriture cuite, le système digestif aura peut-être besoin d'un peu de temps pour s'ajuster à une alimentation crue. L'histoire suivante, racontée par Michael O'Brien, illustre à merveille les effets régénérateurs du crudivorisme intégral[1].

L'officier de l'armée japonaise

> Voici la meilleure histoire que je puisse raconter pour illustrer la capacité du corps à réagir lorsqu'on le nourrit de manière naturelle. Ce dernier peut alors renverser son état pour retrouver la vigueur de la jeunesse et s'unir en toute sensibilité à son environnement. Vous avez peut-être entendu parler de l'officier de l'armée japonaise qui a combattu dans la jungle d'une île des Philippines pendant trente ans, après la Seconde Guerre mondiale, sans savoir qu'elle était finie.
>
> Cet homme a été reçu à la télévision de Boston, à une émission du matin semblable à *Good Morning America*. Il était fascinant. Pendant trente ans, il ne s'était pas brossé les dents, mais il avait les plus belles dents que je n'avais jamais vues. Cet homme consommait des aliments vivants et actifs. De retour au Japon, il a passé des tests médicaux, car on n'avait jamais vu un homme ayant passé trente ans sans consulter de médecin. Sur un tapis de jogging, il ne s'épuisait pas. Il avait la capacité de retrouver l'homéostasie d'un garçon de douze ou quinze ans. C'était

passionnant de le regarder, car s'il avait cinquante-neuf ans lorsqu'il est apparu à l'émission, il paraissait plus jeune qu'à vingt-neuf ans lorsqu'il avait quitté le Japon pour se battre à la guerre. Il avait retrouvé sa jeunesse en vivant d'aliments crus, riches d'activité enzymatique, craignant d'être repéré par l'ennemi en allumant un feu. Son alimentation était saine depuis si longtemps qu'il était devenu hypersensible à son environnement. Il sentait venir les gens et pouvait dès lors se cacher, car il savait exactement où ces derniers se trouvaient. Son intelligence innée prédominait.

Il faut de l'application

Retrouver une partie de la jeunesse perdue, ou la conserver, exige de l'application, de la persévérance et un travail assidu ! Plus vous êtes âgé au moment d'amorcer votre démarche, plus il vous faudra du temps et plus cela pourrait être difficile. Mais c'est possible. Lorsque des difficultés physiques et des symptômes de maladie commencent à disparaître, c'est là un sentiment très gratifiant. À mesure que la santé revient, les bienfaits augmentent : énergie, force, endurance, clarté mentale, meilleur sommeil, capacité et désir sexuels, en plus d'un sentiment général d'optimisme pour la vie.

Vous pouvez retrouver et garder la santé, vous sentir plus jeune et paraître ainsi. Vous avez désormais la connaissance ; le reste vous appartient. Allez-y ! Vous le méritez ! Dans quelques années, vous serez content de l'avoir fait. Je le suis, et j'y travaille encore. C'est si bon d'avoir de l'énergie et de l'enthousiasme, et d'être débarrassé d'états physiques dégénératifs de longue date ! Pensez à l'autre solution, qui consiste à tout simplement glisser vers le bas, pour aboutir dans une institution médicale ou une résidence pour personnes âgées, où votre liberté a disparu, où d'autres décident de ce qu'on donne à votre corps et de ce qui vous est permis.

Il vous suffit de prendre une décision et de rester fidèle à votre programme. Une bonne santé vous attend. Allez-y !

Les nécessités

Chaque corps est différent et doit relever des défis différents. Pour renverser le vieillissement, le corps a besoin de tous les atouts possibles. Voici la liste de ce qu'il faut faire.

Détoxiquer, encore et toujours !

Pour régénérer votre corps, vous devez éliminer tous les déchets acides, surtout les anciens. Dans ce but :

- consommez suffisamment de fibres (les *smoothies* verts, les téguments de graines de psyllium et les graines de lin fraîchement moulues en sont d'excellentes sources) ;
- utilisez régulièrement un bon supplément de nettoyage du côlon (et l'hydrothérapie périodique du côlon est très efficace) ;
- absorbez surtout des aliments et des liquides alcalins, pour désacidifier votre corps ;
- prenez des jus frais et des suppléments alcalifiants ;
- cultivez et mangez vos germes (surtout de la luzerne) ;
- faites suffisamment de nettoyages du foie et de la vésicule biliaire pour éliminer tous les calculs biliaires ;
- installez et utilisez un filtre à douche conçu pour éliminer le chlore, et terminez les douches par quelques minutes d'eau plus fraîche ;
- servez-vous le moins possible de savon et ne choisissez que des produits au pH équilibré.

Aider son corps à équilibrer les hormones

Dans un corps propre et sain, l'équilibre hormonal est naturel. Lorsque le côlon et le foie sont dégagés, le corps est dépourvu de déchets acides. Lorsque le corps reçoit une alimentation naturelle, surtout crue, riche en enzymes, en probiotiques, en acides gras essentiels (sous forme d'huiles) et en acides aminés essentiels, avec suffisamment de verdure, il produit ses propres hormones. Il ne connaît pas le diabète, les maladies thyroïdiennes, le SPM [syndrome prémenstruel] et les difficultés du cycle menstruel, les bouffées de chaleur, les problèmes de prostate, les troubles émotionnels de cause hormonale, ou la dysfonction sexuelle. Ainsi, la restauration de la santé a pour but de ramener le corps à cet état et de le laisser générer ses propres hormones. En passant à un âge avancé, on peut aider le corps avec des précurseurs naturels de la HGH [*human growth hormone*, ou hormone de croissance].

Pour atteindre cet objectif d'équilibre, il faut nourrir le corps avec les matériaux bruts nécessaires pour que le foie enclenche la production hormonale. Les protéines crues nécessaires sont contenues dans des aliments comme les légumes verts crus, le chanvre, la spiruline, la chlorelle [une algue verte] et d'autres suppléments protéiniques séchés à froid. Les enzymes digestives en complément aux repas favorisent encore davantage la digestion et la conversion des nutriments.

Je vous encourage à lire ou à consulter des praticiens de la médecine alternative aptes à fournir des instructions détaillées sur l'équilibre hormonal.

NOURRIR LE CORPS

Fournissez à votre corps :

- des aliments vivants et nutritifs – crus, biologiques, surtout alcalins ;
- de l'eau pure – de 8 à 10 verres par jour d'eau filtrée, détoxiquée et énergisée, de manière à faciliter l'hydratation et la production d'énergie ;
- de l'air frais et pur ;
- une exposition modérée, mais régulière, de la peau à la lumière solaire ;
- des suppléments qui fournissent, selon vos besoins, des enzymes, des minéraux alcalins, des acides aminés complets et des herbes de nettoyage du côlon ;
- des antioxydants ;
- des précurseurs de l'hormone de croissance [HGH] ;
- des matières ioniques – quelques gouttes dans chaque verre d'eau « purifiée », si vous devez utiliser ce type d'eau ;
- le jus d'un demi-citron ou d'un citron entier dans un verre d'eau, au lever ;
- des *smoothies* verts ;
- un ou deux verres de jus frais – carottes, céleri, épinards, betteraves, gingembre, persil, pommes (ou une autre combinaison appropriée) – chaque jour ;
- des protéines et des huiles de qualité utilisables par le foie (les aliments à base de chanvre en sont de bons exemples).

LES SOINS DU CORPS

Voici des éléments à intégrer dans votre mode de vie :

- Faire de l'exercice régulier et modéré, tels la marche rapide, la natation et le trampoline. L'usage quotidien d'une Chi-Machine® est bénéfique.
- Pratiquer des exercices de soulèvement de poids trois fois par semaine.
- À mesure que la santé et la vitalité reviennent, augmenter le temps consacré aux exercices qui élèvent le rythme cardiaque et provoquent la transpiration. Cela améliore la fonction cardiovasculaire et dégage des toxines par la peau et la respiration. Cela contribue également à générer plus d'énergie.
- Accorder au corps tout le repos nécessaire. Essayer de maintenir des heures de sommeil régulières. (Relisez la section sur le repos au chapitre 11.)
- Se protéger des champs électromagnétiques et des radiations géopathiques.

Traiter les émotions et les croyances sous-jacentes

- Apprendre à identifier et à renverser les effets des émotions négatives et des croyances limitatives, et les blocages énergétiques qui les accompagnent. (Relisez les chapitres 17 à 20.)

Autres pratiques reliées au mode de vie

- Travailler à équilibrer sa vie mentale, émotionnelle et spirituelle. Les attitudes de pardon et d'intention aimante sont très puissantes. Sans elles, on ne peut avoir une santé vigoureuse.
- Réduire le stress dans sa vie.

Le gros lot

La récompense qui vous attend, c'est un corps jeune et en santé, avec une énergie débordante et une vie plus abondante en joie et en plénitude. Vous y parviendrez dans la mesure où vous intégrerez et appliquerez les principes de santé fondamentaux de ce livre. Vous êtes la seule personne à avoir la pleine maîtrise de votre destin. Récupérez votre pouvoir. Assumez la responsabilité de votre santé.

Pour obtenir des résultats valables, il faut vouloir. Il faut aussi se fixer un objectif et savoir comment l'atteindre. Vivre sain, c'est être conscient du fonctionnement du corps et de ce qui est nécessaire à la santé. C'est garder à l'esprit les points principaux et en faire une part constante de son mode de vie. C'est avoir conscience de la santé.

Et maintenant, une courte révision.

24

La santé par la conscience

Il n'est jamais trop tard pour être ce qu'on aurait pu être.

– George Elliot

Être en santé dans la conscience, c'est choisir la santé avec discernement et conscience, avec une intention et une vision. C'est se donner, de manière active et délibérée, un corps, un esprit et une âme pleins de vitalité, ainsi que les connaissances, la compréhension et les croyances qui les accompagnent. Puisque nous créons notre vie, nous avons aussi le pouvoir de la recréer. Lorsque nous sommes pleinement conscients, nous pouvons assumer la responsabilité de notre santé, effectuer les choix nécessaires et prendre les décisions essentielles. Nous pouvons déterminer notre destinée dans la santé.

Tels sont les premiers mots de l'introduction de ce livre. Seule différence, c'est qu'à présent nous les comprenons mieux.

Puisque nous nous sommes rendus jusqu'ici, prenons le temps de revoir et de renforcer ce que signifient la conscience de la santé et la santé dans la conscience.

Nous avons appris que la santé du corps comporte trois aspects distincts. Pour avoir une santé optimale, il faut rester conscient des trois. La faiblesse d'un de ces aspects entraîne la maladie, la souffrance et la mort prématurée. Revoyons ce que nous avons appris sur la santé.

Les trois aspects, ou domaines, de la santé du corps

1. L'énergie électrique – la vitalité est une question d'énergie électrique.
2. La chimie – l'équilibre du pH est essentiel à une santé optimale.
3. Les croyances – nos pensées créent notre réalité.

On peut envisager la santé comme un compte en banque. Dans chacun de ces trois domaines, on effectue des dépôts ou des retraits. Tant que le compte est renfloué, le corps continue de nous servir. Lorsque les retraits excèdent les dépôts, la maladie apparaît ; avec le temps, le solde descend à zéro et le compte est fermé – c'est la mort.

L'ÉNERGIE ÉLECTRIQUE

Le corps est un système énergétique qui fonctionne à l'électricité, en génère et en accumule. Par comparaison, les voies nerveuses sont nos lignes de transmission et chaque cellule est une génératrice et une pile miniatures. L'énergie qui sert à réapprovisionner les services du corps provient de la nourriture. Seule la nourriture crue et vivante renferme une énergie reconstituante et utilisable par le corps. Toute nourriture dont les enzymes ont été détruites par la cuisson a perdu son énergie électrique. Lorsqu'on la consomme, elle draine le potentiel électrique du corps, qui doit puiser à même ses réserves d'énergie pour transformer cette nourriture morte.

Nous devons rester conscients de notre alimentation et choisir une quantité adéquate d'aliments électriquement actifs. La nourriture vivante engendre santé et vitalité. La nourriture morte n'a aucune charge électrique ; en consommer en quantité disproportionnée mène à une baisse des réserves d'énergie, à la maladie, et à une mort prématurée. Pour avoir une charge électrique favorable à la santé, tous nos aliments, y compris les suppléments, doivent contenir des enzymes vivantes.

LA CHIMIE

Le corps humain a été conçu pour fonctionner dans un état légèrement alcalin. En santé optimale, le sang a un pH de 7,365 ; les cellules fonctionnent à leur meilleur à un pH d'environ 7,0. Le pH du corps est déterminé par la prédominance de minéraux alcalins ou acides, que le corps doit transformer et mettre en réserve. Les fruits et légumes crus sont les sources principales de minéraux alcalins naturels pour le corps. La plupart des autres aliments contiennent des minéraux fortement acidifiants, qu'il faut ensuite neutraliser et éliminer. Ce processus de neutralisation épuise les réserves de minéraux alcalins.

Une alimentation saine doit être à 80 % alcaline et à 20 % acide. Savoir quels aliments fournissent les exigences minérales pour un pH équilibré, et choisir consciemment de les consommer, permet de collaborer avec notre corps pour atteindre la santé. En vérifiant régulièrement le pH de notre première urine du matin, nous pouvons surveiller les besoins du corps en suppléments minéraux alcalins.

LES CROYANCES

En définitive, tout dans notre vie est déterminé par nos croyances conscientes et subconscientes. Les pensées sont de l'énergie, laquelle, à son tour, crée notre réalité. Nos pensées et nos émotions donnent lieu à l'harmonie ou à la dissonance dans notre corps. Les pensées positives ont un effet alcalifiant et régénérateur ; les pensées négatives ont un effet acidifiant et dégénératif.

La conscience des pensées et des émotions est la première étape dans la création de la santé et du bonheur. Toutes nos croyances sont déterminées, renforcées ou modifiées par nos pensées. Ce que nous répétons dans notre monologue intérieur finit par se manifester dans notre corps, sous forme de santé ou de maladie, en tant que bonheur ou tristesse, satisfaction ou déception dans la vie.

La vie est une expérience que l'on crée, consciemment ou non. Si nous sommes venus ici, c'est pour devenir conscients de cette création ; nous pouvons accroître ce pouvoir en développant cette conscience.

En comprenant petit à petit que l'ego est un faux moi, nous ouvrons la porte à la conscience de soi. L'ego vise à nous garder centrés sur soi, en réaction ; à conserver son emprise sur le mental et à nous maintenir dans l'inconscience de l'âme, le moi véritable.

Pour vaincre la domination de l'ego, il faut d'abord résister à l'envie de réagir et abandonner la tendance à se sentir offensé. En comprenant que ceux qui nous ont blessés n'agissaient que par aveuglement et inconscience, nous pouvons leur pardonner. Le pardon est la clé de la liberté émotionnelle. La gratitude est la voie de la paix de l'esprit. L'amour inconditionnel est la force qui harmonise tout.

Le processus de santé

Que nous soyons actuellement malades et désireux d'être en santé, ou que nous soyons en santé et désireux de le rester, nous voulons intérieurement connaître les réponses. Nous voulons devenir conscients de ce que cela implique, pour prendre soin de notre santé sans dépendre des autres. Tout au long de ce livre, nous avons appris que nous habitons un univers organisé et que tout a une raison d'être. En comprenant les causes, nous pouvons agir de manière déterminante ; nous pouvons assumer notre responsabilité personnelle et prendre des initiatives qui nous permettront de créer notre vie.

Les cinq clés de la liberté en santé

La liberté est le plus grand privilège au monde – le fait d'être indépendant et de pouvoir poursuivre nos intérêts et nos désirs dans un corps sain et fidèle. La vie est une aventure exaltante, mais sans conscience, elle ressemble à une série de hauts et de bas inévitables, de bonnes et de mauvaises périodes, et d'imprévisibilités. En zigzaguant entre le confort et l'inconfort, il est facile de croire que Dieu ou quelque force extérieure à notre contrôle agit sur nous, que la vie est plus ou moins un jeu de hasard. Rien n'est plus éloigné de la vérité. En réalité, nous sommes faits pour créer notre vie. Mais pour cela, nous devons apprendre à en être les réalisateurs conscients. Consciemment ou non, nous créons notre vie à partir de notre connaissance, de nos croyances et de nos gestes. Nous devons consciemment réaliser notre vie et être pleinement conscients des implications. Pour être en santé optimale, il faut intégrer les cinq clés de la santé.

La 1re clé : apprendre

On développe sa conscience en prenant connaissance des besoins du corps pour être en santé, des raisons pour lesquelles il développe des symptômes de maladie, et des façons dont nous pouvons collaborer avec lui à sa santé.

- Le corps est conçu pour toujours travailler à la santé, mais il nous appartient de combler ses besoins.
- La maladie est une conséquence logique de déficiences nutritionnelles, d'une accumulation toxique dans les organes, et de croyances erronées.
- La cuisson et la transformation détruisent les propriétés vitalisantes de la nourriture.
- Dans les soins de santé conventionnels, on considère le corps comme une simple entité chimique. On ignore les facteurs énergétiques de la vie, pourtant démontrés par la physique quantique depuis 1925. Les médicaments sont utiles en situation de crise, mais ces stimulants artificiels ne pourront jamais, en définitive, créer et soutenir la vie.
- Les symptômes de maladie sont les cris du corps qui demande de l'aide pour corriger des déséquilibres et des accumulations toxiques.
- L'exigence fondamentale absolue de la santé est l'équilibre acido-basique, afin que l'oxygénation soit toujours optimale.

La 2e clé : se nettoyer

Par la détoxication régulière, on favorise l'efficacité des processus de l'organisme. Il faut éliminer les toxines accumulées dans les organes et les tissus.

La 3e clé : se nourrir

Pour reconstituer des tissus sains et produire des réserves d'énergie et d'immunité, il faut satisfaire les besoins du corps en matériaux.

- L'eau que nous consommons doit être dépourvue d'agents polluants et, idéalement, avoir une structure moléculaire hexagonale.
- Les véritables aliments sont biologiques, frais et vivants. Ils doivent fournir tous les enzymes, acides aminés, acides gras essentiels, minéraux, probiotiques, et toutes les vitamines nécessaires.
- Les suppléments, s'ils sont requis, doivent être des complexes naturels, de sources alimentaires vivantes, biologiques et entières, aux enzymes et aux propriétés électriques intactes. Les meilleurs suppléments sont préparés avec un minimum de transformation.

Un programme de santé simple et efficace

- Commencez la journée par un verre d'eau citronnée.
- Jusqu'à midi, ne mangez que des fruits et des légumes crus.
- Buvez chaque jour un *smoothie* vert (voir l'annexe 7).

La 4e clé : croire

La porte du pouvoir s'ouvre lorsqu'on devient conscient de ses pensées et de ses émotions à mesure qu'elles se présentent dans l'instant présent. Tous les aspects de notre vie, y compris notre santé, sont créés à partir de nos croyances subconscientes. En prenant conscience de ses pensées, il est possible de maîtriser et de créer sa vie délibérément.

- Travaillez avec les concepts, les outils et les ressources suggérés aux chapitres 17 à 20 pour prendre conscience de vos pensées, de vos émotions et de vos croyances.
- Prenez du temps, à la fin de chaque journée, pour repasser les événements, ainsi que les pensées et les émotions qui y étaient associées. Notez si vos comportements ont été réactionnels ou calmement actifs.
- Tentez de déterminer si les croyances émotionnelles qui sous-tendent vos pensées et vos comportements sont fondées sur l'amour ou la peur, la paix ou la colère, l'acceptation ou la résistance.
- Avec le temps, et à mesure que vous progressez dans votre conscience réflexive des croyances qui gouvernent vos actions, essayez d'en prendre conscience aussitôt, dans l'instant présent.

- Visez à délaisser les réactions de l'ego pour la douce confiance de l'âme.
- Croyez que vous êtes amour, et devenez-le.

LA 5E CLÉ : APPLIQUER

Un changement positif et la santé surviennent lorsque nous appliquons notre connaissance et que nous menons une action constante et persistance.

- Renseignez-vous sur le fonctionnement du corps et ses besoins pour être en santé. Lisez et relisez ce livre, et référez-vous à lui, jusqu'à ce que vous puissiez en expliquer les concepts. Continuez d'apprendre, mais ne vous écartez pas de la conception fondamentale que le corps est de nature électrique, que tout ce qu'on lui fournit pour élaborer la santé doit contenir de l'énergie vivante. La nourriture, les boissons et les médicaments dont la charge électrique est incompatible avec le corps sapent la santé.
- Adoptez l'intention d'être en santé. Tout débute par la pensée, la croyance et la décision. Créez une vision de votre corps en santé.
- Réapprovisionnez les réserves de votre corps en « travailleurs », en « matériaux de construction » et en minéraux alcalins en quantité suffisante pour effectuer le travail.
- Déterminez votre programme de suppléments nutritifs et tenez bon jusqu'à ce que vous obteniez des résultats.
- Restez déterminé. Ne soyez pas comme l'homme qui, mourant de soif dans le désert, change constamment de direction selon les conseils de chaque personne rencontrée dans sa quête d'une oasis.

Atteindre des résultats

Lorsque vous vous efforcez d'éliminer des états de maladie et de retrouver la santé, rappelez-vous que chaque personne est différente. Si quelqu'un a connu de bons résultats en un certain laps de temps, cela ne veut pas dire que tout le monde en fera autant. Certains états peuvent être renversés rapidement, mais dans d'autres cas, il faudra peut-être au moins un an pour constater une percée et des résultats positifs. Le délai nécessaire à l'apparition des résultats dépend des éléments suivants :

- La constitution génétique – la santé des ancêtres.
- L'alimentation durant l'enfance.
- L'alimentation depuis l'enfance.

- Les habitudes de mode de vie concernant la nourriture, les boissons, le tabac, les médicaments, l'exercice, le repos et les attitudes.
- Le stress dans la vie de la personne.
- L'exposition aux toxines environnementales, aux champs de fréquence électromagnétiques, et au stress géopathique.
- Le système de croyances.

Et d'un engagement quant à :

- des attitudes saines,
- une alimentation saine,
- de l'exercice régulier,
- des suppléments qui nettoient le corps et en renouvellent les « travailleurs »,
- une compréhension continue des symptômes et des causes.

Chaque fois que nous avons un problème physique, des symptômes de dysfonctionnement, ou une maladie nous devons nous interroger :

- Quelle en est la cause ?
- Pourquoi mon corps réagit-il ainsi ?
- Qu'est-il en train de me dire ?
- Que tente-t-il de corriger ?
- Quelles expériences de mon passé pourraient contribuer à mon état actuel ?
- Comment puis-je coopérer avec mon corps pour l'aider à se détoxiquer et à poursuivre ses efforts de guérison ?
- Mon alimentation, mes suppléments ou mes médicaments aident-ils mon corps à se nettoyer et à refaire ses provisions d'enzymes, de bactéries amies dans l'intestin et de nutriments fortifiants, ou l'en empêchent-ils ?
- Suis-je tout simplement en train de réprimer mes symptômes pour les faire disparaître ?
- Suis-je en train de travailler à un soulagement à court terme ou à ma santé à long terme ?

C'est la mesure dans laquelle nous comprenons et appliquons les principes de santé naturelle qui déterminera nos résultats et le délai requis pour y arriver. Le corps veut naturellement retrouver la santé. C'est notre mode de vie, nos défis physiques et émotionnels, et notre ouverture à revoir nos idées sur la santé qui établiront la durée de ce retour.

La santé est un cadeau et un choix

La santé est une expression naturelle de l'intelligence innée du merveilleux corps humain qu'on nous a donné. À nous de choisir ce que nous ferons de ce cadeau. Nous pouvons l'ignorer, le gaspiller, en abuser, ou bien le respecter et le soutenir. Tout débute et finit par nos pensées et nos intentions.

Nous choisissons toujours notre façon de gérer notre santé, de canaliser nos efforts et nos dépenses. La plupart des gens peuvent dépenser sans hésiter des milliers de dollars pour une voiture, un voyage ou des vacances, ou les investir dans un marché boursier incertain, mais ils se hérissent à la pensée d'investir dans leur santé et leur bien-être.

Consacrer aujourd'hui l'effort et l'argent qu'il faut pour retrouver la santé, et ce, afin d'être encore en santé à un âge avancé, apporte des récompenses inestimables.

Avec la santé, tout est possible

Avec la santé, tout est possible. Sans la santé, rien ne compte. Si on retrouve la santé, la vie redevient agréable et passionnante. De nouvelles possibilités s'ouvrent à soi. Nous n'avons pas à nous détériorer avec l'âge, comme bien des gens de notre entourage.

La santé est un choix, si nous connaissons les cinq clés de la santé consciente. Nous pouvons déterminer les modes de vie qui contribuent à la santé ou à la maladie. À nous de choisir !

Même si les médecins vous disent qu'il n'y a plus rien à faire, vous savez maintenant qu'il y a, au contraire, plusieurs choses à faire. Avec cette connaissance, vous gardez le pouvoir d'être en santé. Le meilleur médecin qui soit, c'est l'intelligence de votre corps. Reprenez votre pouvoir, celui de prendre vos propres décisions pour être en santé, et mettez-le en action dès aujourd'hui ! Les décisions finales vous appartiennent toujours, ainsi que les récompenses.

Je vous souhaite la santé, le bonheur, la joie et la plénitude.

La vie est à créer et à recréer.

La vie est une question de choix.

Créez la vôtre – en toute conscience !

Annexe 1

Les aliments acidifiants et alcalifiants

Par la transformation chimique, certains aliments produisent un résidu (cendre) acide ou alcalin contraire à leur composition originale. En d'autres mots, les aliments acides s'alcalinisent, et inversement.

Les aliments et les non-aliments suivants sont énumérés dans l'ordre, du plus alcalin au plus acide ; autrement dit, du plus sain au plus nocif[1, 2] :

ALCALIFIANTS

- Les fruits crus et leurs jus frais
- Les fruits secs
- Les légumes crus et leurs jus frais
- Les tisanes
- Les fruits et légumes surgelés
- Les fruits et légumes cuits légèrement à la vapeur.
- Les noix crues (amandes, noix de pacane, et ainsi de suite)
- Les graines crues (sésame, citrouille, courge, tournesol, etc.)
- Les céréales germées

ACIDIFIANTS

- Certains fruits et légumes crus (canneberges, prunes, pruneaux, courges)
- Les céréales entières, cuites
- Les fruits et les légumes trop cuits
- Les produits laitiers (fromage, lait)
- Les œufs
- Le sucre et les céréales raffinées
- Les épices (moutarde sèche, muscade)
- Les viandes blanches (poisson, volaille)
- Les aliments frits
- Le café et le thé
- Les viandes rouges (bœuf, agneau, porc)

- Le sel raffiné [de table]
- Les boissons gazeuses
- L'alcool
- Les drogues et les médicaments
- Le tabac

Note : Une alimentation saine devrait comprendre au moins 70 à 80 % d'aliments alcalins et de 20 à 30 % d'aliments acides. Le régime nord-américain moyen est l'inverse de cet idéal.

Annexe 2

Les aliments alcalins

Degré d'alcalinité (Le régime devrait comprendre 80 % d'aliments alcalins.)
Les listes d'aliments et de non-aliments ci-dessous sont ordonnées du degré d'alcalinité le plus élevé au moins élevé.

Fruits crus

Très alcalins
Melon
Citron
Pamplemousse
Lime
Mangue
Papaye
Banane

Moyennement alcalins
Orange
Cerise
Pomme acidulée
Concombre
Tomate
Courgette
Poivron

Légumes crus

Très alcalins
Asperge
Carotte
Céleri
Persil
Algue – varech, algues

Légèrement alcalins
Betterave
Chou
Chou-fleur
Maïs
Chou frisé
Poireau
Champignon
Oignon
Piment
Radis
Pomme de terre avec pelure

Haricots

Très alcalins
Haricot vert
Fève de Lima

Légèrement alcalins
Autres haricots
Pois
Haricot vert

Herbes et épices

Très alcalines
Ciboulette
Ail
Sel végétal
Poivre de Cayenne
Vinaigre de cidre de pomme non pasteurisé

Légèrement alcalines
La plupart des herbes et des épices
Sel de mer

Céréales

Très alcalines
Farine d'arrow-root
Pain des esséniens (manna)
Toutes les céréales germées

Légèrement alcalines
Amarante
Millet
Quinoa

Protéines

Très alcalines
Pollen d'abeille
Gelée royale

Légèrement alcalines
Protéines végétales
Lait d'amandes et de graines de chanvre
Fromage blanc naturel (cottage)
Yaourt

Noix

Modérément alcalines
Amande
Noix de coco fraîche

Huiles

Légèrement alcalines
La plupart des huiles pressées à froid, fraîches et non traitées sont de neutres à légèrement alcalifiantes.

Graines

Très alcalines
La plupart des graines germées

Sucres

Très alcalins
Miel non pasteurisé
Stevia

Boissons

Très alcalines
Jus de fruits frais
Jus de légumes

Légèrement alcalines
Tisanes :
- Fraise
- Framboise
- Luzerne
- Trèfle
- Gingembre
- Consoude
- Ginseng
- Menthe
- Sauge

Autres produits

Très alcalins
Enzymes digestives
Boissons végétales vertes (*Smoothies* verts)
Chlorophylle

Annexe 3

Aliments acides, drogues, médicaments, etc.

Degré d'acidité (le régime doit être composé à 20 % d'aliments acides)
Les listes d'aliments et de non-aliments ci-dessous vont du moins acide au plus acide

Fruits crus

Faible acidité
Bleuets (myrtilles)
Canneberges
Prunes
Pruneaux

Acidité de moyenne à élevée
Fruits verts ou trop mûrs

Grains et céréales

Faible acidité
Orge
Seigle
Épeautre
Fécule de maïs
Sarrasin
Céréales non raffinées, biscuits salés
Maïs soufflé : ordinaire ou au beurre (non salé)

Acidité de moyenne à élevée
Riz, blé (surtout blanc), avoine
Crêpes
Gaufres
Muffins
Pains raffinés
Pâtes
Pâtisseries
Céréales
Biscuits salés

Produits laitiers, viande, poisson, volaille

Faible acidité
Produits laitiers non pasteurisés
Œufs

Acidité de moyenne à élevée
Viande
Poisson
Volaille
Produits laitiers transformés
Crème glacée

Noix

Faible acidité

Toutes les autres noix crues

Acidité de moyenne à élevée

Toutes les noix rôties et salées

Huiles

Acidité de moyenne à élevée

Huiles hydrogénées
Évitez toutes les huiles chauffées et hydrogénées.

Graines

Faible acidité

Graines non germées (la plupart)

Acidité de moyenne à élevée

Graines rôties et salées (toutes)

Sucres

Faible acidité

Sucre d'érable
Miel pasteurisé
Mélasse
Fructose
Sucre turbinado

Acidité de moyenne à élevée

Sucre blanc transformé
Édulcorants artificiels

Boissons

Acidité de moyenne à élevée

Café et substituts
Thé noir
Boissons alcoolisées, bière, tous les vins
Boissons gazeuses
Boissons gazéifiées

Autres

Acidité de moyenne à élevée

Fast-food en général
Sel de table
Vinaigre blanc
Drogues, tabac (tous)

Annexe 4

Le bouillon alcalifiant

L'une des façons les moins coûteuses, mais les plus efficaces, d'améliorer la santé et d'élever le pH pour le rendre moins acide consiste à boire un bouillon de légumes riche en minéraux. On le prépare aisément chez soi, avec des légumes alcalins et un bon sel végétal. Le bouillon contiendra alors en abondance du potassium, du calcium, du magnésium et du sodium.

On peut consommer de quatre à cinq tasses de bouillon par jour pendant un programme de détoxication et de régénération, ou lorsqu'on entreprend d'élever le pH de l'urine à un niveau normal de 6,8 à 7,0.

RECETTE

Choisissez et utilisez quelques légumes biologiques légèrement ou fortement alcalins, selon les listes de l'annexe 2, ou utilisez ce qui suit :

Pelures épaisses de pomme de terre (jetez le reste)
Queues de carottes
Queues de betteraves
Persil
Feuilles du céleri et un peu de la tige
Autres légumes verts (comme le chou frisé), du varech, etc.

Hachez les légumes et placez-les dans une marmite en acier inoxydable avec de l'eau purifiée. Amenez à ébullition et laissez mijoter de 20 à 25 minutes. Laissez ensuite refroidir un peu, puis retirez les légumes en gardant le bouillon. En enlevant les légumes, pressez le tout avec une grande cuillère ou un pilon à pommes de terre pour en extraire le liquide et recueillir ainsi tous les minéraux. Assaisonnez au goût de sel végétal, puis réfrigérez. Au besoin, réchauffez des portions.

Annexe 5

Le lavement, mode d'emploi

Le lavement a pour but de dégager efficacement le côlon des déchets toxiques lorsque le corps ne peut s'en charger adéquatement. Les lavements sont recommandés dans les cas de jeûne, de nettoyage aigu (crise de guérison), de détoxication pour toute maladie grave ou dégénérative (cela peut alors provoquer des maux de tête) ou de constipation chronique. Les laxatifs chimiques ne sont pas une bonne solution ; mieux vaut s'en passer. Les lavements sont sécuritaires lorsqu'on y recourt raisonnablement. Ils n'entraînent aucune dépendance si on a cessé de prendre des aliments toxiques et constipants, et qu'on a commencé à manger des aliments reconstituants. Avec le temps, le côlon guérira, expulsera les matières fécales coincées (des herbes douces peuvent s'avérer utiles), perdra sa couche de mucus et reviendra de lui-même à une fonction intestinale normale. Entre-temps, le lavement aide le corps à se débarrasser des toxines et à guérir plus rapidement. Cela exerce et tonifie également les muscles du côlon, qui se mettent alors à fonctionner de nouveau.

Note : Si on n'abandonne pas les habitudes diététiques qui ont causé les problèmes de côlon, ce dernier ne pourra guérir et la méthode utilisée pour le dégager – laxatifs ou lavements – paraîtra entraîner une accoutumance. Il faut vraiment travailler à corriger la cause du problème.

INSTRUCTIONS

1. Utilisez une poire à lavement, vendue en pharmacie. Elle devrait pouvoir contenir de 1 à 2 litres d'eau. Elle doit avoir une canule ordinaire de 10 à 15 centimètres de long.
2. Remplissez la poire à lavement avec environ un litre d'eau ; c'est la dose recommandée pour les adolescents et les adultes. Pour les enfants, un demi-litre suffira. Utilisez de l'eau qui a été filtrée pour enlever le chlore, le fluor, et ainsi de suite. L'eau doit être à une température confortable au

poignet – l'eau légèrement chaude (sans plus) peut provoquer davantage de contractions, et l'eau plus fraîche a un effet tonifiant sur les parois du côlon.

3. Accrochez la poire à un porte-serviette (ou à cette hauteur approximative) à l'aide d'un cintre si la poire n'est pas munie d'un crochet.
4. Lubrifiez la canule ainsi que le rectum avec un lubrifiant, de l'huile végétale ou un onguent. (N'employez pas de produit à base de pétrole.)
5. Agenouillez-vous sur le plancher, près de la cuvette, en position « tête vers le plancher », afin que le rectum soit plus élevé que les épaules. Cette position permet à l'eau de s'écouler plus facilement dans le côlon. Si, pour quelque raison, cette position est impossible, on peut s'étendre sur le côté droit ou sur le dos.
6. Insérez doucement la canule. Si elle n'entre pas complètement, elle devrait le faire lorsque l'eau commencera à s'écouler. Il faudra maintenir la canule en place tout au long du lavement, car le corps a tendance à l'éjecter.
7. Une fois la canule en place, commencez à laisser couler l'eau de la poire à lavement dans le côlon. Réglez la circulation dans le colon de façon que l'eau pénètre lentement. Pour cela, il faut pincer ou courber la canule. Certaines poires à lavement sont munies d'un régulateur.
8. À mesure que l'eau pénètre, si vous ressentez un inconfort ou le besoin d'expulser de l'eau, vous devez respirer profondément à quelques reprises et, une fois le besoin passé, laisser couler de nouveau.
9. Videz de 150 à 180 ml d'eau de la poire à lavement dans le côlon. S'il y a un obstacle parce que l'envie d'expulser l'eau est trop grande, enlevez la canule, assoyez-vous sur la cuvette des toilettes, et expulsez l'eau du côlon. Vous devriez maintenant pouvoir reprendre la position penchée et verser encore 150 à 180 ml d'eau dans le côlon, au moyen de la poire. Sinon, laissez entrer ce que le côlon peut retenir tout en restant à l'aise.
10. Lorsque l'eau est dans le côlon, enlevez la canule du rectum et allongez-vous sur le plancher, en résistant au besoin d'évacuer. Étendez-vous d'abord sur le côté gauche, puis roulez sur le dos, puis sur le côté droit, puis sur le ventre. Chaque position doit être gardée une trentaine de secondes. Étendu sur le dos, on peut doucement masser la région de l'estomac et du côlon pour aider au dégagement de la matière fécale.
11. À présent, assoyez-vous sur la cuvette et expulsez l'eau. Il faudra peut-être plusieurs minutes pour que l'eau et le contenu sortent du côlon. Il faut attendre patiemment les envies successives d'évacuer.

12. Si vous n'avez pas une bonne évacuation ou si vous n'avez pas introduit suffisamment d'eau dans le côlon, vous pouvez immédiatement remplir la poire à lavement et répéter le processus entier. Il peut falloir plusieurs essais.

Les problèmes

Si le côlon n'expulse absolument pas, introduisez un peu d'eau à une température un peu plus élevée, ou faites lentement un autre lavement, jusqu'à ce que vous ressentiez des crampes et un besoin d'évacuer. De même, si le côlon est hyperactif – s'il ne laisse pas entrer d'eau, ou très peu –, utilisez de l'eau plus fraîche. S'il n'y entre qu'une petite quantité d'eau, il ne faut pas forcer la dose. Contentez-vous de ce qui entre ; l'essentiel est que cela provoque des selles.

Dans le cas d'une maladie grave, les lavements ne sont peut-être pas suffisants. Les irrigations de côlon sont beaucoup plus efficaces et peuvent même sauver la vie.

Note : Ce type de lavement permet de dégager doucement les toxines et la matière fécale accumulées au bas du côlon, sans stresser le corps. Il ne perturbe pas l'équilibre électrique général du côlon et n'élimine pas la flore intestinale.

Annexe 6

Recettes

Les recettes suivantes ne sont que des exemples. Vous trouverez des listes et des idées plus complètes dans les livres de recettes mentionnés à la section Ressources et lectures recommandées [à la fin de cet ouvrage]. Plusieurs de ces livres consacrent des sections assez importantes aux menus et aux recettes.

SMOOTHIES VERTS

Les *smoothies* verts constituent sans doute le repas le plus nourrissant qui soit – surtout lorsqu'ils sont faits d'ingrédients biologiques. Savoureux, ils se préparent rapidement. On peut se servir d'un bon mélangeur, mais le Vita-Mix™ est plus puissant et efficace. Voici la recette de base d'un *smoothie* vert pour une personne : deux verres d'eau, une poignée de légumes verts (épinards, chou frisé, laitue romaine, persil, etc.) et deux fruits mûrs (bananes, pommes, ou n'importe quel autre fruit sucré). Mélangez le tout jusqu'à consistance crémeuse. Vous pouvez varier chaque jour, au goût, avec de la menthe, de l'anis étoilé, du jus de citron, ou tout ce qui vous tente.

> **Note :** Pour faire congeler des bananes, pelez-les et disposez-les séparément sur une plaque à biscuits. Congelez pendant la nuit, puis placez dans des sacs de plastique pour un usage ultérieur.

D'AUTRES *SMOOTHIES* OU BOISSONS SANTÉ

On peut combiner tous les fruits dans un mélangeur, avec de l'eau, du jus, des graines de chanvre et du lait d'amandes ou de noix de cajou, pour préparer un repas liquide, délicieux et nourrissant. En voici quelques exemples.

Boisson énergétique crue

Mélangez les ingrédients suivants jusqu'à consistance crémeuse :

L'eau et la chair d'une jeune noix de coco (sinon, du lait d'amandes)
1 avocat
2 tasses de baies ou de fruits frais (ou congelés)
1 cuillerée à soupe de miel non pasteurisé
2 cuillerées à soupe (ou plus) de poudre de protéine crue.

Repas liquide revigorant du matin

Laissez tremper toute la nuit au réfrigérateur :

1/4 de tasse de graines de tournesol biologiques, écalées, crues, non salées
2 tasses d'eau saine.

Le matin, mélangez les graines et l'eau pendant trois minutes, à vitesse élevée, puis ajoutez :

1 cuillerée à soupe de levure de bière
1 cuillerée à soupe de mélasse noire (Blackstrap)
1 cuillerée à soupe d'acidophilus en poudre (ou un autre produit probiotique).

Sirotez et mastiquez ce repas complet pour bien le mélanger à la salive et mieux le digérer. Pour concentrer la boisson, doublez la quantité de graines de tournesol.

Graines et céréales germées

Pendant sept ou huit heures, faites tremper :

1 tasse de grains de seigle biologiques
1 tasse de grains d'orge biologiques
1 tasse de graines de tournesol biologiques
1/4 de tasse de graines de sésame biologiques.

Rincez à l'eau froide et égouttez bien. Étendez les céréales et les graines sur du verre, des plaques autres que de céramique, ou des assiettes à germination. Laissez germer de 15 à 16 heures. Pendant la germination, rincez-les au moins deux fois à l'eau fraîche ; elles prendront une odeur et un goût de moisi. Au bout de 16 heures, rincez bien à l'eau fraîche et égouttez. On peut garder ce mélange au moins trois jours au réfrigérateur.

Pour le consommer : dans un bol, pilez une banane mûre et crue, et ajoutez 1 ou 2 cuillerées à soupe de confiture de fraises naturelle. À cela, ajoutez 1 tasse, ou la quantité désirée, de graines et de céréales germées. Mélangez bien.

BISCUITS SALÉS CRUS

Les biscuits salés crus se préparent dans un robot culinaire ou un mélangeur puissant, comme le Vita-Mix™, en plus d'un déshydrateur alimentaire à température variable, tel que l'Excalibur™ (le choix de la plupart des crudivores). Les ingrédients des biscuits salés sont séchés à une température inférieure à 43 degrés Celsius, qui garde les enzymes vivantes. Ces biscuits nourrissants constituent une excellente source de fibres et un substitut santé des biscuits et des pains cuits. Une excellente ressource sur la façon de fabriquer des biscuits crus est Igor's Live Flat Bread, disponible au www.rawfamily.com. Mais avec un peu de patience et d'expérimentation, on peut aisément préparer ses propres recettes. Voici la mienne – je la modifie à chaque nouvelle fournée ! Variez les ingrédients selon vos goûts et la quantité désirée. Mieux vaut utiliser des ingrédients biologiques.

Savoureux biscuits salés

2 tasses de graines de lin fraîchement moulues (grossièrement) – pour ce faire, on peut utiliser un contenant Vita-Mix™ ou un moulin à café
2 tasses d'eau
4 poivrons
3 ou 4 tomates mûres
1/2 à 1 bouquet de verdure (épinards, chou frisé, brocolis, ou autre)
1 bouquet de persil
3 ou 4 gousses d'ail ou du gingembre frais
3 carottes
1 courgette, petite ou moyenne
1/4 de tasse d'huile pressée à froid
De 1 à 1 1/2 cuillerée à thé de sel de mer
Un brin de romarin ou d'anis étoilé frais
De 1/8 à 1/4 de cuillerée à thé de poivre de Cayenne
De 1 à 2 tasses de graines de tournesol, trempées dans l'eau durant la nuit afin de commencer la germination. Au matin, rincer avant d'utiliser.
Graines de sésame ou de chanvre

Dans un robot culinaire ou un Vita-Mix™, réduisez en purée les poivrons, les tomates, la verdure, le persil, l'ail ou le gingembre jusqu'à consistance crémeuse. Ajoutez l'huile, le sel de mer, le romarin ou l'anis étoilé, et le poivre de Cayenne. Mélangez de nouveau pour bien homogénéiser. Versez dans un grand bol à mélanger. Râpez les carottes et la courgette, et incorporez aux autres ingrédients. Ajoutez les graines de tournesol et les autres graines, au besoin. À la fin, dans un bol séparé, ajoutez l'eau aux graines de lin moulues et mélangez bien. Ajoutez immédiatement aux autres ingrédients et mélangez à fond, à mesure que le mélange commence à s'épaissir rapidement. Laissez reposer dix minutes. Si le mélange est trop épais, on peut ajouter de l'eau ; s'il est trop liquide, on peut ajouter plus de lin moulu.

Ensuite, versez deux ou trois louches moyennes du mélange à pâte sur des feuilles de déshydrateur antiadhésives Teflex, et étalez-le uniformément avec une spatule, à une épaisseur d'environ un demi-centimètre. (S'il reste du mélange, on peut le congeler et s'en servir plus tard pour déshydrater une autre fournée de biscuits.) Déshydratez environ six heures, puis retournez et enlevez les feuilles Teflex. (Si le mélange à biscuits adhère encore aux feuilles, déshydratez un peu plus longtemps.) À ce stade, les biscuits encore humides peuvent être coupés en petits carrés, puis retournés au déshydrateur encore cinq ou six heures, ou jusqu'à ce qu'ils soient complètement secs. Si on les garde dans un endroit sec, ces biscuits demeureront frais jusqu'à six mois. (J'ai eu le plus de succès avec les déshydrateurs Excalibur.)

Les céréales cuites

Dans de l'eau, mélangez plusieurs céréales, comme du gruau d'avoine, du sarrasin, de l'orge, du riz brun, du boulgour, du blé, du kamut, du millet, de la semoule de maïs, du lin, et des graines de sésame. Amenez à ébullition. Couvrez et éteignez le feu. Laissez reposer toute la nuit. Le matin, ajoutez de l'eau au besoin et réchauffez. Ajoutez ce qui suit, au goût : sel de mer, paprika, muscade, noix de coco, noix écrasées, raisins secs, morceaux de dattes, gélatine végétale. Vous pouvez également remplacer l'eau par des jus de fruits et ajouter des raisins secs, des morceaux d'ananas, des noix, et ainsi de suite.

Chop suey végétarien

1 tasse de carottes hachées
1 tasse de céleri haché
1/2 tasse de poivron vert haché
1/4 à 1/2 tasse de poivron rouge haché
1/2 tasse d'oignon haché (facultatif)
1 tasse de morceaux de brocolis
1/2 tasse de champignons frais, entiers ou hachés
2 tasses de bouillon de poulet
2 cuillerées à soupe de tamari ou de Bragg Liquid Aminos®
2 cuillerées à soupe de poudre d'arrow-root ou de fécule de riz, de fécule de tapioca, etc.
1 tasse ou plus de germes de haricots frais

Ajoutez au besoin :
1/2 cuillerée à thé de gingembre frais haché
1 cuillerée à thé d'ail haché
2 cuillerées à soupe de sauce aux haricots noirs

Dans un wok ou une marmite à fond épais, faites sauter les légumes (en commençant par les plus gros) dans un liquide – de l'eau ou du bouillon de poulet –, jusqu'à ce qu'ils soient tendres, mais encore croquants. Ajoutez le bouillon de poulet et la sauce tamari, et faites mijoter en remuant constamment. (On peut ajouter à l'avance au bouillon un assaisonnement, comme de l'ail ou du gingembre, pour donner sa saveur au liquide.) Faites dissoudre de la poudre d'arrow-root dans de l'eau froide et ajoutez graduellement en remuant, jusqu'à ce que le mélange soit cuit et que le chop suey ait épaissi. Ajoutez les germes de haricots crus juste avant de servir. Peut être servi avec du riz brun cuit à la vapeur.

Chop suey au poulet

Comme la recette précédente, sauf qu'on ajoute 2 tasses de poulet cuit, découpé en morceaux de 2,5 cm, avec le bouillon de poulet. Puisqu'une protéine a été ajoutée, il vaut mieux, pour garder les bonnes combinaisons alimentaires, prendre ce repas sans glucides (comme le riz ou le pain).

Lait aux noix

On peut faire de bons substituts de lait dans un mélangeur, avec des amandes crues, des noix de cajou et des graines de tournesol ou de sésame. Prenez 1 tasse d'eau, de préférence vivante, et ajoutez environ 1/5 de tasse de noix ou de graines crues. Mélangez à vitesse élevée de deux à trois minutes, jusqu'à la formation d'un lait blanc épais. Il vaut mieux l'utiliser tel quel, mais on peut également filtrer la pulpe avec un tamis, de la gaze, ou un sac pour lait aux noix.

Lait de graines de chanvre

Les graines de chanvre, à teneur élevée en protéines et en acides gras essentiels, constituent un excellent substitut du lait. Utilisez la recette du lait aux noix. Variez les quantités d'eau et de graines de chanvre selon vos préférences.

Autre smoothie à la protéine de chanvre [recette de base]

Dans un mélangeur, combinez du jus de fruits, de l'eau, un ou deux morceaux de fruits, et mélangez. Puis ajoutez une ou deux cuillerées à soupe de protéine de chanvre (la protéine de riz convient aussi). Mélangez de nouveau. Variez les ingrédients au goût. (Assurez-vous seulement que la poudre de protéine n'a pas été séchée à chaud.)

Smoothie à la protéine de chanvre

Dans un mélangeur, combinez les ingrédients qui suivent (ou ceux que vous préférez) au goût. Mélangez, en ajoutant du liquide au besoin.

1 tasse ou plus d'eau ou de jus frais
1 ou 2 cuillerées à soupe de graines de chanvre
1 cuillerée à soupe d'huile de chanvre
Pomme, banane, fraise, et ainsi de suite
1 cuillerée à soupe (ou plusieurs) de poudre de protéine de chanvre
1 cuillerée à thé de poudre de concentré d'aliments verts

Ajoutez au moins un des ingrédients suivants (facultatif) :
Un arôme – cannelle ou huile d'orange
1/2 cuillerée à thé de poudre d'enzymes
Poudre de protéine de riz
Poudre de caroube

Cet aliment est très concentré. Buvez-le lentement et mélangez bien avec la salive dans la bouche. Cette combinaison nutritive contient tout ce qu'il faut pour vivre en santé.

CRÈME GLACÉE AUX FRUITS

Utilisez des fruits congelés : bananes, fraises, framboises ou bleuets (myrtilles), seuls ou en combinaison, et mélangez à l'extracteur Champion™, avec le couvercle bien en place, ou dans un mélangeur Vita-Mix™. C'est très bon au goût et nourrissant, avec des enzymes naturelles, sans sucre ni autres additifs.

CONFITURE DE FRAISES NATURELLE

2 tasses de fraises fraîches ou congelées (on peut aussi utiliser des framboises)
4 ou 5 anneaux d'ananas déshydratés
Du jus d'ananas ou d'orange non sucré

Rincez les anneaux d'ananas déshydratés dans de l'eau pour en enlever le soufre. Découpez-les en petits morceaux. Combinez tous les ingrédients et laissez reposer jusqu'à ce que les ananas soient ramollis. (Il est possible de ne pas ajouter de jus si les fraises, ou les framboises, sont suffisamment liquides.) Passez ensuite au mélangeur jusqu'à l'obtention d'un mélange crémeux. (C'est une bonne idée de conserver ces fruits crus et naturels dans de petits contenants et de congeler tout ce qui excède vos besoins de quelques jours.)

Annexe 7

Choix de menus

Ces suggestions de menus ne sont que des exemples. Pour une liste et des idées plus complètes, référez-vous aux livres de recettes mentionnés dans la section Ressources et lectures recommandées. Plusieurs des livres énumérés comportent une section assez considérable consacrée aux menus et aux recettes. Notez que certaines suggestions d'aliments et d'ingrédients cuits s'appliquent davantage à une alimentation transitionnelle, au passage à des choix plus sains.

Mon régime personnel s'est simplifié au cours des années. Aujourd'hui, je mange en général, et surtout, des salades, des *smoothies* de fruits et de légumes à faible index glycémique, des biscuits salés aux légumes déshydratés, et des légumes légèrement cuits à la vapeur. Mes collations sont faites de crudités (légumes et fruits), de noix et de graines. À l'occasion, je me permets quelque chose de différent pour ajouter de la variété, mais j'essaie de m'en tenir à des choix santé. Je mange rarement après 18 ou 19 h.

CONSIGNES SUR LA NUTRITION ET LA DIGESTION

- Plus vous êtes détendu, meilleure est votre digestion.
- Plus vous mastiquez votre nourriture, mieux elle se digère.
- Ne vous nourrissez que lorsque vous avez faim.
- Ne mangez pas trop.
- Respectez les bonnes combinaisons alimentaires.
- Délaissez graduellement les fruits à mesure qu'ils deviennent hors saison.
- Utilisez une variété équilibrée d'aliments ; évitez de toujours prendre les mêmes.
- Visez une proportion de 75 % d'aliments frais et crus, y compris les jus et les aliments très peu cuits, à basse température.
- Faites tremper les noix et les graines avant de les manger (pour activer les enzymes).
- Consommez les noix et les graines avec un jus d'agrumes pour mieux les digérer.
- L'essentiel de tous les repas, ce sont les légumes et les salades.
- La peau des fruits et des légumes renferme des minéraux très utiles.

- Prenez des suppléments d'enzymes digestives, en fonction des besoins de votre corps.
- Les aliments, s'ils sont cuits, doivent l'être à la vapeur, sautés dans un peu d'eau, cuits lentement ou au four – non bouillis, frits dans l'huile, chauffés au micro-ondes ou cuits dans une cocotte-minute.

Suggestions de petit déjeuner

Au lever, buvez un ou deux verres d'eau chaude contenant le jus d'un demi-citron. C'est excellent pour nettoyer et alcaliniser le corps. Vous pouvez remplacer le citron par une cuillerée à thé de pur vinaigre de cidre de pomme non pasteurisé. Attendez ensuite de 15 à 20 minutes avant de prendre autre chose.

- Du jus de fruits frais (le moins possible d'agrumes).
- De la pastèque ou un demi-cantaloup ou melon miel, des raisins.
- Un fruit frais, au choix.
- Des bananes tranchées et du lait de noix ou de graines, comme un lait d'amande, de cajou, ou de tournesol.
- Un ou deux œufs à la coque.
- Du pain de céréales entières (non de blé, de préférence) légèrement grillé, avec du beurre.
- Des céréales cuites servies avec un lait de noix ou de graines préparé au mélangeur, arrosées d'un peu de miel ou de sirop d'érable au besoin.
- Des graines et céréales germées, avec une banane écrasée et de la confiture de fraises naturelle. En option : ajoutez de la mélasse noire (Blackstrap), de la lécithine, des graines de lin moulues ou un mélange d'huiles équilibré. Mastiquez lentement et complètement.
- Repas liquide revigorant du matin (voir annexe 6).

Suggestions de lunch à l'heure du midi

- *Smoothie* vert
- Biscuits salés crus, avec houmous ou avocat.
- Grande salade de fruits, à partir d'un mélange de bananes, d'ananas, de raisins, de noix de coco, de pommes, de mangues, de poires, et ainsi de suite.
- Un grand verre de jus de légumes frais constitué à partir d'une combinaison de carottes (à 80-90 %), de céleri, d'épinards, de betteraves (petits morceaux), de gingembre, de persil, et d'autres légumes, au goût. (Sirotez lentement ; c'est un repas en soi.)
- Une grande salade de légumes mélangés. Un muffin aux céréales entières avec du beurre. Une tisane.

- Une soupe maison au mélangeur : au moins une tasse de légumes variés et de verdure, des tomates, des épices naturelles, du sel de mer naturel, une tasse d'eau bouillante, 1/2 cuillerée à thé (2,7 ml) de vinaigre de cidre de pomme non pasteurisé (pour libérer du calcium).
  Mélangez à vitesse élevée pendant 30 secondes. (On peut utiliser du bouillon de légumes, de volaille ou de poisson.) Pain croquant suédois de seigle, ou pain plat [du genre pain pita]. Tisane.
- Soupe maison. Ajoutez du miso, du varech, du goémon, au besoin.
- Sandwich fermé ou ouvert de pain des esséniens (manna) ou de seigle entier, avec de la laitue Boston, un avocat écrasé, des germes, du poivron vert ou rouge, et un mélange d'épices sans sel (au goût).
- Petite salade de légumes mélangés. Soupe aux lentilles. Biscuits salés aux céréales entières, ou pain plat.
- Légumes frais et fromage blanc fait de lait non pasteurisé.
- Bâtonnets de légumes assortis avec beurre de sésame. Pain de seigle au levain, beurré légèrement.
- Salade et sardines (dans leur huile ou de l'huile d'olive).

SUGGESTIONS DE REPAS DU SOIR

- *Smoothie* vert – avec ou sans biscuits salés crus.
- Jus de tomate maison. Grande salade avec vinaigrette à l'huile pressée à froid, vinaigre de cidre de pomme non pasteurisé, et on peut ajouter du jus de citron. Pomme de terre au four avec un peu de beurre. Haricots verts ou brocolis légèrement cuits à la vapeur.
- Légumes et noix de cajou, ou amandes, légèrement sautés (avec de l'eau), assaisonnés de sauce tamari ou de Bragg Liquid Aminos® (boutique d'alimentation naturelle). Courge cuite au four.
- Salade mixte. Poisson cuit au four ou à la vapeur (saumon, truite, flétan) et légumes légèrement cuits à la vapeur (sans pomme de terre ni riz). Tomates tranchées.
- Salade épinards et tomates avec vinaigrette à l'huile et citron. Poulet ou dinde rôtie, avec sauce à l'arrow-root. Brocoli, carottes et céleri cuits à la vapeur.
- Bâtonnets de légumes. Soupe aux lentilles, avec pain de seigle ou pain plat.
- Pain de lentilles avec riz brun cuit à la vapeur et grande salade.
- Chop suey au poulet, et germes de haricots frais.
- Chop suey de légumes, et riz cuit à la vapeur.

COLLATIONS

- Biscuits salés crus, et houmous.
- Jus de légumes frais.
- Fruits frais ou secs (non sulfurés).
- Noix de coco fraîche, coupée en petits morceaux, avec des dattes.
- Lait de noix, ou de graines de chanvre.
- *Smoothie* aux bananes.
- Crème glacée aux fruits, préparée avec un extracteur à jus Champion ou un mélangeur solide.
- Biscuits à l'avoine et aux dattes.
- Noix crues (mastiquez à fond).
- Fromage blanc au lait non pasteurisé.
- Pain croquant suédois au seigle avec avocat.
- Tisane.
- Soupe aux légumes.

Annexe 8

L'achat de suppléments

Lorsqu'on choisit et qu'on achète des suppléments, il faut se rappeler ceci :

- Les vitamines de la nature guérissent ; les vitamines synthétiques stimulent le corps, mais ne le guérissent pas.
- Les complexes naturels proviennent de sources alimentaires biologiques entières, avec leurs enzymes et leurs propriétés électriques intactes. Ils ont subi un minimum de transformation.
- Il ne faut prendre aucun supplément en concentrations plus élevées que celles trouvées dans la nourriture.
- Le corps ne peut utiliser, et n'accepte pas, de nutriments isolés ou synthétiques.

Se référer à ces consignes pour évaluer la pertinence d'acheter un supplément.

Références

Introduction

1 Lipton, Bruce, Ph. D. *Biologie des croyances.* Ariane, 2006.

Chapitre 1

1 Robbins, Joel, D.C., N.D., M.D. College of Natural Health Extension Course. 1995. Notes de cours.

2 Fitzgerald, Randall. *The Hundred-Year Lie.* 2006, p. 66.

Chapitre 2

1 Elliot, David A. *The Electric Universe.* 1996, p. 9.

2 *Ibid.*, p. 13.

3 Becker, Robert O, M.D. et Selden, Gary. *The Body Electric : Electromagnetism and the Foundation of Life.* 1998.

4 Hiestand, Denie et Shelley. *Electrical Nutrition.* 2001, p. 35, 36.

5 Irons, Dr V. E. *The Destruction of Your Own Protective Mechanism.*

6 Jensen, Bernard, D.C. *Breathe Again Naturally.* 1983, p. 48, 50.

7 Robbins, Joel, D.C., N.D., M.D. *Health Through Nutrition.* 1992, p. 36.

8 Arlin, Stephen ; Dini, Fouad ; Wolfe, David. *Nature's First Law : The Raw Food Diet.* 2000, p. 89.

9 Wildman, Derek. E., *et al. Implications of Natural Selection in Shaping 99.4% Non-synonymous DNA Identity Between Humans and Chimpanzees : enlarging Genus Homo.* National Academy of Sciences, 19 mai 2003 (n° 2172).

10 Robbins, Joel, D.C., N.D., M.D. *Classification of Animals.* College of Natural Health Extension Course. 1995. Sec. 3, p. 8.

11 Stanford, Dr Craig B. *The Predatory Behavior and Ecology of Wild Chimpanzees.* www-rcf.usc.edu/~stanford/chimphunt.html

Chapitre 3

1 Robbins, Joel, D.C., N.D., M.D. College of Natural Health Extension Course. 1995. Sec. 4, p. 23.

Chapitre 4

1 Robbins, Joel, D.C., N.D., M.D. *Health Through Nutrition.* 1992, p. 16.

2 Lipton, Bruce, Ph. D. *Biology of Belief* [*Biologie des croyances*], vidéo, 2001.

3 Lanctôt, Guylaine, M.D. *La Mafia médicale.* Éditions Guylaine Lanctôt, 2002.

4 Robbins, Joel, D.C., N.D., M.D. College of Natural Health Extension Course. 1995. Notes de cours.

5 Meinig, George E., DDS, FACD. *Root Canal Cover-Up.* 1993, p. 6, 28, 183 à 187.

6 Roy, Leo, M.D., N.D. *Mastery Over Cancer.* 1997.

7 Roy, Leo, M.D., N.D. *A Microsketch of Cancer.* 1997.

8 Gdanski, Ron. *Cancer Cause, Cure and Cover-up.* 2000, p. 56.

9 Warburg, Dr Otto. "The Prime Cause and Prevention of Cancer". Cours donné à des lauréats du prix Nobel, 30 juin 1966. Lindau, Allemagne.

10 Lire, au chapitre 16, comment un homme s'est rétabli du cancer et du diabète en récoltant et en consommant du phytoplancton concentré.

11 Ryan, Robert, B.Sc. "Cancer Research–A Super Fraud ?". www.rense.com/general9/cre.htm

Chapitre 5

1 Peterson, Wes. "Raw Food–One of Your Keys to Outstanding Health." www.mercola.com/2002/may/22/cooke d_food.htm

2 *Ibid.*

3 Pottenger, Francis M. Jr. *Pottenger's Cats : A Study in Nutrition.* 1995, p. 9 à 18.

4 Meinig, George E. DDS, FACD. *Root Canal Cover-Up.* 1993, p. 8.

5 Pottenger. *Op. cit.* p. 12-13.

6 Arlin, Stephen ; Dini, Fouad ; Wolfe, David. *Nature's First Law : The Raw-Food Diet.* 2000, p. 67.

7 Moss, Ralph. "The War on Cancer." *Townsend Letter for Doctors and Patients*, novembre 2002.

8 Morrison-Kelly, Carol, M.D., FACC ; Kelley, William, D. "Cancer Ignorance", partie II. www.drkelley.com/what_is_cancer.htm .

9 World Health Organization. "New Health Life Expectancy Rankings." *World Health Organization Report*, 4 juin 2000.

10 Strategic Investment. *Newsletter*, novembre 2000.

11 Robbins, Joel, D.C., N.D., M.D. College of Natural Health Extension Course. 1995. Sec. 1, p. 4.

12 Arnst, Catherine. "Is Your Reproductive System in Danger ?" *Business Week*, 14 sept. 1998. http ://archives.foodsafety.ksu.edu/agnet /1998/9-1998/ag-9-7-98-1.txt

13 Sims, Katherine. "New Insight on Age and Fertility Rate." *Physicians Practice*, sept./oct. 2002. www.shands.org/ professional/ppd/ppd_article.asp ?ID-44

14 Robbins, Joel, D.C., N.D., M.D. *Health Through Nutrition.* 1992, p. 29.

15 Cohen, Robert. Discours au Kansas City Symposium, 14 nov. 2000. www.animalconnectiontx.org/issues/ KC.htm.

16 Irons. V.E. *Vit-Ra-Tox : The Gold Book.* 1996, p 11.

17 Keon, Joseph, Ph. D. "The Arguments for Eating Organic Foods". www.positivehealth.com/permit/Article s/Organic%20and%20Vegetarian/keon 47.htm.

18 Robbins, Joel, D.C., N.D., M.D. *Health Through Nutrition.* 1992, p. 12.

19 www.cam.net.uk/home/Nimmann/ healing/microwaves.htm

20 www.proactivenews.com/html/ microwave.html

21 Olsen, Joan. "Tracking Seed to Shelf." *Farm Industry News*, 1er nov. 2000.

22 www.news.cornell.edu/releases/ May99/Butterflies.bpf.html

23 www.racoon.com/dcforum/ dcForumID7/269.html

24 Meinig, George E., DDS, FACD. *Root Canal Cover-Up.* 1993, p 8.

25 Braden, Gregg. *Le Code de Dieu.* Ariane, 2004.

26 Braden, Gregg. "Mystery of the Essenes Lost Science of a Forgotten People." *Sacred Spaces/Ancient Wisdom.* Automne/hiver 2000. www.greggbraden.com/newsletter.php3 .

Chapitre 6

1 www.med-ed-online.org/volume6.htm

2 www.med.unc.edu/nutr/nim/FAQ.htm#anchorteachnutrition

3 www.newstarget.com/z002706.html

4 Lipton, Bruce, Ph. D. *Biologie des croyances.* Ariane, 2006.

5 Lipton, Bruce, Ph. D. Présentation à des chiropraticiens. Enregistrement vidéo, avril 2003.

6 Abraham, Carolyn. "Study finds Vioxx took deadly toll." *Globe and Mail*, 25 janvier 2005.

7 Dr Barbara Starfield, "Doctors Are the Third Leading Cause of Death in the US, Causing 250,000 Deaths Every Year." *Journal of the American Medical Association.* Vol. 284, 26 juillet 2000.

8 Null, Gary Ph. D. ; Dean, Carolyn, M.D., N.D. ; Feldman, Martin, M.D. ; Rasio, Debora, M.D. *Death by Medicine.* Octobre 2003. Résumé.

9 Philp, Margaret. "Canadians Enjoy Long and Healthy Lives." *Globe and Mail*, 5 juin 2000.

10 Berens, Michael J. "Dirty Hospitals Kill 75,000 Patients a Year Unnecessarily." *Reader's Digest.* Février 2003.

11 Baker, Ross et associés. "The Canadian Adverse Events Study." *Canadian Medical Association Journal*, 25 mai 2004. www.cmaj.ca/cgi/content/full/170/11/1678

12 Robbins, Joel, D.C., N.D., M.D. College of Natural Health Extension Course. 1995. Notes de cours.

13 Sapp, Amy ; McDonald, Shannon. "Production and Consumption of Meat : Implications for Global Environment and Human Health." *Harvard School of Public Health*, 13 déc. 2001.

14 Goodall, Jane. *Harvest for Hope.* 2005, p. 117 à 133.

15 Miller, Neil Z. *Vaccines : Are They Really Safe and Effective ?* 1996, p. 17.

16 Scheibner, Viera, Ph. D. *Vaccination : 100 Years of Orthodox Research Shows That Vaccines Represent a Medical Assault on the Immune System.* 1993, p. xv.

17 Miller, Neil Z. *Op. cit.*, p. 19-38.

18 Scheibner, Viera. *Op. cit.*, p. xvii.

19 Lanctôt, Guylaine, M.D. *La Mafia médicale.* Éditions Guylaine Lanctôt, 2002.

20 www.informedchoice.info/cocktail.html www.rense.com/general59/vvac.htm www.tetrahedron.org/articles/vaccine_awareness/ingredients.html

21 Woodruff, Croft. "The Flu Vaccine Myth." *Alive Magazine*, avril 2000.

22 *Ibid.*

23 Robbins, Joel, D.C., N.D., M.D. *Health Through Nutrition.* 1992, p. 55 ; Griffin, G. Edward. *World Without Cancer*, "Cartels : The Escape from Competition." 1980, p. 241-268.

24 www.dr-rath-foundation.org/open_letters/interview4

Chapitre 7

1 Robbins, Joel, D.C., N.D., M.D. College of Natural Health Extension Course. 1995. Notes de cours.

2 Owen, Bob L., Ph.D, D.Sc. *You Don't Have to Die Sick.* 1994, p. 64.

3 Weindruch, Richard, Ph,D. "Caloric Restriction and Aging." *Scientific American.* Janvier 1996.

4 Robbins. *Op.cit.*, Sec. 4, p. 49.

5 Appleton, Nancy, Ph,D. "Lick the Sugar Habit." *Health Freedom News.* 1994.

6 Hiestand, Denie et Shelley. *Electrical Nutrition.* 2001, p. 81.

7 Zovluck, Bernarr, D.C., D.D. "Why All Should Eat Only Raw Foods Always." www.living-foods.com/articles/eatonlyraw.html

8 Basey, Marleeta F. *Mother Earth News.* Déc. 2004.

9 Campbell, T. Colin, Ph. D. ; Campbell, Tomas M., II. *The China Study.* 2004.

10 Morter, M. T., Jr., BS, MA, DC. *Correlative Urinalysis.* 1987, p. 79, 84.

11 Robbins. *Op. cit.,* Sec. 8, p. 3, 4.

12 Fallon, Sally ; Enig, Mary G. www.westonaprice.org. Remerciements pour la permission de reproduire leurs données et citations.

13 www.ratical.org/ratville/soydangers.html#p1

14 *Ibid.*

15 Fallon, Sally et Enig, Mary. Third International Soy Symposium Report. *Nexus Magazine.* Vol. 7, no 3, avril/mai 2000, p. 4, 7, 8.

16 *Ibid.,* p. 5.

17 *Ibid.,* p. 6.

18 Jensen, Bernard, D.C., *Doctor-Patient Handbook.* 1980. p. 8.

19 Jensen, Bernard, D.C., *Doctor-Patient Handbook.* 1980. Walker, Norman, D.Sc, Ph. D. *Colon Health.* 1995. Anderson, Richard, N.D., N.M.D. *Cleanse & Purify Thyself.* 1994.

20 "What's Wrong With Food Irradiation ?", février 2002. www.organicconsumers.org/Irrad/Irrad/irradfact.rtf/

Chapitre 8

1 Wentz, Dr Myron. *A Mouth Full of Poison.* Sanoviv. 2004, p. 14.

2 "The Mercury Menace." http ://pressherald.mainetoday.com/specialrpts/mercury

3 www.un.org/earthwatch/toxicchem/heavymetals.html

4 Vimy, Murray J., D.D.S. *Toxic Teeth : A Guide to Mercury Exposure from "Silver" Fillings.* 1992, p. 7-13.

5 www.whale.to/b/huggins_h.html

6 Clinical Toxicology of Commercial Products, 5e édition, 1984, p. 114.

7 *Ibid.*

8 "Fluoride May Not Prevent Cavities, and Can Cause Health Problems." www.thyroid.about.com/cs/toxicchemicalsan/a/fluoridepr.htm.

9 www.aerias.org/kview.asp ?DocId=133&spaceid=1&subid=7

10 *US Environmental Protection Agency Report,* 1999.

11 www.garynull.com/Documents/erf/need_for_civic_action.htm

12 Dako, Pete. "Constituents of Tobacco Smoke." www.swen.uwaterloo.ca/~as3/archive/science.html#Smoke.

13 www.holisticvetpetcare.com

14 www.energytools.biz/mag_field_therapy.htm

15 Gamble, Steve. "The Dangers of EMF Radiation and What We Can Do to Improve our Health in Today's Polluted World." www.equilibra.uk.com/emfsbio.shtml

Chapitre 9

1 Robbins, Joel, D.C., N.D., M.D. College of Natural Health Extension Course. 1995. Sec. 12, p. 5.

2 Smith, Marshall. "SARS : The Mystery Disease." *Brother Jonathan Gazette,* 31 mars 2003. www.brojon.org/frontpage/SARSFEVER.html

3 Robbins. *Op. cit.*

4 Smith. *Op. cit.*

5 *Ibid.*

6 Robbins. *Op. cit.*, p. 9.

7 Jensen, Bernard, D.C. ; Anderson, Mark. *Empty Harvest*, p. 117.

8 Henderson, Doug, *Diet and Exercise is a Crock*, 2000.

9 Shippen, Eugene, M.D. ; Fryer, William. *The Testosterone Syndrome*. 1998, p. 81.

10 *Ibid.*, p. 83.

11 Goldhamer, Alan, D.C., www.healthpromoting.com

12 Ruff, Howard J. *Famine and Survival in America*. 1974, p. 83-86.

13 http ://womenshealth.about.com/cs/hysterectomy/l/aahysteralternt.htm

14 www.mayoclinic.com/health/uterine-fibroids/UF99999/PAGE=UF00010&

15 www.healingdaily.com/conditions/hormone-replacement-therapy.htm

16 Johnston, Laurance, Ph. D. "Natural Prostate Health." www.healingtherapiesinfo/natural_prostate_health.htm.

17 Sieber, Paul, M.D. "Overview of Prostate Problems." www.seekwellness.com/prostate

18 Shippen. *Op. cit.*, p. 98.

19 Lee, John R., M.D. *Hormone Balance for Men*. 2003, p. 15, 16.

20 *Ibid.*, p. 23.

21 *Ibid.*, p. 20.

22 *Ibid.*, p. 15.

23 Shippen. *Op. cit.*, p. 23-26.

24 *Ibid.*, p. 79-95.

25 *Ibid.*, p. 115-133.

26 *Ibid.*, p. 106.

27 Fair and Heston. 1977 ; Pfeiffer, 1978. www.doctoryourself.com/prostate.html

28 Lee. *Op. cit.*, p. 9.

29 Shippen. *Op. cit.*, p. viii.

30 Lee, John R., M.D. ; Virginia Hopkins. *What Your Doctor May Not Tell You About Menopause : The Breakthrough Book on Natural Progesterone*, 1996.

31 Fallon, Sally ; Enig, Mary G., Ph D. "Teens Before Their Time." www.westonaprice.org/soy/teensbeforetime.html

32 Wright, Jonathan V., M.D. ; Lenard, Lane, Ph. D. *Why Stomach Acid is Good for You*. 2001, p. 59.

33 *Ibid.*, p. 20.

34 *Metabolic Syndrome*. www.americanheart.org/presenter.jhtml ?identifier=4756

35 Brown, Michael. *The Presence Process*. 2005, p. 280.

36 Perricone, Nicholas, M.D. *The Wrinkle Cure*, 2000.

37 Connolly, Robert, Dr. "Psoriasis Can Be Cured." www.psoriasiscured.com

38 Pour un débat à ce propos, voir : www.geocities.com/HotSprings/4966/fm.htm

39 www.imbris.net/~bblinzler/candida.html

40 Huggins, Hal E, D.D.S., M.S. ; Levy, Thomas E, M.D., J.D. *Uninformed Consent : The Hidden Dangers in Dental Care*. 1999, p. 80, 81.

Chapitre 10

1 Morter, M. T. Jr., B.S., M.A., D.C. *pH : Your Potential for Health*, 2000.

2 Whang, Sang. *Reverse Aging.* 1994, p. 67.

3 Cochran, Mark, B.S., D.C., N.D. *The Secrets of pH Concerning Health and Disease.* 2003, p. 4.

4 Bartlett, Peter. "Using pH as a Measure of Digestive Physiology." *Positive Health.* Numéro 13, juillet/août 1996. www.positivehealth.com

5 Baroody, Theodore A., N.D., D.C., Ph. D. *Alkalize or Die*, 2002 ; Cochran, Mark, B.S., D.C., N.D. *The Secrets of Health and Disease.* 2003 ; Morter, M. T., Jr., B.S., M.A., D.C. *Correlative Urinalysis, The Body Knows Best*, 1987.

6 Morter, M. T., Jr., B.S., M.A., D.C. *Correlative Urinalysis.* 1987, p. 33-38.

7 *Ibid.*, p. 51.

8 *Ibid.*, p. 83.

9 Guyton, Arthur C., M.D. *Textbook of Medical Physiology*, 2e éd. Philadelphie, PA, et Londres, G.-B. : W. B. Saunders. 1961, p. 125-126.

10 Morter, M. T., Jr., B.S., M.A., D.C. *Correlative Urinalysis.* 1987, p. 115.

11 www.ztherapy.org/oxygen.html

12 *The Wellness Revolution for Organizations.* Numéro 3, 21 octobre 2003.

13 Naesens, Gaston. www.euroamericanhealth.com/gaston.html

14 Cousens, Gabriel, M.D. *Rainbow Green : Live-Food Cuisine.* 2003, p. 6, 13.

15 Gdanski, Ron. *Cancer : Cause, Cure and Cover-up.* 2000, p. 60.

Chapitre 11

1 www.beyondveg.com/novick-j/nutrition-education/physicians-2.shtml

2 CBS News, 26 mai 2005.

3 Campbell, Colin T., Ph. D. *The China Study*, 2005.

4 Robbins, Joel, D.C., N.D., M.D. College of Natural Health Extension Course. 1995. Sec. 3, p. 65.

5 Postawski, Kacper, M. "Powerful Sleep." www.powerfulsleep.com

6 Young, John. *Young Again ! How to Reverse the Aging Process.* 2002, p. 367.

7 DeVries, Arnold. *The Elixir of Life.* 1958, p. 99.

Chapitre 12

1 Ray, Timothy, OMD Lac. "The'Low Battery Focus." *Explore Magazine.* Vol. 10.4.

2 Davis, Adelle. *Let's Eat Right To Keep Fit.* 1970, p. 63.

3 Gordon, Richard. *Quantum Touch, The Power to Heal*, 2002.

4 Werner, Dr. *Pulsating Electromagnetic Resonance Therapy.* www.naturalhealthweb.com/articles/Werner.html

5 DeloRey, Herbert, N.M.D. Edmonton General Hospital. hdelorey@yahoo.ca

6 Nelson, William, M.D. *The Pomorpheus*, 1982. Inventeur du Quantum Xrroid System.

7 Nelson, William, M.D. *Manual for the Quantum Xrroid (Medical) Unconscious Interface, QXCI–QMCI.*

8 DeloRey. *Op. cit.*

9 www.google.ca/search ?hl=en&lr=&oi=defmore&defl=en&q=defineBiophoton.

10 www.oirf.com/recinstr/photon2.html

11 http ://community-2.webtv.net/essentialhealth/aromatherapy

Chapitre 13

1 Stockton, Susan. *The Terrain is Everything*, 2000.

2 Irons, Dr V. E. *Reactions*. Vol. IV, no 5.2. Company Manual. s.d.

3 *Ibid.*, p. 3, 4.

4 Robbins, Joel, D.C., N.D., M.D. *Health Through Nutrition*. 1992, p. 42.

5 Robbins, Joel, D.C., N.D., M.D. College of Natural Health Extension Course. 1995. Notes de cours.

6 O'Brien, Michael, M.D. Avena Originals Health Seminar. Red Deer, Alberta. 2001. Notes de cours.

7 Walker, Norman W., D.Sc, Ph. D. *Colon Health : The Key to a Vibrant Life*. 1995, p. 9.

8 www.meridianinstitute.com/newslet/Vol6-4/6-4.html

9 www.thecolonet.com

10 Walker, Norman W. *Op. cit.*, p. 27.

11 Clark, Hulda Regehr, Ph.D, N.D. *The Cure for all Diseases*. 1995, p. 558.

12 Cochran, Mark, B.S., D.C., N.D. *The Secrets of pH Concerning Health and Disease*, 2003.

13 www.homecraft.bc.ca/sauna.htm

14 Wilson, Lawrence. *Townsend Letter for Doctors and Patients*, novembre 2000. http ://findarticles.com/p/articles/mi_m0ISW/is_2002_Nov/ai_93736414.

15 *Ibid.*

16 www.infaredhealth.com/fir_energy.html

17 www.tohealth.com.au/hpress.htm "Hypothermic Detoxification Therapy Using the Far Infrared Sauna."

18 *Multiple Chemical Sensitivity*. www.infaredhealth.com/article_pages/fir_sauna_detox.html.

19 Rogers, Dr Sherry. "The Ultimate Solution to Disease." *Total Wellness*, mai 2000. www.physiotherm.net/medicalStudies/48/Rogers_InfraredSaunas.html

Chapitre 14

1 www.pureprofrance.fr/eau-activee.html

2 Jhon, Dr Mu Shik. *The Water Puzzle and the Hexagonal Key*. 2004, p. 67 à 85.

3 *Ibid.*, p. 16

4 *Ibid.*, p. 35, 39, 78.

5 *Ibid.*, p. 73.

6 *Ibid.*, p. 45, 46.

7 www.harmonikireland.com/living_water.htm

8 Morter, M. T., Jr., B.S., M.A., D.C. *Correlative Urinalysis*. 1987, p. 156.

9 Popp, Dr Fritz-Albert. www.implosionresearch.com/water.html

10 http ://eauvivante.excelexgold.com

11 Emoto, Masaru. *The Hidden Messages in Water*. 2004, p. 5, 129, 130.

Chapitre 15

1 DeVries, Arnold. *The Elixir of Life*. 1958, p. 4.

2 Robbins, Joel, D.C., N.D., M.D. *Health Through Nutrition*. 1992, p. 4.

3 *Ibid.*

4 *Ibid.*

5 O'Brien, Michael, M.D. Avena Originals Health Seminar. Red Deer, Alberta. 2001. Notes de cours.

6 Boutenko, Victoria. *Green for Life.* 2005, p. 9.

7 Wildman, Derek. E., *et al. Implications of Natural Selection in Shaping 99.4% Nonsynonymous DNA Identity Between Humans and Chimpanzees : Enlarging Genus Homo. National Academy of Sciences,* 19 mai 2003 (nº 2172).

8 Blood Type Facts. www.bloodbook.com/type-facts.html

9 Boutenko. *Op. cit.,* p. 17.

10 *Ibid.,* p. 31-36.

11 *Ibid.,* p. 41-47.

12 *Ibid.*

13 *Ibid.,* p. 69-77.

14 Robbins, Joel, D.C., N.D., M.D. *Pregnancy, Childbirth & Children's Diet,* p. 17.

15 www.drdonnavice.com/drrobbins/index.php

16 *Dorland's Illustrated Medical Dictionary.*

17 Bateson-Koch, Carolee, D.C., N.D. *Allergies : Disease in Disguise.* 1994, p. 91, 92, www.alive.com

18 Howell, Edward, Dr. *Enzyme Nutrition.* 1985, p. xv.

19 Roy, Leo, M.D., N.D. *Enzymes : Weavers of Life.* 1994, p. 12.

20 Howell. *Op. cit.,* p. 26.

21 *Ibid.,* p. 27.

22 Howell, Dr Edward. "Enzymes and Longevity." Entrevue. www.dreddyclinic.com/online_recources/articles/aging/enzymes-and-longevity.htm.

23 Howell, Dr Edward. *Enzyme Nutrition.* 1985, p. 26.

24 Miller, Jonathon. "Enzymes, Essential for Life." 2004, www.reallywell.com/enzymes.htm.

25 Ruff, Howard J. *Famine and Survival in America.* 1974, p. 82.

26 *Ibid.,* p. 83.

27 *Ibid.,* p. 85.

28 Harris, Robert S. Ph.D ; Loesecke, S. B. *Nutritional Evaluation of Food Processing.* 1971, p. 233. (Cité dans *Famine and Survival in America,* par Howard J. Ruff, 1974, p. 87.)

29 O'Brien, Michael, M.D. Avena Originals Health Seminar. Red Deer, Alberta. 2001. Notes de cours.

30 Ruff. *Op. cit.,* p. 82.

31 www.avenaoriginals.com/library/article_display.asp ?a=Probiotics

32 Robbins, Joel, D.C., N.D., M.D. College of Natural Health Extension Course. 1995. Sec. 3, p. 30.

33 Erasmus, Udo, *Fats that Heal, Fats that Kill.* 1994, p. 3.

34 *Ibid.,* p. 9.

35 *Ibid.,* p. 236.

36 Erasmus, Udo. *Choosing the Right Fats.* 2001, p. 10, 11.

37 www.bantransfats.com/abouttransfat.html

38 Erasmus. *Op.cit.,* p. 93-98.

39 Erasmus, Udo. *Fats that Heal, Fats that Kill.* 1994, p. 64.

40 www.healingmatters.com/artlink.htm

41 www.thenaturalhealer.ca/mag/03/01/goldman5.php ?page=1

42 Zerden, Sheldon. *The Cholesterol Hoax. 101+ Lies. 1997,* p. 88.

43 www.hps-online.com/food

44 http ://proliberty.com/observer/20011010.htm

45 Enig, Mary, Ph. D. Presentation at avocOils Symposium. Ho Chi Min City, Vietnam, 25 avril 1996.

46 Erasmus. *Op. cit.*, p. 30.

47 Thampan, P. K. "Facts and Fallacies About Coconut Oil." Asian and Pacific Coconut Community. 1994, p. 8.

48 www.mercola.com

49 www.cancerchoices.com/guide/colostrum.htm

50 www.firstmilking.com/when_you_should_expect_results.htm

51 Erasmus, Udo. *Fats that Heal, Fats that Kill.* 1994, p. 279.

52 Hemp Facts. www.geocities.com/capitolhill/2343/hemp.html

53 Bennett, Chris. "Hemp Seed, the Royal Grain." www.votehemp.com/production/faq_1.html.

54 Osburn, Lynn. "Hemp Seed : The Most Nutritionally complete Food Source in the World." *Hemp Line Journal.* Juillet/août 1992.

55 www.newtreatments.org/reams

56 *Ibid.*

57 de Langre, Jacques, Ph. D. *Seasalt's Hidden Powers.* 1994, p. 2.

58 de Langre. *Op. cit.*, p. 11.

59 *Ibid.*, p. 21.

60 www.mnwelldir.org/docs/nutrition/salt.htm

61 de Langre. *Op. cit.*, p. 57.

62 McCauley, Bob. *Confessions of a Body Builder.* 2000, p. 82.

Chapitre 16

1 Murray, Richard P., D.C., PA. "Natural vs Synthetic." *Biomedical Nitty-Gritty Newsletter*, vol. 3.1, janvier 1982.

2 *Ibid.*

3 http ://liquid-vitamins.info

4 Tennant, Jerry, M.D. "Phytoplankton, Making History for Mankind." *Tennant Institute of Integrative Medicine.* s. d., p. 1.

5 "The Mathematical Ocean." ; 9 février 2005. www.nasa.gov/vision/earth/lookingatearth/plankton.html.

6 Williams, Ron. *Another Day, Forever Green.* DVD. 2005.

7 *Ibid.*

8 Rowe, Bob, D.C. "Optimum Health and UMAC CORE", 2005.

9 Williams. *Op. cit.*

10 "Stevia, Sweetener of the Future." *Christine's Cleanse Corncr.* www.transformyourlife.com/miscprods/stevia.htm.

11 Butler, Graham, B.Sc, CNPA. "Stevia : A Sweet Tradition." www.alive.com/1475a4a2.php.

12 www.health2us.com/csapps.htm

13 "Government Reports on Colloidal Silver." www.happyherbalist.com/fda_report.htm.

14 *Ibid.*

15 "A Few Unique plus Traditional Uses for Colloidal Silver." www.silvergen.com/colloidal_silver_uses.htm.

16 "Colloidal Silver :The Rediscovery ofa Super Antibiotic ?" www.all-natural.com/silver-1.html.

17 "Great Info About Colloidal Silver." www.infobasset.com/colloidal-silver

18 Harris, Larry C. Entrevue du *Wednesday Report.* www.thewednesdayreport.com/articles/research/weapons_of_mass_destruction-threat_scenario.htm.

19 www.the7thfire.com/health_and_nutrition/Colloidal_Silver.htm

20 *The Colloidal Silver Handbook.*

www.cerebrex.com/archives.htm

21 Becker, Robert O., M.D. *The Body Electric.* 1985, p. 167.

22 "Colloidal Silver : The Rediscovery of a Super Antibiotic ?" *Op. cit.*

23 Baranowski, Zane, C.N. "Colloidal Silver : The Natural Antibiotic." www.elixa.com/silver/zaneuse.htm.

24 Deux sources : http ://shesacancersurvivor.com/silver/index.htm ; et www.sotainstruments.com.

25 www.chisuk.org.uk/articles/result.php ?key=37

26 "Grapefruit Seed Extract–A natural antibiotic." *The Grisanti Report,* no 1231. www.drgrisanti.com/grapefruit.htm

27 Privitera, James R, M.D. "Olive Leaf Extract." http ://curezone.com/foods/oliveleaf.asp#priv.

28 Klatz, Ronald, Dr ; Kahn, Carol. *Grow Young with HGH.* 1997, p. 43, 44.

Chapitre 17

1 Lipton, Bruce, Ph. D. *Biologie des croyances.* Ariane, 2006.

2 *Ibid.,* p. 166.

3 Brown, Michael. *The Presence Process.* 2005, p. 35.

4 Tolle, Eckhart. *Le pouvoir du moment présent.* Ariane, 2000.

5 *Ibid.*

6 *Ibid.*

7 *Ibid.*

Chapitre 18

1 Lipton, Bruce, Ph. D. *Biologie des croyances.* Ariane, 2006.

2 *Ibid.*

3 *Ibid.*

4 *Ibid.*

5 Childre, Doc ; Martin, Howard. *L'intelligence intuitive du cœur. La solution HeartMath.* Ariane, 2005.

6 Zukav, Gary ; Francis, Linda. *The Heart of the Soul : Emotional Awareness,* 2001.

7 Loyd, Alexander, N.D., M.S. ; Johnson, Ben, M.D., D.O., N.M.D. *The Healing Codes.* 2005, p. 11.

8 Hawkins, David R., M.D., Ph. D. *The Eye of the I.* 2001, p. 142.

9 Green, Glenda. *L'amour sans fin,* Ariane 2001

10 Childre, Doc ; Martin, Howard. *Op. cit.*

11 Walsch, Neale Donald. *Questions et réponses au sujet de Conversations avec Dieu,* Ariane, 2001.

Chapitre 19

1 Hawkins, David R., M.D., Ph. D. *Power vs Force : The Hidden Determinants of Human Behavior.* 2001, p. 185.

2 Lipton, Bruce, Ph. D. *Biologie des croyances.* Ariane, 2006.

3 *Ibid.,* p. 138.

4 Ruiz, Don Miguel. *Les quatre accords toltèques.* Jouvence. 1999.

5 Lipton. *Op. cit.*

6 Ruiz. *Op. cit.*

7 *Le Nouveau Testament.* Luc 17,21.

8 Berg, Yehuda. *The Power of Kaballah,* p. 107.

9 *Ibid.,* p. 14, 19.

10 *Ibid.,* p. 123.

11 Hargis, David M. *The Constantine Conspiracy.* 1994, p. 25 à 30.

12 Braden, Gregg. *L'Effet Isaïe.* Ariane, 2000.

13 *Le Nouveau Testament.* Matthieu 21,22.

14 Horowitz, Leonard, D.M.D., M.A., M.P.H. *Healing Celebrations.* 2000, p. 160, 161.

15 Cho, Dr David Yonggi. *The Fourth Dimension.* 2001, p. 51 à 53.

16 Mains, Karen Burton. *You Are What You Say : Cure for the Troublesome Tongue*, 1988.

17 Losier, Michael. *La loi de l'attraction*, 2003.

18 Walsch, Neale Donald. *Conversations avec Dieu*, tome 1. Ariane, 1997.

19 Lipton, Bruce Ph. D. *The Biology of Belief* [*Biologie des croyances*], vidéo, 2001.

20 Dyer, Wayne, Ph. D. *Le pouvoir de l'intention*, 2004, p. 4.

21 *Ibid.*, p.10.

Chapitre 20

1 *Le Nouveau Testament.* Luc 23,34.

2 *Ibid.*, Jean 8,32.

3 *Ibid.*, Matthieu 9,22.

4 Ruiz, Don Miguel. *Les quatre accords toltèques.* Jouvence, 1999.

5 Maté, Gabor, M.D. *When the Body Says No : The Cost of Hidden Stress.* 2003, p. 197, 198.

6 Maté, Gabor, M.D. *Scattered Minds*, 1999, p. 32.

7 Tracy, Brian. "Activating Your Success Mechanism." www.wcool.com/religion/goals.html

8 Kuskoff, Vladimir. "Self-discovery by Observation." http ://members.surfeu.fi/wpk/articles.

Chapitre 21

1 Arlin, Stephen ; Dini, Fouad ; Wolfe, David. *Nature's First Law : The Raw Food Diet.* 2000, p. 62.

2 *Ibid.*

3 Morter, M. T., Jr. *pH : Your Potential For Health.* 2000, p. 7.

4 Morter, M. T., Jr. *Correlative Urinalysis.* 1987, p. 138.

5 *Ibid.*, p. 137.

6 *Ibid.*, p. 134, 135.

7 *Ibid.*, p. 46, 135.

8 Wright, Jonathan, V., M.D. ; Lenard, Lane, Ph. D. *Why Stomach Acid is Good for You*, 2001, p. 157.

9 Cousens, Gabriel, M.D. *Conscious Eating.* www.living-foods.com/articles/vinegartruth.html.

10 Lee, John R., M.D. ; Hopkins, Virginia. *What Your Doctor May Not Tell You About Menopause.* 1996, p. 71.

11 Par exemple : *Juicing for Health*, du Dr Joel Robbins ; *Fresh Vegetable and Fruit Juices*, par le Dr N. W. Walker ; et *Juice Fasting & Detoxification*, par Steve Meyerowitz.

12 O'Brien, Michael, M.D. Avena Originals Health Seminar. Red Deer, Alberta. 2001. Notes de cours.

13 www.foodmarketexchange.com/datacenter/product/organic/details/dc_pi_organic_05.htm.

14 www.mercola.com/2003/dec/27/toxic_metals.htm

15 *Aluminium.* www.luminet.net/~wenonah/hydro/al.htm

16 Wagenheim, Brooke. "Common Parasites Threaten Everyone." Février 2003. www.southsidepride.com/2003/February/Articles/parasites.html.

17 Robbins, Joel, D.C., N.D., M.D. College of Natural Health Extension Course. 1995. Sec. 3, p. 3.

Chapitre 22

1 O'Brien, Michael, M.D. Entrevue avec l'auteur, 9 décembre 2000.

2 www.avenaoriginals.com

3 Mémoires du Dr John R.Christopher. www.healthyherbalist.com

4 Robbins, Joel, D.C., N.D., M.D. *Attitudes and Health.* 1992, p. 37.

Chapitre 23

1 O'Brien, Michael, M.D. Entrevue avec l'auteur, 9 décembre 2000.

Annexe 1

1 Robbins, Joel, D.C., N.D., M.D., *Health Through Nutrition.* 1992, p. 15.

2 Baroody, Theodore A., N.D., D.C., Ph. D. *Alkalize or Die*, 2002.

Ressources et lectures recommandées

Voici des livres et des brochures que j'ai trouvés très riches en information et utiles pour comprendre la vérité sur la santé naturelle. Les **titres en gras** sont particulièrement recommandés. Gardez à l'esprit qu'aucun livre en soi n'offre toutes les réponses et que ces ouvrages ne s'accordent pas tous sur chaque point. Lisez en faisant preuve de discernement. Avec le temps, vous verrez plus clairement ce qui contribue à la santé véritable.

Arlin, Stephen ; Dini, Fouad ; Wolfe, David. ***Nature's First Law : The Raw Food Diet.*** San Diego, CA, Maul Brothers Publishing, 2000.

Baroody, Theodore A., N.D., D.C., Ph. D. ***Alkalize or Die.*** Waynesville, NC, Holographic Health Press, 2002.

Bateson-Koch, Carolee, D.C., N.D. ***Allergies : Disease in Disguise.*** Burnaby, BC, Alive Books, 1994.

Berg, Yehuda. *The Power of Kabbalah.* Los Angeles, CA, Kabbalah Center International, 2004

Bieler, Henry G., M.D. ***Food is Your Best Medicine.*** New York, Ballantine Books, 1982.

Blaylock, Russell L., M.D. *Excitotoxins : The Taste that Kills.* Santa Fe, NM, Health Press, 1997.

Boutenko, Victoria. ***Green For Life.*** Raw Family Publishing, Ashland, OR, Raw Family Publishing, 2005.

Braden, Gregg. *Le Code de Dieu.* Ariane, 2004.

Braden, Gregg. *L'Effet Isaïe.* Ariane, 2000.

Bragg, Paul C., N.D. ; Bragg, Patricia, N.D., Ph. D. *Apple Cider Vinegar : Miracle Health System.* Santa Barbara, CA, Health Science, s. d.

Bragg, Paul C., N.D. ; Bragg, Patricia, N.D., Ph. D. *The Miracle of Fasting.* Santa Barbara, CA, Health Science, s.d.

Brotman, Juliano. ***Raw : The Uncook Book.*** New York, HarperCollins, 1999.

Brown, Michael. *The Presence Process.* Vancouver, BC, Namaste Publishing, 2005.

Burroughs, Stanley. ***The Master Cleanser.*** Newcastle, CA, Burrough Books, 1976.

Campbell, T. Colin, Ph.D ; Campbell, Tomas M. II. *The China Study.* Dallas, TX, BenBella Books, 2004.

Carter, Albert, E. ***The Miracles of Rebound Exercise.*** Edmonds, WA, National Institute of Reboundology & Health, 1979.

Childre, Doc ; Martin, Howard. *L'intelligence intuitive du cœur. La solution HeartMath.* Ariane, 2005.

Clark, Hulda Regehr, Ph. D., N.D. *The Cure for all Diseases.* San Diego, CA, ProMotion Publishing, 1995.

Cochran, Mark, B.S., D.C., N.D. *The Secrets of pH Concerning Health and Disease : The Short Version,* 2003.

Cousens, Gabriel, M.D. ***Rainbow Green Live-Food Cuisine.*** Berkeley, CA, North Atlantic Books, 2003.

Dahl, Lila. ***Change Your Mind, Change Your Life***. Victoria, BC, Mind Revision, 2002.

Davis, Adelle. *Let's Eat Right To Keep Fit*. New York, Signet Books, 1970.

DeVries, Arnold. *The Elixir of Life*. Chicago, Chandler Book Company, 1952.

de Langre, Jacques, Ph. D. ***Seasalt's Hidden Powers***. North Carolina, Happiness Press, 1994.

Dyer, Wayne W., Ph. D. *The Power of Intention*. Carlsbad, CA, Hay House, 2004.

Ehret, Arnold, Prof. *Mucusless Diet Healing System*. Beaumont, CA, Ehret Literature Publishing Co., 1972.

Elliot, David A. ***The Electric Universe***. Burnaby, BC, Inklination Press, 1996.

Emoto, Masaru. ***The Hidden Messages in Water***. Hillsboro, Oregon, Beyond Words Publishing Inc., 2004.

Erasmus, Udo. ***Choosing the Right Fats***. Burnaby, BC, Alive Books, 2001.

Erasmus, Udo. ***Fats that Heal, Fats that Kill***. Burnaby, BC, Alive Books, 1994.

Fitzgerald, Randall. *The 100 Year Lie*. New York, NY, Dutton, 2006.

Gdanski, Ron. *Cancer : Cause, Cure and Cover-up*. Grimsby, ON, Nadex Publishing, 2000.

Gordon, Richard. *Quantum-Touch : The Power to Heal*. Berkeley, CA, North Atlantic Books, 2002.

Gray, Robert. *The Colon Health Handbook*. Oakland, CA, Rockridge Publishing Company, 1983.

Green, Glenda. L'amour sans fin, *Ariane 2001*.

Griffin, G. Edward. ***World without Cancer***. Westlake Village, CA, American Media, 1980.

Hawkins, David R., M.D., Ph. D. ***Power vs. Force : The Hidden Determinants of Human Behavior***. Sedona, AZ, Veritas Publishing, 2001.

Hay, Louise L. *Heal Your Body*. Carlsbad, CA, Hay House, 1988.

Hicks, Esther et Jerry. *The Law of Attraction : The Basics of the Teachings of Abraham*. Hay House, 2006.

Hiestand, Denie et Shelley. ***Electrical Nutrition***. Vancouver, BC, ShellDen Corp., 1999.

Horowitz, Leonard, D.M.D., M.A., M.P.H. *Healing Celebrations*. Sandpoint, ID, Tetrahedron Publishing Group, 2000.

Horowitz, Leonard, D.M.D., M.A., M.P.H. ***Emerging Viruses–AIDS & Ebola–Nature : Accident or Intentional***. Rockport, MA, Tetrahedron Inc., 1997.

Howell, Dr. Edward. *Enzyme Nutrition*. Wayne, NJ, Avery Publishing Group, 1985.

Huggins, Hal E., D.D.S., M.S. ; Levy,Thomas E, M.D., J.D. *Uninformed Consent : The Hidden Dangers in Dental Care*. Charlottesville, VA, Hampton Roads Publishing, 1999.

Hume, E. Douglas. *Bechamp or Pasteur : A Lost Chapter in the History of Biology*. Mokelumne Hill, CA, Health Research, 1996.

Jarvis, D. C., M.D. *Folk Medicine : A New England Almanac of Natural Health Care from a noted Vermont Country Doctor*. New York, Ballantine Books, 1985.

Jensen, Bernard, D.C. *Doctor-Patient Handbook*. Provo, UT, BiWorld Publishers, 1976.

Jensen, Bernard, D.C. *Breathe Again Naturally*. Escondido, CA, Bernard Jensen Enterprises, 1983.

Jensen, Bernard, D.C. ; Anderson, Mark. *Empty Harvest*. Garden City Park, NY, Avery Publishing Group, 2002.

Jensen, Bernard, D.C. ***Tissue Cleansing Through Bowel Management***. Escondido, CA, Bernard Jensen Enterprises, 1981.

Klatz, Dr Ronald. *Grow Young with hGH*. New York, Harper Collins Publishers, 1997.

Jhon, Dr Mu Shik. *The Water Puzzle and the Hexagonal Key*. Uplifting Press, Inc., 2004.

Lanctôt, Guylaine, M.D. ***La Mafia médicale***. Éditions Guylaine Lanctôt, 2002.

Lee, John R., M.D. et Virginia Hopkins. ***What Your Doctor May Not Tell You About Menopause***. New York, Warner Books, 1996.

Lipton, Bruce, Ph. D. ***Biologie des croyances***. Ariane, 2006.

Lopez, D. A., M.D. ; Williams, R. M., M.D., Ph.D ; Miehlke, M., M.D. ***Enzymes : The Fountain of Life.*** Charleston, SC, Neville Press, 1994.

Losier, Michael. *Law of Attraction*. Victoria, BC, Michael J. Losier, 2003.

McCauley, Bob. *Confessions of a Body Builder*. Lansing, MI, Spartan Enterprises, 2000.

Maté, Gabor, M.D. *When the Body Says No : The Cost of Hidden Stress*. Toronto, ON, Random House, 2003.

Maté, Gabor, M.D. *Scattered Minds*. Toronto, ON, Alfred A. Knopf, 1999.

Meinig, George E., D.D.S., F.A.C.D. ***Root Canal Cover-Up***. Ojai, CA, Bion Publishing, 1993.

Mendelsohn, Robert S., M.D. ***Confessions of a Medical Heretic***. New York, Warner Books, 1980.

Meyerowitz, Steve. ***Juice Fasting & Detoxification***. Great Barrington, MA, The Sprout House, 1996.

Meyerowitz, Steve. ***Sproutman's Kitchen Garden Cookbook***. Great Barrington, MA, The Sprout House, 1994.

Miller, Neil Z. ***Vaccines : Are They Really Safe and Effective ? A Parent's Guide To Childhood Shots.*** Santa Fe, NM, New Atlantean Press, 1996.

Morrison, Douglas W. *How We Heal*. North Atlantic Books, 2006.

Morter, M. T., Jr., B.S., M.A., D.C. ***pH : Your Potential For Health***. Rogers, AR, Morter Health System, 2000.

Morter, M. T., Jr., B.S., M.A., D.C. ***Correlative Urinalysis : The Body Knows Best***. Rogers, AR, B.E.S.T. Research, 1987.

Owen, Bob L., Ph.D, D.Sc. *You Don't Have to Die Sick*. Cannon Beach, OR, Health/Hope Publishing House, 1994.

Page, Linda, N.D., Ph. D. ***Healthy Healing : A Guide to Self-Healing for Everyone***. http ://healthyhealing.com. Healthy Healing Publications, 1998.

Perricone, Nicholas, M.D. *The Wrinkle Cure*. New York, Warner Books, 2000.

Pottenger, Francis M., Jr. ***Pottenger's Cats : A Study in Nutrition***. San Diego, CA, Price-Pottenger Nutrition Foundation, Inc., 1995.

Price, Weston A. *Nutrition and Physical Degeneration*. Price-Pottenger Nutrition Foundation, 2004.

Robbins, Joel, D.C., N.D., M.D. ***Attitudes and Health***. Colonia, NJ, Vitality Unlimited, 1992.

Robbins, Joel, D.C., N.D., M.D. ***Health Through Nutrition***. Colonia, NJ, Vitality Unlimited, 1992.

Robbins, Joel, D.C., N.D., M.D. ***College of Natural Health Extension Course***. Lindstrom, MN, College of Natural Health, 1995.

Robbins, Joel, D.C., N.D., M.D. ***Pregnancy, Childbirth & Children's Diet.*** Tulsa, OK, Health Dynamics Corp., s.d.

Robbins, Joel, D.C., N.D., M.D. ***Juicing for Health.*** Tulsa, OK, Health Dynamics Corp., 1994.

Roy, Leo, M.D., N.D. *GI Detox.* Westbank, BC, Datic Health Resources, 1994.

Roy, Leo, M.D., N.D. *Oils, Fats, Cholesterol.* Westbank, BC, Datic Health Resources, 1994.

Roy, Leo, M.D., N.D. *Your Liver : The Laboratory of Living.* Westbank, BC, Datic Health Resources, 1994.

Ruiz, Don Miguel. ***Les quatre accords toltèques.*** Jouvence, 1999.

Scheibner, Viera, Ph. D. ***Vaccination : 100 Years of Orthodox Research Shows That Vaccines Represent a Medical Assault on the Immune System.*** Victoria, Australie, Australian Print Group, 1993.

Shannon, Nomi. ***The Raw Gourmet.*** Burnaby, BC, Alive Books, 1999.

Thomas, John. *Young Again ! How to Reverse the Aging Process.* Mead, WA, Plexus Press, 2002.

Tolle, Eckhart. ***Le pouvoir du moment présent.*** Ariane, 2000.

Vimy, Murray J., D.D.S. ***Toxic Teeth.*** Calgary, AB, Murray J. Vimy, 1993.

Whang, Sang. *Reverse Aging.* Englewood Cliffs, NJ, Siloam Enterprise, 1994.

Walker, N. W., D.Sc, Ph. D. ***Fresh Fruit and Vegetable Juices.*** Prescott, AR, Norwalk Press, 1978.

Walker, N. W., D.Sc, Ph. D. *Colon Health : The Key to a Vibrant Life.* Prescott, AR, Norwalk Press, 1995.

Walsch, Neale Donald. ***Conversations avec Dieu,* tome 1**. Ariane, 1997.

Walsch, Neale Donald. *Questions et réponses au sujet de Conversations avec Dieu.* Ariane, 2001.

Weimar Institute. ***Recipes from the Weimar Kitchen.*** Weimar, CA, Weimar Institute, 1983.

Wentz, Dr Myron. *A Mouth Full of Poison.* Medicis, SC, Sanoviv, 2004.

Wigmore, Ann, N.D., D.D. *Recipes for Longer Life.* Boston, MA, Rising Sun Publications, 1978.

Wright, Jonathan V., M.D. ; Lenard, Lane, Ph. D. ***Why Stomach Acid is Good for You.*** New York, M Evans and Company, 2001.

Zerden, Sheldon. *The Cholesterol Hoax 101+ Lies.* Carson City, NV, Bridger House Publishers, 1997.

Zukav, Gary ; Francis, Linda. *The Heart of the Soul.* New York

Crédits illustrations

Figs. 3.1, 3.2, 3.3, 3.4, 9.1 : Robbins, Joel, D.C., N.D., M.D. *College of Natural Health Extension Course*. Lindstrom, MN. College of Natural Health. 1995.

Tableaux 5.1, 5.2 et fig. 4.1 : Robbins, Joel, D.C., N.D., M.D. *Health Through Nutrition*. Colonia, NJ, Vitality Unlimited, 1992.

Fig. 4.2 : de Meinig, George E., D.D.S., F.A.C.D. *Root Canal Cover-Up*. Ojai, CA, Bion Publishing, 1993.

Tableaux 7.1, 12.1 et fig. 7.1, 7.2 : adaptés par Ron Garner, à partir de diverses sources.

Fig. 10.1, 10.2, 20.1 : Ron Garner.

Fig. 13.1, 13.2 : Irons, V. E. *Reactions*. Cottonwood, CA, Manuel du distributeur, vol. IV, numéro 5, 1996.

Tableau 14 et fig. 14.1, 14.2, 14.3 : Photographies fournies par M. et Mme Excelex, 2001.

Fig. 14.4, 14.5 : recherche (2006), M. et Mme Excelex ; images de somatoscope, courtoisie de C.E.R.B.E., inc., Québec.

Fig. 16.1. : Roy, Leo, M.D., N.D. *Deception by Vitamins.* Kelowna, BC, Datic Health Resources, 1994.

Table des matières

LA CINQUIÈME CLÉ : APPLIQUER

Liste des illustrations

Crédits illustrations : voir page 419

Tableaux

Figures

Index

À propos de l'auteur

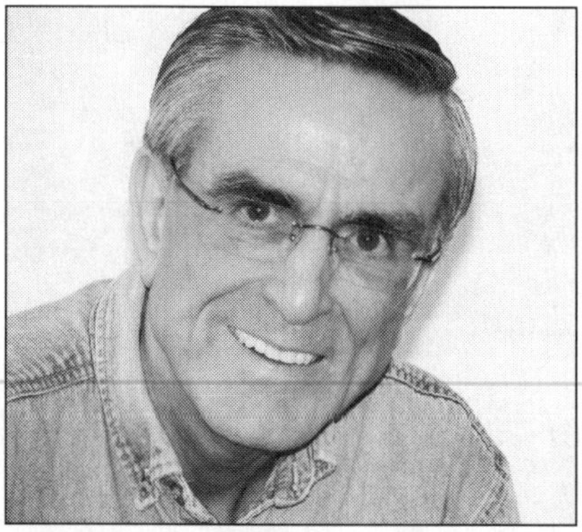

Ron Garner, B. Éd., M. Sc., diplômé en santé naturelle, est chercheur en santé, éducateur, auteur et conférencier. Pendant une partie importante de sa vie, il a travaillé au sein du système scolaire public du Canada comme enseignant, directeur d'école, commissaire adjoint en Colombie-Britannique, et directeur régional des écoles sur le territoire du Yukon. Combinant ses talents d'enseignant et d'écrivain, l'auteur aborde des sujets complexes d'une manière organisée et abordable. Au-delà du contenu de ces écrits, le lecteur trouvera la preuve vivante de la passion de Ron pour la vérité et de son désir d'aider les autres.

Sa propre recherche de solutions saines l'a convaincu des miraculeuses propriétés d'autoguérison du corps humain si on accorde à ce dernier le soutien nécessaire pour rétablir et entretenir la santé.

Ron Garner habite actuellement en Colombie-Britannique, au Canada.

Quelques exemples de livres d'éveil publiés par Ariane Éditions

Entrer dans le jardin sacré
L'oracle de la nouvelle conscience (jeu de cartes)
Guérir de la détresse émotionnelle
Cercle de grâce
Médecine énergétique
L'envolée humaine
Sagesse africaine
Le champ
Science et champ akashique
Accéder à son énergie sacrée
Au-delà du Portail
Telos, tomes 1, 2 et 3
Les cartes de l'éveil
Guérir avec les anges (jeu de cartes)
Le livre de l'Éveil
Et l'univers disparaîtra
Tout est accompli
Transparence II
Créateurs d'avant-garde
Biologie des croyances
Reconquérir son ADN
La puissance de guérison de l'aura
Le pouvoir de créer
Sagesse des Pléiades
Que sait-on vraiment de la réalité ?
Un
2007, Le retour de la lumière
2008, Au-delà du voile, des illusions et de la confusion
2009, La Grande Transformation
Le haut conseil de Sirius
Les enfants du présent
Médecine vibratoire
La divine matrice
L'union de l'âme et de la sexualité
La science de l'intention